U0395798

LINCHUANG HULI ZONGHE SHIJIAN

临床护理综合实践

主编　薄　清　靳素萍　杨肖燕　辛艳超
　　　付薪诺　高瑞芳　张艳梅

上海科学普及出版社

图书在版编目（CIP）数据

临床护理综合实践／薄清等主编. —上海：上海科学普及出版社，2022.12
ISBN 978-7-5427-8353-0

Ⅰ.①临… Ⅱ.①薄… Ⅲ.①护理学 Ⅳ.①R47

中国版本图书馆CIP数据核字（2022）第245187号

统　　筹　张善涛
责任编辑　陈星星
整体设计　宗　宁

临床护理综合实践

主编　薄　清　靳素萍　杨肖燕　辛艳超
付薪诺　高瑞芳　张艳梅
上海科学普及出版社出版发行
（上海中山北路832号　邮政编码200070）
http://www.pspsh.com

各地新华书店经销　　山东麦德森文化传媒有限公司印刷
开本　787×1092 1/16　印张 29.75　插页 2　字数 768 000
2022年12月第1版　　2022年12月第1次印刷

ISBN 978-7-5427-8353-0　定价：128.00元
本书如有缺页、错装或坏损等严重质量问题
请向工厂联系调换
联系电话：0531-82601513

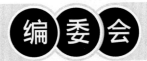

主 编

薄　清（济南市第五人民医院）

靳素萍（菏泽市第三人民医院）

杨肖燕（菏泽市牡丹区中心医院）

辛艳超（冠县人民医院）

付薪诺（潍坊市第二人民医院）

高瑞芳（烟台毓璜顶医院）

张艳梅（贵州省黎平县人民医院）

副主编

宫学慧（滨州医学院附属医院）

苗　萍（山东省枣庄市山亭区桑村镇中心卫生院）

张　娟（泰安市第一人民医院）

刘晓嫚（济南市妇幼保健院）

李晓涵（济南市妇幼保健院）

魏秀艳（泰安市第一人民医院）

赵月梅（利津县中医院）

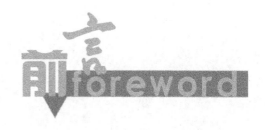

前言 foreword

　　社会的发展让人们的物质生活质量和精神生活水平得到颠覆性提升。但是,高速发展的工业、发达的交通、污染严重的环境、快节奏的生活方式带来的疾病问题也越来越严重。医学领域一直在各个层面寻求突破,以期改善人们的健康状况,让其生活质量得到保障。护理工作以促进健康、预防疾病、协助康复、减轻痛苦为目的,注重人生命的全过程,注重人的生理、心理、文化、精神、环境需求;其内涵在这一背景下也发生着转变,逐渐从关注人的疾病向患病的人甚至所有的人、从个体向群体、从医院向社区扩展。为了帮助基层护理工作者学习护理学新理论、新技能,本编委会特组织相关专家编写了《临床护理综合实践》一书。

　　本书的编写目的是反映近年来护理学最新研究成果,为临床护理工作者提供专业、权威的参考导向。首先对临床各科室护理规范进行介绍,涵盖急诊科、神经内科、消化内科、胸外科、普外科、儿科的常见病与多发病,叙述过程中融入了护理难点问题讨论和护理新要求。其次对门急诊护理和体检科护理进行补充,以提升护理质量。本书框架清晰,结构合理,内容由浅入深,具有很高的临床参考价值,适合临床基层护理工作者参考阅读。

　　本书虽然经过反复斟酌并多次修改,但由于编写时间紧张、编者水平有限,书中难免有不足之处,希望广大读者提出宝贵意见,以期进一步完善。

《临床护理综合实践》编委会

2022 年 7 月

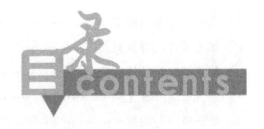

第一章 急诊科护理

第一节 概　述

急诊护理的重点是处理急性病的发病最初阶段和对危重病抢救全过程的护理工作。对急诊患者迅速、准确、有效地实施急诊护理措施，不仅能使患者的生命转危为安，为患者进行进一步全面治疗赢得时间，同时也为患者的康复打下了基础，在急诊抢救过程中护理质量的优劣对于保证抢救的顺利进行、防止和减少并发症、降低病死率、提高抢救成功率，具有极其重要的意义。

急诊护理的要点如下。①预检分诊：详细了解病情，迅速做出判断。②急诊抢救：立即采取有效救护措施，维持患者生命。③病情观察与监护：充分估计到可能发生的病情变化，密切监察病情，做好应急准备。

急诊救护的范围：心搏骤停，休克，急性创伤，重要脏器衰竭，意外事故，各种危象，严重水电解质、酸碱失衡，各专科危重急诊。

一、预检分诊

危重急诊必须护送到指定救护地点，一面予以紧急处理，一面立即通知有关医护人员进行抢救，做到先抢救后挂号。

检诊时对患者做到以下几点。①看：精神、神态、步态、面色、表情等。②问：主要病史和接触史；症状和相关症状；听取主诉。③查：根据不同病史查体温、脉搏、呼吸、血压、瞳孔和必要的初步体格检查及化验，并在病历卡上做有关记录。④安排就诊：根据预检印象进行分科挂号，安排患者到有关科室就诊。⑤登记：一般患者先登记后诊治，紧急情况危及生命者，如严重创伤、各种意外等先抢救后登记。登记内容包括姓名、性别、年龄、工作单位和住址、就诊时间和初步诊断。

预检分诊要点。①应由观念强、态度和蔼、具有高度责任心和丰富临床经验的护士担任预检工作。②检诊者应熟悉急诊范围，对各种常见急诊症状有鉴别诊断能力，扼要了解病情，重点观察体征，进行必要检查，迅速做出判断，按轻重缓急分科处置。③遇有成批患者时，应立即通知有关科主任及医教部，组织抢救工作；对烈性传染病等按传染病报告制度及时汇报；涉及刑事、民事纠纷的患者应向公安、保卫部门报告。

(一)急诊范围

急诊范围主要包括以下几方面。①突发高热，体温超过 38.5 ℃。②急性外伤：如脑外伤、骨

1

折、脱臼、撕裂伤、软组织挫伤、烧伤等在24小时内未经治疗者。③急性腹痛:如阑尾炎、胃及十二指肠穿孔、肠梗阻、胆道感染、尿路结石发作、嵌顿性疝、宫外孕、临产等。④急性大出血:如外伤性出血、咯血、吐血、便血、妇科出血、鼻出血、可疑内出血等。⑤急性心力衰竭、心律失常、心动过速、心动过缓、心肌梗死。⑥晕厥、昏迷、休克、抽搐、梅尼埃病发作者,高血压,血压超过24.0/14.2 kPa以上,急性肢体运动障碍及瘫痪。⑦窒息、面色青紫、呼吸困难、中暑、溺水、触电、濒死、假死。⑧耳道、鼻道、咽部、眼内、气管、支气管及食道中有异物者。⑨急性感染:如中耳炎、乳腺炎、丹毒、蜂窝织炎等,体温超过38℃。⑩急性过敏性疾病、严重哮喘、急性喉炎等。⑪各种急性中毒(含食物中毒)。⑫急性尿潴留、泌尿系统严重感染、眼观或镜观血尿。⑬眼睛急性疼痛、红肿、突然视力障碍、急性青光眼、电光性眼炎、眼外伤、角膜溃疡等。⑭烈性传染病可疑者。⑮发病突然、症状剧烈、发病后迅速恶化者。

(二)常见急诊首诊分科标准

1.腹痛

急性腹痛是急腹症的主要表现,腹痛部位一般明确,常有明显压痛、反跳痛和肌紧张、腹式呼吸受限等。包括内、外、妇、儿、传染各科多种疾病。

(1)内科急腹症:①先发热后腹痛或开始腹痛即出现"热";②腹痛较缓,位置不明确,按压腹部或经呕吐、排便、排气后,疼痛有所好转;③可有压痛,但较轻微,位置不固定,无明显腹膜刺激征,扪不到包块或肿物;④腹式呼吸正常,或发病时就出现呼吸增快。

(2)外科急腹症:①腹痛是首要症状,发作时无体温升高,随后才有发热;②腹痛突然、剧烈、进展快、改变体位疼痛缓解不明显。部位明确恒定,拒按;③有明显腹膜刺激征;④腹部触及包块或肿物;⑤腹式呼吸明显抑制或消失;⑥白细胞常增加。

常见急性炎症:急性穿孔、急性梗阻、急性绞窄、腹腔内出血等急腹症及腹痛剧烈伴发热或黄疸均为外科范围。

(3)妇产科急腹症:①腹痛伴阴道出血;②腹痛,有停经史,伴有出血,低血压休克倾向者。

(4)传染科急腹症腹痛伴腹泻。

2.头痛

头痛是颅内外各种性质的疼痛症状。主要有血管性头痛、脑血管病性头痛、颅内压力改变性头痛、头面部神经痛、癫痫性头痛及颅脑外伤、颅内感染、五官疾病、颅骨和椎骨病变、全身性及中毒性疾病、精神和情绪改变等引起的头痛。

(1)内科:头痛伴发热或高血压、结核性、化脓性脑膜炎。

(2)外科:颅脑外伤、颅内占位。

(3)传染科:流脑、乙脑。

(4)神经科:头痛剧烈不发热、血压不高、病毒性、霉菌性脑炎。

(5)耳鼻喉科:耳源性脑炎、急性上颌窦炎、急性鼻窦炎、急性中耳炎等伴发的头痛。

3.眩晕

眩晕是机体对于空间关系的定向感觉障碍。表现为旋转、摇晃、移动、倾斜或头昏、头胀、头重脚轻等,常伴随有眼球震颤、听觉障碍、颅内压增高等体征。

(1)耳鼻喉科:眩晕伴有耳鸣、恶心、呕吐、视物旋转、听力下降等由耳鼻喉科诊治。

(2)神经科:除耳鼻喉科的眩晕外均属神经科诊治。

4.外伤

根据受伤部位及伤情划分就诊科室。

(1)骨科：①四肢、脊椎骨折、骨盆骨折；②四肢大面积或严重软组织损伤；③手外伤。

(2)眼科：眼、眉部外伤。

(3)口腔科：口腔、颌面部外伤。

(4)耳鼻喉科：耳、鼻部外伤。

(5)普外科：除上述情况者。

5.消化道出血

因炎症、机械、血管、肿瘤等因素及全身疾病或消化系统邻近组织病变所致消化系统出血，表现为呕血、黑便或便血等症状，出血量大时出现休克征象。

(1)内科：①胃、十二指肠溃疡出血；②食道静脉曲张破裂出血(有肝炎、肝硬化病史者)；③全身性疾病引起出血。

(2)外科：①急性外伤引起出血；②有肝硬化、门静脉高压(做过手术者)；③有胃、十二指肠或肠癌手术者；④明确肝癌者；⑤肝、胆道感染出血者。

6.昏迷

昏迷是指各种原因引起的意识障碍，患者呼之不应，各种反射减弱或消失，严重者生命体征常有改变。

(1)内科：CO中毒昏迷、有机磷中毒昏迷、安眠药及其他口服药物中毒昏迷、糖尿病昏迷、高渗性高血糖非酮症性昏迷、低血糖昏迷、肝硬化肝昏迷、尿毒症昏迷、中暑昏迷等。

(2)外科：有外伤史或电击伤史昏迷、颅内肿瘤昏迷者。

(3)神经科：有癫痫史或原因不明之昏迷、脑血管意外、脑梗死。

(4)妇产科：妊娠期昏迷(除外心、肝、肾病史)。

(5)传染科：流脑、乙脑等疑有传染病昏迷者、急性肝病昏迷。

7.泌尿系统疾病

(1)外科：血尿、急性尿潴留无明显内科、神经科原发病者、急性损伤、肾绞痛、急性淋病。

(2)妇科：尿潴留为产后或妊娠期者。

(3)内科：除上述情况的泌尿系统疾病。

8.过敏性疾病

(1)内科有过敏症状而无皮疹者。

(2)皮肤科有过敏症状并有皮疹者。

9.脑血管意外

(1)内科：①风心病脑栓塞者；②陈旧性脑血管疾病病情稳定出现肺部感染者。

(2)神经科：脑出血、脑血管痉挛、脑梗死、急性脑血管病合并肺部感染者。

10.破伤风病

(1)骨科：破伤风病有骨折者。

(2)外科：破伤风病无骨折者。

(3)小儿科：新生儿破伤风。

11.便血

(1)外科：便鲜血无痢疾样症状。

（2）传染科：便血伴有痢疾样症状。

12.其他

（1）溺水、自溢由内科处置。

（2）刎颈有气管伤者由耳鼻喉科处置；有血管损伤、食管伤者由外科处置。

（3）肢体瘫痪：非脑血管意外、无外伤史者由神经科诊治。

（4）恶性肿瘤晚期：行过手术者由手术科室首诊；未行手术者，按原发病部位划分科室。

（5）化脓性扁桃体炎由耳鼻喉科首诊。

二、急诊抢救

急诊科是抢救急诊危重患者的重要阵地。其救治对象多为突发性急危患者，病种复杂，病情多变，若不及时救护，稍有延误便会影响治疗结果，甚至危及患者生命。急诊抢救以"急"为中心，对病情紧急的患者及时诊治、处理，对生命受到威胁的患者应立即组织人力、物力，按科学的抢救程序进行及时、有效的抢救。

（一）急诊抢救护理常规

1.正确分诊

正确分诊是争取时间，获得抢救成功的第1关。急诊分诊工作一般在预检室进行。由有一定临床经验的急诊科护士（师）担任预检分诊工作。预检分诊中要区别急诊与急救。一般急诊按一看、二问、三检查、四分诊原则进行检诊。护士应详细了解病史和体征，根据需要测试体温、脉搏、呼吸、血压、瞳孔、神志等，并根据需要进行血、尿、粪常规化验。综合分析病情，迅速做出判断，检诊后分科挂号，按轻重缓急依次安排就诊；发现危重患者给予急救，立即送入抢救室，边检诊边护送，简单扼要了解病史，围绕重点进行体检，根据病情立即组织人力、物力实施抢救。要求做到先抢救后挂号。遇有传染病或可疑传染病应分到隔离室或传染科就诊。急诊预检分诊正确率应在96％以上。

预检护士应主动出迎救护车，尽快对重危患者预检分诊，有条件的急诊科应设导医服务；开展以患者为中心达到高效、畅通、规范的救护。

2.严密观察病情

细致的病情观察，可以为早期确诊提供依据；又可及时发现严重并发症的征象；还可以在患者发生病情急骤变化时，为抢救患者生命赢得宝贵时间。观察护士应具备丰富的专业知识、高度的责任心和观察入微的注意力，才能及时发现和掌握情况，做出正确的判断和应答。观察的内容主要有意识状态、生命体征、局部症状、急诊用药反应、心理状况等方面，要求正确掌握观察方法、密切观察病情变化，随时做好应急准备。对应用各种监护仪进行观察抢救的患者，要严密观察监护仪的示波结果，注意机器的运转是否正常，若发生故障应首先观察和处理患者，保证患者抢救工作的连续性，然后再查明故障原因进行排除。对患者的观察应是连续的过程，应不分昼夜地进行，并要做好观察记录。班班交接。

3.积极配合抢救

正确及时实施救护措施和执行治疗计划是赢得抢救成功的保证。参加抢救的护理人员必须具有高度的责任观念，精湛的操作技术，牢固的专业理论、良好的工作作风和健康的身体素质。在抢救患者过程中，患者病情危急，用药复杂，抢救措施甚多。护士除了应熟练掌握急救技能及熟悉急救仪器，药品的使用外，还应注意以下几点。

（1）及时实施预见性救护措施：当患者病情凶险，护士在医师未到达前即应对病情有初步的判断和了解，并立即给予正确的护理处理。如气管插管、面罩给氧、建立静脉通道、采取血标本、备血、插管洗胃等；一般在抢救室应设置有常见急症的救护程序或救护流程图或抢救预案，以指导抢救工作顺利开展。

（2）协调抢救工作：抢救中应组织严密，分工明确，医护密切配合。对涉及多专科的抢救患者，护士要及时与有关科室取得联系，并做好配合工作。如有需要临床辅助科检查的项目，应尽早通知，以及时取样检查，尽快获得结果。需要手术者，应立即行术前准备，并通知手术室。

（3）正确执行医嘱：认真执行医嘱，严格"三查七对"。对抢救过程中的口头医嘱，在执行前先复诵一遍，经医师认可后再操作，并及时记录。可按听、问、看、补等顺序进行（即听清医嘱、再问一遍、看清药名、及时补记）。抢救中所用药物的空袋（瓶）或安瓿留下，待抢救结束核实后方可弃之。

（4）管理好抢救现场：抢救室内保持空气新鲜，抢救物品必须做到"四定"。抢救患者时注意维持秩序，使抢救工作忙而不乱，抢救结束后，以及时清理和补充。

（5）加强护理和记录：在抢救过程中不可忽视基础护理和心理护理。对清醒者必须给予鼓励和解释，争取患者的合作。要及时清除污物，保持呼吸道通畅，保护好皮肤，预防各种并发症。并要做好详细完整的抢救记录，重大抢救专人负责，记录后签全名，以表示重视和负责。

（二）严重多发伤的救护

严重多发伤多由车祸、高处坠落、地震、工伤事故、爆炸伤、火器伤等所致。严重多发伤损伤者创伤范围广泛，失血量较大，生理紊乱严重，伤情变化快，抢救开始几分钟的处置正确与否可能会关系到损伤者的存亡，故抢救人员必须争分夺秒对伤情做出快速判断，并采取有效急救措施，在救护过程中，复苏、伤情判断和紧急处理三者同时进行，为挽救患者生命必须抓紧时间。

1.临床特点

（1）所有严重的多发伤都伴有一系列复杂的全身反应，相互影响，使创伤反应持久、显著，随时危及患者生命。

（2）受伤范围广，伤势重，伤情变化迅速，并发症多，致残率高，感染机会多。

（3）创伤出血量大，休克发生率高，可重叠存在低血容量性休克与心源性休克，早期易发生低氧血症。

（4）多内脏器官损伤或出血可迅速导致患者死亡。

（5）易漏诊，损伤者的表面可见组织的毁损常掩盖了内脏损伤，开放伤掩盖了闭合伤的伤情或浅表伤掩盖了深部创伤，延误了及时诊断。

（6）有些需多科室抢救的损伤者，要避免因强调分而治之或相互推诿致使一些严重的多发伤损伤者失去抢救机会。

2.抢救

高效、快速的救护是为严重多发创伤的濒死损伤者赢得抢救时机的关键。

（1）重视现场和转运途中的急救。尽量缩短院前救护时间，以最快速度、最短的时间将损伤者送到能进行确定性救治的医院。在急救现场及转运途中应尽早、不间断地实施有效的救护措施。

（2）充分了解受伤经过，分析受伤机理。全面考虑，分清主次，掌握抢救程序，危急者先进行抢救，做到早期确诊，以及时处置。

(3)判断生命体征。迅速判断有无危及生命的紧急情况,并优先处理威胁损伤者生命的伤情。如影响循环或呼吸系统的伤情应优先处理。合并有脑、腹或胸部伤且均处于紧急情况时,应分别同时给予适当处理。有休克者尽快给予抗休克治疗。

(4)及时掌握有无多系统损伤的问题,迅速对损伤者进行全面有重点的检查。可用"CRASH-PLAN"挤压伤计划的字母顺序检诊。为防止抢救过程的漏诊,急救措施实施后还应重复检诊。一旦发现多系统损伤应抓住救治时机,采用确定性救治方案,如怀疑有腹腔脏器伤时应反复进行床旁 B 超和腹腔诊断性穿刺,在抗休克的同时做好术前准备工作。

(5)预先制定治疗计划和抢救分工制度(表 1-1)。

表 1-1　急诊护士抢救配合分工制度

配合人员数	主要任务	抢救程序
1	根据基本生命支持及高级生命支持,有条不紊地按计划进行。根据伤情判断选择相应的救护措施	建立静脉通道、备血,保持呼吸道通畅,给氧、皮试、导尿,采用监测手段遵医嘱进行各种治疗和护理
2	甲:负责循环系统及记录	甲:建立静脉通道、备血、皮试;负责抢救记录工作
	乙:负责呼吸系统及联络	乙:保证呼吸道通畅、给氧;负责对外联络
3	甲:负责循环系统,进行各种治疗	甲:建立两个以上静脉通道、备血、采集化验标本;协助实施止血措施、配合进行各种检查;执行所有口头医嘱
	乙:负责呼吸系统,观察病情及抢救记录	乙:清除呼吸道梗阻、保持其通畅,吸痰、给氧、人工呼吸、气管插管或切开;观察生命体征;完整记录抢救记录单
	丙:负责对外联络,保证物资供应	丙:术前准备工作,如剃头、备血、皮试等;对外联络、提血、补充急救药品及物品

(6)规范的救护程序——VIPC 顺序。

V——Ventilation:保持患者呼吸通畅和充分给氧,纠正低氧血症。必要时可采用气管插管、环甲膜穿刺、气管切开术等方法保持气道通畅,采用呼吸机辅助呼吸。

I——Infusion:立即扩充血容量,输液输血,改善微循环,以及时、有效地恢复循环血量。采用迅速建立有效静脉通道,遵循早期、快速、足量补充容量的原则扩容,输入液体总量按失血量2~3 倍的液体输入,并尽早应用全血。早期患者除颅脑伤外应强调扩容的速率,可借助输液泵快速补液。成人 30 分钟内可输入平衡液 2 000~3 000 mL。

P——Pulsation:对心泵功能监测。监测心电变化及血流动力学变化情况。及时发现和纠正心源性休克。

C——Contral bleeding:紧急控制出血。对外出血伤口敷料加压包扎、钳夹止血、止血带结扎等方法,对疑有内出血患者应警惕脑、胸、腹三腔损伤性大出血,可行胸、腹腔穿刺或腹腔灌洗以确诊并制定止血措施,必要时行紧急开颅、开胸、开腹探查或选用动脉内阻塞止血法。

3.救护要点

(1)具备对紧急手术的判断能力:对严重颅脑伤,一侧或两侧瞳孔散大者;胸腹腔内大出血,肝脾破裂,经抢救后血压不升或升后复降者;心脏外伤,心包填塞者;骨盆粉碎性骨折,腹膜后血肿增大;伴有多发伤不能搬动,重度休克需要紧急手术止血者等进行初步判断,做好现场手术准备工作。

（2）能熟练配合各种急诊手术：抢救性外科手术的原则是首先抢救生命，其次保全功能。一般根据损伤确定手术顺序，常为胸、腹、颅脑、泌尿、四肢外伤，若两处损伤均危及患者生命时可分组同时进行手术。

（3）掌握并熟练运用急救技术：在抢救过程中，伤情估计和抢救工作同时进行。如判断呼吸功能不全者应立即采取保持呼吸道通畅的措施，改善缺氧状态。当患者出现反常呼吸时，应立即行气管插管和人工呼吸，有张力性气胸者立即做胸腔闭式引流术。对严重出血性休克患者应迅速止血（有明显外出血可压迫出血的近心端）、扩容（快速建立2个以上有效通道）、吸氧、留置导尿管、适时应用抗休克裤等措施。

（4）密切观察病情变化：可采用一看、二摸、三听、四问的方法，尽快了解患者的主要生命体征情况；并通过视、触、叩、听做出全身伤情的估计，根据细小变化特征，做出预见性的救护措施。如患者出现口渴、脸色苍白伴腹部受伤时应立即建立静脉通道、给氧、做好腹腔穿刺准备，必要时导尿管，做好术前准备。

（5）对严重多发伤应按抢救预案有计划地进行抢救，每次治疗、检查、救护措施都应有计划地进行，尽量减少搬动患者次数。

（6）抢救或手术后监测与护理：严重多发伤经急诊抢救或手术处理后，应进入重症监护室，对呼吸、循环、肝、肺、肾功能进行全面系统的连续监测，以防病情恶化及可能发生的并发症，为机体的修复进行综合治疗。

（三）大批急诊患者抢救的护理

在平时或战时都会遇到大批的抢救患者。如集体食物中毒、瓦斯爆炸、塌方、煤气中毒、交通事故、地震、灾害等突发事件，需在短时间内接受大量的救护任务。无论是在战场、创伤或意外事故现场还是对成批损伤者的紧急救护，都是非常重要的。

1.临床特点

（1）由于突发事件发生后，造成大批损伤者或患者，加上救护人员、围观者等，造成抢救场所人员众多且杂乱。因此维持良好的救护秩序是保证抢救顺利进行的条件之一。

（2）意外事故所造成的患者病情复杂。不少患者病情危重、变化迅速、进展快，短时间内可危及生命。

（3）成批患者的病情常轻重不一。某些伤病表面看起来较严重（如患者有明显外出血、患者大声呻吟或叫喊等），易引起医护人员的重视，而不声不响的患者（有的病情危重或休克、反应淡漠），或早期尚未充分暴露症状的患者不被重视而延误抢救。

2.成批患者的抢救

关键是有完整的救治系统，权威性的组织指挥，具有相当救护能力的救护人员。首先要组织好抢救人员，分类分组，明确分工，统一指挥，密切配合，有条不紊地进行现场及急诊科室的救护工作。

（1）建立急救网络：做到组织、人员、技术、思想、物质五落实。随时做好在接到救护信号后迅速奔赴事故现场或救治地点开展救护工作的准备。

（2）救护人员到达现场或救治地点后，应根据患者的伤情及人数多少分成若干救护小组进行工作。如预检分诊组、复苏组、轻伤组、转运组等。各组应指定一名负责人。

（3）预检成批损伤者时，应由有经验的救护人员根据患者的生命体征及伤病情，准确迅速将患者按轻重缓急分组分类进行救护和处置。根据患者病情的轻重，决定抢救的先后次序并通知医疗机构做全面救治的准备。对危及生命的患者应就地抢救,等平稳后转送。对轻患者也须仔细观察一定时间后才能离开。

3.急诊科(室)的抢救

(1)接到成批抢救信息后,边向上级领导汇报,边做好各种抢救准备工作(包括人员、物品、场地等),并由专人统一指挥抢救。

(2)迅速协调各科室人员参加抢救工作。如手术室做好手术准备,检验科、血库、药房、放射科等辅助科室做好保障工作,担架员做好运送工作,科领导负责组织、指挥维持救护秩序等工作。

(3)若有大批外伤者,应将各类患者分类入室进行抢救和处置,其救护原则同严重多发伤的救护原则。

(4)急诊科(室)救护人员必须分工明确,协同作战,忙而不乱、快速准确地开展救护工作。并严密观察每一个患者的全身反应,避免误漏诊。

(四)一般创伤的救护

1.闭合性损伤的救护

应检查深部组织或脏器有无损伤。对皮下血肿,可压迫包扎,伤后数小时内不可热敷,24 小时后可以热敷;早期血肿也可穿刺抽吸后加压包扎,切忌切开引流,以防继发感染。

2.开放性损伤的救护

(1)擦伤:去掉擦伤表面异物,可用软刷刷洗后再用生理盐水冲洗,最后用 1‰氯己定消毒液冲洗,表层涂以红汞,必要时可采用暴露方法。

(2)刺伤及穿通伤:去除异物及坏死组织,只作清创,不进行缝合。

(3)切割伤、撕裂伤及挫伤:根据污染程度、损伤种类、部位及伤后经历时间来决定清创术后伤口一期缝合的适应证(伤后 6 小时内可行一期缝合;被人或动物咬伤的伤口原则上不进行一期缝合)。

(4)伤口一期缝合处理的步骤:初步止血(一般压迫止血);剃毛和冲洗伤口(剃去伤口周围毛发,创口用无菌纱布以肥皂和生理盐水洗刷或冲洗);暴露创面,常规消毒,局部麻醉,以无菌镊子去除异物,检查伤口深度、宽度及有无肌腱、血管或神经损伤;创面经氯己定液消毒和冲洗后,用手术刀、剪刀或镊子将坏死组织、异物清除,修整创缘(面部、眼睑、口唇、手、指、阴茎等要少去组织),缝合皮肤(缝合时不留无效腔,皮缘应紧密对合,皮肤缺损大时,可游离植皮或作皮瓣移植,缝合前对明显的出血点应结扎止血);无菌纱布包扎固定伤口,四肢创伤者,应抬高患肢以减轻肿胀和疼痛。

(5)开放伤术后处理及拆线:若留置引流管(条),应在术后 24～48 小时内去掉。术后 2～3 天检查伤口。拆线时间应根据愈合情况,全身状态及局部因素来确定。一般面部伤口拆线时间在缝合后 3～5 天,头皮、躯干、手指等伤口为 7～14 天,足趾伤口为 10～14 天。

(6)抗生素和破伤风抗毒素的应用:常规破伤风抗毒素 1 500 IU(皮试阴性后)肌内注射。伤口污染严重、被人或动物咬伤和可疑有异物残留时,可用抗生素预防感染。

(五)烧伤的救护

1.急救处理

去除致伤因素、处理严重合并伤(症)、镇静止痛、保护创面、补充液体及迅速护送。

(1)新鲜烧伤者,应立即使之离开火源并脱去衣服;若 20% 以下Ⅰ～Ⅱ度烧伤,可用自来水冷敷烧伤皮肤,口服含盐饮料等。

（2）头面部烧伤者,应保持呼吸道通畅,疑有吸入性烧伤或呼吸道烧伤时尽快行气管插管或环甲膜穿刺(切开)或气管切开术等。

（3）烧伤面积大于20％者,应立即建立静脉通道、备血、留置导尿管。

（4）烧伤体表以干净大单或消毒敷料覆盖创面后护送。所有烧伤患者均常规注射破伤风抗毒素。

2.严重程度的估计

（1）烧伤面积的估计:大面积烧伤的计算用新九分表,小面积烧伤可用手掌法计算(患者手指并拢,每手掌面积相当于体表面积的1％)。

（2）烧伤深度的估计:一般采用三度四分法来估计,即Ⅰ度、Ⅱ度(分浅Ⅱ度和深Ⅱ度)和Ⅲ度烧伤。

（3）烧伤严重程度的分类。①轻度烧伤:总面积在10％以下的Ⅱ度烧伤。②中度烧伤:总面积为11％～30％,或Ⅲ度烧伤面积在10％以下。③重度烧伤:总面积为31％～50％或Ⅲ度烧伤面积为10％～20％,或面积虽不足30％但有下列情况之一者:全身病情较重或已有休克者;有复合伤、合并伤或化学中毒者;中重度吸入性烧伤。④特重烧伤:总面积在50％以上或Ⅲ度烧伤在20％以上者。

3.休克的防治

（1）液体疗法。一般胶体和晶体溶液的比例为1∶(1～2)。补液量可用下式计算:

伤后第一个24小时补液量(mL):Ⅱ、Ⅲ度烧伤面积(90)×体重(kg)×1.5 mL(胶体液和电解质液)＋2 000～3 000(基础水分)。

胶体液和电解质溶液的分配,一般为1∶2的比例;如果Ⅱ度烧伤面积超过70％或Ⅲ度烧伤面积超过50％者,可按1∶1的比例补给。估计补液总量的半量应在烧伤后6～8小时内补给,伤后第2个和第3个8小时各补给总量的1/4量。

伤后第二个24小时补液量:胶体液和电解质量按第1个24小时实际补液量的半量补充,基础水分量不变。

（2）留置导尿管、测定中心静脉压、根据患者尿量、血压、脉搏、脉压、末梢循环状态及中心静脉压来调整输液量。

4.烧伤局部创面清创处理

剃除毛发、肥皂水清洗创面周围的正常皮肤,用无菌水或消毒液冲洗创面,用棉花或纱布轻拭污垢或异物,切忌洗刷或擦洗。浅Ⅱ度完整水泡皮予以保留,已脱落或深度创面上的水泡皮均予以清除。吸干创面后可选用1％磺胺嘧啶银霜等抗感染药物涂于患处,酌情予以包扎或暴露。酸碱烧伤均应用大量清水冲洗创面,持续冲洗时间不少于半小时,创面是否需用中和剂处置应视创面情况而定,最好采用暴露疗法。

（薄 清）

第二节 常用的急救技术

危重患者的急救技术是急救成功的关键,它直接影响到患者的生命安全和生命质量。护理人员必须熟练掌握常用的急救技术,保证急救工作及时、准确、有效地进行。

一、吸氧法

氧气疗法是指通过给氧,增加吸入空气中氧的浓度,提高肺泡内的氧浓度,进而揭高动脉血氧分压(PaO_2)和动脉血氧饱和度(SaO_2),增加动脉血氧含量(CaO_2),纠正各种原因造成的缺氧状态,促进组织的新陈代谢,维持机体生命活动的一种治疗方法。其是临床常用的急救技术之一。

(一)缺氧的分类

根据发病原因不同,缺氧可分为 4 种类型。不同类型的缺氧具有不同的血氧变化特征,氧疗的效果也不尽相同。

1.低张性缺氧

低张性缺氧是指由于吸入气体中氧分压过低、肺泡通气不足、气体弥散障碍、静脉血分流入动脉而引起的缺氧。主要特点是 CaO_2 降低,SaO_2 降低,组织供氧不足。常见于慢性阻塞性肺疾病、呼吸中枢抑制、先天性心脏病等。

2.血液性缺氧

血液性缺氧是指由于血红蛋白数量减少或性质改变使血红蛋白携氧能力降低而引起的缺氧。主要特点是 CaO_2 降低,PaO_2 一般正常。常见于严重贫血、一氧化碳中毒、高铁血红蛋白症、输入大量库存血等。

3.循环性缺氧

循环性缺氧是指由于动脉血灌注不足、静脉血回流障碍引起的缺氧。主要特点是 PaO_2、SaO_2、CaO_2 均正常,而动-静脉氧压差增加。常见于休克、心力衰竭、大动脉栓塞等。

4.组织性缺氧

组织性缺氧是指由于组织细胞生物氧化过程障碍,利用氧能力降低而引起的缺氧。主要特点是 PaO_2、SaO_2、CaO_2 均正常,而静脉血氧含量和氧分压较高,动-静脉氧压差小于正常。常见于氰化物中毒、组织损伤、大量放射线照射等。

以上四种类型的缺氧中,氧疗对低张性缺氧的疗效最好,吸氧能提高 PaO_2、SaO_2、CaO_2,使组织供氧增加。氧疗对心功能不全、严重贫血、一氧化碳中毒、休克等患者也有一定的疗效。

(二)缺氧的症状和程度判断及给氧的标准

1.判断缺氧程度

对缺氧程度的判断,除患者的临床表现外,主要根据血气分析检查结果来判断(表 1-2)。

表 1-2　缺氧的症状和程度判断

程度	发绀	呼吸困难	神志	血气分析			
				氧分压(PaO_2)		二氧化碳分压($PaCO_2$)	
				kPa	mmHg	kPa	mmHg
轻度	轻	不明显	清楚	6.6～9.3	50～70	＞6.6	＞50
中度	明显	明显	正常或烦躁不安	4.6～6.6	35～50	＞9.3	＞70
重度	显著	严重,三凹征明显	昏迷或半昏迷	4.6 以下	35 以下	＞12.0	＞90

注:动脉血气分析正常值 PaO_2 为 10.7～13.3 kPa,$PaCO_2$ 为 4.7～6.0 kPa,SaO_2 为 95%。

2.给氧指征

(1)轻度缺氧:一般不需要给氧,如果患者有呼吸困难可给予低流量的氧气(1~2 L/min)。

(2)中度缺氧:须给氧。当患者 PaO_2＜6.7 kPa(50 mmHg),均应给氧。对于慢性阻塞性肺疾病并发冠心病患者,其 PaO_2＜8.0 kPa(60 mmHg)时即需要给氧。

(3)重度缺氧:是给氧的绝对适应证。

(三)氧气疗法的种类及适用范围

动脉血二氧化碳分压($PaCO_2$)是评价通气状态的指标,是决定以何种方式给氧的重要依据。

1.低浓度氧疗

低浓度氧疗又称控制性氧疗,吸氧浓度低于 40%,用于低氧血症伴二氧化碳潴留的患者。例如慢性阻塞性肺疾病和慢性呼吸衰竭的患者,呼吸中枢对二氧化碳增高的反应很弱,呼吸的维持主要依靠缺氧刺激外周化学感受器;如果给予高浓度的氧气吸入,低氧血症迅速解除,同时也解除了缺氧兴奋呼吸中枢的作用,因此可导致呼吸进一步抑制,加重二氧化碳的潴留,甚至发生二氧化碳麻醉。

2.中等浓度氧疗

中等浓度氧疗吸氧浓度为 40%~60%,主要用于有明显通气/灌注比例失调或显著弥散障碍的患者,特别是血红蛋白浓度很低或心排血量不足者,如肺水肿、心肌梗死、休克等。

3.高浓度氧疗

高浓度氧疗吸氧浓度在 60% 以上,应用于单纯缺氧而无二氧化碳潴留的患者,如心肺复苏后的生命支持阶段、成人型呼吸窘迫综合征等。

(四)供氧装置

供氧装置有氧气筒、氧气压力表和管道氧气装置(中心供氧装置)。

1.氧气筒装置

(1)氧气筒为柱形无缝钢筒,筒内可耐高压达 14.7 MPa,容纳氧气约6 000 L。

(2)总开关:在筒的顶部,可控制氧气的放出。使用时,将总开关向逆时针方向旋转 1/4 周,即可放出足够的氧气,不用时可按顺时针方向将总开关旋紧。

(3)氧气筒装置气门:在氧气筒颈部的侧面,有一气门与氧气表相连,是氧气自筒中输出的途径。

2.氧气表装置

(1)组成:由以下几部分组成。①压力表:从表上的指针能测知筒内氧气的压力,以 MPa 或 kgf/cm²(非法定计量单位,1 kgf/cm²≈0.1 MPa)表示。压力越大,则说明氧气储存量越多。②减压器:是一种弹簧自动减压装置,可将来自氧气气筒内的压力降至 0.2~0.3 MPa,使流量平衡,保证安全,便于使用。③流量表:可以测知每分钟氧气的流出量,用 L/min 表示,以浮标上端平面所指刻度读数为标准。④湿化瓶:用于湿润氧气,以免呼吸道黏膜被干燥的气体所刺激。瓶内装入 1/3~1/2 的冷开水,通气管浸入水中,出气管和鼻导管相连。湿化瓶应每天换水一次。⑤安全阀:由于氧气表的种类不同,安全阀有的在湿化瓶上端,有的在流量表下端。当氧气流量过大、压力过高时,安全阀的内部活塞即自行上推,使过多的氧气由四周小孔流出,以保证安全。

(2)装表法。①吹尘:将氧气筒置于架上,取下氧气筒帽,用手将总开关按逆时针方向打开,使少量氧气从气门处流出,随即迅速关好总开关,以达清洁该处的目的,避免灰尘吹入氧气表内。②接氧气表:是将氧气表的旋紧螺帽口与氧气筒气门处的螺丝接头衔接,将表稍向后倾,用手按顺时针方向初步旋紧,然后再用扳手旋紧,使氧气表直立于氧气筒旁。③接湿化瓶:连接通气管和湿化瓶。④接管与检查:连接出气橡胶管于氧气表上,检查流量调节阀关好后,打开氧气筒总开关,再打开流量调节阀,检查氧气流出是否通畅、有无漏气及全套装置是否适用。最后关上流量调节阀,推至病房待用。

(3)卸表法。①放余气:旋紧氧气筒总开关,打开氧气流量调节阀,放出余气,再关好流量调节阀,卸下湿化瓶和通气管。②卸氧气表:一手持表,一手用扳手将氧气表上的螺帽旋松,然后再用手旋开,将表卸下。

3.管道氧气装置

管道氧气装置即中心供氧装置。氧气通过中心供氧站提供,中心供氧站通过管道将氧气输送至各病区床单位、门诊、急诊科。中心供氧站通过总开关进行管理,各用氧单位有分开关,并配有氧气表,患者需要时,打开床头流量表开关,调整好氧流量即可使用。

(五)氧气成分、浓度及关于用氧的计算

1.氧气成分

根据条件和患者的需要,一般常用99%氧气,也可用5%二氧化碳和纯氧混合的气体。

2.氧气吸入浓度

氧气在空气中占20.93%,二氧化碳为0.03%,其余79.04%为氮气、氢气和微量的惰性气体。掌握吸氧浓度对纠正缺氧起着重要的作用,低于25%的氧浓度则和空气中氧含量相似,无治疗价值;高于70%的浓度,持续时间超过1天,则可能发生氧中毒,表现为恶心、烦躁不安、面色苍白、进行性呼吸困难。故掌握吸氧浓度至关重要。

3.氧浓度和氧流量的换算方法

吸氧浓度(%)=21+4×氧流量(L/min)

4.氧气筒内的氧气量的计算

氧气筒内的氧气量(L)=氧气筒容积(L)×压力表指示的压力(kgf/cm²)÷1 kgf/cm²

5.氧气筒内氧气的可供应时间的计算

氧气筒内的氧气可供应的时间(h)=(压力表压力-5)(kgf/cm²)×氧气筒容积(L)÷1 kgf/cm²÷氧流量(L/min)÷60分钟

公式中5是指氧气筒内应保留压力值。

(六)鼻导管给氧法

鼻导管给氧法有单侧鼻导管给氧法和双侧鼻导管给氧法两种。①单侧鼻导管给氧法:是将一细鼻导管插入一侧鼻孔,经鼻腔到达鼻咽部,末端连接氧气的供氧方法。此法节省氧气,但可刺激鼻腔黏膜,长时间应用,患者感觉不适。因此目前不常用。②双侧鼻导管给氧法:是将特制双侧鼻导管插入双鼻孔内,末端连接氧气的供氧方法。插入深约1 cm,导管环稳妥固定即可。此法操作简单,对患者刺激性小,适用于长期用氧的患者。其是目前临床上常用的给氧方法之一。

1.目的

(1)改善各种原因导致的缺氧状况。

(2)提高 PaO_2 和 SaO_2。

(3)促进组织代谢,维持机体生命活动。

2.评估

(1)患者:了解患者病情,缺氧原因、缺氧程度及缺氧类型,患者呼吸道是否通畅、鼻腔黏膜情况、有无鼻中隔偏曲等。

(2)操作者双手不可接触油剂。

(3)用物氧气筒是否悬挂有"有氧"及"四防"标志。

(4)环境病房有无烟火及易燃品。

3.计划

(1)用物准备。①治疗盘内备:治疗碗(内放鼻导管、纱布数块)、小药杯(内盛冷开水)、通气管、棉签、乙醇、弯盘、胶布、玻璃接管、湿化瓶(内装 1/3~1/2 湿化液)、安全别针、扳手。②治疗盘外备:氧气筒及氧气压力表装置、吸氧记录单、笔。

(2)患者准备:体位舒适,情绪稳定,理解目的,愿意配合。

(3)环境准备:清洁,安静,光线充足,室温适宜,1 m之内无热源,5 m之内无明火,远离易燃易爆品。

4.评价

(1)患者缺氧症状得到改善,无鼻黏膜损伤,无氧疗不良反应发生。

(2)氧气装置无漏气,护士操作规范,用氧安全。

(3)患者知晓用氧安全注意事项,能主动配合操作。

5.健康教育

(1)指导患者及其家属认识氧疗的重要性和配合氧疗的方法。

(2)指导患者及探视者用氧时禁止吸烟,保证用氧安全。

(3)告知患者及其家属不要自行摘除鼻导管或者调节氧流量。

(4)告知患者,如感到鼻咽部干燥不适或者胸闷憋气,应及时通知医护人员。

6.其他注意事项

(1)注意用氧安全,切实做好"四防",即防震、防火、防热、防油。氧气筒内压力很高,在搬运时避免倾倒撞击,防止爆炸;氧气助燃,氧气筒应放阴凉处,在筒的周围严禁烟火和易燃品,至少距明火 5 m,暖气1 m;氧气表及螺旋口上勿涂油,也不可用带油的手拧螺旋,避免引起燃烧。

(2)氧气筒的氧气不可全部用尽,当压力表上指针降至 0.5 MPa(5 kgf/cm²)时,即不可再用,以防灰尘进入筒内,再次充气时发生爆炸的危险。

(3)对未用和已用完的氧气筒应分别注明"满"或"空"的字样,便于及时储备,以应急需。

(4)保护鼻黏膜防止交叉感染:①用鼻导管持续吸氧者,每天更换鼻导管 2 次以上,双侧鼻孔交替使用,以减少对鼻黏膜的刺激;②及时清洁鼻腔,防止导管阻塞;③湿化瓶一人一用一消毒,连续吸氧患者应每天更换湿化瓶、湿化液及一次性吸氧管。

(七)鼻塞给氧法

鼻塞给氧法是将鼻塞塞于一侧鼻孔内的给氧方法。鼻塞是用塑料或有机玻璃制成带有管腔的球状物,大小以能塞入鼻孔为宜。此法可避免鼻导管对鼻黏膜的刺激,两侧鼻孔可交替使用,患者较为舒适,适用于慢性缺氧者长期氧疗时。

(八)面罩给氧法

将面罩置于患者口鼻部供氧,用松紧带固定,氧气自下端输入,呼出的气体从面罩侧孔排出的方法是面罩给氧法。由于口、鼻部都能吸入氧气,效果较好,同时此法对呼吸道黏膜刺激性小,简单易行,患者较为舒适。可用于病情较重,氧分压明显下降者。面罩给氧时必须要足够的氧流量,一般为 6～8 L/min。

（九）氧气袋给氧法

氧气袋为一长方形橡胶袋,袋的一角有橡胶管,上有调节器以调节流量。使用时将氧气袋充满氧气,连接湿化瓶、鼻导管,调节好流量,让患者头部枕于氧气袋上,借助重力使氧气流出。主要用于家庭氧疗、危重患者的急救或转运途中。

（十）头罩给氧法

头罩给氧法适用于新生儿、婴幼儿的给氧,将患儿头部置于头罩里,将氧气接于进气孔上,可以保证罩内一定的氧浓度。此法简便,无刺激,同时透明的头罩也易于观察病情变化。

（十一）氧疗监护

1.缺氧症状改善

患者由烦躁不安变为安静、心率变慢、血压上升、呼吸平稳、皮肤红润温暖、发绀消失,说明缺氧症状改善。

2.实验室检查

实验室检查可作为氧疗监护的客观指标。主要观察氧疗后 PaO_2、$PaCO_2$、SaO_2 等指标的变化。

3.氧气装置

有无漏气,管道是否通畅。

4.氧疗的不良反应及预防

当氧浓度高于 60%、持续时间超过 24 小时,可能出现氧疗的不良反应。

常见的不良反应有以下几种。

(1)氧中毒:长时间高浓度氧气吸入的患者可导致肺实质的改变,如肺泡壁增厚、出血。氧中毒患者常表现为胸骨后不适、疼痛、灼热感,继而出现干咳、恶心呕吐、烦躁不安、进行性呼吸困难,继续增加吸氧浓度患者的 PaO_2 不能保持在理想水平。

预防措施:预防氧中毒的关键是避免长时间、高浓度吸氧;密切观察给氧的效果和不良反应;定时进行血气分析,根据分析结果调节氧流量。

(2)肺不张:呼吸空气时,肺内含有大量不被血液吸收的氮气,构成肺内气体的主要成分。当高浓度氧疗时,肺泡气中氮逐渐被氧所取代,一旦发生支气管阻塞时肺泡内的气体更易被血液吸收而发生肺泡萎缩,从而引起吸收性肺不张。患者表现为烦躁不安,呼吸、心率增快,血压上升,继而出现呼吸困难、发绀,甚至昏迷。

预防措施:控制吸氧浓度;鼓励患者深呼吸、有效咳嗽、经常翻身叩背以促进痰液排出,防止分泌物阻塞。

(3)呼吸道分泌物干燥:如持续吸入未经湿化且浓度较高的氧气,超过 48 小时,支气管黏膜因干燥气体的直接刺激而产生损害,使分泌物黏稠、结痂、不易咳出。特别是气管插管或气管切开的患者,因失去了上呼吸道对气体的湿化作用则更易发生。

预防措施:氧气吸入前一定要先湿化,必要时配合做超声波雾化吸入。

(4)眼晶状体后纤维组织增生:仅见于新生儿,尤其是早产儿。当患儿长时间吸入高浓度氧时,可导致患儿视网膜血管收缩,从而发生视网膜纤维化,最后导致不可逆的失明。

预防措施:新生儿吸氧浓度应严格控制在 40% 以下,并控制吸氧的时间。

(5)呼吸抑制:常发生于低氧血症伴二氧化碳潴留的患者吸入高浓度的氧气之后。由于 $PaCO_2$ 长期升高,呼吸中枢失去了对二氧化碳的敏感性,呼吸的调节主要依靠缺氧对外周感受器的刺激来维持,如果吸入高浓度氧,虽然缺氧得到某种程度的改善,但却解除了缺氧对呼吸的刺激作用,使呼吸中枢抑制加重,甚至呼吸停止。

预防措施:低浓度低流量持续给氧,并检测 PaO_2 的变化,维持患者的 PaO_2 在 8.0 kPa (60 mmHg)左右。

二、吸痰法

吸痰法是指利用机械吸引的方法,经口、鼻腔、人工气道将呼吸道的分泌物吸出,以保持呼吸道通畅的一种治疗方法。临床上主要用于年老体弱、危重、昏迷、麻醉未清醒前、气管切开等不能有效咳嗽、排痰者。

(一)吸痰装置

临床上常用的吸痰装置有电动吸引器和中心负压吸引装置两种,它们利用负压吸引原理,连接导管吸出痰液。

1.电动吸引器

(1)构造:主要由电动机、偏心轮、气体过滤器、压力表及安全瓶和储液瓶组成。安全瓶和储液瓶是两个容量为 1 000 mL 的容器,瓶塞上各有两个玻璃管,并通过橡胶管相互连接。

(2)原理:接通电源后,电动机带动偏心轮,从吸气孔吸出瓶内的空气,并由排气孔排出,这样不断地循环转动,使瓶内产生负压,将痰吸出。

2.中心负压吸引装置

目前各大医院均设中心负压吸引装置,吸引管道连接到各病房床单位,使用十分方便。

(二)电动吸引器吸痰法

1.目的

清除呼吸道分泌物,保持呼吸道通畅;预防肺不张、坠积性肺炎、窒息等并发症的发生。

2.评估

(1)患者:评估患者鼻腔有无分泌物堵塞,有无鼻息肉、鼻中隔偏曲等情况;评估患者的意识及有无将呼吸道分泌物排出的能力,以判断是否具有吸痰的指征,是否需要同时备压舌板或开口器及舌钳。

(2)环境:病房是否安静,温、湿度是否适宜。

(3)用物:吸痰管型号是否合适,吸痰用物是否保持无菌状态;备好不同型号的无菌吸痰管或消毒吸痰管(成人 12～14 号,小儿 8～12 号);将内盛消毒液的瓶子系于吸引器一侧(内放吸痰后的玻璃接管);电动吸引器性能是否良好,各管道连接是否正确。

3.计划

(1)患者准备:体位舒适,情绪稳定,理解目的,愿意配合。

(2)操作者准备:根据患者情况及痰液的黏稠度调节负压(成人 39.9～53.3 kPa,儿童 ＜39.9 kPa)。

(3)用物准备。①无菌治疗盘内备:无菌持物镊或血管钳、无菌纱布、无菌治疗碗,必要时备压舌板、开口器、舌钳。②治疗盘外备:盖罐 2 个(分别盛 0.9%氯化钠注射液和消毒吸痰管数根,也可用一次性无菌吸痰管)、弯盘、无菌手套。③吸痰装置:电动吸引器 1 台、多头插电板。

4.评价

(1)患者呼吸道内分泌物及时清除,气道通畅,缺氧症状得到缓解。

(2)护士操作规范,操作中未发现呼吸道黏膜损伤。

5.健康教育

(1)告诉清醒患者不要紧张并教会患者正确配合吸痰。

(2)告知患者适当饮水,以利痰液排出。

6.其他注意事项

(1)电动吸引器连续使用不得超过 2 小时。

(2)储液瓶内应放少量消毒液,使吸出液不黏附于瓶底,便于清洗消毒;储液瓶内吸出液应及时倾倒,液面不应超过储液瓶的 2/3 满,以免痰液被吸入电动机而损坏机器。

(3)按照无菌技术操作原则,治疗盘内吸痰用物应每天更换 1～2 次,吸痰管每次更换,储液瓶及连接导管每天清洁消毒,避免交叉感染。

(4)小儿吸痰时,吸痰管要细,吸力要小。

(5)痰液黏稠者,可以配合翻身叩背、雾化吸入等方法,增强吸痰效果。

(6)经鼻气管内吸引时插入导管长度:成人 20 cm、儿童 14～20 cm、婴幼儿 8～14 cm。

(7)颅底骨折患者严禁从鼻腔吸痰,以免引起颅内感染及脑脊液被吸出。

(三)中心负压吸引装置吸痰法

使用中心负压吸引装置吸痰时,只需将吸痰导管和负压吸引管道相连接,开动吸引开关即可抽吸痰液。因中心负压吸引装置无脚踏开关,手控开关打开后即为持续吸引,因此每次插管前均需反折吸痰管,以免负压吸附黏膜,引起损伤。

(四)注射器吸痰法

一般用 50 mL 或 100 mL 注射器连接吸痰管进行抽吸。适用于紧急状态下吸痰。

三、洗胃法

洗胃是将胃管插入患者胃内,反复注入和吸出一定量的溶液,以冲洗并排出胃内容物,减轻或避免吸收毒物的胃灌洗方法。

(一)目的

1.解毒

清除胃内毒物或刺激物,减少毒物吸收,还可利用不同灌洗液进行中和解毒,用于急性食物或药物中毒。服毒后 6 小时内洗胃效果最有效。

2.减轻胃黏膜水肿

幽门梗阻患者,饭后常有滞留现象,引起上腹胀闷、恶心呕吐等不适,通过洗胃可将胃内潴留食物洗出,减轻潴留物对胃黏膜的刺激,从而减轻胃黏膜水肿。

3.为手术或检查做准备

如行胃部、食管下段、十二指肠等手术前,洗胃可减少术中并发症,便于手术操作。

(二)口服催吐法

口服催吐法适用于清醒又能合作的患者。

1.用物

治疗盘内备量杯(按需要备 10 000～20 000 mL 洗胃溶液,温度为 25～38 ℃)、压舌板、橡胶围裙、盛水桶、水温计。

2.操作方法

(1)患者取坐位或半坐卧位,戴好橡胶围裙,盛水桶置患者座位前。

(2)嘱患者在短时间内自饮大量灌洗液,即可引起呕吐,不易吐出时,可用压舌板压其舌根部引起呕吐。如此反复进行,直至吐出的灌洗液澄清无味为止。

(3)协助患者漱口、擦脸,必要时更换衣服,卧床休息。

(4)记录灌洗液名称及量,呕吐物的量、颜色、气味,患者主诉,必要时送检标本。

(三)自动洗胃机洗胃法

自动洗胃机洗胃法是利用电磁泵作为动力源,通过自控电路的控制,使电磁阀自动转换动作,先向胃内注入冲洗药液,随后从胃内吸出内容物的洗胃过程。自动洗胃机台面上装有电子钟、调节药量的开关(顺时针为开,冲洗时压力在 $39.2\sim58.8$ kPa,流量约 2.3 L/min)、停机、手吸、手冲、自动清洗键等,洗胃机侧面装有药管、胃管、污水管口等,机内备滤清器(防止食物残渣堵塞管道),背面装有电源插头。用自动洗胃机洗胃能迅速、彻底地清除胃内毒物。

1.评估

(1)患者:①评估患者意识及有无配合的能力以方便操作及减轻患者的痛苦;②了解患者中毒情况、既往健康状况以便掌握洗胃禁忌证,增加洗胃的安全性;③患者口腔黏膜情况,有无活动义齿等。

(2)用物:自动洗胃机性能是否良好。

(3)环境:病房是否安静、整洁、宽敞。

2.计划

(1)环境准备:环境安静、整洁、宽敞,避免人群围观,必要时备屏风以保护患者隐私。

(2)操作者准备:洗手,戴口罩,必要时戴手套。

(3)用物准备。①备洗胃溶液:根据毒物性质准备洗胃溶液,毒物性质不明时可选用温开水或等渗盐水洗胃;一般用量为 10 000~20 000 mL,温度为 25~38 ℃。②备洗胃用物:无菌洗胃包(内有胃管、纱布、镊子或使用一次性胃管)、止血钳、液状石蜡、棉签、弯盘、治疗巾、橡胶围裙或橡胶单、胶布、检验标本容器或试管、量杯、水温计、压舌板、50 mL 注射器、听诊器、手电筒,必要时备开口器、牙垫、舌钳于治疗碗中,水桶两只(分别盛放洗胃液、污水)。③备洗胃机:接通电源,连接各种管道,将三根橡胶管分别与机器的药水管(进液管)、胃管、污水管(出液管)连接,将已配好的洗胃液倒入洗胃液桶内,药管的一端放入洗胃液桶内;污水管的一端放入空水桶内。调节药量流速,备用。

(4)患者准备:有义齿者取下,体位舒适,清醒者愿意配合。

3.实施

自动洗胃机洗胃步骤见表1-3。

4.评价

(1)患者痛苦减轻,毒物或胃内潴留物被有效清除,症状缓解。

(2)护士操作规范,操作中患者未发生并发症。

5.健康教育

(1)告知患者及其家属洗胃后的注意事项。

(2)对自服毒物者应给予针对性的心理护理。

表 1-3　自动洗胃机洗胃法

流程	步骤详解	要点与注意事项
1.备物核对	携用物至床旁,核对并再次解释	◇尊重患者,取得合作,昏迷者取得家属配合
2.插胃管		
(1)卧位:	协助患者取合适的卧位;清醒或中毒较轻者可取坐位或半坐卧位;中毒较重者取侧卧位,昏迷患者去去枕仰卧位,头偏向一侧	◇左侧卧位可减慢胃排空,延缓毒物进入十二指肠
(2)保护衣被:	围橡胶单于胸前	
(3)插胃管:	弯盘放于口角处,润滑胃管,由口腔插入,方法同鼻饲法	◇昏迷者使用张口器和牙垫协助打开口腔 ◇插管时动作要轻柔,切忌损伤食管黏膜或误入气管
(4)验证固定:	确定胃管在胃内,用胶布固定	◇同鼻饲法
3.连接胃管	洗胃机胃管的一端与已插好的患者的胃管相连	
4.自动洗胃	(1)按"手吸"按钮,吸出胃内容物。	◇以彻底有效清除胃内毒物
	(2)按"自动"按钮,机器即开始对胃进行自动冲洗,直至洗出液澄清无味为止	◇冲洗时"冲"灯亮,吸引时"吸"灯亮 ◇提示胃内残留毒物已基本洗净
5.观察	洗胃过程中,随时注意洗出液的性质、颜色、气味、量及患者的面色、脉搏、呼吸和血压的变化	◇如患者有腹痛、休克、洗出液呈血性,应立即停止洗胃,通知医师采取相应的急救措施
6.拔管	洗毕,反折胃管、拔出	◇防止管内液体误入气管
7.整理记录	(1)协助患者漱口、必要时更换衣服,取舒适卧位,整理床单位。	◇使患者清洁、舒适
	(2)清理用物,洗手。	
	(3)记录灌洗液名称、量,洗出液的颜色、气味、性质、量,患者的反应。	◇自动洗胃机三管(进液管、胃管、污水管)同时放入清水中,按"清洗"键清洗各管腔,洗毕将各管同时取出,待机器内水完全排尽后,按"停机"键关机

6.其他注意事项

(1)急性中毒者,应先迅速采用口服催吐法,必要时进行洗胃,以减少毒物被吸收。

(2)当所服毒物性质不明时,应先抽吸胃内容物送检,以明确毒物性质,同时可选用温开水或0.9%氯化钠注射液洗胃,待毒物性质明确后,再采用拮抗剂洗胃。

(3)若服强酸或强碱等腐蚀性毒物,则禁忌洗胃,以免导致胃穿孔。可按医嘱给予药物或物理性对抗剂,如喝牛奶、豆浆、蛋清(用生鸡蛋清调水至 200 mL)、米汤等,以保护胃黏膜。

(4)食管、贲门狭窄或梗阻,主动脉瘤,最近曾有上消化道出血,食管静脉曲张,胃癌等患者均禁忌洗胃,昏迷患者洗胃宜谨慎。

(5)每次灌洗液量以 300~500 mL 为宜,如灌洗液量过多可引起急性胃扩张,胃内压增加,加速毒物吸收;也可引起液体反流致呛咳、误吸。并且要注意每次入量和出量应基本平衡,防止胃潴留。

(6)洗胃结束后应立即清洗洗胃机各管腔,以免被污物堵塞或腐蚀。

(四)电动吸引器洗胃法

电动吸引器洗胃法是利用负压吸引原理,吸出胃内容物和毒物的方法。用于急救急性中毒患者。

1.操作方法

(1)接通电源,检查吸引器功能。

(2)将灌洗液倒入输液瓶,悬挂于输液架上,夹紧输液管。

(3)同自动洗胃机洗胃法插入、固定胃管。

(4)取"Y"形管(三通管),将其主干与输液管相连,两个分支分别连接胃管末端、吸引器的储液瓶引流管。

(5)开动吸引器,吸出胃内容物,留取第一次标本送检。

(6)将吸引器关闭,夹住引流管,开放输液管,使溶液流入胃内300～500 mL。夹住输液管,开放引流管,开动吸引器,吸出灌入的液体。

(7)如此反复灌洗,直到吸出的液体澄清无味为止。

2.注意事项

负压应保持在13.3 kPa(100 mmHg)左右,以防损伤胃黏膜。其余同自动洗胃机洗胃。

(五)漏斗胃管洗胃法

漏斗胃管洗胃法是利用虹吸原理,将洗胃溶液灌入胃内后,再吸引出来的方法。适用于家庭和社区现场急救缺乏仪器的情况下。

1.操作方法

(1)同自动洗胃机洗胃法插入、固定胃管。

(2)将胃管漏斗部分放置低于胃部,挤压橡胶球,吸出胃内容物。

(3)举漏斗高过头部30～50 cm,将洗胃液缓慢倒出300～500 mL于漏斗内,当漏斗内尚余少量溶液时,迅速将漏斗降至低于胃的位置,倒置于盛水桶内,利用虹吸作用引出胃内灌洗液;流完后,再举漏斗注入溶液。

(4)反复灌洗,直至洗出液澄清为止。

2.注意事项

若引流不畅,可将胃管中段的皮球挤压吸引,即先将皮球末端胃管反折,然后捏皮球,再放开胃管。其余同自动洗胃机洗胃。

(六)注洗器洗胃法

注洗器洗胃法适用于幽门梗阻及术后吻合口水肿、吻合口狭窄者。

1.用物

治疗盘内放治疗碗、胃管、镊子、50 mL注洗器、纱布、液状石蜡及棉签,另备橡皮单、治疗巾、弯盘、污水桶、灌洗液及量按需要准备。

2.操作方法

插入洗胃管方法同前,证实胃管在胃内并固定后,用注洗器吸尽胃内容物,注入洗胃液约200 mL后抽出弃去,反复冲洗,直到洗净为止。

3.注意事项

(1)为幽门梗阻患者洗胃,可在饭后4～6小时或空腹进行。应记录胃内潴留量,以了解梗阻情况,胃内潴留量=洗出量－灌入量。

(2)胃手术后吻合口水肿宜用3%氯化钠溶液洗胃,每天2次,有消除水肿的作用。

(薄　清)

第三节　理化因素所致疾病

一、中暑

中暑,广义上它类似于热病,泛指高温高湿环境对人体的损伤。按严重程度递增顺序可细分为热昏厥、热痉挛、热衰竭和热射病(heat stroke,也就是狭义的中暑概念)。其他还有先兆中暑、轻症中暑等概念,因较含糊或与许多夏季感染性疾病的早期表现难以鉴别,仅用热昏厥、热痉挛、热衰竭和热射病等诊断已可描述各种中暑类型,故本节不做介绍。

民间喜欢将暑天发生的大部分疾病归咎于中暑上,事实上很多仅为病毒或细菌感染的早期表现(如感冒、胃肠炎等),需注意鉴别。同时民间还盛传中暑不能静脉补液的谬论,需注意与患者沟通解释。2010年7月,"中暑"已被列入了国家法定职业病目录。

(一)病因和发病机制

下丘脑通过调节渴感、肌张力、血管张力、汗腺来平衡产热与散热。

1.散热受限

散热机制有3种:出汗、传导对流、辐射。辐射为通过红外线散射,正常时占散热的65%,其与传导对流方式相比优点在于基本不耗能,但在高温环境下失效。而出汗在正常时占散热的20%,在高温环境下则成为主要散热方式,但需消耗水、电解质与能量,并在高湿环境性能下降,100%相对湿度时完全失效。

(1)环境因素:高温高湿环境,如日晒、锅炉房,厚重、不透气的衣物。一般温度大于32 ℃或湿度大于70%就有可能发生。

(2)自身体温调节功能下降:①自身出汗功能下降。肥胖、皮肤病,如痂皮过厚、汗腺缺乏、皮肤血供不足、脱水、低血压、心脏病导致的心排血量下降,如充血性心力衰竭导致皮肤水肿散热不良及老年人或体弱者等;②抑制出汗。酗酒、抗胆碱能药(如阿托品等)、抗精神病药物、三环抗抑郁药、抗组胺药、单胺氧化酶抑制剂、缩血管药和β受体阻滞剂等;③脱水。饮水不足、利尿药、泻药等;④电解质补充不足。

2.产热过多

强体力活动时多见于青壮年或健康人,或药物(如苯环利定、麦角酸二乙酰胺、苯异丙胺、可卡因)、麻黄素类和碳酸锂等的使用。

3.脱水、电解质紊乱

中暑时因大量出汗、呼吸道水分蒸发和摄入水分不足造成大量失水,同时电解质丢失。但是往往丢水大于丢钠造成高渗性脱水。不同类型的脱水之间也可相互转化,如若损伤者单纯补充饮用淡水会导致低渗性脱水。

（二）不同的中暑类型

1.热昏厥

脑血供不足。皮肤血管扩张及血容量不足导致突然低血压，脑及全身血供不足而意识丧失，多为体力活动后。此时皮肤湿冷，脉弱。收缩压低于 13.3 kPa(100 mmHg)。

2.热痉挛

低钠血症。为大量出汗而脱水、电解质损失，血液浓缩，然后单纯饮淡水导致稀释性低钠血症，引起骨骼肌缓慢的、痛性痉挛、颤搐，一般持续 1～3 分钟。由于体温调节、口渴机制正常，此时血容量尚未明显不足，生命体征一般尚稳定，如体温多正常或稍升高，皮肤多湿冷。

3.热衰竭

脱水、电解质缺乏。脱水、电解质缺乏造成发热、头晕、恶心、头痛、极度乏力，但体温调节系统尚能工作，治疗不及时会转变为热射病。与热射病在表现上的主要区别在于没有严重的中枢神经系统紊乱。此时口渴明显，肛温>37.8 ℃，皮肤湿，大量出汗，脉细速，可有轻度的中枢神经症状（头痛、乏力、焦虑、感觉错乱、歇斯底里），高通气（为了排出热量）而导致呼吸性碱中毒。其他症状还有恶心、呕吐、头晕、眼花、低血压等和热晕厥及热痉挛的症状。治疗关键是补液。

4.热射病

体温调节功能失调。为在热衰竭基础上再进一步发展，体温调节功能失调而引起的高热及中枢神经系统症状在内的一系列症状体征，在热衰竭的症状基础上会有典型的热射病三联征：超高热，标志性特点，肛温>41 ℃。意识改变是标志性特点，神志恍惚并继发突发的癫痫、谵妄或昏迷；无汗，在早期可能有汗，但很快会进展到无汗。除以上 3 点外还有以下表现：血压先升后降，高通气导致呼吸性碱中毒，伴随心、肝、凝血、肾等损伤。热射病可分为两型：经典型以上症状在数天时间内慢慢递增，多见于湿热环境或老年、慢性病损伤者，此型无汗；劳累型以上症状可迅速发生，多为青壮年，伴有体力活动，但可能还会继续出汗。治疗关键是降温补液并处理并发症。

（三）现场评估与救护

1.病史、查体

了解发病原因：①环境，包括环境温度与湿度、通风情况、持续时间、动作强度、身体状况及个体适应力等；②症状：如口干、乏力、恶心、呕吐、头晕、眼花、神志恍惚等；③查体：测量生命体征，如肛温、脉搏和血压等。

2.评估体温

接诊可能为中暑的损伤者后首先评估体温，如体温是否 39 ℃ 以上。

若否，并考虑可能为热晕厥时。通过平卧位、降温、补充水分（肠内，必要时静脉）可恢复，必要时需观察监护以发现某些潜在的疾病。

体位治疗：平卧位，可将腿抬高，保证脑血供。

若否，并考虑可能为热痉挛时。通过阴凉处休息、补充含电解质及糖分的饮料可恢复，在恢复工作前一般需休息 1～3 天并持续补充含钠饮料直到症状完全缓解。同时可通过被动伸展运动、冰敷或按摩来缓解痉挛。

口服补液方法：神志清时，饮用冷的含电解质及糖分的饮料（稀释的果汁、牛奶、市场上卖的运动饮料或稀盐汤等）来补充。

若是，则可能为热衰竭或热射病。

3.评估意识状态

若意识改变,可能为热射病,否则为热衰竭。

若为热衰竭,马上开始静脉补液。

补液方法:严重时需要静脉输液来补充等张盐水,0.9%生理盐水、5%葡萄糖注射液或林格液均可。2~4小时内可补充1 000~2 000 mL液体;并根据病情判断脱水的类型,判断后续补液种类。严重的低钠血症可静脉滴注最高3%的高张盐水。有横纹肌溶解风险时可加用甘露醇或碱化尿液,监测出入量,留置导尿管,维持尿量50 mL/h以上,来预防肾衰竭。神志清时也可口服补液。

若为热射病,在气道管理、维持呼吸、维持循环的基础上马上降温到39 ℃(蒸发降温),处理并发症。

评估气道、保持呼吸道通畅,维持呼吸:注意气道的开放,必要时气管插管;置鼻胃管,可用于神志不清时补液及预防误吸。高流量给氧,如100%氧气吸入直到体温降到39 ℃。

降温方法:脱离湿热环境,防止病情加重。置于凉快、通风的地点(室内、树荫下);松开去除衣物,尽量多的暴露皮肤。①蒸发法降温:用冷水(15 ℃)喷到全身,并用大风量风扇对着损伤者吹。其他方法还有腋窝、颈部、腹股沟等浅表动脉处放置降温物品,如冰袋等,以及冷水洗胃或灌肠,但效果不及蒸发法。有条件的使用降温毯。必要时可将身体下巴以下或仅四肢浸入冷水,直到体温降到39 ℃就停止浸泡,这对降温非常有效,但很可能会导致低血压及寒战,甚至可考虑使用肌松药来辅助降温。②寒战的控制:氯丙嗪25~50 mg静脉注射或静脉滴注,或地西泮5~10 mg静脉注射,减少产热,注意血压呼吸监护。目标是迅速(1小时内)控制体温。

应禁用非甾体解热镇痛药(NSIAD,如阿司匹林、吲哚美辛、对乙酰氨基酚等),因中暑时NSIAD类药已无法通过控制体温调节中枢来达到降温效果,反而会延误其他有效治疗措施的使用。但可考虑使用糖皮质激素。

补液方法:参见热衰竭。但在神志障碍时口服补液要慎用,防止误吸。

(四)进一步评估与救护

1.辅助检查

辅助检查主要用来了解电解质及评估脏器损伤。血电解质(热痉挛:低钠;热射病:高钠、低钠、低钾、低钙、低磷均可能)、肾功能(肌酐、尿素氮升高,高尿酸)、血气分析(呼碱、代酸、乳酸酸中毒)、尿常规(比重)、血常规(白细胞数增多、血小板数减少)、心肌酶学、转氨酶、出凝血时间(PT延长,DIC)、心电图(心肌缺血,ST-T改变),必要时血培养。评估肾衰竭、心力衰竭、呼吸窘迫、低血压、血液浓缩、电解质平衡、凝血异常的可能。

2.评估脱水的类型

根据病情判断是等渗、高渗还是低渗性脱水。中暑时多为高渗性脱水,但若损伤者单纯饮用淡水会导致低渗性脱水。

3.鉴别是否为药物或其他疾病引起

比如恶性综合征,如抗精神病药物引起的高烧、强直及昏迷;恶性高热,如麻醉药引起;血清素综合征,如选择性5-羟色胺再吸收抑制剂与单胺氧化酶抑制剂合用引起;抗胆碱能药、三环抗抑郁药、抗组胺药、吸毒、甲亢毒症、持续长时间的癫痫、感染性疾病引起的发热。

4.注意病情进展

热衰竭损伤者体温进一步升高并出汗,停止时会转为热射病。

5.各种并发症的处理

呼吸衰竭,如低氧、气道阻力增加时若考虑呼吸窘迫综合征(ARDS),需呼吸机 PEEP 模式支持人工呼吸。监测血容量及心源性休克的可能,血流动力学监测(如必要时漂浮导管测肺动脉楔压、中心静脉压等),低血压、心力衰竭时补液、使用血管活性药物(如多巴酚丁胺)。持续的昏迷癫痫需进一步查头颅 CT、腰穿、气管插管、呼吸机支持。凝血异常,如紫癜、鼻出血、呕血或 DIC 等,监测出凝血血小板等,考虑输注血小板及凝血因子,若考虑 DIC 早期给予肝素。少尿、无尿、肌酐升高、肌红蛋白尿等肾衰竭表现:补液维持足够尿量,必要时透析治疗。

若在急性期得到恰当及时治疗,没有意识障碍或血清酶学升高的损伤者多数能在 1~2 天内恢复。

(五)健康教育

最重要的是预防。教育公众,中暑是可预防的。避免长时间暴露于湿热环境,使用遮阳设备,多休息。在进入湿热环境前和期间多饮含电解质及糖分的冷饮,如稀释的果汁、市场上卖的运动饮料或 1%稀盐汤、非碳酸饮料来补充水分电解质。特别是告知一些老年人不要过分限制食盐摄入。避免含咖啡因的饮料,因其会兴奋导致产热增多。教育高危人群:体力劳动者、运动员、老年、幼儿、孕妇、肥胖、糖尿病、酗酒、心脏病等及使用吩噻嗪类、抗胆碱能类等药时的人都是高危人群,不要穿厚重紧身衣物,认识中暑的早期症状体征。告知中暑损伤者,曾经中暑过,以后也容易中暑,如对热过敏,起码 4 周内避免再暴露。

二、电击伤

(一)疾病概论

当超过一定极量的电流或电能量(静电)通过人体引起组织不同程度损伤或器官功能障碍时,称为电击伤,俗称触电。电流通过中枢神经系统和心脏时,可引起心室颤动或心搏骤停、呼吸抑制,甚至造成死亡(或假死);电流局限于某一肢体时,可造成该肢体致残。

1.病因

电击的常见原因是人体直接接触电源,或在高压电和超高压电场中,电流或静电电荷经空气或其他介质电击人体。电击引起的致伤原因主要为以下几点。

(1)主观因素:不懂用电常识,进行违章用电操作,如在电线上挂晒衣物、违规布线、带电操作等。

(2)客观因素:工作环境差或没有采取必要的安全保护措施。常见的电击多为 110~220 V 交流电所致。如电器漏电、抢救触电者时抢救者用手去拉触电者等;各种灾害,如火灾、水灾、地震、暴风雨等造成电线断裂或高压电源故障,引起电击或雷电引起电击。

2.发病机制

人体本身也有生物电,当外界电流通过人体时,人体便成为电路中导体的一部分。电击对人体的影响取决于电流的性质和频率、强度、电压、接触的部位、接触的时间、接触部位的电阻及通过人体的途径等。

(1)电流的性质和频率:电流分为交流电和直流电,人体对两种电流的耐受程度不同,通常情况下,对人体而言交流电比直流电危险,交流电低频对心脏的损害极强。

(2)电流的强度:电流的强度越大,对人体组织受到的损伤就越大。一般认为 2 mA 以下的电流仅产生轻微的麻木感;50 mA 以上的电流,如通过心脏可引起心室颤动或心搏骤停,还可引起呼吸肌痉挛而致呼吸停止;100 mA以上的电流通过脑部,可造成意识丧失。

(3)电压的高低:高压电较低压电危险性更大。<36 V的电压称为安全电压,目前家用及工业用电器设备电压多不低于220 V,如通过心脏能引起心室颤动;1 000 V以上高压电击时,可以造成呼吸肌麻痹、呼吸停止、心搏骤停。高压电还可引起严重烧伤。

(4)电阻大小:可把人体看作为由各种电阻不同的组织组成的导体,电阻越小,通过的电流越大。人体组织电阻由大到小依次:骨骼、皮肤、脂肪、肌肉、血管和神经。当电流通过血管、神经、肌肉,则造成严重危害。

(5)电流通过的途径与时间:如电流流经心脏,则可引起心室颤动,甚至心搏骤停;如果电流经头部流至足底,多为致命电损伤。

3.临床表现

(1)全身症状:轻度触电者有一时性麻木感,并可伴有心悸、头晕、面色苍白、惊慌、四肢软弱无力;重者可出现抽搐、昏迷或休克,并可出现短暂心室颤动,严重者呼吸、心脏停搏。

(2)局部表现:局部表现主要为电灼伤。低电压的皮肤烧伤较明显,高压放电时,灼伤处可立刻出现焦化或炭化,并伴组织坏死。

(3)体征:轻者无体征,重者有抽搐、昏迷、休克、呼吸及心跳停止等体征。

4.救治原则

(1)立即帮助触电者脱离电源:应立即关闭电闸、切断电路;如不可能关闭电闸断电,则应迅速用木棍、竹竿、皮带等绝缘物品拨开电线或使触电者脱离用电器等。

(2)心肺脑复苏:呼吸停止者,立即进行口对口人工呼吸。也可采用压胸式人工呼吸;心脏停搏者,同时进行心脏按压,如无效可考虑开胸心脏按压;如电流进出口为两上肢,心脏多呈松弛状态,可使用肾上腺素或10%氯化钙;如电流进出口分别为上下肢,则心脏多呈收缩状态,选用阿托品为宜。同时可应用高渗葡萄糖、甘露醇,以减轻脑水肿。

(3)防治各种并发症:及时发现和处理水、电解质和酸碱平衡紊乱,防治休克、肝肾功能不全等。

(4)局部治疗:保持创面清洁,预防感染,可酌情给予抗生素治疗,并可行破伤风类毒素预防破伤风;清除坏死组织,局部包扎止血、骨折固定,如病变较深,可行外科探查术。

(二)护理评估

1.病史

电击伤发生在人体成为电路回流的一部分或受到附近电弧热效应的影响的情况下,主要包括以下几点。

(1)闪电击伤:闪电时,患者当时所处的位置为附近最高的物体或靠近1个高的物体(如1棵大树)。

(2)高电压交流电击伤:常见于身上有导体接触头顶上方的高压电时(如导电的钓鱼竿),也可见于误入带电导体附近。

(3)低电压交流电击伤:可见于用牙齿咬电线、在自身接地的同时接触带电的用电器或其他带电物品。

(4)直流电击伤:少见,如无意中接触电力火车系统的带电铁轨。

2.身心状况

(1)症状和体征。

电击伤:表现为局部的电灼伤和全身的电休克。临床上可分为三型。①轻型:触电后立即弹离电流,表现为惊慌、呆滞、四肢软弱、心动过速、呼吸急促、局部灼伤疼痛等。②重型:意识障碍、心率增快、节律不整、呼吸不规则,可伴有抽搐、休克,有些患者可出现假死状态。③危重型:昏迷、心跳及呼吸停止、瞳孔扩大。

电热灼伤:损伤主要为电流进口、出口和经过处的组织损伤,触电的皮肤可呈现灰白色或焦黄色。早期可无明显的炎性反应,24~48小时后周围组织开始发红、肿胀等炎症反应,1周左右损伤组织出现坏死、感染,甚至发生败血症。

闪电损伤:被闪电击中后,常出现心跳、呼吸立即停止。皮肤血管收缩,可出现网状图案。

并发症和后遗症:电击伤后24~48小时常出现严重室性心律失常、神经源性肺水肿、胃肠道出血、弥散性血管内凝血等。约半数电击伤者出现单侧或双侧鼓膜破裂。电击数天至数月可出现神经系统病变、视力障碍。孕妇可发生死胎和流产。

(2)心理-社会因素:部分患者于电击伤后可出现恐惧、失眠等。

3.辅助检查

(1)常规检查:常规检查可行血、尿常规检查,血、电解质检查,肝、肾功能检查。血清肌酸磷酸激酶(CPK)升高反映肌肉损伤,见于严重的低电压和高电压电击伤。

(2)X线检查:X线检查可了解电击伤后有无骨折、内脏损伤。

(3)心电图:心电图可有心肌损害、心律失常,甚至出现心室纤颤及心脏停搏。

(4)脑电图:意识障碍者可行脑电图检查,但脑电图检查对于早期治疗方案的制定并不起决定性作用。

(三)护理诊断

1.皮肤完整性受损

与电伤引起的皮肤灼伤有关。

2.意识障碍

与电击伤引起的神经系统病变有关。

3.潜在并发症

心律失常,与电流流经心脏,引起心电紊乱有关。

(四)护理目标

(1)患者皮肤清洁、干燥,受损皮肤愈合。

(2)患者意识清楚,反应正常,生活自理。

(3)患者心律失常未发生,或发生心律失常后得到及时控制。

(五)护理措施

1.一般护理

(1)迅速将患者脱离电源。

(2)吸氧:对于重症中暑者给予鼻导管吸氧,危重病例行面罩吸氧,必要时给予高压氧治疗。

(3)体位:如患者已昏迷,则应头偏向一侧或颈部伸展,并定时吸痰,保持呼吸道畅通。

(4)迅速建立静脉通道,并保持输液畅通。

2.急救护理

(1)密切观察患者的神志、瞳孔、生命体征、尿量(尿量应维持在30 mL/h以上)、颜色、尿相对密度的变化。对于血压下降者,立即抢救,做好特护记录。

（2）心电监护：进行心电监护（包括心律、心率及血氧饱和度等）和中心静脉压监测，应维持48～72小时。如出现心室纤颤者，以及时给予电除颤及用药物配合除颤，并可应用利多卡因、溴苄胺等药物，同时给予保护心肌的药物。

（3）观察电击局部的创面，注意创面的色泽及有无异常分泌物从创口流出，保持创面清洁，定期换药，防治感染。

（4）严密观察电击局部肢体有无肿胀、疼痛、触痛、活动障碍及血运情况，警惕出现局部肢体缺血坏死。如发现异常立即报告医师，以及时做出处理。

（5）保护脑组织：在患者头部及颈、腋下、腹股沟等大血管处放置冰袋，将体温降至32 ℃。可应用甘露醇、高渗葡萄糖、糖皮质激素、纳洛酮等预防和控制脑水肿，给予脑活素、三磷酸腺苷、辅酶A等促进脑细胞代谢的药物。

3.心理护理

患者清醒后，精神可能受到极大刺激和创伤，甚至留下遗忘症、惊恐等精神症状，并可出现白内障或视神经萎缩，也可能致残。针对患者的具体情况，护士要给予患者精心的心理护理，培养患者的自理能力，同时做好营养支持，使受到严重损伤机体得以重新康复。

（六）护理评价

（1）患者受伤皮肤无感染，伤口如期愈合。

（2）患者心律失常未发生，或发生心律失常后得到及时控制，生命体征平稳。

（3）患者意识清楚，反应敏捷，恐惧感消失，能认识电击伤的原因，并有预防触电及安全用电的知识。

三、冻伤

（一）疾病介绍

1.定义

冻伤即冷损失，是指低温作用于机体的局部或全身引起的损伤，部位大多在颜面、耳郭、手、足等处。

2.病因

在寒冷的环境中、长时间在户外，由于环境条件的限制，机体被迫保持固定的体位，或者因受冷、醉酒、患病、年老、体弱、局部血液循环障碍等原因，加之疲劳与饥饿，又遭遇意外低温、寒风和潮湿的作用，在既无御寒条件又无防冻常识的情况下发生。寒冷低温是冻伤最主要的致病原因。

3.发病机制

冻伤的主要发病机制是血液循环障碍和细胞代谢不良。冻伤后组织充血肿胀、渗出等反应是细胞损伤，尤其是血管内皮损伤及血管功能改变的主要表现。当皮肤温度降到0 ℃以下时，在细胞外间隙冰晶形成。近年来对冻伤组织内皮细胞损伤研究认为，冰结晶的形成及对毛细血管和小血管，尤其是血管内皮细胞的形态、结构有直接和间接的损伤，可导致血管通透性增加、血液浓缩、血管内皮细胞受损、暴露的基底膜引起血小板黏附和凝集，诱导凝血机制的启动，使冻伤区域血栓形成，血管栓塞导致进行性缺血，毛细血管营养性血流减少，使本已受伤的细胞加快死亡。

4.临床表现

冻伤按损伤范围可分为全身性冻伤和局部性冻伤，按损伤性质可分为冻结性冻伤和非冻结性冻伤。

(1)非冻结性冻伤：长时间暴露于0～10℃的低温、潮湿环境所造成的局部损伤，组织不发生冻结性病理改变。包括冻疮、战壕足与浸泡足。冻疮为受冻处暗紫红色隆起的水肿性红斑，边缘呈鲜红色，界限不清，痒感明显，受热后更甚。有的可出现水疱，去除水疱表皮后可见创面发红，有渗液，如并发感染时可形成溃疡。

(2)冻结性冻伤：短时间暴露于极低气温或长时间暴露于0℃以下低温所造成的损伤，组织发生冻结性病理改变。包括局部冻伤和冻僵。

局部冻伤：常发生于颜面、耳郭、手、足等暴露部位。根据损害程度可分为4度，Ⅰ、Ⅱ度主要是组织血液循环障碍，Ⅲ、Ⅳ度常有不同程度的坏死。①Ⅰ度：损伤表皮层，为轻度冻伤，表现为局部红肿、痒感及刺痛等，愈合后不留瘢痕。②Ⅱ度：损伤真皮层，为中度冻伤，表现为局部红肿，有水疱，疼痛但麻木。水疱破后如无感染，一般2～3周干枯脱痂，一般不留瘢痕，如并发感染，创面溃烂，愈合后可有瘢痕。③Ⅲ度：损伤达皮肤全层或深达皮下组织，为重度冻伤，表现为局部皮肤和皮下组织坏死，愈合后留有瘢痕。④Ⅳ度：损伤达皮肤、皮下组织，甚至肌肉、骨骼等组织，为极重度冻伤，局部皮肤深紫黑色，皮温降低，剧痛，发生干性坏死，如并发感染将呈湿性坏疽，而导致肢端残缺。

冻僵：常发生在冷水或冰水淹溺，表现为低体温，受伤早期可表现为神经兴奋，排汗停止并出现寒战，随体温持续下降，寒战停止、心动过缓、意识模糊、瞳孔散大，严重者出现昏迷、皮肤苍白或青紫，四肢肌肉和关节僵硬、脉搏和血压测不到、呼吸心跳停止等。

5.现场急救

(1)局部冻伤：①迅速脱离冻伤现场；②保暖；③如没有再冻伤危险时，应积极对冻伤局部进行复温，以防增加组织损伤；④不可摩擦或按摩冻伤局部，以免造成继发性机械损伤，一般可用衣物、软布包裹保护受冻部位。

(2)冻僵：①迅速脱离冻伤现场；②保暖；③积极复温，在损伤者的颈部、腋下等放置热水袋，一般水温不超过50℃，有条件时可换下损伤者的衣裤、鞋袜等；④尽快将患者送至医院，注意在搬动损伤者时应保持水平位，动作轻柔；⑤如判断为心搏呼吸骤停时，应立即给予心肺复苏。

6.急诊治疗

(1)局部冻伤。①快速复温是救治冻伤的最好方法。可将冻伤肢体浸泡于38～42℃温水中，至冻伤肢体皮肤转红，尤其是指(趾)甲床潮红、组织变软为止，时间以30～60分钟为宜。对于颜面冻伤者，可用温水不断淋洗或湿热敷。复温过程中应注意保持水温，但不可对容器直接加热，以免烫伤。如手套、鞋袜与手足冻在一起时，不可强行分离，应将其浸入温水中复温，严禁火烤、雪搓或按摩患处，如复温过程中出现剧烈疼痛，可适当给予镇静剂。②局部处理：Ⅰ度冻伤，保持创面干燥。Ⅱ度冻伤，复温消毒，清洁布或纱布包扎。Ⅲ、Ⅳ度冻伤，保持创面清洁干燥，采用暴露疗法，待坏死组织边界清楚时予以切除。③抗感染：重度冻伤应口服或注射抗生素，并注射破伤风抗毒血清，保守治疗时应严密观察及时处理气性坏疽等严重并发症。④改善局部微循环：滴注右旋糖酐，必要时可用抗凝剂、溶栓剂或血管扩张剂等。⑤全身支持：加强营养支持，抬高患肢，适当活动或功能锻炼等。

(2)冻僵。①复温：最好是让损伤者利用自身产生的热量进行缓慢、逐渐复温，以免快速复温而导致不可逆的低血压。尤其是优先恢复中心温度(即将热量输入损伤者体内，先提高内脏的温度)，而不能先单纯将四肢复温，以免由于外周血管收缩解除，血压降低，引起"复温休克"。②抗休克:复温过程中易出现低血容量性休克,补液尤为重要,因此,应及时给损伤者补充血容量,输入液体以葡萄糖注射液或生理盐水为宜,温度为37～40 ℃。③吸氧:及时纠正低氧血症。④维持酸碱平衡:及时纠正酸中毒。另外,对于伤者出现低血钾或低血糖者应及早纠正。⑤防治并发症:如肺炎、胰腺炎、肝肾衰竭等,并预防血栓形成和继发感染。

(二)护理评估与观察要点

1.护理评估

(1)一般情况:年龄、性别、婚姻、职业、饮食、睡眠、文化程度及宗教信仰等。

(2)受伤史:了解患者冻伤的原因、冻伤持续时间,开始施救时间,保暖及转运途中情况等。

(3)既往史:了解患者有无呼吸系统疾病、营养不良、接受化疗或应用肾上腺皮质激素等,有无吸烟及酗酒史等。

(4)身体状况。①局部情况:冻伤局部皮肤情况、冻伤类型、分度等。②评估低体温程度,复温效果。③评估患者意识、脉搏、呼吸、血压等,以及时判断心搏骤停。④辅助检查:血常规、尿常规、血生化检查、血气分析及影像学检查等。

(5)心理和社会支持情况:评估患者和家属的心理承受能力,对疾病的认识。

(6)危险因素评估:压疮、跌倒、血栓危险因素评估。

(7)并发症的评估:如肺炎、胰腺炎、肝衰竭、肾衰竭、应激性溃疡、感染、心肌梗死、脑血管意外、深部静脉血栓形成、肺不张、肺水肿等。

2.观察要点

(1)现存问题观察:①密切监测体温,一般选择测肛温,另外,应严格掌握复温速度,避免因周围血管迅速扩张导致内脏缺血,或较冷的外周血流入内脏造成内脏进一步降温而致死;②观察肢端血液循环情况;③患者神志、瞳孔、生命体征、血氧饱和度及尿量等变化并详细记录,发现病情变化,以及时通知医师,并积极配合医师采取应对措施。

(2)并发症的观察:复温后的主要并发症是肺炎(包括溺水所致的吸入性肺炎)、胰腺炎、肝肾衰竭、应激性溃疡等。尤其是复温后几天,甚至几周内,机体的体温调节及其他功能仍可异常,不能准确反映感染或其他疾病的存在,应密切观察,以及时对症处理,保护肝、肾、脑功能,预防血栓形成和继发感染。

(三)急诊救治流程

冻伤的急诊救治流程详见图1-1。

四、烧伤

(一)现场急救

1.及时脱离致伤原

(1)火焰烧伤。①灭火:应尽快离开火区,扑灭身上的火焰;迅速卧地滚动或用衣、被等覆盖灭火;也可跳进附近水池或清河沟内灭火。②煤气泄漏:应立即关闭煤气开关;帮助伤者离开密闭和通风不良现场,避免或减轻吸入性损伤,切忌打火、开灯及敲打玻璃,以防发生爆炸。③汽油烧伤:凝固汽油烧伤应立即用湿布数层或湿被、湿衣物;覆盖创面,使之与空气隔绝,时间要长,以免复燃。④注意事项:火焰烧伤后切忌喊叫、站立奔跑或用手扑打灭火,以防呼吸道和双手烧伤,创面冲洗后不要涂以中药、甲紫、香灰等有色物质,也不要涂抹牙膏、蛋清、泡菜水等,更不能涂以活血化瘀中药,以免诱发急性肾衰竭。

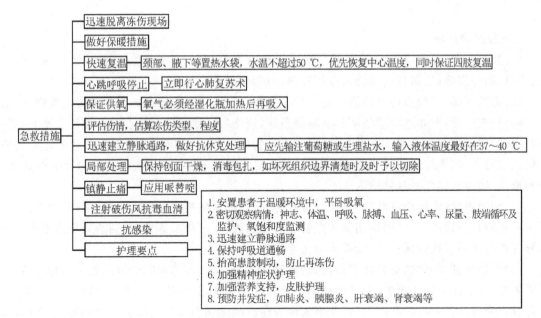

急救措施
迅速脱离冻伤现场
做好保暖措施
快速复温——颈部、腋下等置热水袋，水温不超过50 ℃，优先恢复中心温度，同时保证四肢复温
心跳呼吸停止——立即行心肺复苏术
保证供氧——氧气必须经湿化瓶加热后再吸入
评估伤情，估算冻伤类型、程度
迅速建立静脉通路，做好抗休克处理——应先输注葡萄糖或生理盐水，输入液体温度最好在37～40 ℃
局部处理——保持创面干燥，消毒包扎，如坏死组织边界清楚时及时予以切除
镇静止痛——应用哌替啶
注射破伤风抗毒血清
抗感染
护理要点

1. 安置患者于温暖环境中，平卧吸氧
2. 密切观察病情：神志、体温、呼吸、脉搏、血压、心率、尿量、肢端循环及监护、氧饱和度监测
3. 迅速建立静脉通路
4. 保持呼吸道通畅
5. 抬高患肢制动，防止再冻伤
6. 加强精神症状护理
7. 加强营养支持，皮肤护理
8. 预防并发症，如肺炎、胰腺炎、肝衰竭、肾衰竭等

图 1-1　冻伤急诊救治流程

(2)热液烫伤。①脱离方法：首先帮助伤者迅速脱离致热原；迅速跳入就近冷水池中或剪开被浸湿衣服。若为四肢小面积烧伤，可将患处浸泡在冷水中或用流动自来水冲洗，多需 0.5～1 小时，以减轻疼痛和局部损害。②注意事项：不宜脱衣物，应小心剪开；流动水冲洗时冲力不宜过大。

(3)化学烧伤。①生石灰烧伤：先用干布将生石灰粉末去除干净；再用流动清水冲洗，以防生石灰遇水产热，使创面加深。②沥青烧伤：用水降温后，可用汽油或松节油清洗。③磷烧伤：应立即扑灭火焰，脱去污染的衣服，隔绝空气；先用干布擦掉磷颗粒，可在夜间或暗室内用镊子将颗粒清除，再用大量清水冲洗创面及其周围的正常皮肤，浸入流水中洗刷更好，冲洗至少要半小时以上；冲洗后创面忌暴露和用油质敷料包扎，可用湿布覆盖创面；四肢可用水浸泡，使磷与空气隔绝以防燃烧。④石炭酸烧伤：因石炭酸不溶于水，所以应先用肥皂水冲洗后再用清水冲洗。⑤硫酸烧伤：脱去被污染衣物；防止硫酸烧伤范围扩大；立即用大量流动清水冲洗。⑥注意事项：迅速脱离现场，脱去被化学物质浸渍的衣服，注意保护未被烧伤的部位；无论何种化学物质烧伤均用大量流动清水冲洗 2 小时以上，禁用中和剂；流动水冲洗强调大量、现场进行；头面部烧伤时，应优先予以冲洗，还要注意耳、鼻、口的冲洗，冲洗要彻底，禁用手或手帕揉擦五官。

(4)电烧伤。①电火花、电弧烧伤：立即切断电源，或用不导电的物体拨离电源，呼吸心搏骤停者进行心肺复苏。②电击伤：触电时应立即切断电源，使损伤者脱离电源；为争取时间，可利用现场附近的绝缘物品挑开或分离电器、电线。③注意事项：不可用手拉损伤者或电器、电线，以免施救者触电；切断电源和灭火后，发现损伤者出现昏迷休克、呼吸不规则、呼吸、心跳停止，应立即进行现场抢救；心跳、呼吸恢复后迅速将损伤者转送到最近的医疗单位进行处理。

(5)热压伤。

脱离方法：①切断运转机械电源；②降温：可用大量流动冷水冲淋高温机械及受压部位；③想办法尽快解除压力，必要时可拆卸或切割机器。

注意事项：①热压伤一般受伤时间长，应注意安抚患者情绪；②切割机器会产热，应注意局部降温。

2.急救护理措施

(1)判断伤情:①首先检查危及损伤者生命的合并伤,如大出血、窒息、开放性气胸、严重中毒、骨折、脑外伤等;②初步估计烧伤面积和深度;③询问受伤经历。

(2)脱离现场:一般损伤者经灭火后,应及时脱离现场,转移至安全地带及就近的医疗单元。

(3)补液治疗:①如急救现场不具备输液条件,烧伤后一般可口服烧伤饮料或淡盐水,也要少量多次,如出现腹胀或呕吐,应即停用,切忌大量饮用白开水、饮料、牛奶等不含盐的非电解质;②烧伤较重者,如条件允许应快速建立静脉通道,给予静脉补液,对于重度烧伤患者应开放两条静脉通道,确保液体按时足量输入。

(4)创面护理:①烧伤急救时,创面仅清水冲洗,不宜涂敷药物、甲紫、蛋清、中药;②灭火后应开始注意防止创面污染,可用烧伤制式敷料或其他急救包、三角巾等进行包扎,或身边干净床单、衣服等进行简单覆盖创面;③寒冷季节应注意保暖。

(5)疼痛护理:①评估患者疼痛情况;②对轻度烧伤患者,可遵医嘱予以口服止痛片或肌内注射哌替啶;③大面积烧伤患者,由于外周循环差和组织水肿,肌内注射不易吸收,可将哌替啶稀释后静脉缓慢推注;④老人、婴幼儿、合并吸入性损伤或颅脑损伤者禁用哌替啶和吗啡;⑤对所用的药物名称、剂量、给药途径和时间必须详细记录。

(6)心理护理:①与患者及家属交谈,观察中,了解心理需求和心理反应;②针对个体情况进行针对性的心理护理;③介绍治疗疾病相关知识,消除患者不必要的担心;④指导患者自我放松。

3.转送护理措施

(1)现场转送:经现场急救以后,应急送到就近的医院进行抗休克及创面处理。

(2)经初步处理后转送上级医院。

转送禁忌证。①患者休克未得到纠正;②呼吸道烧伤未得到适当处理;③患者有合并伤或并发症,途中有发生危险的可能;④转送距离超过150 km,应特别慎重。

转送时机。①烧伤面积29%以下者,休克发生率低,与入院时间无明显关系,随时转送均可。②烧伤面积30%~49%的患者,最好能在伤后8小时内送到指定的医院,否则最好在当地医院抗休克治疗后在转送,或在转送途中进行补液治疗。③烧伤面积50%~69%的患者,最好能在伤后4小时内送到指定医院,或就地抗休克使患者情况相对稳定后24小时后再转送。④烧伤面积在70%~100%的患者,在伤后1~2小时送到附近医院,否则应在原单位积极抗休克治疗,等休克控制后,于48小时后再转送。⑤小孩、老年人代偿能力差,休克发生早,面积不大也可发生休克,一般可参照成人转送时机增加一个档次。⑥对每一位烧伤患者,最合适的后送时机应依具体情况(烧伤深度、烧伤面积、吸入性损伤、复合伤、中毒等)及转送条件等综合而定。

(3)转送前的护理。①将损伤者姓名、性别、年龄、受伤原因、受伤时间、烧伤面积及病情、处理等基本情况,电话或书面告知接收医院,以便做好急救准备。②建立静脉通道:烧伤面积较大的患者或转送路途较远者,应进行持续性静脉补液。③创面处理:妥善包扎创面,敷料稍厚,吸水性强,短期不至于渗透。④保持呼吸道通畅:头面颈部深度烧伤或伴有吸入性损伤者,估计在转送途中发生呼吸道梗阻的患者,应备氧气袋和气管切开包,也可先行气管插管或气管切开。⑤安置保留导尿管:烧伤较严重的患者应留置导尿管,以便观察尿量,了解休克情况及调整途中补液速度。⑥处理复合伤:患者若有复合伤或骨折时,应给予提前处理。⑦使用抗生素:一般轻患者遵医嘱口服抗生素,不能口服或估计口服吸收不良时,遵医嘱予以肌内注射或静脉滴入抗生素。

(4)转送途中护理。①选择合适的工具:若汽车长途转送,车速不易太快,力求平稳减少颠簸。若飞机转送患者,起飞和降落时,使头部保持低平位。搬动患者上下楼梯时应头部向下,以维持脑部的血液供应,在车厢中头部应在车头方向。②严密观察病情变化:密切观察神志、脉搏、呼吸、尿量等,详细记录输液量、尿量和用药的剂量、时间等。头面颈部烧伤未做气管切开或插管的患者,特别应注意观察呼吸的变化。已有气管切开或插管的患者应保持气道通畅。③有效补液:病情较轻的患者,可给少量多次口服烧伤饮料或含盐饮料。严重烧伤患者途中应按计划有效补液。④镇静、止痛:途中要有良好的镇静、镇痛,但应注意防止过量,头面颈烧伤未做气管切开的患者,转送途中禁用冬眠药物。转送途中注意防寒、防暑、防尘、防震,战时则应注意防空。⑤有复合伤或中毒的损伤者,应注意全身情况及局部和伤肢包扎固定等,上有止血带的患者,要按时进行松解与处理。⑥达到终点时,陪同的医护人员应向接收单位医师、护士介绍患者病情及治疗经过,并送交各项治疗护理记录单。

4.急诊科救治护理措施

(1)轻、中度烧伤患者的急诊救治护理措施。①了解病史:简要询问患者或现场目击者,以了解受伤原因、受伤时间及环境,与烧伤因子接触的时间,现场处理措施。②判断伤情:初步评估烧伤面积和深度,成人烧伤面积15%以上、小孩5%~10%或伴有休克者,应建立静脉通道补液;检查有无复合伤或中毒,以便向医师汇报及做应急处理。③饮食护理:视病情需要进食进水;给予静脉补液或口服烧伤饮料或含盐饮料;禁饮大量白开水等其他不含盐的非电解质饮料;无恶心、呕吐者,可酌情进食,先进流质,再半流质,再普食。④药物护理:评估患者疼痛情况;遵医嘱给予镇痛、镇静药物;破伤风抗毒素(TAT)皮试阴性者遵医嘱给予肌内注射,阳性者做脱敏注射或肌内注射破伤风免疫球蛋白。⑤创面处理:生命体征平稳者,尽早协助医师行清创;根据患者创面情况清创后采取暴露或包扎疗法。⑥未住院患者的健康指导:嘱患者回家后保持创面清洁干燥;可以用红外线仪或其他辅助干燥设备促进创面干燥;肢体受伤患者应予以抬高患肢,减轻肢体肿胀;遵医嘱口服抗生素3~5天,预防和控制创面感染;嘱患者进食营养丰富清淡易消化的食物,禁辛辣刺激性食物,采取包扎疗法的患者,敷料如有浸湿,应及时到门诊换药,3~5天后来医院拆除外层包扎敷料,改为半暴露疗法;保持室内清洁,干燥,禁止扫地;如有不适及时就诊,定期门诊随访。

(2)严重烧伤患者的急诊救治护理措施。①了解病史:简要询问患者或现场目击者,了解受伤原因、受伤时间及环境,与烧伤因子接触的时间了解有无高坠伤、恶心、呕吐、昏迷;了解进饮进食量,呕吐物的量、性状、颜色;了解现场处理措施。②判断伤情:初步评估烧伤面积和深度,以决定输液的量、速度,为抢救做好准备;检查有无复合伤或中毒;检查鼻毛、眉毛、睫毛、头发有无烧焦,有无声嘶等。③迅速建立静脉通道补液:一般可先采取浅表静脉穿刺输液,宜选择粗大血管;对于全身大面积烧伤患者,静脉穿刺困难,可协助医师行静脉切开或深静脉置管。④严密监护:重危患者必要时需行心电监护,中心静脉压监测;监测生命体征、电解质、酸碱度等;准确记录出入量、治疗措施、病情发展等;抽血进行电解质、血常规、凝血常规、血型等检查;有条件者进行血气分析;注意观察有无复合伤、中毒或吸入性损伤;声音嘶哑、呼吸困难患者应给予氧气吸入,以及时吸痰,保持气道通畅,必要时配合医师行气管插管或气管切开术;四肢、躯干深度环形烧伤应配合医师行切开减压术。⑤创面护理:保持创面清洁,避免污染;一般在休克控制后、全身情况改善,病情相对平稳后进行创面处理。⑥用药护理:评估患者疼痛情况;必要时在补足血容量的情况下,遵医嘱给予镇痛、镇静药物;对破伤风抗毒素(TAT)皮试阴性者,遵医嘱给予肌内注射,阳性者做脱敏注射或肌内注射破伤风免疫球蛋白;遵医嘱应用抗生素、激素等药物。⑦饮食护理:休克期患者在没有恶心、呕吐的情况下,可适当给予流质饮食;口渴者给予烧伤饮料或含盐液体。⑧办理入院:协助办好入院手续;通知病房接收患者,将患者安置在烧伤重症监护室。

(二)创面处理

烧伤创面早期处理的目的是清洁创面,尽量去除污染,防治感染,保护创面。

对于轻度烧伤的患者,早期可采用彻底清创法。清创后,创面根据部位及深度可采用包扎疗法或暴露疗法。

对于重度烧伤患者,根据入院时休克的程度决定清创的时间。一般应该在休克控制后进行清创术。烧伤早期多采用简单清创,基本要求是床旁、无须麻醉、迅速(10～30分钟),尽量减轻对患者的创伤打击。

(三)烧伤患者的入院早期处理

1.轻度烧伤或无休克的中度烧伤救治及护理

(1)了解病史询问伤情:①详细了解病史,受伤原因、受伤时间及环境,与烧伤因子接触的时间,烧伤后的处理与经过;②了解患者年龄、职业、体重;③询问药物过敏史及用药史。

(2)清洁卫生:①脱去患者的脏衣服及鞋袜,去掉创面污染的敷料;②头面部烧伤者应剃头及胡须,会阴部烧伤者应剃去阴毛;③安置患者于清洁的病床上,清洁患者未受伤的皮肤。

(3)判断伤情:①估计烧伤面积和深度;②检查有无复合伤或中毒,并判断其严重程度。

(4)药物护理:①未注射破伤风抗毒素者,行破伤风皮试,结果阴性者给予注射,阳性者做脱敏注射或注射破伤风免疫球蛋白;②遵医嘱使用抗生素;③观察药物疗效及不良反应。

(5)静脉补液:根据烧伤面积和深度,遵医嘱建立静脉通道补液。

(6)创面护理:①用红外线仪照射创面,保持创面干燥;②协助医师行清创术。

(7)体位:①根据烧伤的部位和面积采取不同的体位;②颈部烧伤患者,应采取高肩仰卧位,充分暴露创面;③肢体烧伤患者,应抬高患肢,减轻肿胀;④定时协助床上翻身,防止创面受压,促进创面愈合。

(8)疼痛护理:①提供安静舒适的环境;②评估患者疼痛情况;③遵医嘱给予镇痛药物。

(9)饮食护理:①视病情需要饮水、进食;②可口服烧伤饮料或含盐的饮料,忌口服白开水等不含盐的非电解质饮料;③可酌情进食营养丰富、清淡易消化的食物。

2.严重烧伤患者的救治及护理

(1)严重烧伤救治及护理常规。①了解病史询问伤情:详细了解病史,受伤原因、受伤时间及环境,与烧伤因子接触的时间,烧伤后的处理与经过;询问有无高坠伤、恶心、呕吐、昏迷;询问进饮进食量,呕吐物的量、性状、颜色;了解年龄、职业,测量体重(不能测者要询问伤前体重);询问药物过敏史及用药史。②保持呼吸道通畅:保持呼吸道通畅,怀疑吸入性损伤者取高肩仰卧位;对头面部深度烧伤或有呼吸困难者、声音嘶哑者,给予氧气吸入;备气管切开包及吸痰用物,协助医师行气管切开或气管插管,及时吸出气道分泌物。③检查有无合并伤:有重物压伤及高坠伤史的患者,应检查有无颅脑损伤、内脏破裂、骨折、胸部损伤等;对危及生命的大出血,应立即通知医师,进行紧急抢救措施。④疼痛护理:评估患者疼痛情况;在血容量补足的前提下,必要时遵医嘱给予镇痛药物;提供安静舒适的环境;做好心理护理。⑤严密监护:持续心电监护;监测生命体征、尿量;观察神志、皮肤温度、末梢循环;抽血进行电解质、尿素氮、肌酐、血常规、凝血、血型等检查。⑥保留导尿管:尿量是反映复苏效果最直接、最可靠的指标之一;留置导尿管,准确记录每小时尿量及24小时总量;成人尿量维持在30~50 mL/h,婴幼儿、儿童尿量应维持在1 mL/(kg·h);严重电烧伤和大面积深度烧伤,有严重血红蛋白尿和肌红蛋白尿者,成人尿量应维持在50~100 mL/h。⑦药物的护理:遵医嘱行抗生素皮试,静脉滴注抗生素;注射破伤风者,行破伤风皮试,结果阴性者给予注射,阳性者做脱敏注射或注射破伤风免疫球蛋白;遵医嘱应用激素,如地塞米松治疗;遵医嘱应用预防消化道溃疡的药物,如西咪替丁、雷尼替丁、法莫替丁等;观察药物疗效及不良反应。⑧饮食护理:休克期患者在没有恶心、呕吐的情况下,可适当给予流质饮食;口渴者给予烧伤饮料或含盐液体;严重烧伤或进口进食困难者可行管喂或胃肠外营养。⑨创面护理:持续红外线仪照射创面,保持创面干燥;一般在休克控制,病情相对平稳后进行;清创时重新核对烧伤的面积和深度。

(2)严重烧伤患者的补液护理。①建立静脉通道补液:迅速建立有效静脉通道补液,一般先采取表浅静脉穿刺;不宜在环形烧伤肢体的远端进行静脉穿刺;电击伤肢体表浅静脉多已烧毁,故不宜做静脉穿刺;穿刺部位尽量远离创面;对于全身大面积烧伤,表浅静脉穿刺补液困难者,应协助医师行静脉切开或深静脉置管补液。②液体疗法的原则:一般应遵循先晶后胶,先盐后糖,先快后慢的原则;晶体和胶体比例为1:1~2:1;胶体液以血浆为首选;伤后第一个24小时内不宜输全血,合并显性失血者除外;若需用全血,尽量不用库存血;血浆代用品宜限制在1 500 mL以内,多采用右旋糖酐-40;电解质溶液用0.9%氯化钠溶液、碳酸氢钠等;若非内环境紊乱,一般以补等渗液为主。

(3)液体疗法的监测:①根据烧伤面积及深度,按休克补液计划调整补液量;②监测患者的血压、脉搏、呼吸、尿量、神志、末梢循环等调节补液量。

五、淹溺

(一)疾病概论

淹溺又称溺水,是指人淹没于水中,水和水中污泥、杂草堵塞呼吸道或反射性喉、支气管痉挛引起通气障碍而窒息。如跌入粪池、污水池和化学物品池中,可引起皮肤和黏膜损伤及全身中毒。

1.病因和发病机制

(1)病因:淹溺最常见的原因是溺水,造成淹溺的主要因素包括以下几点。①游泳时或意外事件时落入水中,可发生淹溺。如游泳中换气过度,体内CO_2排出过多,引起呼吸性碱中毒,导致手足抽搐;疲劳过度、水温过低等原因可引起腓肠肌痉挛而发生淹溺。②水下作业时潜水用具发生故障,发生潜水病,或潜水时间过长、过度疲劳,而使体内血氧饱和度过低,引起意识障碍而发生淹溺。③人不慎跌入粪池、污水池、化学物质储存池中,造成淹溺,并引起皮肤和黏膜损伤及全身中毒。

(2)发病机制。①人淹没于水中,多因紧张、惊恐、寒冷等因素的强烈刺激,反射性地引起喉头和支气管痉挛,声门紧闭,造成缺氧。②由于缺氧,淹溺者被迫进行深呼吸。吸入的水越多,肺顺应下降越明显,最终出现呼吸衰竭,产生低氧血症、高碳酸血症及呼吸性酸中毒,并可伴有代谢性酸中毒。低氧血症及组织缺氧最终导致肺水肿甚至脑水肿。③如呼吸道吸入淡水,水可迅速经肺泡被吸收入血液循环,使血容量增加,血液稀释而发生血、电解质平衡失常,红细胞破裂引起血管内溶血,血钾浓度增高,血钠、血钙、血氯浓度降低,血浆蛋白减少。如海水进入呼吸道和肺泡,引起血容量减少,造成血液浓缩,血钠、血氯、血钙、血镁浓度增加。高钙血症可引起心动过缓和传导阻滞,甚至心脏停搏;高镁血症可抑制中枢神经和周围神经,扩张血管,而血容量减少又使血压下降,动脉血氧分压降低,机体缺氧,引起脑水肿、代谢性酸中毒,最终导致心力衰竭、循环障碍。两者的病理特点比较见表1-4。

表 1-4　淡水淹溺与海水淹溺病理特点比较

项目	淡水淹溺	海水淹溺
血液总量	增加	减少
血液渗透压	降低	增加
电解质变化	钾离子增加、钠、钙、镁减少	钠、钙、镁、氯增加
心室纤颤发生率	常见	少见
主要死因	急性肺水肿、脑水肿、心力衰竭、心室纤颤	急性肺水肿、脑水肿、心力衰竭

2.临床表现

患者从水中被救上岸后,主要表现有:①神志不清;②皮肤发绀、四肢冰冷;③呼吸、心跳微弱或已停止,血压测不到;④口旁、鼻内充满泡沫状液体;⑤胃扩张。

3.救治原则

(1)立即清理口、鼻中的污泥、水草等杂物,保持呼吸道畅通。若呼吸道被水阻塞,要立即取俯卧位,头偏向一侧,腹下垫高,救护者用手按压其背部;或救护者一腿跪地一腿屈膝,将淹溺者腹部置于救护者屈膝的腿上,头部向下并偏向一侧,救护者用手按压其背部,可使呼吸道和胃部的积水倒出;也可将淹溺者扛在救护者的肩上,肩顶住淹溺者的腹部,上下抖动以达到排水的目的。注意排水时间不可过长,倒出口、咽、气管内的水即可,以免延误抢救的时机。如为海水淹溺,高渗性液体使血浆渗入肺部,此时应取低头仰卧位,以利水引流。

(2)呼吸、心脏停搏者立即行心肺脑复苏。

(3)输氧:几乎所有的患者都存在低氧血症。可吸入高浓度氧或进行高压氧治疗,如有条件可使用人工呼吸机。

(4)复温:如患者体温过低,根据情况做好体外或体内复温措施。

(5)维持水、电解质平衡:淡水淹溺者,适当限制入水量,并积极补充氯化钠溶液;海水淹溺者,因血容量低,不宜过分限制入水量,并注意补液,纠正低血容量;根据患者病情,酌情补充碳酸氢钠。以纠正代谢性酸中毒。

(6)防治并发症:如肾上腺糖皮质激素可防治肺水肿、脑水肿、ARDS及溶血等。如合并急性肾功能不全、心律失常、心功能不全、DIC等,应及时做出相应处理。

(二)护理评估

1.病史

淹溺最常见于儿童、青少年。应详细了解淹水的时间、水温、被救起的方式、现场处理情况等。

2.身心状况

(1)症状与体征:患者常有意识障碍,牙关紧闭,呼吸、心脏搏动微弱或停止。皮肤黏膜苍白或发绀,四肢发冷,口腔、鼻腔内可充满泡沫、泥沙、水草等,上腹部膨胀、隆起伴胃扩张。复苏过程中可出现各种心律失常、心力衰竭、急性呼吸窘迫综合征、脑水肿、DIC及急性肾衰竭等,病程中常合并肺部感染。淹溺发生在寒冷水中,可出现低温综合征。

（2）心理与社会：患者苏醒后，常可出现焦虑、恐惧、失眠，甚至出现短时记忆丧失。

3.辅助检查

（1）血常规：淡水淹溺者可出现血红蛋白下降。

（2）血气分析：可出现低氧血症、高碳酸血症、呼吸性酸中毒合并代谢性酸中毒。

（3）电解质：淡水淹溺者可出现血清钠、血清氯降低，血清钾增高；海水淹溺者，血清钠、血清氯、血清镁、血清钙可增高。

（4）胸部 X 线检查：可见肺不张或肺水肿，肺野可见大片絮状炎性渗出物。

（三）护理诊断

1.液体量过多

液体量过多与淹溺者吸入的水可迅速经肺泡进入血液循环，使血容量增加有关。

2.意识障碍

意识障碍与低氧血症、脑组织缺氧、肺水肿、脑水肿有关。

3.潜在并发症

心脏停搏与心肌严重缺氧、电解质紊乱、心律失常有关。

（四）护理目标

（1）清除患者体内过多体液，恢复正常呼吸。

（2）患者意识清楚，反应正常，生活自理。

（3）患者未发生心脏停搏，或心脏停搏经心肺脑复苏后恢复正常。

（五）护理措施

1.一般护理

（1）迅速清除呼吸道异物。

（2）吸氧：对于心肺复苏有效者，给予高流量氧气吸入。

（3）迅速建立静脉通道，并保持输液畅通。

（4）加强基础护理：对昏迷患者要注意皮肤护理，定时翻身，以预防压疮；呼吸道分泌物较多者，应吸痰、翻身、拍背，以利排痰；定时清洁口腔。可留置胃管，用于胃肠减压和防止呕吐。

2.急救护理

（1）立即行心肺脑复苏，直至出现自主呼吸和心律。如心脏搏动、呼吸未恢复者，继续行人工呼吸和胸外心脏按压，边转运边抢救。

（2）注意患者的神志变化，昏迷患者要观察瞳孔的大小、对光反射，注意有无散大、固定。

（3）监测每小时尿量。出入水量相差过多时应通知医师，便于及时发现肾脏损害和心力衰竭。

（4）严密观察生命体征的变化。随时采取应急措施，做好观察记录。

（5）对于神志已经清醒，肺部检查正常，但还存在缺氧、酸中毒或低温者，应注意保温，并继续留在观察室，以防止病情反复和恶化。对于淹溺的危重患者，呼吸、心脏搏动没有恢复或已恢复但不稳定者，应送重症监护治疗病房抢救。对于心电监护的心律、血压、血氧饱和度的变化随时通知医师，以及时处理。

（6）对复苏成功者，要观察 24～48 小时，防止患者出现病情反复。

3.心理护理

患者清醒后，精神可能受到极大刺激和创伤，甚至留下遗忘症、惊恐等精神症状。针对患者的具体情况,护士应针对患者的具体情况,给予患者精心的心理护理。培养患者的自理能力,使心理重新康复。

(六)护理评价

(1)患者肺水肿消退,呼吸频率、节律正常,低氧血症被纠正。

(2)患者神志清楚,思维敏捷,恐怖心理消除。

(3)未发生心脏停搏,或经复苏术后心律恢复正常,生命体征平稳。

(薄　清)

第四节　急　性　中　毒

一、一氧化碳中毒

在生产和生活中,含碳的物质不完全燃烧产生一氧化碳(CO),人吸入过量CO后可发生急性CO中毒。

(一)病因和发病机制

1.病因

CO为无色、无味的气体,气体相对密度0.967,几乎不溶于水。在工业生产中,合成光气、甲醇等需CO作原料;炼钢、炼焦、矿井爆破、瓦斯爆炸等可产生大量CO,若发生泄漏或通风不良极易发生急性CO中毒。在失火现场、室内启动内燃机车或内燃机车通过隧道时排出的尾气,均可使空气中的CO达到有害的浓度。在日常生活中,因使用煤炉、燃气热水器及煤气泄漏所发生的急性CO中毒,是生活性中毒最常见的原因。

2.发病机制

CO经呼吸道吸入后,迅速经肺弥散入血,与Hb结合成稳定的碳氧血红蛋白(HbCO)。Hb与CO的亲和力较O_2高200～300倍,HbCO的解离度仅为氧合血红蛋白(HbO_2)的1/3 600。HbCO不能携带O_2致低氧血症,还能使HbO_2的解离曲线左移,阻碍O_2在组织中的释放造成组织缺氧。另外,CO可与肌球蛋白结合,影响细胞内氧的弥散,损害线粒体功能;还可与线粒体中的细胞色素结合,抑制细胞呼吸。总之,CO中毒时阻断了氧的吸收、运输和利用,使机体处于严重缺氧状态。

(二)临床表现

1.急性中毒

急性CO中毒的临床表现与血液中HbCO浓度有密切关系,同时也与患者的健康状态如有无心脑血管疾病,以及中毒时体力活动等有关。发病多突然,按中毒的程度分为三级。

(1)轻度中毒:患者有剧烈头痛、头晕、心悸、乏力、恶心、呕吐、视物不清、感觉迟钝、嗜睡、意识模糊、幻觉、谵妄、惊厥等,口唇黏膜呈樱桃红色。若脱离中毒环境吸入新鲜空气或氧疗,症状很快消失。

(2)中度中毒:患者出现呼吸困难、昏迷,瞳孔对光反射和角膜反射迟钝,腱反射减弱,生命体征可有轻度变化。经氧疗后可以恢复正常且无明显迟发性脑病。

(3)重度中毒:患者呈深昏迷状态或呈去大脑皮质状态。受压部位的皮肤可出现大水疱和红肿;受压肢体肌肉可出现压迫性肌肉坏死(横纹肌溶解症),常有脑水肿、肺水肿、呼吸衰竭、心肌损害、心律失常、休克、急性肾衰竭等并发症。病死率高,幸存者可有不同程度的迟发性脑病。

2.迟发性脑病

重度中毒患者在意识障碍恢复后,有3%～30%经2～60天的"假愈期",出现迟发性脑病症状。表现为下列之一。①精神意识障碍:痴呆木僵、谵妄状态或去大脑皮质状态等。②锥体外系症状:帕金森病等。③大脑局灶性功能障碍:失语、失明或继发性癫痫等。④周围神经症状:感觉或运动功能障碍。

(三)辅助检查

血液 HbCO 测定是诊断急性 CO 中毒的标志物,但采血要早,因脱离现场数小时后血液 HbCO 即可降至正常。最好用分光镜检查法,不仅有确诊价值,对临床分型也有重要参考价值。正常血液 HbCO 含量可达 5%～10%,一般轻度中毒为 10%～20%,中度中毒为 30%～40%,重度中毒为 50%以上。紧急时或条件不具备时也可用加碱法(简易法):取患者 1～2 滴血液,用 3～4 mL蒸馏水稀释后加 10%氢氧化钠1～2滴混匀,观察颜色变化,正常血液呈绿色;若 HbCO 浓度达 50%以上时,颜色无变化仍呈淡红色。

(四)诊断和鉴别诊断

1.诊断

根据 CO 接触史,突然出现的中枢神经系统症状(如头痛、头晕、意识障碍),皮肤黏膜呈樱桃红色等即可作出诊断。职业性中毒多为意外事故,群体性发病,接触史比较明确;疑生活性中毒者应询问发病时的周围环境,如炉火烟囱有无通风不良及同室其他人员的情况等。血液 HbCO 测定可助确诊。

2.鉴别诊断

急性 CO 中毒需与脑血管意外、脑外伤及其他毒物中毒所致的意识障碍相鉴别。根据接触史、皮肤黏膜呈樱桃红色等鉴别不难。必要时测定血液 HbCO。

(五)治疗

在中毒现场要立即将患者转移至空气新鲜处,保持呼吸道通畅。临床上治疗急性 CO 中毒,主要措施是积极纠正缺氧和防治脑水肿。

1.纠正缺氧

氧疗是抢救 CO 中毒最主要的措施。吸氧能促进血液 HbCO 的解离,加速 CO 的排出;也可增加血液中的物理溶解氧。对昏迷或有昏迷史,以及 HbCO＞25%,出现明显心血管系统症状的患者,应给予高压氧治疗。高压氧治疗不仅可缩短病程,降低病死率,而且可减少或防止迟发性脑病的发生。

2.防治脑水肿

急性 CO 中毒后 2～4 小时即可出现脑水肿,24～48 小时达高峰。应及早应用脱水剂、利尿药和糖皮质激素等,以防治脑水肿,促进脑血液循环。一般 2～3 天后,可逐渐减量至停药。

3.对症支持治疗

有惊厥者,应积极应用抗惊厥药,如地西泮等,防止惊厥加重缺氧导致病情恶化。高热者应进行物理降温或采用冬眠疗法,注意寻找高热的原因并采取相应的治疗措施。应用改善脑组织代谢的药物,如能量合剂、脑活素等,促进脑细胞的恢复。急性 CO 中毒昏迷者。经抢救苏醒后,应绝对卧床休息,加强护理,并密切观察2周,以及时发现并治疗迟发性脑病。

(六)护理要点

1.一般护理

(1)将患者放至空气流通处,高流量吸氧或行高压氧治疗。昏迷或烦躁患者应加强保护措施,以免发生坠床、骨折等。

(2)昏迷患者取侧卧位或平卧头偏向一侧,以及时清除口腔内分泌物,保持呼吸道通畅,加强皮肤护理,定时翻身、按摩,预防压疮的发生。

(3)昏迷者暂禁饮食,通过静脉补充营养,必要时鼻饲。神志清醒后鼓励患者进食,多饮水。

2.病情观察与护理

(1)严密观察患者的体温、脉搏、呼吸、血压、尿量,并填写特别记录单,以便及时采取救治措施。高热者可采用物理降温。

(2)发现昏迷的患者,可按昏迷进行护理,注意安全及保持呼吸道的通畅,防止坠床、窒息及吸入性肺炎。昏迷患者清醒后仍需注意观察,以便及时发现再度出现昏迷的先兆症状,予及早防治。

(3)注意神经系统的表现及皮肤、肢体受压部位损害情况,如有无急性痴呆性木僵、癫痫、失语、肢体瘫痪、惊厥、帕金森病、皮肤水泡、筋膜间隔综合征等。

3.对症护理

(1)重度中毒患者伴有抽搐、呕吐时,应将患者头偏向一侧,以及时清除口腔内呕吐物,防止吸入气管。抽搐发作时,应将缠有纱布的压舌板放于上、下臼齿之间,防止舌咬伤,并记录抽搐发作的次数、下臼齿之间,防止舌咬伤,并记录抽搐发作的次数、持续时间、间隔时间等,遵医嘱给予镇静剂,并观察疗效。

(2)由于缺氧患者表现有呼吸困难、胸闷,严重者可出现呼吸衰竭。应严密观察呼吸速率、节律、深浅度的变化,保持呼吸道通畅,正确给氧,必要时行气管插管、呼吸机辅助呼吸,遵医嘱应用呼吸兴奋剂。

(七)健康教育

大力加强一氧化碳的基本知识和防护措施的宣传。工矿车间应认真执行安全操作规程,注意个人防护,普及急救知识。车间定期测定空气中一氧化碳的浓度,检修煤气管道。冬季,以及时向居民宣传取暖时不能将煤炉或炭火放在密闭的卧室中;厨房的烟囱必须通畅;装有煤气管道的房间不能做卧室;用煤气热水器者,切勿安装在浴室内,不要用燃烧煤气来取暖。接触一氧化碳的人若有头晕、头痛,要立即离开所在环境,以免中毒加深。

二、百草枯中毒

(一)定义

百草枯(paraquat,PQ)又名克芜踪,属于吡啶类除草剂,国内商品为20%的百草枯溶液,是目前我国农村使用比较广泛的、毒性最大的除草剂之一,国外报道中毒病死率为64%,国内有报道病死率高达95%。

百草枯可经皮肤、呼吸道、消化道吸收,吸收后通过血液循环几乎分布于所有的组织器官,肺中浓度最高,肺纤维化常在第5~9天发生,2~3周达到高峰,最终因肺纤维化呼吸窘迫综合征死亡。中毒机制与超氧离子的产生有关,急性中毒主要以肺水肿、肺出血、肺纤维化和肝、肾损害为主要表现。吸收后主要蓄积于肺组织,被肺泡Ⅰ、Ⅱ型细胞主动摄取和转运,经线粒体还原酶Ⅱ、细胞色素C还原酶催化,产生超氧化物阴离子(O_2)、羟自由基(OH−)过氧化氢(H_2O_2)等,引起细胞膜脂质过氧化,造成细胞破坏,导致多系统损害。

(二)护理评估

(1)评估神志、面色、呼吸、氧饱和度。

(2)询问服用毒物名称、剂量、时间,服毒前后是否饮酒,是否在当地医院洗胃或采取其他抢救措施。

(3)了解患者的生活史、过去史、近期精神状况等。

(4)查看药液是否溅在皮肤上或双眼上。

(5)局部皮肤有无擦伤。

(6)评估患者有无洗胃的禁忌证。

(7)体位、饮食、活动、睡眠状况。

(8)皮肤颜色、尿量、尿色。

(9)心理状况:有无紧张、焦虑等心理反应。

(10)家庭支持和经济状况。

(11)实验室检查:血常规、电解质、肝功、肾功。

(12)辅助检查:胸片、CT。

(13)用药的效果及不良反应。

(三)护理问题/关键点

舌、口及咽部烧灼疼痛;咳嗽;进行性呼吸困难;发绀;少尿;黄疸;恐惧。

(四)护理措施

(1)无心跳呼吸立即给予心肺脑复苏及进一步生命支持;有心跳呼吸,清除口鼻分泌物,保持呼吸道通畅;昏迷患者去枕平卧位,头偏向一侧,并给予持续心电监护、血压、氧饱和度监测。

(2)立即洗胃:患者来院后立即洗胃,洗胃时洗胃液体温度要适宜,适宜温度即可避免促进毒物吸收,又可避免因温度低而使患者发生寒战等不良反应,每次注入量以 200~300 mL 为宜,若大于 500 mL,会促进胃内容物进入肠道,影响洗胃效果。

(3)清除体内尚未吸收的毒物,在尽早洗胃的基础上,口服 20%甘露醇导泻,口服活性炭吸附毒物。

(4)开通静脉通路,根据患者情况给予胃黏膜保护剂、保肝药物,给予抗氧化剂(维生素C)及抗生素等。尽早应用激素、抗自由基药物,尽早应用大剂量激素可预防肺纤维化的形成。激素应早期、足量、全程。

(5)密切观察病情变化:百草枯中毒后密切观察患者意识状态、瞳孔、心率、心律、血压、脉搏、呼吸、血氧饱和度等情况,发现异常及时报告医师,积极抢救。准确记录尿量,必要时留置导尿管,观察尿液性状、颜色,有无肉眼血尿、茶色尿,有无少尿、无尿症状出现。观察呕吐物及大便颜色、性状及量,以判断有无消化道出血,还要防止呕吐物误吸入呼吸道引起窒息。特别注意有无肺损害现象,因百草枯对机体各个组织器官有严重损害,尤以肺损害为主。应密切观察呼吸的频率、节律,有无胸闷、咳嗽及进行性呼吸困难,有无呼吸道梗阻及咯血等。

(6)口腔护理:百草枯具有腐蚀性,口服 2~3 天可出现口腔黏膜、咽喉部糜烂溃疡,舌体、扁桃体肿大疼痛,黏膜脱落易继发感染。在护理过程中要特别注意保持口腔清洁,可用生理盐水及利多卡因溶液交替含漱,随时保持口腔清洁,减少因分泌物渗出引起的粘连、出血、感染。出现腹部疼痛、消化道出血,给予止血药物,并仔细观察大便的颜色、次数和量。

(7)呼吸道护理:由于肺是百草枯毒性作用的靶器官,进入人体的百草枯被组织细胞摄取后在肺内产生氧自由基,造成细胞膜脂质氧化,破坏细胞结构,引起细胞肿胀、变性、坏死,进而导致肺内出血、肺水肿、透明膜变性或纤维细胞增生。肺纤维化多在中毒后5~9天发生,2周或3周达高峰。因此,应保持呼吸道通畅,鼓励患者深呼吸,用力咳嗽,积极进行肺功能锻炼,定期进行胸部 X 线检查,发现异常及时处理。

(8)肾功能的监测:百草枯中毒可造成肾小管急性坏死,导致不同程度的肾功能损害。百草枯中毒1~3天即可出现肾功能损害,在中毒 12 小时,患者即可出现蛋白尿及血尿,甚至出现肾衰竭。尿量是反映肾功能情况最直接的指标,严格记录 24 小时尿量,观察尿量及有无尿频、尿急、尿痛等膀胱刺激症状;根据尿量调整输液量及输液速度,发现少尿或多尿,要及时报告医师,定期做生化、肾功能、尿常规化验。

(9)饮食护理:禁食期过后鼓励患者饮食,早期进食牛奶、米汤等,逐渐加入鸡蛋、瘦肉等高蛋白、高维生素、高碳水化合物类食品,如因咽喉部疼痛不能进食时,可于进食前给予利多卡因稀释后含漱,以减轻疼痛,必要时给予鼻饲,以保证营养供给。

(10)基础护理:患者入院后立即脱去污染衣物并清洗皮肤,有呕吐者,随时更换衣服及床单,给患者创造一个整洁、舒适的环境;同时加强营养支持,按医嘱要求完成当日补液量及输入各种药物。

(11)心理护理:服药中毒后给患者造成的身心痛苦及预后的担忧使之产生焦虑、恐惧心理,护理人员应同情、理解患者,给患者讲解治疗措施对抢救生命的重要性,加强心理疏导、安慰。多给予劝导、鼓励,尽可能满足患者的合理要求,帮助患者渡过情绪的低谷,使其能积极配合治疗与护理。

(五)护理评价

(1)患者生命体征是否稳定。

(2)洗胃是否彻底。

(3)患者有无并发症发生。

(六)健康教育

(1)向患者和家属讲解此病的疗程,让患者和家属积极配合治。

(2)普及防毒知识,讲解口服百草枯的毒性和危害性。

(3)定期随访,了解患者的活动能力和生存质量。

三、有机磷农药中毒

有机磷杀虫药(OPI)仍是当今农业生产使用最多的农药,品种达百余种,广泛用于杀灭农作物害虫,对人畜均有毒性。大多呈油状或结晶状,通常在酸性环境中稳定,遇碱则易分解,色泽由淡黄至棕色,稍具挥发性且有蒜味。一般难溶于水,也不易溶于多种有机溶剂。但敌百虫例外,不仅溶于水,且在碱性溶液中变为毒性更大的敌敌畏。

(一)病因和发病机制

1.病因

(1)生产性中毒:在生产过程中发生泄漏、在产品出料和包装或在事故的抢修过程中,有机磷污染口罩、衣服或破损的手套等,被吸入或经皮肤吸收发生中毒。

(2)使用性中毒:在使用过程中发生的中毒主要是喷施有机磷时,操作不当致药液污染皮肤或被吸入而发生中毒;也可因在配制过程中用手直接接触原液发生中毒。

(3)生活性中毒:日常生活中发生的中毒主要是由于误服、自服;也可见于饮用被污染的水或食入被污染的食品;偶见于滥用有机磷治疗头虱等皮肤病者。

2.毒物的吸收和代谢

有机磷经胃肠道、呼吸道和肺、皮肤和黏膜吸收。吸收后迅速分布于全身各组织器官,在脂肪组织中储存。代谢主要在肝脏内进行,一般过程为先氧化后水解,氧化后的产物毒性大多增强,水解后则多被解毒,如对硫磷经肝细胞微粒体的氧化酶系统氧化为对氧磷后,对胆碱酯酶的抑制能力高达 300 倍,然后经水解降低毒性。有机磷排泄较快,一般吸收后 6～12 小时血浓度达高峰,经肾由尿排出,48 小时完全排出体外,体内无蓄积。

3.发病机制

有机磷在机体内通过抑制很多酶的活性而发生毒性作用,但主要是通过亲电子性的磷与胆碱酯酶结合,形成磷酰化胆碱酯酶,抑制 ChE 活性,特别是乙酰胆碱酯酶(AChE)的活性,使 AChE 失去分解乙酰胆碱的能力,乙酰胆碱在生理效应部位积蓄,产生一系列胆碱能神经过度兴奋的表现。

(二)临床表现

1.胆碱能危象

有机磷中毒的潜伏期视毒物的品种、摄入途径和吸收剂量而异,口服中毒最短,可在 10 分钟左右发病;经皮肤和呼吸道摄入者较长,一般 2～6 小时。

(1)毒蕈碱样症状:毒蕈碱样症状是因 M 受体兴奋性增高引起的平滑肌痉挛和腺体分泌增加,类似于毒蕈碱中毒。表现为恶心、呕吐、腹痛、腹泻、大小便失禁、多汗、流涎、瞳孔缩小、心率减慢、支气管痉挛和分泌物增多等,严重者出现肺水肿。

(2)烟碱样症状:烟碱样症状是因 N 受体兴奋性增高引起的横纹肌过度兴奋,类似烟碱中毒。表现为包括面、眼睑、舌在内的全身横纹肌肌张力增强、肌纤维震颤、肌束颤动,甚至全身抽搐。而后发生肌力减退和瘫痪,甚至呼吸肌麻痹致呼吸衰竭死亡。

(3)中枢神经系统症状:主要是因中枢神经系统乙酰胆碱蓄积导致中枢神经系统功能紊乱。表现有头晕、头痛、软弱无力、共济失调、意识模糊甚至昏迷等。

有机磷中毒的病情分级以临床表现为主。①轻度中毒:出现轻度中枢神经系统和毒蕈碱样症状。②中度中毒:除有轻度中毒表现外,伴有肌颤、大汗淋漓。③重度中毒:有昏迷、抽搐、肺水肿、呼吸肌麻痹等发生者。

2.局部损害

敌敌畏、敌百虫、对硫磷、内吸磷等接触皮肤可引起过敏性皮炎,并可出现水疱和剥脱性皮炎。有机磷滴入眼部可引起结膜充血和瞳孔缩小。

3.中间肌无力综合征

因发生在胆碱能危象控制之后,迟发性神经病变发生之前而命名,多发生在急性中毒后24～96 小时,发生率在 7% 左右。表现为在神志清醒的情况下出现颈、上肢和呼吸肌麻痹,可有眼睑下垂、面瘫、声音嘶哑等脑神经受累的表现。常迅速发展为呼吸衰竭致死。

4.迟发性周围神经病变

少数患者在胆碱能危象控制后2～4周,出现肢体麻木、刺痛、对称性手套或袜套样感觉异常,伴肢体萎缩无力,重者出现轻瘫或全瘫,一般下肢重于上肢。多在6～12个月恢复。

(三)辅助检查

全血ChE活力测定是诊断有机磷中毒的特异性指标,对病情判断、疗效判断和预后估计均有重要价值。以正常人全血ChE活力值作为100%,全血ChE活力值在70%～50%为轻度中毒;50%～30%为中度中毒;30%以下为重度中毒。但此酶的活力下降程度并不与病情轻重完全平行,对有机磷中毒的分级应以临床表现为主,全血ChE的活力测定作为参考。

(四)诊断和鉴别诊断

1.诊断

根据接触史,临床典型表现包括呼出气中有蒜味、大汗淋漓、肌纤维颤动、瞳孔针尖样缩小等,一般即可作出诊断。如测定全血ChE活力降低,更可确诊。

2.鉴别诊断

有机磷中毒需与拟除虫菊类及杀虫脒等其他的常用农药中毒相鉴别,除有机磷外,其他常用的农药中毒呼出气和口腔中无蒜味、全血ChE活力正常等可资鉴别。其他,如中暑、急性胃肠炎、脑炎等疾病,与有机磷中毒鉴别一般不困难。

(五)治疗

1.迅速清除毒物

在生产和使用中发生的中毒要立即离开现场,脱去污染的衣服,用肥皂水或清水彻底清洗污染的皮肤、毛发和指甲,注意不要用温水或酒精擦洗,以免促进毒物的吸收。眼内被污染者要用清水冲洗干净。口服中毒者用清水、2%碳酸氢钠溶液(敌百虫中毒禁用)或1∶5 000高锰酸钾溶液(对硫磷禁用)反复洗胃,直至洗清为止,然后再用硫酸钠20～40 g溶于20 mL水中一次口服导泻,也可用甘露醇或硫酸镁导泻。

2.促进已吸收毒物的排出

在积极补充液体和电解质的同时,使用利尿药(如呋塞米)以促进有机磷的排泄。血液净化技术在治疗重度有机磷中毒中具有显著疗效。可选用血液灌流加血液透析,早期反复应用可有效清除血液中和蓄积于组织内释放入血的有机磷,提高治愈率。

3.特效解毒药的应用

(1)抗胆碱药:即阿托品和莨菪碱类药,能与胆碱争夺胆碱能受体,有效阻断毒蕈碱作用和解除呼吸中枢抑制,但对烟碱样症状无效。阿托品的用法见表1-5,用药至毒蕈碱样症状缓解,或临床出现瞳孔较前明显扩大、皮肤干燥、颜面潮红、心率加快等"阿托品化"时,再逐渐延长用药间隔时间或减少用药剂量,直至停药;若用药过程中出现瞳孔扩大、神志模糊、烦躁不安、抽搐、昏迷等,则提示阿托品中毒,应停用。山莨菪碱在解除平滑肌痉挛、减少分泌物等方面优于阿托品且无大脑兴奋作用,推荐使用。

(2)胆碱酯酶复活剂:即肟类化合物,能使被抑制的ChE恢复活性,对减轻或消除烟碱样作用较为明显,但不能使老化的ChE恢复活性。中毒24小时后,磷酰化的ChE老化率达97%,故宜早用;已复活的ChE可被组织释放的有机磷再次抑制,故宜重复使用。常用的ChE复活剂有氯解磷定(PAM-Cl)、碘解磷定(PAM-I)及解磷注射液等,用法见表1-5。

表 1-5　有机磷杀虫剂中毒解毒剂的用法

药名	轻度中毒	中度中毒	重度中毒
阿托品	1.0～2.0 mg 肌内注射,必要时1～2 小时后重复 1 次	2.0～4.0 mg 肌内注射或静脉注射,10～20 分钟重复 1 次	5～10 mg 肌内注射或静脉注射,以后每5～10 分钟 3～5 mg
PAM-Cl	0.25～0.5 g 肌内注射必要时 2 小时后重复 1 次	0.5～0.75 g 肌内注射或静脉注射,1～2 小时后重复 1 次,以后每 2 小时重复 1 次	0.75～1.0 g 肌内注射或静脉滴注,0.5 小时可重复 1 次,以后每 2 小时重复 1 次
PAM-I	0.5 g 缓慢静脉注射,必要时 2 小时重复 1 次	0.5～1.0 g 缓慢静脉注射,1～2 小时后重复或静脉滴注维持	1.0～2.0 g 缓慢静脉注射,0.5 小时后可重复 1 次,以后 0.5 s/h 静脉注射或静脉滴注
解磷注射液	0.5～1 支肌内注射	1～2 支肌内注射或静脉注射,1 小时后重复 1 次	2～3 支肌内注射或静脉注射,1 小时后重复 1～2 支

4.对症治疗

有机磷中毒的主要死亡原因是肺水肿、呼吸肌麻痹、呼吸中枢衰竭、脑水肿等。对症治疗应以维持心肺功能为重点,保持呼吸道通畅,做好心电监护,一旦出现呼吸衰竭,应予以辅助呼吸,直至自主呼吸稳定;脑水肿者,以及时应用脱水剂和糖皮质激素。对重度中毒者,症状消失后至少要观察 3～7 天。

(六)护理要点

1.一般护理

(1)立即脱去患者污染的衣服并保存。

(2)大量清水或肥皂水冲洗污染皮肤,特别注意毛发、指甲部位。禁用热水或酒精擦洗。腿部污染可用 2％碳酸氢钠溶液、生理盐水或清水连续冲洗。

(3)口服中毒者要立即用清水、2％碳酸氢钠(敌百虫忌用)或 1：5 000 高锰酸钾(硫酸忌用)反复洗胃,直至清洗后无大蒜气味为止。

(4)患者躁动不安,精神运动兴奋时,要及时安好床栏,或用束带等安全保护措施。患者尿失禁时,应留置导尿管,按时排放尿液,冲洗膀胱,以防止尿路感染。

(5)对大小便失禁者,要及时更换污染物,保持患者清洁和床铺清洁干燥。

(6)为患者及时更换体位,按时翻身,按摩受压部位。

(7)及时为患者清除呼吸道分泌物,防止患者发生误吸。

(8)患者情绪稳定后,选择适当时机讲解有机磷类农药的作用,鼓励患者树立信心,认识再发生的危害性,使患者提高自身认识。

2.病情观察与护理

(1)密切观察呼吸情况,以及时纠正缺氧。有机磷中毒所致呼吸困难较常见,在抢救过程中应严密观察呼吸情况,若发现痰量增多,应及时吸痰。若发现辅助呼吸肌收缩、呼吸不规则、呼吸表浅等呼吸衰竭先兆征象;患者出现咳嗽、胸闷、咳大量泡沫样痰时,提示有急性肺水肿。均应立即报告医师并按医嘱做好抢救准备,协助医师进行气管内插管或气管切开,用正压人工辅助呼吸,有条件的可选用同步压力控制型呼吸器维持有效呼吸。使用呼吸器进行人工辅助呼吸时,必须有专人在床旁监护,以保持高流量氧气吸入,纠正缺氧。

（2）注意观察血压变化，中毒早期，患者血压多有升高；而到中毒晚期血压则下降，甚至发生休克。恢复期患者血压升高是反跳的先兆。重度中毒患者血压下降是危险征象。因此，应密切观察血压的变化，发现异常，应通知医师，并按医嘱采取相应的措施。

（3）注意观察有无喷射样呕吐、头痛、惊厥、抽搐等脑水肿征象，发现后及时报告医师，并按医嘱用20%甘露醇液200～400 mL快速静脉滴注或呋塞米（速尿）40～60 mg溶于25%葡萄糖注射液中静脉推注。必要时可重复使用。

（4）注意观察瞳孔变化，多数患者中毒后即出现意识障碍，瞳孔缩小为其特征之一。因此，应注意若瞳孔扩大表示阿托品用量已足，瞳孔再度缩小是病情反复的征象，应通知医师并按医嘱采取治疗措施。

（5）及时测量体温，注意观察体温变化。有机磷农药中毒患者，由于中毒后肌肉震颤和强力收缩而致产热增加，大量使用阿托品可引起散热障碍及可能继发感染，体温升高是常见的。当体温高达38.5℃以上时，应给予物理降温，同时应检查瞳孔、肺部啰音、皮肤、神志等变化，以了解是否阿托品化。如已阿托品化，则应报告医师按医嘱减少阿托品用量。若有感染征象，则应按医嘱给予抗感染治疗。

（6）应注意观察有无尿潴留，若有尿潴留则需安置保留导尿管，到患者清醒后即刻拔除。注意呕吐物、粪便的性质和量，必要时留取标本，若发现有出血征象，应报告医师并按医嘱采取相应措施。若出现昏迷，则应按昏迷患者进行护理。

（7）要注意观察药物不良反应及"反跳"现象，使用阿托品过程中应及时、准确记录，用药时间、剂量及效果。严格交接班，严密观察有机磷反跳现象，以及时处理。

（8）详细记录出入量，对频繁呕吐或腹泻引起脱水及电解质紊乱者，应及时送验血标本，按医嘱给予补液，严重者应做好输血准备。

（9）对恢复期患者的护理绝对不能放松，尤其是病情观察更应细致。如发现流涎增多、胸闷、冷汗、呼吸困难、瞳孔缩小等"反跳"的早期征象，应立即通知医师并做好抢救准备。对易发生反跳的乐果、氧化乐果、久效磷、敌敌畏等农药中毒的恢复期护理，不能少于7天。最近有人认为恢复期观察应以流涎情况为重点，这可避免有的患者瞳孔变化不准确和正常出汗误诊为反跳的弊端。

3.对症护理

除按中毒的一般护理外，还需针对以下临床表现进行护理。

（1）急性有机磷中毒一旦发生呼吸肌麻痹，多在较短时间内发生呼吸停止，故依病情在继续解毒治疗的基础上，早期气管插管或气管切开，给予呼吸机辅助通气，有助于改善患者的预后。机械通气后应加强呼吸道管理，防止痰栓窒息，定时监测血气分析，保证呼吸机正常运转。加强气道湿化，补充足够的血容量，以及时吸痰，按时翻身、拍背，以助排痰。

（2）重度中毒患者会出现休克、脑水肿，甚至心搏骤停，应连接生命体征监护仪密切观察，如有异常及时通知医师作相应处理。

（3）达到阿托品化后患者表现为烦躁、谵语，应加强保护措施，专人看护，固定好各管道，保证其通畅，防止滑脱，禁止用力约束患者的肢体，以免造成骨折。

（七）健康教育

（1）普及预防有机磷农药中毒的有关知识，向生产者、使用者特别是农民要广泛宣传各类有机磷农药都可通过皮肤、呼吸道、胃肠道吸收体内，进入体内可致中毒。喷洒农药时应遵守操作规程,加强个人防护,穿长袖衣裤及鞋袜,戴口罩、帽子及手套,下工后用碱水或肥皂洗净手和脸,方能进食、抽烟,污染衣物及时洗净。农药盛具要专用,严禁装食品、牲口饲料等。

生产和加工有机磷化合物的工厂,生产设备应密闭化,并经常进行检修,防止外溢有机磷化合物。工人应定期体检,测定血胆碱酯酶活力,慢性中毒者,全血胆碱酯酶活力尚在60%以下,不宜恢复工作。

(2)患者出院时应向家属交代,患者需要在家休息2～3周,按时服药不可单独外出,以防发生迟发性神经症。急性中毒除个别出现迟发性神经症外,一般无后遗症。

(3)因自杀致中毒者出院时,患者应学会如何应对应激原的方法,争取社会支持。

四、急性乙醇中毒

急性乙醇中毒是由于服用过量的乙醇或酒类饮料引起的中枢神经系统兴奋及抑制状态。绝大多数乙醇在胃、十二指肠和空肠的第一段吸收,十二指肠和空肠为最主要的吸收部位。乙醇进入空胃,通常30～90分钟能完全被吸收入血。乙醇吸收入血后迅速分布于全身各组织和体液,并通过血-脑脊液屏障进入大脑。进入体内的乙醇90%以上都是经肝氧化脱氢分解,最终变成二氧化碳和水。肝代谢主要是依靠肝内的乙醇代谢酶,不同个体酶的水平及活性不同。

(一)中毒机制

乙醇的主要毒理作用是抑制中枢神经系统。首先从大脑皮质开始,选择性抑制网状结构上行激动系统,使较低功能失去控制,而呈现一时性兴奋状态,在短时间内自我控制能力减退;然后,皮质下中枢、脊髓和小脑功能受到抑制,出现共济失调等运动障碍,分辨力、记忆力、洞察力、注意力减退甚至消失,视觉、语言、判断力失常;最后抑制延髓血管运动中枢和呼吸中枢,呼吸中枢麻痹是重度乙醇中毒者死亡的主要原因。

(二)护理评估

1.病史

有大量饮酒或摄入含乙醇的饮料史。

2.临床表现

与乙醇的浓度、饮酒量、饮酒速度和是否空腹有关。急性中毒的主要症状和体征是中枢神经系统抑制、循环系统和呼吸系统功能紊乱。临床大致可分为以下3期。

(1)兴奋期:血乙醇含量在200～990 mg/L,患者出现眩晕和欣快,易感情用事,说话滔滔不绝,言辞动作常粗鲁无理、喜怒无常,不承认自己饮酒过量,自制力很差,有时则寂静入睡。

(2)共济失调期:血乙醇含量达1 000～2 999 mg/L。患者动作笨拙、步态不稳、言语含糊不清、语无伦次,似精神错落。

(3)昏迷期:血乙醇含量达3 000 mg/L以上。患者由兴奋转为抑制,常昏睡不醒、呼吸慢并带鼾声、体温偏低、面色苍白、皮肤发绀、口唇微紫、脉搏细速,常呈休克状态,瞳孔正常或散大,严重者昏迷、抽搐和大小便失禁,最后发生呼吸麻痹致死。

3.辅助检查

(1)乙醇检测:呼气中乙醇浓度与血清乙醇浓度相当。

(2)动脉血气分析:可有轻度代谢性酸中毒。

(3)血清电解质检测:可见低钾血症、低镁血症、低钙血症。

(4)血清葡萄糖检测:可有低血糖症。

（5）心电图检查：可见心律失常和心肌损害。

(三)病情诊断

根据患者大量饮酒或摄入含乙醇的饮料史，临床表现为急性中毒的中枢神经抑制症状、呼气中有酒味，参考实验室检查，可作出急性乙醇中毒的诊断。

(四)急救护理

1.紧急救护

（1）清除毒物：轻度醉酒一般不需作驱毒处理。饮酒量过大者，如神志尚清可予以催吐，但应严防误吸；如神志已模糊者应考虑洗胃。对来诊时已处于严重状态者，应早期进行血液透析治疗。

（2）解除中枢抑制作用：可用内啡肽拮抗药纳洛酮 0.4～0.8 mg，静脉注射，可每半小时左右重复注射，多数患者数次应用后可清醒。同时可用 10%高渗葡萄糖注射液 500 mL 加胰岛素8～16 U静脉滴注，加维生素 C、B 族维生素，促进乙醇氧化。

2.一般护理

（1）卧床休息：采取侧卧位，以防呕吐致窒息和吸入性肺炎，同时要注意保暖。

（2）加强病情观察：如患者出现昏迷、呼吸慢而不规则、脉搏细弱、皮肤湿冷、大小便失禁、抽搐等异常情况，要及时进行处理。

（3）加强饮食指导：鼓励多饮水，绿豆汤、西瓜汁等都有较好的解酒作用，也可给予浓茶醒酒。

（4）加强药物应用的护理：注意观察用药效果，如吗啡、氯丙嗪等中枢抑制剂，同时做好液体出入量记录。

（5）对症治疗：保持呼吸道通畅、给氧；呼吸中枢抑制时，以及时插管，机械辅助呼吸，慎用呼吸兴奋剂；及时解痉镇静，发生抽搐可用地西泮 5～10 mg 肌内注射或静脉注射，忌用巴比妥类；防止脑水肿、水电解质紊乱和酸碱平衡失调；纠正低血糖；注意防治呼吸道感染和吸入性肺炎。

（6）生活指导：加强乙醇中毒引起不良后果的宣传，倡导适量饮酒，严禁嗜酒的生活习惯。

（7）健康指导：加强宣传和教育，尤其是注意防止意外伤害及意外事故的发生。①意外伤害，如醉酒后可因落水、高坠、吸入呕吐物窒息而死；若冬季昏睡倒在室外，则易被冻伤甚则冻死，应予预防并避免。②意外事故，如酒后驾车肇事、打架斗殴、伤人毁物、工伤事故及其他暴力犯罪等，而且必须承担相关法律责任，应予以预防并及时制止。

五、强酸、强碱中毒

(一)疾病概论

1.病因和发病机制

强酸、强碱为腐蚀性化学物。强酸主要指硫酸、硝酸及盐酸等。急性中毒多为经口误服或意外吸入，皮肤接触或被溅洒，引起局部腐蚀性烧伤，组织蛋白凝固和全身症状。强碱是指氢氧化钠、氢氧化钾、氧化钠和氧化钾等。急性中毒多为误服或意外接触，引起局部组织碱烧伤，与组织蛋白结合形成碱性蛋白盐，使脂肪组织皂化出现全身症状。

2.临床表现

口服中毒者发生口咽、喉头、食管及胃黏膜烧伤，从而出现剧烈灼痛，呕吐血性内容物，并可出现喉头水肿、痉挛、吞咽困难，严重者出现胃穿孔。幸存患者可遗留食管及胃部瘢痕收缩引起的狭窄等。吸入中毒者出现呛咳、咳痰、喉和支气管痉挛，呼吸困难、肺炎及肺水肿等。

3.救治原则

(1)对强酸口服中毒者立即服用氢氧化铝凝胶或 7.5％氢氧化镁混悬液,并可服用生蛋清或牛奶,同时加服植物油,严禁洗胃、催吐。对强碱口服中毒者立即用食醋、3％～5％醋酸或 5％稀盐酸,大量橘汁或柠檬汁等中和,同时禁用催吐与洗胃。

(2)对强酸吸入中毒者,用 2％碳酸氢钠溶液雾化吸入,大量肾上腺皮质激素预防肺水肿,抗生素预防感染。

(3)皮肤接触首先脱掉污染衣物,用大量清水冲洗,对强酸者可用 2％碳酸氢钠溶液反复冲洗;对强碱者用 2％醋酸溶液湿敷。皮肤损伤时,按烧伤处理。

(二)护理评估

1.病史

有强酸强碱类毒物接触史或误服史。

2.症状、体征

皮肤接触强酸强碱类毒物后即发生灼伤、腐蚀、坏死和溃疡形成。严重碱灼伤可引起体液丢失而发生休克。眼部接触强酸强碱类烟雾或蒸气后,可发生眼睑水肿、结膜炎症和水肿、角膜浑浊甚至穿孔,严重时可发生全眼炎以致失明。口服强酸强碱后患者口、咽、喉头、食管、胃均有剧烈灼痛,腐蚀性炎症,严重者可发生穿孔。强酸强碱烟雾吸入后,患者发生呛咳、胸闷、呼吸加快。如短时间内吸入高浓度烟雾,可引起肺水肿和喉头痉挛,可迅速因呼吸困难和窒息而死亡。

3.心理-社会评估

尤其对于自杀者应评估自杀原因。

(三)护理诊断

1.有窒息的危险

窒息与吸入中毒引起的肺水肿和喉头痉挛有关。

2.有休克的危险

休克与患者碱灼伤引起的体液大量丢失有关。

3.绝望

绝望与导致患者自杀的诱因有关。

4.有感染的危险

感染与患者皮肤灼伤后屏障破坏有关。

5.有再次自杀的危险

再次自杀与导致患者自杀的诱因未解除有关。

(四)护理目标

(1)患者未发生窒息或发生窒息能被及时发现并得到妥善处理。

(2)患者发生休克的临床指标得到重点监测,液体补充及时有效。

(3)患者愿意表达内心的感受,再次自杀的危险性减小。

(4)患者未发生感染。

(五)护理措施

(1)对强酸、强碱类毒物中毒的患者,清洗毒物时首先以清水为宜,并要求冲洗时间稍长,然后选用合适的中和剂继续冲洗。强酸中毒可用 2％～5％碳酸氢钠、1％氨水、肥皂水、石灰水等中和;强碱中毒用 1％醋酸、3％硼酸、5％氯化钠、10％枸橼酸钠等中和。

（2）口服强酸、强碱的患者禁止洗胃，可给予胃黏膜保护剂缓慢注入胃内，注意用力不要过大，速度不要过快，防止造成穿孔。

（3）严密观察生命体征的变化，准确记录出入液量，谨防休克的发生。

（4）保持呼吸道畅通，防止窒息的发生。

（5）耐心听取患者的诉说，在患者需要时陪伴患者，充分利用患者的社会及家庭支持系统。

（六）护理评价

（1）患者是否发生窒息或发生窒息能否被及时发现并得到妥善处理。

（2）患者发生休克的临床指标是否得到重点监测，液体补充是否及时有效。

（3）患者是否愿意表达内心的感受，再次自杀的危险性是否减小。

（4）患者是否发生感染。

（薄　清）

第五节　急性冠状动脉综合征

急性冠状动脉综合征（acute coronary syndrome，ACS）是冠状动脉在原有病变的基础上，由于血栓形成或痉挛而极度狭窄甚至完全闭塞，冠脉血流急剧减少，心肌严重缺血，而导致的一组综合征。在临床上主要包括不稳定型心绞痛（unstable angina pectoris，UAP）、急性 ST 段升高性心肌梗死、急性非 ST 段升高性心肌梗死（non-ST elevation myocardial infarction，NSTEMI）这3类疾病。由于急性 ST 段升高性心肌梗死已在相关章节进行了阐述，本节将侧重于另外两组疾病。急性冠脉综合征具有发病急、病情变化快、病死率高的特点，所以患者来诊后均需进行监护，以达到最大限度降低患者住院病死率，这对急诊护理抢救工作提出了新的挑战。

一、概述

（一）概念

急性冠状动脉综合征（Acute Coronary Syndrome，ACS）是指急性心肌缺血引起的一组临床症状。ACS 根据心电图表现可以分为无 ST 段抬高和 ST 段抬高型两类。无 ST 段抬高的 ACS包括不稳定型心绞痛（UA）和无 ST 段抬高的心肌梗死（NSTEMI）。冠状动脉造影和血管镜研究的结果揭示，UA/NSTEMI常常是由于粥样硬化块破裂，进而引发一系列导致冠状动脉血流减少的病理过程所致。许多试验表明溶栓治疗有益于 ST 段抬高型 ACS，而无 ST 段抬高者溶栓治疗则未见益处。因此区别两者并不像以前那样重要了，而将两者一并讨论。

UA 主要由 3 种表现形式，即静息时发生的心绞痛、新发生的心绞痛和近期加重的心绞痛。新发生的心绞痛疼痛程度必须达加拿大心脏学会（CCS）心绞痛分级至少Ⅲ级方能定义为 UA，新发生的慢性心绞痛疼痛程度仅达 CCS 心绞痛分级Ⅰ～Ⅱ者并不属于 UA 的范畴。在临床上经常使用 Braunwald 对 UA 的分类，它有助于进行危险度分层和指导临床治疗，具体见表1-6。

另外变异性心绞痛是由冠状动脉痉挛所致，是 UAP 的一种特殊表现形式。

表 1-6　Braunwald 不稳定型心绞痛的临床分型

分级	A.有加重心肌缺血的心外因素（继发性不稳定型心绞痛）	B.无加重心肌缺血的心外因素（原发性不稳定型心绞痛）	C.急性心肌梗死后两周内发生（心肌梗死后不稳定型心绞痛）
Ⅰ.初发严重心绞痛或恶化型心绞痛,无静息痛	ⅠA	ⅠB	ⅠC
Ⅱ.过去 1 个月内发生静息痛,但 48 小时内无发作(亚急性静息痛)	ⅡA	ⅡB	ⅡC
Ⅲ.48 小时内的静息痛(急性静息痛)	ⅢA	ⅢB	ⅢC

(二)病理生理

ACS 的病理生理基础是由于心肌需氧和供氧的失衡而导致的心肌相对供血不足,主要由 5 个方面的原因所导致。

(1)不稳定粥样硬化斑块破溃后继发的血栓形成造成相应冠脉的不完全性阻塞,是 ACS 最常见的原因,由血小板聚集和斑块破裂碎片产生的微栓塞是导致 ACS 中心肌标志物释放的主要原因。

(2)冠脉存在动力性的梗阻,如变异性心绞痛,这种冠脉局部的痉挛是由于血管平滑肌和/或内皮细胞的功能障碍引起,动力性的血管梗阻还可以由室壁内的阻力小血管收缩导致;另外一种少见的情况是心肌桥的存在,即冠脉有一段走行于心肌内,当心肌收缩时,会产生"挤奶效应"导致心脏收缩期冠脉受挤压而产生管腔狭窄。

(3)由内膜增生而非冠脉痉挛或血栓形成而导致的严重冠脉狭窄,这种情况多见于进展期的动脉粥样硬化或经皮穿刺冠脉介入治疗(PCI)后的再狭窄。

(4)冠脉的炎症反应(某些可能与感染有关,如肺炎衣原体和幽门螺杆菌),与冠脉的狭窄、斑块的不稳定及血栓形成密切相关,特别是位于粥样硬化斑块肩部被激活的巨噬细胞和 T 细胞可分泌基质金属蛋白酶(MMP),可导致斑块变薄和易于破裂。

(5)继发性 UAP,这类患者有着冠脉粥样硬化导致的潜在狭窄,日常多表现为慢性稳定型心绞痛,但一些外来的因素可导致心肌耗氧量的增加而发生 UAP,如发热、心动过速、甲亢、低血压、贫血等情况。

冠状动脉粥样斑块破裂、崩溃是 ACS 的主要原因。斑块破裂后,血管内皮下基质暴露,血小板聚集、激活,继而激活凝血系统形成血栓,阻塞冠状动脉;此外,粥样斑块在致炎因子作用下,可发生炎细胞的聚集和激活,被激活的炎细胞释放细胞因子,激活凝血系统,并刺激血管痉挛,其结果是使冠状血流减少,心肌因缺血、缺氧而损伤,甚至坏死。心肌损伤坏死后,一方面心脏的收缩、舒张功能受损,心脏的射血能力降低,易发生心力衰竭;另一方面,缺血部位心肌细胞静息电位和动作电位均发生改变,与正常心肌细胞之间出现电位差,同时因心肌梗死时患者交感神经兴奋性增高,心肌组织应激性增强,极易出现各种期前收缩、传导阻滞甚至室颤等心律失常。

二、临床表现

(一)症状

UAP 引起的胸痛的性质与典型的稳定型心绞痛相似,但程度更为剧烈,持续时间长达

20分钟以上，严重者可伴有血流动力学障碍，出现晕厥或晕厥前状态。原有稳定型心绞痛出现疼痛诱发阈值的突然降低；心绞痛发作频率的增加；疼痛放射部位的改变；出现静息痛或夜间痛；疼痛发作时出现新的伴随症状（如恶心、呕吐、呼吸困难等）；原来可以使疼痛缓解的方法（如舌下含化硝酸甘油）失效，以上皆提示不稳定型心绞痛的发生。

老年患者及伴有糖尿病的患者可不表现为典型的心绞痛症状而表现为恶心、出汗和呼吸困难，还有一部分患者无胸部的不适而仅表现为下颌、耳部、颈部、上臂或上腹部的不适，孤立新出现的或恶化的呼吸困难是UAP中心绞痛等同发作最常见的症状，特别是在老年患者。

(二)体征

UAP发作或发作后片刻，可以发现一过性的第三心音或第四心音及乳头肌功能不全所导致的收缩期杂音，还可能出现左心室功能异常的体征，如双侧肺底的湿啰音、室性奔马律，严重左心室功能异常的患者可以出现低血压和外周低灌注的表现，此外，体格检查还有助于发现一些导致继发性心绞痛的因素，如肺炎、甲亢等。

(三)心电图

在怀疑UAP发作的患者，ECG是首先要做的检查，ECG正常并不排除UAP的可能，但UAP发作时ECG无异常改变的患者预后相对较好。如果胸痛伴有两个以上的相邻导联出现ST的抬高≥1 mm，则为STEMI，宜尽早行心肌再灌注治疗。胸痛时ECG出现ST段压低≥1 mm、症状消失时ST的改变恢复是一过性心肌缺血的客观表现，持续性的ST段压低伴或不伴胸痛相对特异性差。

相应导联上的T波持续倒置是UAP的一种常见ECG表现，这多反映受累的冠脉病变严重，胸前导联上广泛的T波深倒（≥2 mm）多提示LAD的近端严重病变。因陈旧心肌梗死ECG上遗有Q波的患者，Q波面向区域的心肌缺血较少引起ST的变化，如果有变化常表现为ST段的升高。

胸痛发作时ECG上ST的偏移（抬高或压低）和/或T波倒置通常随着症状的缓解而消失，如果以上ECG变化持续12小时以上，常提示发生非Q波心肌梗死。心绞痛发作时非特异性的ECG表现有ST段的偏移≤0.5 mm或T波倒置≤2 mm。孤立的Ⅲ导联Q波可能是一正常发现，特别是在下壁导联复极正常的情况下。

在怀疑缺血性胸痛的患者，要特别注意排除其他一些引起ST段和T波变化的情况，在ST段抬高的患者，应注意是否存在左心室室壁瘤、心包炎、变异性心绞痛、早期复极、预激综合征等情况。中枢神经系统事件及三环类抗抑郁药或吩噻嗪可引起T波的深倒。

在怀疑心肌缺血的患者，动态的心电图检查或连续的心电监护至为重要，因为Holter显示85%～90%的心肌缺血不伴有心绞痛症状，此外，还有助于检出AMI，特别是在联合连续测定血液中的心脏标志物的情况下。

(四)生化标志物

既往心脏酶学检查特别是CK和CK-MB是区分UAP和AMI的手段，对于CK和CK-MB轻度升高不够AMI诊断标准的仍属于UAP的范畴。新的心脏标志物TnI和TnT对于判断心肌的损伤，较CK和CK-MB更为敏感和特异，时间窗口更长，既往诊为UAP的患者，有1/5～1/4 TnI或TnT的升高，这部分患者目前属于NSTEMI的范畴，预后较真正的UAP患者（TnI/TnT不升高者）要差。肌红蛋白检查也有助于发现早期的心肌梗死，敏感性高而特异性低，阴性结果有助于排除AMI的诊断。

(五)核素心肌灌注显像

在怀疑 UAP 的患者,在症状持续期 MIBI 注射行心肌核素静息显像发现心肌缺血的敏感性及特异性均高,表现为受累心肌区域的核素充盈缺损,发作期过后核素检查发现心肌缺血的敏感性降低。症状发作期间行核素心肌显像的阴性预测值很高,但是急性静息显像容易遗漏一部分 ACS 患者(大约占 5%),因此不能仅凭一次核素检查即作出处理决定。

三、诊断

(一)危险分层

1.高危患者

其包括以下几种。①心绞痛的类型和发作方式:静息性胸痛,尤其既往 48 小时内有发作者。②胸痛持续时间:持续胸痛 20 分钟以上。③发作时硝酸甘油缓解情况:含硝酸甘油后胸痛不缓解。④发作时的心电图:发作时动态性的 ST 段压低≥1 mm。⑤心脏功能:心脏射血分数<40%。⑥既往患心肌梗死,但心绞痛是由非梗死相关血管所致。⑦心绞痛发作时并发心功能不全(新出现的 S_3 音、肺底啰音)、二尖瓣反流(新出现的收缩期杂音)或血压下降。⑧心脏 TnT(TnI)升高。⑨其他影响危险因素分层的因素还有高龄(>75 岁)、糖尿病、CRP 等炎性标志物或冠状动脉造影发现是三支病变或者左主干病变。

2.低危患者

特征如下:①没有静息性胸痛或夜间胸痛;②症状发作时心电图正常或者没有变化;③肌钙蛋白不增高。

(二)UAP 诊断

UAP 诊断依据:①有不稳定性缺血性胸痛,程度在 CCSⅢ级或以上;②明确的冠心病证据:心肌梗死、PTCA、冠脉搭桥、运动试验或冠脉造影阳性的病史;陈旧心肌梗死心电图表现;与胸痛相关的 ST-T 改变;③除外急性心肌梗死。

四、治疗

(一)基本原则

首先对 UAP/NSTEMI 患者进行危险度分层。低危患者通常不需要做冠状动脉造影,合适的药物治疗及危险因素的控制效果良好。治疗药物主要包括阿司匹林、肝素(或低分子肝素)、硝酸甘油和 β 受体阻滞剂,所有的患者都应使用阿司匹林。血小板糖蛋白Ⅱb/Ⅲa 受体拮抗剂(GBⅡb/Ⅲa 受体拮抗剂)不适用于低危者。低危患者的预后一般良好,出院后继续服用阿司匹林和抗心绞痛药物。

高危患者通常最终都要进入导管室,虽然冠脉造影的最佳时机还未统一。目前针对UAP/NSTEMI,存在两种不同的治疗策略,一种为早期侵入策略,即对冠脉血管重建术无禁忌证的患者在可能的情况下尽早行冠脉造影和据此指导的冠脉血管重建治疗;另一种为早期保守治疗策略,在充分的药物治疗的基础上,仅对有再发心肌缺血者或心脏负荷试验显示为高危的患者(不管其对药物治疗的反应如何)进行冠脉造影和相应的冠脉血管重建治疗。

近来多数学者倾向于早期侵入策略,其理由是该策略可以迅速确立诊断,低危者可以早期出院,高危者则可以得到有效的冠脉血管重建治疗。没有条件进行介入治疗的社区医院,早期临床症状稳定的患者保守治疗可以作为 UAP/NSTEMI 的首选治疗,但对于最初保守治疗效果不佳的患者应该考虑适时地进行急诊冠状动脉造影,必要时需介入治疗。在有条件的医院,高危UAP/NSTEMI患者可早期进行冠状动脉造影,必要时行PCI/CABG。在早期冠状动脉造影和PCI/CABG之后,静脉应用血小板GPⅡb/Ⅲa受体拮抗剂可能会使患者进一步获益,并且不增加颅内出血的并发症。

(二)一般处理

所有患者都应卧床休息开放静脉通道并进行心电、血压、呼吸的连续监测,床旁应配备除颤器。对于有发绀、呼吸困难或其他高危表现的患者应该给予吸氧。并通过直接或间接监测血氧水平确保有足够的血氧饱和度。若动脉血氧饱和度降低至<90%时,应予间歇高流量吸氧。手指脉搏血氧测定是持续监测血氧饱和度的有效手段,但对于无低氧危险的患者可不进行监测。应定期记录18导联心电图以判断心肌缺血程度、范围的动态变化。酌情使用镇静剂。

(三)抗血栓治疗

抗血小板和抗凝治疗是UAP/NSTEMI治疗中的重要一环,它有助于改变病情的进展和减少心肌梗死、心肌梗死复发和死亡。联合应用阿司匹林、肝素和一种血小板Ⅱb/Ⅲa受体拮抗剂代表着最高强度的治疗,适用于有持续性心肌缺血表现和其他一些具有高危特征的患者及采用早期侵入措施治疗的患者。

抗血小板治疗应尽早,目前首选药物仍为阿司匹林。在不稳定型心绞痛患者症状出现后尽快给予服用,并且应长期坚持。对因过敏或严重的胃肠反应而不能使用阿司匹林的患者,可以使用噻吩吡啶类药物(氯吡格雷或噻氯吡啶)作为替代。在阿司匹林或噻吩吡啶药物抗血小板治疗的基础上应该加用普通肝素或皮下注射低分子肝素。有持续性缺血或其他高危的患者,以及计划行经皮冠状动脉介入(PCI)的患者,除阿司匹林和普通肝素外还应加用一种血小板GPⅡb/Ⅲa受体拮抗剂。对于在其后24小时内计划做PCI的不稳定型心绞痛患者,也可使用阿昔单抗治疗12~24小时。

(四)抗缺血治疗

1.硝酸酯类药物

本类药物可扩张静脉血管、降低心脏前负荷和减少左心室舒张末容积,从而降低心肌氧耗。另外,硝酸酯类扩张正常的和硬化的冠状动脉血管,且抑制血小板的聚集。对于UAP患者,在无禁忌证的情况下均应给予静脉途径的硝酸酯类药物。根据反应逐步调整剂量。应使用避光的装置以10 μg/min的速率开始持续静脉滴注,每3~5分钟递增10 μg/min,出现头痛症状或低血压反应时应减量或停药。

硝酸酯类血流动力学效应的耐受性呈剂量和时间依赖性,无论何种制剂在持续24小时治疗后都会出现耐药性。对于需要持续使用静脉硝酸甘油24小时以上者,可能需要定期增加滴注速率以维持疗效。或使用不产生耐受的硝酸酯类给药方法(较小剂量和间歇给药)。当症状已经控制后,可改用口服剂型治疗。静脉滴注硝酸甘油的耐药问题与使用剂量和时间有关,使用小剂量间歇给药的方案可最大程度地减少耐药的发生。对需要24小时静脉滴注硝酸甘油的患者应周期性的增加滴速维持最大的疗效。一旦患者症状缓解且在12~24小时内无胸痛及其他缺血的表现,应减少静脉滴注的速度而转向口服硝酸酯类药物或使用皮肤贴剂。在症状完全控制达数小时的患者,应试图给予患者一个无硝酸甘油期以避免耐药的产生,对于症状稳定的患者,不宜持续24小时静脉滴注硝酸甘油,可换用口服或经皮吸收型硝酸酯类制剂。另一种减少耐药发生的方法是联用一种巯基提供剂,如卡托普利或N-乙酰半胱氨酸。

2.β受体阻滞剂

β受体阻滞剂的作用可因交感神经张力、左心室壁应力、心脏的变力性和变时性的不同而不同。β受体阻滞剂通过抑制交感神经张力、减少斑块张力达到减少斑块破裂的目的。因此β受体阻滞剂不仅可在 AMI 后减少梗死范围,而且可有效地降低 UAP 演变成为 AMI 的危险性。

3.钙通道阻滞剂

钙通道阻滞剂并不是 UAP 治疗中的一线药物,随机临床试验显示,钙通道阻滞剂在 UAP 治疗中的主要作用是控制症状,钙通道阻滞剂对复发的心肌缺血和远期病死率的影响,目前认为短效的二氢吡啶类药物(如硝苯地平)单独用于急性心肌缺血反而会增加病死率。

4.血管紧张素转换酶抑制剂(ACEI)

ACEI 可以减少急性冠状动脉综合征患者、近期心肌梗死或左心室收缩功能失调患者、有左心室功能障碍的糖尿病患者,以及高危慢性冠心病患者的病死率。因此 ACS 患者及用β受体阻滞剂与硝酸酯类不能控制的高血压患者如无低血压均应联合使用 ACEI。

(五)介入性治疗

UAP/NSTEMI 中的高危患者早期(24 小时以内)干预与保守治疗基础上加必要时紧急干预比较,前者明显减少心肌梗死和死亡的发生,但早期干预一般应该建立在使用血小板糖蛋白Ⅱb/Ⅲa 受体拮抗剂和/或口服氯吡格雷的基础之上。

冠状动脉造影和介入治疗(PCI)的适应证:①顽固性心绞痛,尽管充分的药物治疗,仍反复发作胸痛。②尽管充分的药物治疗,心电图仍有反复的缺血发作。③休息时心电图 ST 段压低,心脏标志物(肌钙蛋白)升高。④临床已趋稳定的患者出院前负荷试验有严重缺血征象:如最大运动耐量降低,不能以其他原因解释者;低做功负荷下几个导联出现较大幅度的 ST 段压低;运动中血压下降;运动中出现严重心律失常或运动负荷同位素心肌显像示广泛或者多个可逆的灌注缺损。⑤超声心动图示左心室功能低下。⑥既往患过心肌梗死,现有较长时间的心绞痛发作者。

五、护理措施

患者到达急诊科,护士是第一个接待者,护士必须在获得检查数据和医师做出诊断之前,选择必要的紧急处置措施。急诊护士尤其应在 ACS 综合征患者给予适时、有效的治疗方面发挥作用。护士需要在医疗资源有限的环境下,在患者床边判定紧急情况,减少延误。作为急诊护士还要具备心脏病护理技术,能处置 AMI,用电子微量注射泵进行输液,识别心律失常和准确处理严重心脏危象。

(一)病情观察

(1)ACS 患者病情危重、变化迅速、随时都可能出现严重的并发症。

(2)要认真细致地观察患者的精神状况、面色、意识、呼吸,注意有无出冷汗、四肢末梢发凉等。

(3)经常询问患者有无胸痛、胸闷,并注意伴随的症状和程度,尤其是夜间。

(4)常规持续心电、血压监护严密观察心率(律)、心电图示波形态变化,对各种心律失常及时识别,并报告医师及时处理。

(5)有低血压者给予血压监护直到血压波动在正常范围。

(6)有心力衰竭者给血氧饱和度监测,以保证血氧饱和度 95%～99%。

(7)急性心肌梗死患者还要定时进行心电图检查和心肌酶的检测,了解急性心肌梗死的演变情况。

(8)在监护期间,应注意患者有无出血倾向。观察患者的皮肤、黏膜、牙龈有无出血。观察尿的颜色。询问有无腹痛、腰痛、头痛现象。对行尿激酶溶栓治疗的急性心肌梗死患者,更应严密观察。

(二)病情评估

ACS的患者常需急诊入院,将患者送入监护室后,急诊科护士迅速地评估患者是否有高度危险性或低度危险性非常重要。根据评估情况严格按照急诊护理路径,迅速采取相应措施。

1.危险评估

迅速地评估患者是否有高度或低度危险的 ACS,这是当今对护士的最大挑战。①有研究表明约33%的 AMI 的患者在发病初期无胸痛的表现,然而这些被延迟送入医院的患者有更高的危险性,因为无典型胸痛的患者很少能及时得到溶栓、血管成形术或阿司匹林、β受体阻滞剂、肝素等药物治疗。②在美国每年大约460万具有急性冠脉局部缺血症状的患者来到急诊科,其中只有大约25%的患者确诊后被允许入院。③在急诊科疑为 ACS 的患者中,只有约 1/3 有"真的病变"。

急诊护理决定性的作用在于快速完成对患者的评估,并且在早期对 ACS 高危人群提供及时的紧急看护照顾,使病情缓解。据统计,在美国每年有 100 万人发生 AMI,约 25%的患者在到达急诊科前死亡。那些到达医院的患者仍有死亡可能。

2.Antman 危险评分量表

2002 年 Antman 等建立了早期危险评估的 7 分危险评分量表。

(1)年龄>65 岁。

(2)存在 3 个以上冠心病危险因素。

(3)既往血管造影证实有冠状动脉阻塞。

(4)胸痛发作时心电图有 ST 段改变。

(5)24 小时内有 2 次以上心绞痛发作。

(6)7 天内应用了阿司匹林。

(7)心肌坏死标志物升高。

具有上述危险因素的患者出现死亡、心肌梗死或需血管重建的负性心脏事件的可能性增高。评分越高危险性越大,且这些患者从低分子肝素、血小板 GPⅡb/Ⅲa 受体拮抗剂和心脏介入等治疗中获益也越大。这一评分系统简单易行,使早期对患者进行客观的危险分层成为可能,有利于指导临床对患者进行及时正确的治疗。

(三)急救护理

1.早期干预原则

在急诊情况下,一旦胸痛患者明确了 ACS 的诊断,快速和有效的干预即迅速开始。1999 年在美国心脏病学会(ACC)和美国心脏联合会(AHA)制定的《ACS 治疗指南》中曾推荐:患者应在发病10分钟内到达急诊科,对所有不稳定型心绞痛患者给予吸氧、静脉输液、连续的心电图(ECG)监护。并依据临床表现将患者分为高度危险、中度危险和低度危险。高度危险患者严格管理,低度危险患者必须按监护程序治疗,并定期随访,急诊士和医师必须精确地估定患者的危险层次。

2.干预时间分期

近来国外有学者将早期干预分为 4 个节段,称为 4Ds。

时间 0(症状,Symptom):症状开始时间点,它代表着冠状动脉闭塞的时间,虽然它是个比较好的指标,但不是完美的时间点。

时间 1(门口,Door):患者入急诊科的时间点。

时间 2(资料,Data):患者进行初步检查及心电图等材料的时间点。

时间 3(决定,Decision):决定是否进行溶栓治疗或进一步检查。

时间 4(药物,Drug):开始用药物或治疗的时间点。

其中时间 1～2 为 6～11 分钟;时间 2～3 为 20～22 分钟;时间 3～4 为 20～37 分钟。

GISSI-2 研究中,不足 30％的患者在症状发生后 3 小时才得到治疗。平均耽搁时间在 3～5 小时,其主要原因是以下几点。

(1)患者本身的耽搁:患者在就医问题上耽搁时间是延误时间的一个主要因素,其原因多在患者发病之初期症状较轻、未意识到病情的严重性,或地处偏僻,交通不便。

(2)运送患者的过程:患者发病后运送至医院途中,也要耽搁一些时间,据估计一般为 30 分钟到数小时。

(3)医院内耽搁:患者到达医院以后耽搁时间是相当普遍的。在多数研究中,从患者到达医院至实施溶栓治疗,平均耽搁45～90 分钟。

在症状发作不到 1 小时内接受治疗的患者 6 周病死率为 3.2％;在症状发作 4 小时接受治疗的患者6 周病死率为 6.2％。事实上非常早期的综合治疗(包括市区及郊区)可减少 50％心肌梗死的发病率。“4Ds”在减少从发病到处理的时间延误方面发挥了积极作用。

3.急诊过程耽搁

ACS 患者急诊就诊耽搁主要在:①患者到医院接受医师检查时;②对患者胸痛评估时,因为这需要仔细观察;③做 ECG 时;④在当诊断技师不能及时识别 ST 变化,ECG 报告延迟传递到内科医师时。

为避免这些急诊耽搁,有些医院尝试由急诊科护士做 ECG,并直接由医师快速阅读 ECG。还可自行设计护理观察记录文书,既节省了护士书写的时间,又提高了护理质量标准。

4.一般急救措施

(1)立即让患者采取舒适体位,合并心力衰竭者给半卧位。

(2)常规给予吸氧,3～5 L/min。

(3)连接好心电监护电极和测血压的袖带(注意电极位置应避开除颤区域和心电图胸前导联位置)。开启心电监护和无创血压监护。必要时给予血氧饱和度监护。

(4)协助给患者做全导联心电图作为基础心电图,以便对照。

(5)在左上肢和左下肢建立静脉通路,均留置 Y 形静脉套管针(以备抢救和急诊介入手术中方便用药)。

(6)备好急救药品和除颤器。

(7)抗凝疗法:给予嚼服肠溶阿司匹林 100～300 mg,或加用氯吡格雷片 75 mg,1 次/天,皮下注射低分子肝素等。

(8)介入疗法:对于 ACS 患者的治疗尤其是急性心肌梗死,尽快重建血运极为重要,对行急诊 PCI 的患者应迅速做好术前各项准备。

5.急诊冠状动脉介入治疗(PCI)的术前准备

(1)首先向患者及家属介绍介入诊断和治疗的目的、方法、优点。

(2)急查血常规,血凝全套,心肌酶谱,甲、乙、丙肝抗体,抗 HIV 等,术区备皮,做碘过敏皮试。

(3)让患者排空膀胱,必要时留置导尿管。

(4)嚼服肠溶阿司匹林 0.3 g,口服氯吡格雷片 300 mg,备好沙袋,氧气袋,全程监护,护送患者到导管室。

6.急诊 PCI 术后监护

(1)患者返回病房后,护士立即进行心电、血压的监护,注意心率(律)变化。

(2)急诊 PCI 患者术后常规留置动脉鞘管 6～12 小时。嘱患者术侧肢体伸直制动,防止鞘管脱出、折断和术侧肢体的血栓形成。观察术区有无渗血,触摸双侧足背动脉搏动情况,皮肤颜色和肢体温度的变化。协助按摩术侧肢体。

(3)动脉鞘管拔管前向患者说明拔管的简要过程,消除紧张心理。医师拔管时,护士应准备好急救药品:如阿托品、多巴胺等,观察患者心电监护和血压。拔管后,穿刺部位进行加压包扎,观察有无渗血,保持局部清洁无菌,严格交接班并作好记录。

(四)心肌耗氧量与护理

在 ACS 发病的极早期患者心肌脆弱,电活动极不稳定,心脏供血和耗氧量之间的矛盾非常突出,因此在发病早期,尤其是 24 小时以内,限制患者活动,降低心肌耗氧量,缓解心肌供血和需求之间的矛盾,对保证患者平稳度过危险期,促进心肌恢复,具有非常重要的意义。

1.心肌耗氧量

影响心肌耗氧量的主要因素有心脏收缩功、室壁张力、心肌体积。Katz 提出以二项乘积(double-product,D-P)作为心肌耗氧量的指标,其公式为最大血压乘以心率。由于该指标计算方法简单,可重复性好,临床研究证实其与心肌耗氧量的真实情况相关性好,已被广泛应用于临床。

2.排便动作

各种干预因素都可以引起 D-P 的增加,排便时患者需要屏住呼吸,使膈肌下沉,收缩腹肌,增加腹压,这一使力的动作,加上卧位排便造成的紧张、不习惯等因素,会导致血压升高和心率加快,从而加重心脏负担,使心脏的氧供和氧耗之间失衡,增加心律失常的发生危险。因此在护理中:①必须确实保证 ACS 患者大便通畅,如给予缓泻剂、开塞露等;②另有研究表明坐位排便的运动强度低于卧位排便,故对无法适应卧位排便的患者在监护的情况下试行坐位排便,以缓解其焦虑情绪;③在患者排便期间还必须加强监护,要有护士在场,以应付可能出现的意外情况。

3.接受探视

患者接受探视时 D-P 增加明显。亲友的来访使患者情绪激动,交感神经兴奋,心脏兴奋性增强,心肌耗氧量增加,尤其是来访者表现的过度紧张和不安时更是如此。因此在护理中:①应尽可能地减少探视的次数;②对来访者应事先进行教育,说明避免患者情绪波动对患者康复的意义;③对经济有困难的患者,应劝其家属暂不谈及经费问题。

4.音乐疗法

曾有研究表明对心肌梗死及不稳定型心绞痛患者进行音乐疗法,可使其情绪稳定,交感神经活动减少,副交感神经活动增强,从而使心肌耗氧量减少。但有些研究没有得出类似的结果,其原因可能是对象和乐曲的选择有问题,很难想象一个乐盲和一个音乐家对同一首曲子会有同样的反映,也很难想象一个人在听到音乐和听到哀乐时会有一样的心情。因此在进行音乐疗法时应加强针对性。

(薄　清)

第六节　高血压急症

高血压急症是指短时间内(数小时或数天)血压明显升高,舒张压>16.0 kPa(120 mmHg)和/或收缩压>24.0 kPa(180 mmHg),伴有重要器官组织,如心脏、脑、肾、眼底、大动脉的严重功能障碍或不可逆性损害。高血压急症可以发生在高血压患者,表现为高血压危象或高血压脑病;也可发生在其他许多疾病过程中,主要在心、脑血管病急性阶段,如脑出血、蛛网膜下腔出血、缺血性脑卒中、急性左心衰伴肺水肿、不稳定型心绞痛、急性主动脉夹层和急、慢性肾衰竭等情况时。

单纯的血压升高并不构成高血压急症,血压的高低也不代表患者的危重程度;是否出现靶器官损害及哪个靶器官受累不仅是高血压急症诊断的关键,也直接决定治疗方案的选择。及时正确处理高血压急症,可在短时间内使病情缓解,预防进行性或不可逆性靶器官损害,降低死亡率。根据降压治疗的紧迫程度,高血压急症可分为紧急和次急两类。前者需要采用静脉途径给药,在几分钟到1小时内迅速降低血压;后者需要在几小时到24小时内降低血压,可使用快速起效的口服降压药。

一、发病机制

长期高血压及伴随的危险因素引起小动脉中层平滑肌细胞增生和纤维化,中动脉、大动脉粥样硬化,管壁增厚和管腔狭窄,导致重要靶器官,如心、脑、肾缺血。在此基础上或在其他许多疾病过程中,因紧张、疲劳、情绪激动、突然停服降压药、嗜铬细胞瘤阵发性高血压发作等诱因,小动脉发生强烈痉挛,血压急剧上升,使重要靶器官缺血加重而产生严重功能障碍或不可逆性损害;或由于过高的血压突破了脑血流自动调节范围,脑组织血流灌注过多引起脑水肿、脑功能障碍。

妊娠时子宫胎盘血流灌注减少,使前列腺素在子宫合成减少,从而促使肾素分泌增加,通过血管紧张素系统使血压升高。

二、临床表现

(一)高血压脑病

高血压脑病常见于急性肾小球肾炎,也可见于其他原因高血压,但在醛固酮增多症和嗜铬细胞瘤者少见。常表现为剧烈头痛、烦躁、恶心、呕吐、抽搐、昏迷、暂时局部神经体征。舒张压常≥18.7 kPa(130 mmHg),眼底几乎均能见到视网膜动脉强烈痉挛,脑脊液压力可高达3.9 kPa(400 mmH$_2$O),蛋白增加。经有效的降压治疗,症状可迅速缓解,否则将导致不可逆脑损害。

(二)急进型或恶性高血压

此类多见于中青年,血压显著升高,舒张压持续≥18.7 kPa(130 mmHg),并有头痛、视力减退、眼底出血、渗出和视盘水肿;肾损害突出,持续蛋白尿、血尿与管型尿;若不积极降压治疗,预后很差,常死于肾衰竭、脑卒中、心力衰竭。病理上以肾小球纤维样坏死为特征。

(三)急性脑血管病

急性脑血管病包括脑出血、脑血栓形成和蛛网膜下腔出血。

(四)慢性肾疾病合并严重高血压

原发性高血压可以导致肾小球硬化,肾功能损害,在各种原发或继发性肾实质疾病中,包括各种肾小球肾炎、糖尿病肾病、红斑狼疮肾炎、梗阻性肾病等,出现肾性高血压者可达80%～90%,是继发性高血压的主要原因。随着肾功能损害加重,高血压的出现率、严重程度和难治程度也加重。

(五)急性左心衰

高血压是急性心力衰竭最常见的原因之一。

(六)急性冠脉综合征(ACS)

血压升高引起内膜受损而诱发血栓形成致 ACS。

(七)主动脉夹层

主动脉内的血液经内膜撕裂口流入囊样变性的中层,形成血肿,随血流压力的驱动,逐渐在主动脉中层内扩展。临床特点为急性起病,突发剧烈胸、背部疼痛、休克和血肿压迫相应的主动脉分支血管时出现的脏器缺血症状。多见于中老年患者,约 3/4 的患者有高血压。超高速 CT 和 MRI 能明确诊断,必要时主动脉造影。一旦诊断明确,立即进行解除疼痛、降低血压、减慢心率的治疗。

(八)子痫

先兆子痫是指以下三项中有两项者:血压>21.3/14.7 kPa(160/110 mmHg);尿蛋白≥3 g/24 h;伴水肿、头痛、头晕、视物不清、恶心、呕吐等自觉症状。子痫指妊娠高血压综合征的孕产妇发生抽搐。辅助检查:血液浓缩、血黏度升高、重者肌酐升高、凝血机制异常,眼底可见视网膜痉挛、水肿、出血。

(九)嗜铬细胞瘤

嗜铬细胞瘤可产生和释放大量去甲肾上腺素和肾上腺素,常见的肿瘤部位在肾上腺髓质,也可在其他具有嗜铬组织的部位,如主动脉分叉、胸腹部交感神经节等。临床表现为血压急剧升高,伴心动过速、头痛、苍白、大汗、麻木、手足发冷。发作持续数分钟至数小时。通过发作时尿儿茶酚胺代谢产物香草基杏仁酸(VMA)和血儿茶酚胺的测定可以确诊。

高血压次急症,也称为高血压紧迫状态,指血压急剧升高而尚无靶器官损害。允许在数小时内将血压降低,不一定需要静脉用药。包括急进型或恶性高血压无心、肾和眼底损害,先兆子痫,围术期高血压等。

三、诊断与评估

(一)诊断依据

(1)原发性高血压病史。

(2)血压突然急剧升高。

(3)伴有心功能不全、高血压脑病、肾功能不全、视盘水肿、渗出、出血等靶器官严重损害。

(二)评估

发生高血压急症的患者基础条件不同,临床表现形式各异,要决定合适的治疗方案,有必要早期对患者进行评估,做出危险分层,针对患者的具体情况制订个体化的血压控制目标和用药方案。

在病情诊断及评估中,简洁但完整的病史收集有助于了解高血压的持续时间和严重性、并发症情况及药物使用情况;需要明确患者是否有心血管、肾、神经系统疾病病史,检查是否有靶器官损害的相关征象;进行必要的辅助检查:血电解质、尿常规、ECG、检眼镜等。根据早期评估选择适当的急诊检查,如 X 线胸部平片、脑 CT 等。一旦发现患者有靶器官急性受损的迹象,就应该进行紧急治疗,绝不能一味等待检查结果。

四、治疗原则

(一)迅速降低血压

选择适宜有效的降压药物静脉滴注,在监测下将血压迅速降至安全水平,以预防进行性或不可逆性靶器官损害,避免使血压下降过快或过低,导致局部或全身灌注不足。

(二)降压目标

高血压急症降压治疗的第一个目标是在 30~60 分钟将血压降到一个安全水平。由于患者基础血压水平各异,合并的靶器官损害不一,这一安全水平必须根据患者的具体情况决定。指南建议:①1 小时内使平均动脉血压迅速下降但不超过 25%。一般掌握在近期血压升高值的 2/3 左右。但注意对于临床的一些特殊情况,如主动脉夹层和急性脑血管病患者等,血压控制另有要求;②在达到第一个目标后,应放慢降压速度,加用口服降压药,逐步减慢静脉给药的速度,逐渐将血压降低到第二个目标。在以后的 2~6 小时将血压降至 21.3/13.3~14.7 kPa(160/100~110 mmHg),根据患者的具体病情适当调整;③如果这样的血压水平可耐受和临床情况稳定,在以后 24~48 小时逐步降低血压达到正常水平,即高血压急症血压控制的第三步。

五、急救护理

(一)保持安静

绝对卧床休息,半卧位。减少患者搬动,教会患者缓慢改变体位。避免一切不良刺激和不必要的活动。消除紧张恐惧心理、稳定情绪,必要时按医嘱使用镇静药。

(二)保持呼吸道通畅

吸氧 4~5 L/min,如呼吸道分泌物较多,患者呼吸功能较差,应用吸引器吸出。呕吐时头偏向一侧,防止误吸导致窒息。

(三)建立有效静脉通路

立即建立静脉通路,迅速按医嘱使用降压药及时降低血压。降低血管阻力,解除血管的痉挛状态。一般首选硝普钠,应避光静脉注射,以微量泵控制注入速度,缓慢降压。4~6 小时更换1 次,持续静脉注射一般不超过 72 小时,以免发生硫氰酸盐中毒,严重肝、肾疾病患者应慎用。

(四)密切监测病情变化

严密观察血压变化,尤其在更换药物或改变给药速度时,降压不宜过快或过低,应在短时间内把血压降至安全范围,并不要将血压降至完全正常水平,以免造成脑供血不足和肾血流量下降,如出现出汗、不安、头痛、心悸、胸骨后疼痛等血管过度扩张现象,应立即停止用药。也可选用硝酸甘油、硝苯地平舌下含服;制止抽搐用地西泮肌内注射或静脉注射;降低颅内压、减轻脑水肿用呋塞米或甘露醇快速静脉滴注。

严密观察脉搏、呼吸、心率、血压、神志、瞳孔、尿量变化,如发现异常,随时与医师联系。准确记录24小时出入量。

(五)提供保护性护理

患者意识不清时应加床栏以防止坠床;发生抽搐时用牙垫置于上、下磨牙间防止唇舌咬伤;避免屏气用力呼气或用力排便;保持周围安静,减少噪声的刺激。

(六)饮食护理

合理饮食,给予低盐、低脂、低胆固醇、清淡饮食,少量多餐,避免过饱及刺激性食物。适当控制能量,多食含维生素和蛋白质食物,增加蔬菜、水果、高膳食纤维食物的摄入,限烟酒,达到减轻心脏负荷、防止水钠潴留、预防便秘、降低血压的效果。

(七)心理护理

长期的抑郁或情绪激动、急剧而强烈的精神创伤可使交感-肾上腺素活性增强,血压升高,因此,保持良好的心理状态非常重要。可通过了解患者性格特征及有关社会-心理因素进行心理疏导,说明本病需长期甚至终身治疗,取得患者的充分理解和配合,教会患者训练自我控制能力,消除紧张恐惧心理、安定情绪,保持最佳的心理状态。

(八)康复护理

指导并鼓励患者坚持非药物治疗,如给予低盐、低脂、低胆固醇和富含维生素食物,少量多餐,适当控制总热量;减肥、控制体重;合理安排休息和活动,保证充足的睡眠,参加适当的体育锻炼和劳动,避免重体力劳动,精神过度紧张和情绪激动等诱发因素。帮助患者建立长期治疗的思想准备,按时遵医嘱服药。定期门诊随访,教会患者及家属测量血压,病情变化时随时就医。

(薄 清)

第七节 急性上消化道出血

一、概论

上消化道出血是指屈氏韧带以上的消化道包括食管、胃、十二指肠、胆管及胰管的出血,胃空肠吻合术后的空肠上段出血也包括在内。大量出血是指短时间内出血量超过1 000 mL或达血容量20%的出血。上消化道出血为临床常见急症,以呕血、黑便为主要症状,常伴有血容量不足的临床表现。

(一)病因

上消化道疾病和全身性疾病均可引起上消化道出血,临床上最常见的病因是消化性溃疡、食管胃底静脉曲张破裂、急性胃黏膜损害及胃癌。糜烂性食管炎、食管贲门黏膜撕裂综合征引起的出血也不少见。其他原因见表1-8。

(二)诊断

1.临床表现特点

(1)呕血与黑便:是上消化道出血的直接证据。幽门以上出血且出血量大者常表现为呕血。

呕出鲜红色血液或血块者表明出血量大、速度快,血液在胃内停留时间短。若出血速度较慢,血液在胃内经胃酸作用后变性,则呕吐物可呈咖啡样。幽门以下出血表现为黑便,但如出血量大而迅速,幽门以下出血也可以反流到胃腔而引起恶心、呕吐,表现为呕血。黑便的颜色取决于出血的速度与肠道蠕动的快慢。粪便在肠道内停留的时间短,可排出暗红色的粪便。反之,空肠、回肠,甚至右半结肠出血,如在肠道中停留时间长,也可表现为黑便。

表 1-8 上消化道出血的常见病因

食管疾病	食管静脉曲张、食管贲门黏膜撕裂症(Mallory-Weiss综合征)、糜烂性食管炎、食管癌
胃部疾病	胃溃疡、急性胃黏膜损害、胃底静脉曲张、门静脉高压性胃黏膜损害、胃癌、胃息肉
十二指肠疾病	溃疡、十二指肠炎、憩室
邻近器官疾病	胆管出血(胆石症、肝胆肿瘤等)、胰腺疾病(假性囊肿、胰腺癌等)、主动脉瘤破裂入上消化道
全身性疾病	血液病(白血病、血小板减少性紫癜等)、尿毒症、血管性疾病(遗传性出血性毛细血管扩张症等)

(2)失血性周围循环衰竭:急性周围循环衰竭是急性失血的后果,其程度的轻重与出血量及速度有关。少量出血可因机体的代偿机制而不出现临床症状。中等量以上出血常表现为头晕、心悸、口渴、冷汗、烦躁及昏厥。体检可发现面色苍白、皮肤湿冷、心率加快、血压下降。大量出血者可在黑便排出前出现晕厥与休克,应与其他原因引起的休克鉴别。老年人大量出血可引起心、脑方面的并发症,应引起重视。

(3)氮质血症:上消化道出血后常出现血中尿素氮浓度升高,24~28 小时达高峰,一般不超过 14.3 mmol/L(40 mg/dL),3~4 天降至正常。若出血前肾功能正常,出血后尿素氮浓度持续升高或下降后又再升高,应警惕继续出血或止血后再出血的可能。

(4)发热:上消化道出血后,多数患者在 24 小时内出现低热,但一般不超过 38 ℃,持续 3~4 天降至正常。引起发热的原因尚不清楚,可能与出血后循环血容量减少,周围循环障碍,导致体温调节中枢的功能紊乱,再加以贫血的影响等因素有关。

2.实验室及其他辅助检查特点

(1)血常规:红细胞及血红蛋白在急性出血后 3~4 小时开始下降,血细胞比容也下降。白细胞数稍有反应性升高。

(2)隐血试验:呕吐物或黑便隐血反应呈强阳性。

(3)血尿素氮:出血后数小时内开始升高,24~28 小时内达高峰,3~4 天降至正常。

3.诊断与鉴别诊断

根据呕血、黑便和血容量不足的临床表现,以及呕吐物、黑便隐血反应呈强阳性、红细胞计数和血红蛋白浓度下降的实验室证据,可做出消化道出血的诊断。下面几点在临床工作中值得注意。

(1)上消化道出血的早期识别:呕血及黑便是上消化道出血的特征性表现,但应注意部分患者在呕血及黑便前即出现急性周围循环衰竭的征象,应与其他原因引起的休克或内出血鉴别。及时进行直肠指检可较早发现尚未排出体外的血液,有助于早期诊断。

呕血和黑便应和鼻出血、拔牙或扁桃体切除术后吞下血液鉴别,通过询问发病过程与手术史不难加以排除。进食动物血液、口服铁剂、铋剂及某些中药,也可引起黑色粪便,但均无血容量不足的表现与红细胞、血红蛋白降低的证据,可以借此加以区别。呕血有时尚需与咯血鉴别,支持咯血的要点：①患者有肺结核、支气管扩张、肺癌、二尖瓣狭窄等病史；②出血方式为咯出，咯出物呈鲜红色，有气泡与痰液，呈碱性；③咯血前有咳嗽、喉痒、胸闷、气促等呼吸道症状；④咯血后通常不伴黑便，但仍有血丝痰；⑤胸部X线片通常可发现肺部病灶。

(2)出血严重程度的估计：由于出血大部分积存于胃肠道，单凭呕出或排出量估计实际出血量是不准确的。根据临床实践经验，下列指标有助于估计出血量。出血量每天超过 5 mL 时，粪便隐血试验则可呈阳性；当出血量超过 60 mL，可表现为黑便；呕血则表示出血量较大或出血速度快。若出血量在 500 mL 以内，由于周围血管及内脏血管的代偿性收缩，可使重要器官获得足够的血液供应，因而症状轻微或者不引起症状。若出血量超过 500 mL，可出现全身症状，如头晕、心悸、乏力、出冷汗等。若短时间内出血量＞1 000 mL，或达全身血容量的20％时，可出现循环衰竭表现，如四肢厥冷、少尿、晕厥等，此时收缩压＜12.0 kPa(90 mmHg)或较基础血压下降25％，心率＞120 次/分，血红蛋白＜70 g/L。事实上，当患者体位改变时出现血压下降及心率加快，说明患者血容量明显不足、出血量较大。因此，仔细测量患者卧位与直立位的血压与心率，对估计出血量很有帮助。另外，应注意不同年龄与体质的患者对出血后血容量不足的代偿功能相差很大，因而相同出血量在不同患者引起的症状也有很大差别。

(3)出血是否停止的判断：上消化道出血经过恰当的治疗，可于短时间内停止出血。但由于肠道内积血需经数天(3 天)才能排尽，因此不能以黑便作为判断继续出血的指征。临床上出现以下情况应考虑继续出血的可能：①反复呕血，或黑便次数增多，粪质转为稀烂或暗红；②周围循环衰竭经积极补液输血后未见明显改善；③红细胞计数、血红蛋白测定与血细胞比容继续下降，网织红细胞持续增高；④在补液与尿量足够的情况下，血尿素氮持续或再次增高。

一般来讲，一次出血后48 小时以上未再出血，再出血的可能性较小。而过去有多次出血史，本次出血量大或伴呕血，24 小时内反复大出血，出血原因为食管胃底静脉曲张破裂、有高血压病史或有明显动脉硬化者，再出血的可能性较大。

(4)出血的病因诊断：过去病史、症状与体征可为出血的病因诊断提供重要线索，但确诊出血原因与部位需靠器械检查。①内镜检查：是诊断上消化道出血最常用与准确的方法。出血后24～48 小时内的紧急内镜检查价值更大，可发现十二指肠降部以上的出血灶，尤其对急性胃黏膜损害的诊断更具意义，因为该类损害可在几日内愈合而不留下痕迹。有报道，紧急内镜检查可发现 90％的出血原因。在紧急内镜检查前需先补充血容量，纠正休克。一般认为，患者收缩压＞12.0 kPa(90 mmHg)、心率＜110 次/分、血红蛋白浓度≥70 g/L 时，进行内镜检查较为安全。若有活动性出血，内镜检查前应先插鼻胃管，抽吸胃内积血，并用生理盐水灌洗至抽吸物清亮，然后拔管行胃镜检查，以免积血影响观察。②X 线钡餐检查：上消化道出血患者何时行钡餐检查较合适，各家有争论。早期活动性出血期间胃内积血或血块影响观察，且患者处于危急状态，需要进行输血、补液等抢救措施而难以配合检查。早期行 X 线钡餐检查还有引起再出血之虞，因此目前主张 X 线钡餐检查最好的出血停止和病情稳定数天后进行。③选择性腹腔动脉造影：若上述检查未能发现出血部位与原因，可行选择性肠系膜上动脉造影。若有活动性出血，且出血速度＞0.5 mL/min 时，可发现出血病灶。可同时行栓塞治疗而达到止血的目的。④胶囊内镜：用于常规胃、肠镜检查无法找到出血灶的原因未明消化道出血患者，是近年来主要用于小肠疾病检查的新技术。国内外已有较多胶囊内镜用于不明原因消化道出血检查的报道，病灶检出率为50％～75％，显性出血者病变检出率高于隐性出血者。胶囊内镜检查的优点是无创、患者容易接受，可提示活动性出血的部位。缺点是胶囊内镜不能操控，对病灶的暴露有时不理想，也不能取病理活检。⑤小肠镜:推进式小肠镜可窥见 Treitz 韧带远端约 100 cm 的空肠,对不明原因消化道出血的病因诊断率可达 40%～65%。该检查需用专用外套管,患者较痛苦,有一定的并发症发生率。近年应用于临床的双气囊小肠镜可检查全小肠,大大提高了不明原因消化道出血的病因诊断率。据国内外报道,双气囊全小肠镜对不明原因消化道出血的病因诊断率在 60%～77%。双气囊全小肠镜的优势在于能够对可疑病灶进行仔细观察、取活检,且可进行内镜下止血治疗,如氩离子凝固术、注射止血术或息肉切除术等。对原因未明的消化道出血患者有条件的医院应尽早行全小肠镜检查。⑥放射性核素^{99m}Tc:标记红细胞扫描注射^{99m}Tc标记红细胞后,连续扫描 10～60 分钟,如发现腹腔内异常放射性浓聚区则视为阳性。可依据放射性浓聚区所在部位及其在胃肠道的移动来判断消化道出血的可能部位,适用于怀疑小肠出血的患者,也可作为选择性腹腔动脉造影的初筛方法,为选择性动脉造影提供依据。

(三)治疗

上消化道出血病情急,变化快,严重时可危及患者生命,应采取积极措施进行抢救。这里叙述各种病因引起的上消化道出血的治疗的共同原则。

1.抗休克

上消化道出血的初步诊断一经确立,则抗休克、迅速补充血容量应放在一切医疗措施的首位,不应忙于进行各种检查。可选用生理盐水、林格液、右旋糖酐或其他血浆代用品。出血量较大者,特别是出现循环衰竭者,应尽快输入足量同型浓缩红细胞或全血。出现下列情况时有紧急输血指征:①患者改变体位时出现晕厥;②收缩压<12.0 kPa(90 mmHg);③血红蛋白浓度<70 g/L。对于肝硬化食管胃底静脉曲张破裂出血者应尽量输入新鲜血,且输血量适中,以免门静脉压力增高导致再出血。

2.迅速提高胃内酸碱度(pH)

当胃内 pH 提高至 5 时,胃内胃蛋白酶原的激活明显减少,活性降低。而 pH 升高至 7 时,则胃内的消化酶活性基本消失,对出血部位凝血块的消化作用消失,起到协助止血的作用。自身消化作用的减弱或消失,对溃疡或破损部位的修复也起促进作用,有利于出血病灶的愈合。

3.止血

根据不同的病因和具体情况,因地制宜选用最有效的止血措施。

4.监护

严密监测病情变化,患者应卧床休息,保持安静,保持呼吸道通畅,避免呕血时血阻塞呼吸道而引起窒息。严密监测患者的生命体征,如血压、脉搏、呼吸、尿量及神志变化。观察呕血及黑便情况,定期复查红细胞数、血红蛋白浓度、血细胞比容。必要时测定中心静脉压。对老年患者根据具体情况进行心电监护。

留置鼻胃管可根据抽吸物颜色监测胃内出血情况,也可通过胃管注入局部止血药物,有助于止血。

二、急救护理

(一)护理目标

(1)保持呼吸道通畅,防止窒息。

(2)保障快速补充血容量,维护血流动力学稳定,抢救生命。

(3)保障及时应用止血药物。

(4)保障三腔二囊管压迫止血安全、有效。

(5)维护患者舒适。

(二)护理措施

1.保持呼吸道通畅,防止窒息

发现卧床患者发生大呕血时,立即帮助其取头高侧卧位,患者取俯卧位呕吐时用手托扶其前额,防止大量血液涌入鼻腔或气道导致窒息。必要时用吸引器及时清除呼吸道、口、鼻咽部的呕吐物和血液。

2.维护血流动力学和生命体征稳定

(1)建立有效的静脉通道立即穿刺体表大静脉,开通2条静脉通道,连接三通接头。根据医嘱输注晶体液生理盐水、林格液等来进行最初的容量补充,同时送血标本检验血型、交叉配血等。待静脉充盈后在近端行留置针穿刺,多条通路补液,有休克者中心静脉置管,尽快补充血容量,纠正低血压休克。输液、输血速度开始要快,待血压回升后,根据血压、中心静脉压、尿量和患者心肺功能而定。大量输血前应加温使低温库存血接近体温时再输入,防止快速大量输入导致患者寒战等不良反应。输液、输血时保持通畅,管道连接处连接紧密,防止脱落。意识不清躁动者应安全约束,防止拔管。

(2)呕血暂停后,嘱患者绝对安静卧床休息,严禁自行下床以防晕厥。给予吸氧,禁饮食。休克患者平卧位,下肢抬高30°。

(3)监测患者血压、心率、呼吸等生命体征,老年或休克患者进行心电监护、中心静脉压测定。密切观察患者表情、意识、皮肤色泽、温度与湿度。留置导尿管,记录24小时出入量和每小时出入量。遵医嘱定期抽取标本检测血红蛋白、红细胞、白细胞、血小板计数、肝肾功能、电解质及血氨分析等。

(4)正确估计和记录出血量(呕血及便血):一般出现临床症状时失血已超过500 mL;超过1 000 mL的失血导致血压下降和脉速,如由仰卧位到直立位时,收缩压可下降1.3～2.7 kPa(10～20 mmHg),脉搏增加20次/分或更多;超过2 000 mL的急性出血常表现为临床休克,患者烦躁不安、面色苍白、脉搏细速,冷汗,收缩压低于12.0 kPa(90 mmHg)。

3.三腔两囊管(下称三腔管)压迫止血的护理

对出血病因明确,肝硬化门静脉高压致食管-胃底静脉曲张破裂出血者,护士要做好三腔管压迫止血的物品准备,加强护理与观察,保障疗效,杜绝因护理不当而造成的危害和意外。

(1)检查气囊是否完好,有无漏气、偏心。置管后妥善固定,导管贴近鼻翼处要以脱脂棉衬垫,避免压伤局部皮肤。标记刻度,注意检查胃囊及食管囊压力,一般胃囊压力4.9～6.0 kPa(37～45 mmHg),食管囊压力3.1～4.0 kPa(22.5～30.0 mmHg)。每12小时放气10分钟,防止黏膜压迫坏死。抢救车上备剪刀,以备在胃囊意外滑出时迅速剪断胃管放气,防止堵塞咽喉引起窒息或造成急性食管损伤等意外危险。

(2)观察止血效果。置管后定时抽胃内容物,必要时用生理盐水加止血药灌洗,观察抽出液的颜色,判断止血效果。连续抽出鲜血者,表明止血效果不好,应及时报告医师处理,可增加气囊气量。

(3)保持口腔清洁,每天口腔护理3次。及时吸尽咽喉分泌物,防止吸入性肺炎。三腔管放置时间不宜超过48小时,否则食管、胃底受压迫时间过长发生溃烂、坏死。患者翻身、大小便等活动后注意检查三腔管有无脱出或移位。

(4)如出血已停止,可先排空食管气囊,后排空胃气囊,再观察12～16小时,如再出血可随时再次压迫止血。拔管前,先给患者口服液状石蜡15～20 mL,然后缓慢慢将管拔出,擦拭面部,帮助患者漱口。

4.止血药物的应用及护理

(1)静脉用药:制酸剂应现配现用,保证疗效,使胃内 pH>6 为最佳止血效果;垂体后叶素常用于食管-胃底静脉曲张破裂出血,应用时应逐步调整剂量,剂量过大可导致头痛、腹痛、排便次数增加,也可引起心肌缺血诱发心肌梗死等。输液时要加强巡视,并严防药液外渗导致皮肤坏死,一旦发生渗出,立即给予局部封闭治疗;常用降门静脉压的药物有生长抑素,因半衰期短,中断5分钟后即需要再次给予冲击量,因此需用输液泵匀速泵入,防止中断,以免影响疗效和增加患者费用。该类药物用药速度过快、浓度过大可引起恶心、呕吐,诱发再次出血。

(2)胃管用药:冰盐水洗胃或注入孟氏液、凝血酶等止血药物,注意防止呛咳、误吸和窒息。

5.药物治疗无效时,配合医师做好急诊内镜治疗和手术准备

(1)术前向患者及家属做好解释工作,讲明胃镜下止血的必要性及可能出现的问题。询问患者药物过敏史。舌咽部黏膜麻醉,用丁卡因喷咽喉部2～3次。

(2)术中配合准备冰生理盐水50～60 mL 加去甲肾上腺素6 mg,凝血酶2 000 U 加冰生理盐水20 mL,用于经内镜注入胃内。介入治疗过程中,随时严密观察病情,注意生命体征变化。

(3)术后护理术后应继续观察出血情况。用生理盐水漱口,清洁口腔,去除口腔内积血及麻醉药,防止误吸入气管。禁食、禁饮2小时,防止因口咽部感觉迟钝导致呛咳。2小时后若病情平稳,可进温凉流质饮食。若病情严重则禁食24～72小时。

6.预防感染并发症

严格无菌技术操作,中心静脉置管处每天用碘伏消毒、更换无菌敷料,观察局部有无红肿、渗液等。每天更换输液器和三通接头;意识不清者,每2小时翻身1次,防止皮肤损伤,翻身时注意防止胃管等脱出。

7.维护患者舒适

呕血后帮助患者漱口或做口腔护理,擦净皮肤、地面的血迹,更换被服,以及时倾倒容器内的污物,病室通风,保持空气清洁、无异味。帮助患者取舒适的治疗体位。抢救过程中要保持安静,操作准确、轻巧,尽量减少患者痛苦。

8.心理护理

消化道大出血患者见到排出大量鲜血会产生紧张、恐惧心理,不利于止血和休克的治疗。护士要陪伴、安抚和支持患者。尽快清除血迹,避免不良刺激。实施检查治疗前,向患者说明目的、过程、配合要点等,尽量减轻因强烈的不确定感带来的恐惧。

(薄 清)

第二章 神经内科护理

第一节 三叉神经痛

一、概念和特点

三叉神经痛是一种原因未明的三叉神经分布区内闪电样反复发作的剧痛,不伴三叉神经功能破坏的症状,又称为原发性三叉神经痛。

二、病理生理

三叉神经感觉根切断术活检可见神经节细胞消失、炎症细胞浸润,神经鞘膜不规则增厚、髓鞘瓦解,轴索节段性蜕变、裸露、扭曲、变形等。

三、病因和诱因

原发性三叉神经痛病因尚未完全明了,周围学说认为病变位于半月神经节到脑桥间部分,是由于多种原因引起的压迫所致;中枢学说认为三叉神经痛为一种感觉性癫痫样发作,异常放电部位可能在三叉神经脊束核或脑干。

发病机制迄今仍在探讨之中。较多学者认为是各种原因引起三叉神经局部脱髓鞘产生异位冲动,相邻轴索纤维伪突触形成或产生短路,轻微痛觉刺激通过短路传入中枢,中枢传出冲动亦通过短路传入,如此叠加造成三叉神经痛发作。

四、临床表现

(1)70%~80%的病例发生在 40 岁以上,女性稍多于男性,多为一侧发病。

(2)以面部三叉神经分布区内突发的剧痛为特点,似触电、刀割、火烫样疼痛,以面颊部、上下颌或舌疼痛最明显;口角、鼻翼、颊部和舌等处最敏感,轻触、轻叩即可诱发,故有"触发点"或"扳机点"之称。严重者洗牙、刷牙、谈话、咀嚼都可以诱发,以致不敢做这些动作。发作时患者常常双手紧握拳或握物,或用力按压痛部,或用手擦痛部,以减轻疼痛。因此,患者多出现面部皮肤粗糙,色素沉着、眉毛脱落等现象。

(3)每次发作从数秒至 2 分钟不等。其发作来去突然,间歇期完全正常。

(4)疼痛可固定累及三叉神经的某一分支,尤以第二、三支多见,也可以同时累及两支,同时三支受累者少见。

(5)病程可呈周期性,开始发作次数较少,间歇期长,随着病程进展使发作逐渐频繁,间歇期缩短,甚至整日疼痛不止,本病可以缓解,但极少自愈。

(6)原发性三叉神经痛者神经系统检查无阳性体征。继发性三叉神经疼痛,多伴有其他脑神经及脑干受损的症状及体征。

五、辅助检查

(一)螺旋 CT 检查

螺旋 CT 检查能更好地显示颅底三孔区正常和病理的颅脑组织结构和骨质结构。对于发现和鉴别继发性三叉神经痛的原因及病变范围尤为有效。

(二)MRI 综合成像

快速梯度回波(FFE)加时间飞跃法即 TOF 法技术。它可以同时检测三叉神经和其周围血管的影像,已作为 MRI 对于三叉神经痛诊断和鉴别诊断的首选检查。

六、治疗

(一)药物治疗

首选卡马西平,开始为 0.1 g,2 次/天,以后每天增加 0.1 g,最大剂量不超过 1.0 g/d。直到疼痛消失,然后再逐渐减量,最小有效维持剂量常为 0.6~0.8 g/d。如卡马西平无效可考虑苯妥英钠 0.1 g 口服 3 次/天。如两药无效时可试用氯硝西泮 6~8 mg/d 口服。40%~50%病例可有效控制发作,25%疼痛明显缓解。可同时服用大剂量维生素 B_{12},1 000~2 000 μg,肌内注射,2~3 次/周,4~8 周为 1 个疗程,部分患者可缓解疼痛。

(二)经皮半月神经节射频电凝治疗法

采用射频电凝治疗对大多数患者有效,可缓解疼痛数月至数年。但可致面部感觉异常、角膜炎、复视、咀嚼无力等并发症。

(三)封闭治疗

药物治疗无效者可行三叉神经纯乙醇或甘油封闭治疗。

(四)手术治疗

以上治疗长达数年无效且又能耐受开颅手术者可考虑三叉神经终末支或半月神经节内感觉支切断术,或行微血管减压术。手术治疗虽然止痛疗效良好,但也有可能失败,或产生严重的并发症,术后复发,甚至有生命危险等。因此,只有经过上述几种治疗后仍无效且剧痛难忍者才考虑手术治疗。

七、护理评估

(一)一般评估

1.生命体征

一般无特殊。

2.患者的主诉

有无三叉神经痛的临床表现。

3.相关记录

患者神志、年龄、性别、体重、体位、饮食、睡眠、皮肤等记录结果。尤其疼痛的评估,包括对疼痛程度、疼痛控制及疼痛不良作用的评估。主要包括以下 3 个方面。

(1)疼痛强度的单维测量。

(2)疼痛分成感觉强度和不愉快两个维度来测量。

(3)对疼痛经历的感觉、情感及认知评估方面的多维评估。

(二)身体评估

1.头颈部

(1)角膜反射:患者向一侧注视,用捻成细束的棉絮由外向内轻触角膜,反射动作为双侧直接和间接的闭眼活动。角膜反射可以受多种病变的影响。如一侧三叉神经受损造成角膜麻木时,刺激患侧角膜则双侧均无反应,而在做健侧角膜反射时,仍可引起双侧反应。

(2)腭反射:用探针或棉签轻刺软腭弓、咽腭弓边缘,正常时可引起腭帆上提,伴恶心或呕吐反应。当一侧反射消失,表明检查侧三叉神经、舌咽神经和迷走神经损害。

(3)眉间反射:用叩诊锤轻轻叩击两眉之间的部位,可出现两眼轮匝肌收缩和两眼睑闭合。一侧三叉神经及面神经损害,均可使该侧眉间反射减弱或消失。

(4)运动功能的评估:检查时,首先应注意观察患者两侧颞部及颌部是否对称,有无肌萎缩,然后让患者用力反复咬住磨牙,检查时双手掌按触两侧咬肌和颞肌,如肌肉无收缩,或一侧有明显肌收缩减弱,即有判断价值。另外可嘱患者张大口,观察下颌骨是否有偏斜,如有偏斜证明三叉神经运动支受损。

(5)感觉功能的评估:检查时,可用探针轻划(测触感)与轻刺(测痛感)患侧的三叉神经各分布区的皮肤与黏膜,并与健侧相比较。如果痛觉丧失时,需再做温度觉检查,以试管盛冷、热水测试。可用两支玻璃管分别盛 0~10 ℃的冷水和 40~50 ℃温水,交替地接触患者的皮肤,请其报出"冷"和"热"。

2.胸部

无特殊。

3.腹部

无特殊。

4.四肢

无特殊。

(三)心理-社会评估

1.疾病知识

患者对疾病的性质、过程、防治及预后知识的了解程度。

2.心理状况

了解疾病对其日常生活、学习和工作的影响,患者能否面对现实、适应角色转变,有无人格改变、反应迟钝、记忆力及计算力下降或丧失等精神症状。

3.社会支持系统

了解家庭的组成、经济状况、文化教育背景;家属对患者的关心、支持及对患者所患疾病的认识程度;了解患者的工作单位或医疗保险机构所能承担的帮助和支持情况;患者出院后的继续就医条件,居住地的社区保健资源或继续康复治疗的可能性。

(四)辅助检查结果的评估

1.常规检查

一般无特殊,注意监测肝、肾功能有无异常。

2.头颅CT

颅底三孔区的颅脑组织结构和骨质结构有无异常。

3.MRI综合成像

三叉神经和其周围血管的影像有无异常。

(五)常用药物治疗效果的评估

1.卡马西平

(1)用药剂量、时间、方法的评估与记录。

(2)不良反应的评估:头晕、嗜睡、口干、恶心、消化不良等,多可消失。出现皮疹、共济失调、昏迷、肝功能受损、心绞痛、精神症状时需立即停药。

(3)血液系统毒性反应的评估:本药最严重的不良反应,但较少见,可产生持续性白细胞计数减少、单纯血小板计数减少及再生障碍性贫血。

2.苯妥英钠

(1)服用药物的具体情况:是否餐后服用,主要剂型、剂量与持续用药时间。

(2)不良反应的评估:本品不良反应小,长期服药后常见眩晕、嗜睡、头晕、恶心、呕吐、厌食、失眠、便秘、皮疹等反应,亦可有变态反应。有时有牙龈增生(儿童多见,使用钙盐可减轻),偶有共济失调、白细胞数减少、巨细胞贫血、神经性震颤;严重时有视力障碍及精神错乱、紫癜等。长期服用可引起骨质疏松,孕妇服用有可能致胎儿畸形。

3.氯硝西泮

(1)服用药物的具体情况:是否按时服用,主要剂型、剂量与持续用药时间。

(2)不良反应的评估:最常见的不良反应为嗜睡和步态不稳及行为紊乱,老年患者偶见短暂性精神错乱,停药后消失。偶有一过性头晕、全身瘙痒、复视等不良反应。对孕妇及闭角性青光眼患者禁用。对肝、肾功能有一定的损害,故对肝、肾功能不全者应慎用或禁用。

八、主要护理诊断(问题)

(1)疼痛:面颊、上下颌及舌疼痛,与三叉神经受损(发作性放电)有关。

(2)焦虑:与疼痛反复、频繁发作有关。

九、护理措施

(一)避免发作诱因

由于本病为突然、反复发作的阵发性剧痛,患者非常痛苦,加之咀嚼、哈欠和讲话均可能诱发,患者常不敢洗脸、刷牙、进食和大声说话等,故表现为面色憔悴、精神抑郁和情绪低落,应指导患者保持心情愉快,生活有规律、合理休息、适度娱乐;选择清淡、无刺激的饮食,严重者可进食流质;帮助患者尽可能减少刺激因素,如保持周围环境安静、室内光线柔和,避免因周围环境刺激而产生焦虑情绪,以致诱发或加重疼痛。

(二)疼痛护理

观察患者疼痛的部位、性质,了解疼痛的原因与诱因;与患者讨论减轻疼痛的方法与技巧,鼓励患者运用指导式想象、听轻音乐、阅读报纸杂志等分散注意力,以达到精神放松、减轻疼痛的目的。

(三)用药护理

指导患者遵医嘱正确服用止痛药,并告知药物可能出现的不良反应,如服用卡马西平应先行血常规检查以了解患者的基本情况,用药 2 个月内应每 2 周检查血常规 1 次。如无异常情况,以后每 3 个月检查血常规 1 次。

(四)就诊指标

出现头晕、嗜睡、口干、恶心、步态不稳、肝功能损害、皮疹和白细胞计数减少及时就医;患者不要随意更换药物或自行停药。

十、护理效果评价

(1)患者疼痛程度得到有效控制,达到预定疼痛控制目标。

(2)患者能正确认识疼痛并主动参与疼痛治疗护理。

(3)患者不舒适被及时发现,并予以相应处理。

(4)患者掌握相关疾病知识,遵医行为好。

(5)患者对治疗效果满意。

(靳素萍)

第二节 面 神 经 炎

一、概念和特点

面神经炎是由茎乳孔内面神经非特异性炎症所致的周围性面瘫,又称为特发性面神经麻痹,或称贝尔麻痹,是一种最常见的面神经瘫痪疾病。

二、病理生理

其早期病理改变主要为神经水肿和脱髓鞘病变,严重者可出现轴突变性,以茎乳孔和面神经管内部分尤为显著。

三、病因和诱因

面神经炎的病因尚未完全阐明。受凉、感染、中耳炎、茎乳孔周围水肿及面神经在面神经管出口处受压、缺血、水肿等均可引起发病。

四、临床表现

(1)本病任何年龄、任何季节均可发病,男性比女性略多。一般为急性发病,常于数小时或1~3 天症状达到高峰。

(2)主要表现为一侧面部表情肌瘫痪,额纹消失,不能皱额蹙眉;眼裂闭合不能或闭合不完全;病侧鼻唇沟变浅,口角歪向健侧(露齿时更明显);吹口哨及鼓腮不能等。

(3)病初可有侧耳后麻痹或下颌角后疼痛。少数人可有茎乳孔附近及乳突压痛。面神经病变在中耳鼓室段者可出现说话时回响过度和病侧舌前 2/3 味觉缺失。影响膝状神经节者,除上述表现外,还出现病侧乳突部疼痛,耳郭与外耳道感觉减退,外耳道或鼓膜出现疱疹,称为 Hunt 综合征。

五、辅助检查

面神经传导检查对早期(起病5~7天)完全瘫痪者的预后判断是一项有用的检查方法,肌电图(EMG)检查表现为病侧诱发的肌电动作电位 M 波波幅明显下降,如为正常的30%或以上者,则可望在 2 个月内完全恢复。如为10%~29%者则需要 2~8 个月才能恢复,且有一定程度的并发症;如仅为 10%以下者则需要6~12 个月才有可能恢复,并常伴有并发症(面肌痉挛等);如病后10天内出现失神经电位,恢复时间将延长。

六、治疗

改善局部血液循环,减轻面部神经水肿,促使功能恢复。

(1)急性期应尽早使用糖皮质激素,可用泼尼松 30 mg 口服,1 次/天,或地塞米松静脉滴注 10 mg/d,疗程 1 周左右,并用大剂量维生素 B_1、维生素 B_{12} 肌内注射,还可以采用红外线照射或超短波透热疗法。若为带状疱疹引起者,可口服阿昔洛韦 7~10 天。眼裂不能闭合者,可根据情况使用眼膏、眼罩,或缝合眼睑以保护角膜。

(2)恢复期可进行面肌的被动或主动运动训练,也可采用碘离子透入理疗、针灸、高压氧等治疗。

(3)2~3 个月后,对自愈较差的高危患者可行面神经减压手术,以争取恢复的机会。发病后 1 年以上仍未恢复者,可考虑整容手术或面-舌下神经或面-副神经吻合术。

七、护理评估

(一)一般评估

1.生命体征

一般无特殊。体温升高常见于感染。

2.患者的主诉

(1)诱因:发病前有无受凉、感染、中耳炎。

(2)发作症状:发作时有无侧耳后麻痹或下颌角后疼痛,一侧面部表情肌瘫痪,额纹消失,不能皱额蹙眉;眼裂闭合不能或闭合不完全;病侧鼻唇沟变浅,口角歪向健侧(露齿时更明显);不能吹口哨及鼓腮。

(3)发病形式:是否急性发病,持续时间,症状的部位、范围、性质、严重程度等。

(4)既往检查、治疗经过及效果,是否有遵医嘱治疗。目前情况包括使用药物的名称、剂量、用法和有无不良反应。

3.其他

体重与身高(BMI)、体位、皮肤黏膜、饮食状况及排便情况的评估和/或记录结果。口腔卫生评估:评估患者的口腔卫生清洁程度,患侧脸颊是否留有食物残渣。疼痛的评估:使用口诉言词评分法、数字等级评定量表、面部表情测量图对疼痛程度、疼痛控制及疼痛不良作用的评估。

(二)身体评估

1.头颈部

(1)外观评估:患侧额皱纹是否浅,眼裂是否增宽。鼻唇沟是否浅,口角是否低,口是否向健侧歪斜。

(2)运动评估:让患者做皱额、闭眼、吹哨、露齿、鼓气动作,比较两侧是否相等。

(3)味觉评估:让患者伸舌,检查者以棉签或毛笔蘸少许试液(醋、盐、糖等),轻擦于舌的前部,如有味觉可以手指预定符号表示,不能伸舌和讲话。先试可疑一侧再试健侧。每种味觉试验完毕时,需用温水漱口,一般舌尖对甜、咸味最敏感,舌后部对酸味最敏感。

2.胸部

无特殊。

3.腹部

无特殊。

4.四肢

无特殊。

(三)心理-社会评估

(1)了解患者对疾病知识(特别是预后)的了解。

(2)观察患者有无心理异常的表现,患者面部肌肉出现瘫痪,自身形象改变,容易导致其焦虑和急躁的情绪。

(3)了解其患者家庭经济状况,家属及社会支持程度。

(四)辅助检查结果的评估

1.常规检查

一般无特殊,注意监测体温、血常规有无异常。

2.面神经传导检查

有无异常。

(五)常用药物治疗效果的评估

以糖皮质激素为主要用药。

(1)服用药物的具体情况:是否餐后服用,主要剂型、剂量与持续用药时间。

(2)胃肠道反应评估:这是口服糖皮质激素最常见的不良反应,主要表现为上腹痛、恶心及呕吐等。

(3)出血评估:糖皮质激素可诱发或加剧胃和十二指肠溃疡的发生,严重时引起出血甚至穿孔。患者服药期间,应定期检测血常规和异常出血的情况。

(4)体温变化及其相关感染灶的表现:糖皮质激素对机体免疫反应有多个环节的抑制作用,削弱机体的抵抗力。容易诱发各种感染的发生,尤其是上呼吸道、泌尿道、皮肤(含肛周)的感染。

(5)神经、精神症状的评估:小剂量糖皮质激素可引起精神欣快感,而大剂量则出现兴奋、多语、烦躁不安、失眠、注意力不集中和易激动等精神症状,少数尚可出现幻觉、谵妄、昏睡等症状,也有企图自杀者,这种精神失常可迅速恶化。

八、主要护理诊断(问题)

(1)身体意象紊乱:与面神经麻痹所致口角歪斜等有关。

（2）疼痛：下颌角或乳突部疼痛，与面神经病变累及膝状神经节有关。

九、护理措施

（一）心理护理

患者突然出现面部肌肉瘫痪，自身形象改变，害怕遇见熟人，不敢出现在公共场所。容易导致焦虑、急躁情绪。应观察有无心理异常的表现，鼓励患者表达对面部形象改变后的心理感受和对疾病预后担心的真实想法；告诉患者本病大多预后良好，并介绍治愈病例，指导克服焦躁情绪和害羞心理，正确对待疾病，积极配合治疗；同时护士在与患者谈话时应语言柔和、态度和蔼亲切，避免任何伤害患者自尊的言行。

（二）休息与修饰指导

急性期注意休息，防风、防寒，尤其患侧耳后茎乳孔周围应予保护，预防诱发。外出时可戴口罩，系围巾，或使用其他改善自身形象的恰当修饰。

（三）饮食护理

选择清淡饮食，避免粗糙、干硬、辛辣食物，有味觉障碍的患者应注意食物的冷热度，以防烫伤口腔黏膜；指导患者饭后及时漱口，清除口腔患侧滞留食物，保持口腔清洁，预防口腔感染。

（四）预防眼部并发症

眼睑不能闭合或闭合不全者予以眼罩、眼镜遮挡及点眼药等保护，防止角膜炎、溃疡。

（五）功能训练

指导患者尽早开始面肌的主动运动与被动运动。只要患侧面部能运动，就应进行面肌功能训练，可对着镜子做皱眉、举额、闭眼、露齿、鼓腮和吹口哨等运动，每天数次，每次 5～15 分钟，并辅以面肌按摩，以促进早日康复。

（六）就诊指标

受凉、感染、中耳炎后出现一侧面部表情肌瘫痪，额纹消失，不能皱额蹙眉；眼裂闭合不能或闭合不完全；病侧鼻唇沟变浅，口角歪向健侧（露齿时更明显）；不能吹口哨及鼓腮及侧耳后麻痹或下颌角后疼痛，以及时就医。

十、护理效果评价

（1）患者能够正确对待疾病，积极配合治疗。
（2）患者能够掌握相关疾病知识，做好外出的自我防护。
（3）患者口腔清洁舒适，无口腔异物、异味及口臭，无烫伤。
（4）患者无角膜炎、溃疡的发生。
（5）患者积极参与康复锻炼，坚持自我面肌功能训练。
（6）患者对治疗效果满意。

（靳素萍）

第三节 短暂性脑缺血发作

一、概念和特点

短暂性脑缺血发作(transient ischemic attack,TIA)是指因脑血管病变引起的短暂性、局限性脑功能缺失或视网膜功能障碍,临床症状一般持续10～20分钟,多在1小时内缓解,最长不超过24小时,不遗留神经功能缺损症状。凡临床症状持续超过1小时且神经影像学检查有明确病灶者不宜称为TIA。

我国TIA的人群患病率为每年180/10万,男:女约为3:1。TIA的发病率随年龄的增加而增加。

二、病理生理

发生缺血部位的脑组织常无病理改变。主动脉弓发出的大动脉、颈动脉可见动脉粥样硬化改变、狭窄或闭塞。颅内动脉也可有动脉硬化改变,或可见动脉炎性浸润。还可有颈动脉或椎动脉过长或扭曲。

三、病因和诱因

(一)血流动力学改变

各种原因如动脉炎和动脉硬化等所致的颈内动脉系统或椎-基底动脉系统的动脉严重狭窄,在此基础上血压的急剧波动导致原来靠侧支循环维持的脑区发生一过性缺血。

(二)微栓子形成

微栓子主要来源于动脉粥样硬化的不稳定斑块或附壁血栓的破碎脱落、瓣膜性或非瓣膜性心源性栓子及胆固醇结晶等。

(三)其他因素

如锁骨下动脉盗血综合征,某些血液系统疾病,如真性红细胞增多症、血小板增多、各种原因所致的严重贫血和高凝状态等,也可参与TIA的发病。

四、临床表现

(一)一般特点

TIA好发于50～70岁中老年人,男性多于女性,患者多伴有高血压、动脉粥样硬化、糖尿病、高血脂和心脏病等脑血管疾病危险因素。突发局灶性脑或视网膜功能障碍,持续时间短暂,多在1小时内恢复,最长不超过24小时,恢复完全,不留后遗症状,可反复发作,且每次发作症状基本相似。

(二)颈内动脉系统TIA

大脑中动脉供血区的TIA,病灶对侧肢体单瘫、偏瘫、面瘫和舌瘫,可伴有偏身感觉障碍和对侧同向偏盲,优势半球受累可有失语;大脑前动脉供血区的TIA,病灶对侧下肢无力,可伴有人格和情感障碍;颈内动脉主干TIA,病灶侧Horner征、单眼一过性黑蒙或失明、对侧偏瘫及感觉障碍。

(三)椎-基底动脉系统 TIA

最常见的症状是眩晕、恶心、呕吐、平衡失调、眼球运动异常和复视。可能出现的症状是吞咽功能障碍、构音障碍、共济失调(小脑缺血)、交叉性瘫痪(脑干缺血)。

五、辅助检查

(一)影像学

CT 或 MRI 检查大多正常,部分病例(发作时间>60 分钟者)于弥散加权 MRI 和正电子发射体层成像(PET)可见片状缺血灶。CT 血管成像(CTA)、磁共振血管造影(MRA)检查可见血管狭窄、动脉粥样硬化斑,数字减影血管造影(DSA)可明确颅内外动脉的狭窄程度。

(二)彩色经颅多普勒(TCD)

可见颅内动脉狭窄、粥样硬化斑等,并可进行血流状况评估和微栓子监测。

(三)其他

血常规、血流变、血脂、血糖和同型半胱氨酸等。

六、治疗

消除病因、减少及预防复发、保护脑功能。

(一)病因治疗

高血压患者应控制高血压,使血压<18.7/12.0 kPa(140/90 mmHg),有效地治疗糖尿病、高脂血症、血液系统疾病、心律失常等。

(二)预防性药物治疗

1.抗血小板聚集药物

常用的药物有阿司匹林、双嘧达莫、噻氯匹定、氯吡格雷和奥扎格雷等。

2.抗凝药物

临床伴有心房颤动、频发 TIA 且无出血倾向、严重高血压、肝肾疾病和消化性溃疡患者,可行抗凝治疗。常用药物有肝素、低分子肝素和华法林。

3.钙通道阻滞剂

防止血管痉挛,增加血流量,改善循环。常用的药物有尼莫地平和盐酸氟桂利嗪等。

4.中药

对老年 TIA 并有抗血小板聚集剂禁忌证或抵抗性者可选用活血化瘀的中药制剂治疗,常用的中药有川芎嗪、丹参、红花、三七等。

(三)手术和介入治疗

对有颈动脉或椎-基底动脉严重狭窄(>70%)的 TIA 患者,经药物治疗效果不佳或病情有恶化趋势者,可酌情选择动脉血管成形术(PTA)和颈动脉内膜切除术(CEA)。

七、护理评估

(一)一般评估

1.生命体征

体温升高常见于继发感染、下丘脑或脑干受损引起的中枢性高热。合并有心脏疾病时常有脉搏的改变。患者多伴有高血压,在脑动脉粥样硬化或管腔狭窄的基础上,当测得患者血压偏低或波动较大时,脑部一过性缺血极易诱发 TIA。

2.患者主诉

(1)诱因:发病前有无剧烈运动或情绪激动。

(2)发作症状:发作时有无意识障碍、时间和地点的定向障碍、记忆丧失,有无眩晕、恶心、呕吐、平衡失调,有无吞咽、语言、视觉、运动功能障碍。

(3)发病形式:是否急性发病,持续时间及复发的时间,症状的部位、范围、性质、严重程度等。

(4)既往检查、治疗经过及效果,是否有遵医嘱治疗。目前情况包括使用药物的名称、剂量、用法和有无不良反应。

3.相关记录

患者年龄、性别、体重、体位、饮食、睡眠、皮肤、出入量、NIHSS 评分、GCS 评分、Norton 评分、吞咽功能障碍评定等记录结果。

(二)身体评估

1.头颈部

患者意识是否清楚,睁眼运动是否正常。两侧瞳孔是否等大、等圆、瞳孔对光反射是否灵敏;角膜反射是否正常。头颅大小、形状,注意有无头颅畸形。面部表情是否淡漠、颜色是否正常,有无畸形、面肌抽动、眼睑水肿、眼球突出、眼球震颤、巩膜黄染、结膜充血,额纹及鼻唇沟是否对称或变浅,鼓腮、示齿动作能否完成,伸舌是否居中,舌肌有无萎缩。有无吞咽困难、饮水呛咳,有无声音嘶哑或其他语言障碍。注意头颅有无局部肿块或压痛。咽反射是否存在或消失。有无头部活动受限、不自主活动及抬头无力;颈动脉搏动是否对称。脑膜刺激征是否阳性,颈椎、脊柱、肌肉有无压痛。颈动脉听诊是否闻及血管杂音。

2.胸部

脊柱有无畸形,心脏及肺部听诊是否异常。

3.腹部

腹壁反射、提睾反射是否存在,病理反射是否阳性。

4.四肢

四肢有无震颤、抽搐、肌阵挛等不自主运动或瘫痪,患者站立和行走时步态是否正常。肱二、三头肌反射、桡反射、膝腱反射、跟腱反射是否阳性。

(三)心理-社会评估

1.疾病知识

患者对疾病的性质、过程、防治及预后知识的了解程度。

2.心理状况

了解疾病对其日常生活、学习和工作的影响,患者能否面对现实、适应角色转变,有无焦虑、恐惧、抑郁、孤僻、自卑等心理反应及其程度;性格特点如何,人际关系和环境的适应能力如何。

3.社会支持系统

了解家庭的组成、经济状况、文化教育背景;家属对患者的关心、支持及对患者所患疾病的认识程度;了解患者的工作单位或医疗保险机构所能承担的帮助和支持情况;患者出院后的继续就医条件,居住地的社区保健资源或继续康复治疗的可能性。

(四)辅助检查结果评估

部分病例(发作时间≥60 分钟者)于弥散加权 MRI 可见片状缺血灶。CTA、MRA 及 DSA

检查可见血管狭窄、动脉粥样硬化斑。DSA检查可明确颅内外动脉的狭窄程度,TCD检查可发现颅内动脉狭窄,并可进行血流状况评估和微栓子监测。血常规和血生化等也是必要的,神经心理学检查可能发现轻微的脑功能损害。

(五)常用药物治疗效果的评估

1.应用抗血小板聚集剂评估

(1)用药剂量、时间、方法的评估与记录。

(2)胃肠道反应评估:观察并询问患者有无恶心、呕吐、上腹部不适或疼痛。

(3)出血评估:抗血小板药物可致胃肠溃疡和出血。患者服药期间,应定期检测血常规和异常出血的情况,对肾功能明显障碍者应定期检查肾功能。

2.应用抗凝药物评估

(1)详细询问患者的过敏史和疾病史,有无严重肝肾功能不全、急性胃十二指肠溃疡、脑出血、严重凝血系统疾病等。

(2)凝血功能监测:用药过程中,抽血检查患者血小板计数,凝血功能,观察局部皮肤有无出血及全身各系统有无出血倾向及其他不良反应,观察患者牙龈及大小便有无出血。皮下注射抗凝药物,应观察注射部位皮肤有无瘀斑、硬结及其大小,询问患者有无疼痛。

3.应用钙通道阻滞剂评估

观察患者有无低血压表现,严密监测患者血压变化。注意观察患者有无一过性头晕、头痛、面色潮红、呕吐等。

4.应用中药评估

(1)注意用药制剂、剂量、用药方法、疗程的评估和记录。

(2)观察中药对患者的不良反应。

八、主要护理诊断(问题)

(1)跌倒的危险与突发眩晕、平衡失调和一过性失明有关。

(2)知识缺乏:缺乏疾病的防治知识。

(3)潜在并发症:脑卒中。

九、护理措施

(一)休息与运动

指导患者卧床休息,枕头不宜太高(以 15°～20°为宜),以免影响头部供血。仰头或摇头幅度不要过大,注意观察有无频繁发作,记录每次发作的持续时间、间隔时间和伴随症状。避免重体力劳动,进行散步、慢跑等适当的体育锻炼,以改善心脏功能,增加脑部血流量,改善脑循环。

(二)合理饮食

指导患者进低盐、低脂、低糖、充足蛋白质和丰富维生素的饮食,多吃蔬菜水果,戒烟酒,忌辛辣油炸食物和暴饮暴食,避免过分饥饿。

(三)用药护理

指导患者正确服药,不可自行调整、更换或停用药物。注意观察药物不良反应,例如,抗凝治疗时密切观察有无出血倾向,使用抗血小板聚集剂治疗时,可出现可逆性白细胞和血小板减少,应定期查血常规。

（四）心理护理

详细告诉患者本病的病因、常见症状、预防、治疗知识及自我护理方法。帮助患者了解本病的危害性，帮助患者寻找和去除自身的危险因素，积极治疗相关疾病，改变不良生活方式，建立良好的生活习惯。

（五）皮肤护理

观察患者肢体无力或麻木等症状有无减轻或加重，有无头痛、头晕等表现，给予肢体按摩、被动运动，长时间卧床时，给予功能卧位，加强翻身拍背，避免压疮的发生。

（六）健康教育

1.疾病预防指导

向患者和家属说明肥胖、吸烟、酗酒及不合理饮食与疾病发生的关系。指导患者选择低盐、低脂、足量蛋白质和丰富维生素的饮食。多食入谷类和鱼类、新鲜蔬菜、水果、豆类、坚果等，限制钠盐摄入量每天不超过 6 g。少摄入糖类和甜食，忌辛辣、油炸食物和暴饮暴食；戒烟、限酒。告知患者心理因素与疾病的关系，使患者保持愉快心情，注意劳逸结合，培养自己的兴趣爱好，多参加有益于身心的社交活动。

2.疾病知识指导

告知患者和家属本病是脑卒中的一种先兆和警示，未经正确和及时治疗，约 1/3 患者数年内可发展为脑卒中。应评估患者和家属对疾病的认知程度。

3.就诊指标

出现肢体麻木、无力、眩晕、复视等症状及时就诊；定期门诊复查，积极治疗高血压、高血脂、糖尿病等疾病。

十、护理效果评估

（1）患者眩晕、恶心、呕吐、肢体单瘫、偏瘫和面瘫、单肢或偏身麻木等症状好转。

（2）患者一过性黑蒙或失明症状消失，视力恢复。

（3）患者记忆力恢复，对时间、地点定向力均无任何障碍。

（4）患者症状无反复发作。

（5）患者对疾病知识、自身病情有一定了解，无焦虑、抑郁等心理情绪。

（靳素萍）

第四节 脑 出 血

一、概念和特点

脑出血（intracerebral hemorrhage，ICH）又称出血性脑卒中，是指原发性非外伤性脑实质内出血，是发病率和病死率都很高的疾病。可分为继发性和原发性脑出血。继发性脑出血是由于某种原发性血管病变如血液病、结缔组织病、脑肿瘤、脑血管畸形等引发的脑出血。原发性脑出血是指在动脉硬化的基础上，脑动脉破裂出血。

二、病理生理

绝大多数高血压性脑出血发生在基底节区的壳核和内囊区，约占 ICH 的 70%。脑叶、脑干及小脑齿状核出血各占约 10%。壳核出血常侵入内囊，如出血量大也可破入侧脑室，使血液充满脑室系统和蛛网膜下腔；丘脑出血常破入第三脑室或侧脑室，向外也可损伤内囊；脑桥或小脑出血则可直接破入蛛网膜下腔或第四脑室。脑出血血肿较大时，可使脑组织和脑室变形移位，形成脑疝；幕上的半球出血，可出现小脑幕疝；小脑大量出血可发生枕大孔疝。

三、病因和诱因

最常见的病因为高血压合并细小动脉硬化，其他病因包括脑动脉粥样硬化，颅内动脉瘤和动静脉畸形、脑动脉炎、血液病（再生障碍性贫血、白血病、特发性血小板减少性紫癜、血友病等）、梗死后出血、脑淀粉样血管病、脑底异常血管网病、抗凝及溶栓治疗等。

四、临床表现

（一）一般表现

脑出血好发年龄为 50～70 岁，男性稍多于女性，冬春季发病率较高，多有高血压病史。情绪激动或活动时突然发病，症状常于数分钟至数小时达到高峰。

（二）不同部位出血的表现

1.壳核出血

壳核出血最常见，占脑出血的 50%～60%，为豆纹动脉破裂所致，可分为局限型（血肿局限于壳核内）和扩延型（血肿向内扩展波及内囊外侧）。患者常有病灶对侧偏瘫、偏身感觉缺失和同向性偏盲，还可出现眼球向病灶对侧同向凝视不能，优势半球受累可有失语。

2.丘脑出血

丘脑出血约占脑出血的 20%，为丘脑穿通动脉或丘脑膝状体动脉破裂所致，分为局限型（血肿局限于丘脑）和扩延型（出血侵及内囊内侧）。患者常有"三偏征"，通常感觉障碍重于运动障碍，深浅感觉均受累，但深感觉障碍更明显。可有特征性眼征，如上视不能或凝视鼻尖、眼球偏斜或分离性斜视等。优势侧出血可出现丘脑性失语（言语缓慢不清、重复语言、发音困难等）；也可出现丘脑性痴呆（记忆力减退、计算力下降、情感障碍和人格改变等）。

3.脑干出血

脑干出血占脑出血的 10%，绝大多数为脑桥出血，为基底动脉的脑桥分支破裂所致。偶见中脑出血，延髓出血罕见。脑桥出血患者常表现为突发头痛、呕吐、眩晕、复视、交叉性瘫痪或偏瘫、四肢瘫等。大量出血（血肿＞5 mL）者，患者立即昏迷、双侧瞳孔缩小如针尖样、呕吐咖啡色胃内容物、中枢性高热、呼吸衰竭和四肢瘫痪，多于 48 小时内死亡。出血量小可无意识障碍。中枢性高热由于下丘脑散热中枢受损所致，表现为体温迅速升高，达 39 ℃以上，解热镇痛剂无效，物理降温有效。

4.小脑出血

小脑出血占脑出血的 10%，多由小脑上动脉破裂所致。小量出血主要表现为小脑症状，如眼球震颤、病变侧共济失调、站立和步态不稳等，无肢体瘫痪。出血量较大者，发病 12～24 小时颅内压迅速升高、昏迷、双侧瞳孔缩小如针尖样、呼吸节律不规则、枕骨大孔疝形成而死亡。

5.脑室出血

脑室出血占脑出血的 3%～5%,分为原发性和继发性。原发性脑室出血为脉络丛血管或室管膜下动脉破裂所致,继发性脑室出血为脑实质内出血破入脑室。出血量较少时,仅表现为头痛、呕吐、脑膜刺激征阳性。出血量较大时,很快昏迷、双侧针尖样瞳孔、四肢肌张力增高。

6.脑叶出血

脑叶出血占脑出血的 5%～10%,常由淀粉样脑血管疾病、脑动脉畸形、高血压、血液病等所致。出血以顶叶最为常见,其次为颞叶、枕叶及额叶。临床表现为头痛、呕吐等,肢体瘫痪较轻,昏迷少见。额叶出血可有前额痛、呕吐、对侧偏瘫和精神障碍,优势半球出血可出现运动性失语。顶叶出血偏瘫较轻,而偏侧感觉障碍显著,优势半球出血可出现混合型失语。颞叶出血表现为对侧中枢性面舌瘫及以上肢为主的瘫痪,优势半球出血可出现感觉性或混合性失语。枕叶出血表现为对侧同向性偏盲,可有一过性黑蒙和视物变形,多无肢体瘫痪。

五、辅助检查

(一)头颅 CT

头颅 CT 是确诊脑出血的首选检查方法,可清晰、准确的显示出血的部位、出血量、血肿形态、脑水肿情况及是否破入脑室等。发病后立即出现边界清楚的高密度影像。

(二)头颅 MRI

对检出脑干、小脑的出血灶和监测脑出血的演进过程优于 CT。

(三)脑脊液

脑出血患者需谨慎进行腰椎穿刺检查,以免诱发脑疝。

(四)DSA

脑出血患者一般不需要进行 DSA 检查,除非疑有血管畸形、血管炎或 Moyamoya 病有需要外科手术或介入手术时才考虑进行。

(五)其他检查

其他检查包括血常规、血液生化、凝血功能、心电图检查。

六、治疗

治疗原则为脱水降颅压、调整血压、防止继续出血、减轻血肿所致继发性损害、促进神经功能恢复、加强护理防治并发症。

(一)一般治疗

卧床休息,密切观察生命体征,保持呼吸道通畅,吸氧,保持肢体功能位,鼻饲,预防感染,维持水电解质平衡等。

(二)脱水降颅压

积极控制脑水肿、降低颅内压是脑出血急性期治疗的重要环节。可选用:20%甘露醇 125～250 mL,快速静脉滴注,1 次用时 6～8 小时;呋塞米 20～40 mg 静脉推注,2～4 次/天;甘油果糖 500 mL 静脉滴注,3～6 小时滴完,1～2 次/天。

(三)调控血压

脑出血患者血压过高时,可增加再出血的风险,应及时控制血压,常用的药物有苯磺酸氨氯地平、硝普钠等。血压过低时,应进行升压治疗以维持足够的脑灌注,常用的药物有多巴胺、去甲肾上腺素等。

（四）止血和凝血治疗

仅用于并发消化道出血或有凝血障碍时,对高血压性脑出血无效。常用的药物有 6-氨基己酸、对羧基苄酸、氨甲环酸等。应激性溃疡导致消化道出血时,可应用西咪替丁、奥美拉唑等药物。

（五）外科治疗

有开颅血肿清除、脑室穿刺引流、经皮钻孔血肿穿刺抽吸等手术治疗。

（六）亚低温治疗

脑出血的新型辅助治疗方法,越早应用越好。

（七）康复治疗

早期将患肢置于功能位,病情稳定时,尽早行肢体、语言、心理康复治疗。

七、护理评估

（一）一般评估

1.生命体征

脑出血患者可有发热,评估是否为中枢性高热;脉率可加快、减慢或有心律不齐;注意观察呼吸频率、深度和节律(潮式、间停、抽泣样呼吸等)的异常;血压过高易致再出血,诱发脑疝,血压过低常提示病情危重,也可能是失血性休克表现。

2.患者主诉

询问患者既往有无高血压、动脉粥样硬化、血液病和家族性脑卒中史;是否遵医嘱进行降压、抗凝等治疗和治疗效果及目前用药情况;了解患者的性格特点、生活习惯与饮食结构。了解患者是在活动还是安静状态下起病,起病前有无情绪激动、活动过度、疲劳、用力排便等诱因和头晕、头痛、肢体麻木等前驱症状;发病时间及病情进展速度。

3.相关记录

生命体征、体重、体位、饮食、皮肤、出入量、GCS 评分、NIHSS 评分等记录结果。

（二）身体评估

1.头颈部

患者意识是否清楚,睁眼运动是否正常。两侧瞳孔是否等大等圆、瞳孔对光反射是否灵敏,角膜反射是否正常。是否存在剧烈头痛、喷射性呕吐、视盘水肿等颅内压增高的表现。有无面色苍白、口唇发绀、皮肤湿冷、烦躁不安,是否存在吞咽困难和饮水呛咳,有无声音嘶哑或其他语言障碍。注意头颅有无局部肿块或压痛,咽反射是否存在或消失。有无头部活动受限、不自主活动及抬头无力。颈动脉听诊是否闻及血管杂音。

2.胸部

脊柱有无畸形,心脏及肺部听诊是否异常。

3.腹部

上腹部有无疼痛、饱胀,肠鸣音是否正常。有无大、小便失禁,并观察大小便的颜色、量和性质。

4.四肢

四肢肌肉有无萎缩,皮肤是否干燥。脑膜刺激征是否阳性,颈椎、脊柱、肌肉有无压痛。肢体有无瘫痪及其类型、性质和程度。肱二头肌、肱三头肌反射,桡反射、膝腱反射、跟腱反射是否阳性。

(三)心理-社会评估

了解患者是否存在因突发肢体残疾或瘫痪卧床,生活需要依赖他人而产生的焦虑、恐惧、绝望等心理反应;患者及家属对疾病的病因和诱因、治疗护理经过、防治知识及预后的了解程度;家庭成员组成、家庭环境及经济状况和家属对患者的关心和支持程度等。

(四)辅助检查结果评估

(1)头颅 CT:有无高密度影响及其出现时间。

(2)头颅 MRI 及 DSA:有无血管畸形、肿瘤及血管瘤等病变的相应表现。

(3)脑脊液:颜色和压力变化。

(4)血液检查:有无白细胞、血糖和血尿素氮增高及其程度等。

(五)常用药物治疗效果的评估

1.应用脱水药的评估

(1)用药剂量、方法、时间、疗程的评估与记录。

(2)观察患者瞳孔的变化,询问患者头痛、恶心等症状的变化。

(3)准确记录 24 小时出入量,用药期间监测水、电解质、酸碱平衡,注意补充氯化钠和氯化钾,以免造成低钠、低氯、低钾血症。

(4)观察局部皮肤情况,药物不能外渗入皮下,以免引起皮下组织坏死。

2.应用血管活性药物的评估

(1)脑出血患者密切监测血压变化,血压≥26.7/14.7 kPa(200/110 mmHg)时,应采取降压治疗,使血压维持在 24.0/14.0 kPa(180/105 mmHg)左右。收缩压在 24.0~26.7 kPa(180~200 mmHg)或舒张压在 13.3~14.7 kPa(100~110 mmHg)时暂不应用降压药物。

(2)脑出血患者血压降低速度和幅度不宜过快、过大,以免造成脑低灌注;血压过低时,应进行升压治疗以维持脑足够的脑灌注。急性期血压骤降提示病情危重,脑出血恢复期应将血压维持在正常范围。

3.应用止血和凝血药物的评估

(1)高血压性脑出血应用止血药物无效。

(2)并发上消化道出血时和凝血功能有障碍时,应用止血和抗凝药物。

八、主要护理诊断(问题)

(1)有受伤的危险:与脑出血导致脑功能损害、意识障碍有关。

(2)自理缺陷:与脑出血所致偏瘫、共济失调或医源性限制(绝对卧床)有关。

(3)有失用综合征的危险:与脑出血所致意识障碍、运动障碍或长期卧床有关。

(4)潜在并发症:脑疝、上消化道出血。

九、护理措施

(一)休息与运动

绝对卧床休息 2~4 周,抬高床头 15°~30°,减轻脑水肿。病室安静,减少探视,操作集中进行,减少刺激。躁动患者适当约束,必要时应用镇静剂,便秘患者应用缓泻剂。

（二）饮食护理

给予高蛋白、高维生素、清淡、易消化、营养丰富的流质或半流质饮食，补充足够的水分和热量。昏迷或有吞咽功能障碍的患者发病第 2～3 天遵医嘱予鼻饲饮食。食物应无刺激性，温度适宜，少量多餐，并加强口腔护理，保持口腔清洁。

（三）用药护理

脑出血患者抢救时，遵医嘱快速静脉滴注甘露醇或静脉注射呋塞米，甘露醇应在 15～30 分钟滴完，避免药物外渗。注意甘露醇会导致肾衰竭等不良反应，观察尿液的颜色、量和性质，定期复查电解质。上消化道出血患者用药，应观察药物疗效和不良反应，如奥美拉唑可致转氨酶升高、枸橼酸铋钾引起大便发黑等。

（四）心理护理

详细告诉患者本病的原因、常见症状、预防、治疗知识及自我护理方法。帮助患者了解本病的危害性，帮助患者寻找和去除自身的危险因素，积极治疗相关疾病。安慰患者，消除其紧张情绪，创造安静舒适的环境，保证患者休息。

（五）皮肤护理

加强皮肤护理和大小便护理，每天床上擦浴 1～2 次，每 2～3 小时应协助患者变换体位 1 次，变换体位时，尽量减少头部摆动幅度，以免加重脑出血。注意保持床单整洁和干燥，应用气垫床或自动减压床，预防压疮。将患者瘫痪侧肢体置于功能位，指导和协助患者进行肢体的被动运动，预防关节僵硬和肢体挛缩畸形。

（六）健康教育

1.疾病预防指导

指导高血压患者避免情绪激动，保持心态平和；建立健康的生活方式，保证充足的睡眠，适当的运动，避免体力或脑力过度劳累和突然用力；低盐、低脂、高蛋白、高维生素饮食；戒烟限酒，养成定时排便的习惯，保持大便通畅。

2.用药指导与病情监测

告知患者和家属疾病的基本病因、主要危险因素和防治原则，遵医嘱服用降压药等。教会患者测量血压、血糖，并会鉴别早期疾病表现，发现剧烈头痛、头晕、恶心、肢体麻木、乏力、语言障碍等症状时，应及时就医。

3.康复指导

教会患者和家属自我护理方法和康复训练技巧，并使其认识到坚持主动或被动康复训练的意义。

4.就诊指标

出现肢体麻木、无力、头痛、头晕、视物模糊等症状及时就诊，定期门诊复查，积极治疗高血压、高血脂、糖尿病等疾病。

十、护理效果评估

（1）患者意识障碍无加重或意识清楚。

（2）患者没有发生因意识障碍而并发的误吸、窒息、压疮和感染。

（3）患者未发生脑疝、上消化道出血或脑疝抢救成功、上消化道出血得到有效控制。

（4）患者能适应长期卧床的状态，生活需要得到满足。

（靳素萍）

第五节 蛛网膜下腔出血

一、概念和特点

蛛网膜下腔出血指各种原因致脑底部或脑表面的血管破裂,血液直接流入蛛网膜下腔引起的一种临床综合征,又称为原发性蛛网膜下腔出血。还可见因脑实质内、脑室出血,硬膜外或硬膜下血管破裂,血液穿破脑组织流入蛛网膜下腔,称为继发性蛛网膜下腔出血。约占急性脑卒中的10%,是一种非常严重的常见疾病。世界卫生组织调查显示中国发病率约为2.0/10万人年,也有报道为每年(6~20)/10万人。

二、病理生理

血液进入蛛网膜下腔后,血性脑脊液刺激血管、脑膜和神经根等脑组织,引起无菌性脑膜炎反应。脑表面常有薄层凝块掩盖,其中有时可找到破裂的动脉瘤或血管。随时间推移,大量红细胞开始溶解,释放出含铁血黄素,使软脑膜呈现锈色关有不同程度的粘连。如脑沟中的红细胞溶解,蛛网膜绒毛细胞间小沟再开道,则脑脊液的回吸收可以恢复。

三、病因和诱因

凡能引起脑出血的病因都能引起本病,但以颅内动脉瘤、动静脉畸形、高血压动脉硬化症、脑底异常血管网和血液病等为最常见。本病多在情绪激动或过度用力时发病(如排便)。

四、临床表现

(1)突然发生的剧烈头痛、恶心、呕吐和脑膜刺激征,以颈项强直最为典型,伴或不伴局灶体征。

(2)部分患者,尤其是老年患者头痛、脑膜刺激征等临床表现常不典型,而精神症状较明显。

(3)原发性中脑出血的患者症状较轻,CT表现为中脑或脑桥周围脑池积血,血管造影未发现动脉瘤或其他异常,一般不发生再出血或迟发型血管痉挛等情况,临床预后良好。

五、辅助检查

(一)头颅影像学检查
1.CT检查

CT检查是诊断SAH的首选方法,CT显示蛛网膜下腔内高密度影可以确诊SAH。

2.MRI检查

当病后数天CT的敏感性降低时,MRI可发挥较大作用。4天后T_1像能清楚地显示外渗的血液,血液高信号可持续至少2周,在FLAIR像则持续更长时间。因此,当病后1~2周,CT不能提供蛛网膜下腔出血的证据时,MRI可作为诊断蛛网膜下腔出血和了解破裂动脉瘤部位的一种重要方法。

(二)脑血管影像学检查

1.脑血管数字减影(DSA)

DSA是诊断颅内动脉瘤最有价值的方法,阳性率达95%,可以清楚显示动脉瘤的位置、大小、与载瘤动脉的关系、有无血管痉挛等,血管畸形和烟雾病也能清楚显示。但以出血3天内或3~4周后进行为宜。

2.CT血管成像(CTA)和MR血管成像(MRA)

CTA和MRA是无创性的脑血管显影方法,但敏感性、准确性不如DSA。主要用于动脉瘤患者的随访及急性期不能耐受DSA检查的患者。

3.其他

经颅超声多普勒(TCD)。

(三)实验室检查

血常规、凝血功能、肝功能及免疫学检查有助于寻找出血的其他原因。

六、治疗

制止继续出血,防止血管痉挛及复发,以降低病死率。

七、护理评估

(一)一般评估

1.生命体征

患者的血压、脉搏、呼吸、体温有无异常。

2.患者主诉

患者发病时间、方式,有无明显诱因,有无头晕、剧烈头痛、恶心、呕吐等症状出现。患者既往有无高血压,动脉粥样硬化,血液病和家族脑卒中病史。患者的平时生活方式和饮食情况,患者的性格特点。

3.相关记录

体重、身高、上臂围、皮肤、饮食、NIHSS评分、GCS评分、Norton评分等记录结果。

(二)身体评估

1.头颈部

患者意识是否清楚,睁眼运动是否正常。两侧瞳孔是否等大等圆、瞳孔对光反射是否灵敏,角膜反射是否正常。有无面色苍白、口唇发绀、皮肤湿冷、烦躁不安,是否存在吞咽困难和饮水呛咳,咽反射是否存在或消失,有无声音嘶哑或其他语言障碍。注意头颅有无局部肿块或压痛,头痛是否为爆炸样。有无头部活动受限、不自主活动及抬头无力。脑膜刺激征是否阳性,颈椎、脊柱、肌肉有无压痛。颈动脉听诊是否闻及血管杂音。

2.胸部

脊柱有无畸形,心脏及肺部听诊是否异常。

3.腹部

上腹部有无疼痛、饱胀,肠鸣音是否正常。有无大、小便失禁,并观察大小便的颜色、量和性质。

4.四肢

有无肢体活动障碍或感觉缺失,四肢肌力及肌张力等情况。

(三)心理-社会评估

了解患者及其家属对疾病的了解程度,经济状况,对患者的支持关心程度等。

(四)辅助检查结果评估

评估血液检查、影像学检查、脑血管影像学检查等结果。

(五)常用药物治疗效果的评估

对意识清醒者给予适量的止痛剂和镇静剂,如罗通定、苯巴比妥等,禁用吗啡以免抑制呼吸。患有高血压的蛛网膜下腔出血患者,可有一过性反应性血压升高,注意监测,必要时使用降压药,血压过低可导致脑组织灌注不足,过高则有再出血的危险,降血压控制在正常范围内。预防和缓解血管痉挛的药物,在静脉滴注过程中,应注意滴速,定时测血压及观察患者的意识状态。用20%甘露醇降颅压时,应按时给药,以保持颅压的稳定性。

八、主要护理诊断(问题)

(1)疼痛:头痛与脑水肿、颅内高压、血液刺激脑膜或继发出血有关。

(2)潜在并发症:再出血与病情变化有关;肺部感染与长期卧床有关。

(3)焦虑:与担心疾病预后有关。

(4)生活自理缺陷:与医源性限制有关。

九、护理措施

(一)一般护理

绝对卧床休息,卧床时间应在4周以上,尽量减少搬动,减少人员探视,避免精神刺激,亲属探望过多,会引起情绪激动,身体劳累诱发再出血。

(二)严密观察病情变化

注意脑血管痉挛发生:脑血管痉挛是蛛网膜下腔出血的主要并发症,继发于出血后4~5天,这是出血后患者死亡和致残的主要原因。因此严密观察病情变化:除观察体温、脉搏、呼吸、血压外、应特别观察瞳孔、头痛、呕吐和抽搐等情况的变化。

(三)保持呼吸道通畅预防肺部感染

保持呼吸道通畅,预防肺部感染并发症,对昏迷患者尤为重要,因为昏迷患者咳嗽及吞咽反射减弱或消失。口腔呼吸道分泌物及呕吐物误吸或坠积于肺部而发生肺部感染,此外也可引起窒息,患者应取侧卧位,头部略抬高稍后仰,吸痰时,吸痰管从鼻腔或口腔内插入,轻轻地吸出,避免损伤黏膜。

(四)保持大便通畅

患者因长期卧床,肠蠕动减少,或不习惯于床上排便,常常引起便秘,用力排便可使血压突然升高,再次出血。因此,应培养患者良好的生活习惯,多吃高维生素,粗纤维饮食,锻炼床上大小便能力,防止便秘及尿潴留,对便秘者可用开塞露,液状石蜡或缓泻剂昏迷者可留置尿管。切忌灌肠,以免腹压突然增加,患者烦躁不安,加重出血。

(五)再出血的护理

蛛网膜下腔再出血是病情变化的重要因素,一般在病后2~3周发生,发生率及病死率均较高。如患者经治疗后出现剧烈头痛,意识障碍进行性加重,频繁呕吐,瞳孔不等大应高度怀疑再出血的发生。预防再出血要做到:①绝对卧床休息 8 周以上,饮食,大小便均不能下床;②保持大便通畅,排便时不能用力过猛;③避免情绪激动以免引起再出血。

(六)心理护理

护士要细心观察患者的心理反应,以及时做好心理疏导工作,耐心安慰患者,向其介绍疾病的特点和病程转归,使他对疾病有正确的认识,取得合作,同时指导患者学会自我调节,保持情绪稳定,避免情绪激动和突然用力,对于合并肢体瘫痪患者,帮助其进行功能锻炼。

(七)健康教育

1.饮食指导

指导患者了解肥胖、吸烟、酗酒及饮食因素与脑血管病的关系,改变不合理的饮食习惯和饮食结构。选择低盐、低脂、充足蛋白质和丰富维生素的饮食,如多食谷类和鱼类,新鲜蔬菜水果,少吃糖类和甜食。限制钠盐和动物油的摄入,限制辛辣、油炸食物的摄入,限制暴饮暴食;注意粗细搭配,荤素搭配,戒烟限酒,控制食物热量,保持理想体重。

2.避免诱因

指导患者尽量避免使血压骤然升高的各种因素。如保持情绪稳定和心态平衡,避免过分喜悦、愤怒、焦虑、恐惧和悲伤等不良心理和惊吓等刺激;建立健康的生活方式,保证充足睡眠,适当运动,避免体力和脑力的过度劳累和突然用力过猛;养成定时排便的习惯,保持大便通畅,避免用力排便,戒烟酒。

3.检查指导

SAH 患者一般在首次出血 3 周后进行 DSA 检查,应告知脑血管造影的相关知识,指导患者积极配合,已明确病因,尽早手术,解除隐患或危险。

4.照顾者指导

家属应关心体贴患者,为其创造良好的修养环境,督促尽早检查和手术,发现再出血征象及时就诊。

5.就诊指标

患者出现意识障碍、肢体麻木、无力、头痛、头晕、视物模糊等症状及时就诊;定期门诊复查。

十、护理效果评估

(1)患者头痛得到减轻。

(2)患者没有出现再次出血或能及时发现再次出血并得到很好控制。

(3)患者心理得到很好的疏导,能很好配合治疗。

(4)患者无其他并发症发生。

(靳素萍)

第六节 脑 梗 死

一、概念和特点

脑梗死又称缺血性脑卒中,是由于脑组织局部供血动脉血流的突然减少或停止,造成该血管供血区的脑组织缺血、缺氧导致脑组织坏死、软化,并伴有相应部位的临床症状和体征,如偏瘫、失语等神经功能缺失的症候。

脑梗死发病率、患病率和病死率随年龄增加,45岁后均呈明显增加,65岁以上人群增加最明显,75岁以上者发病率是45～54岁组的5～8倍。男性发病率高于女性,男∶女为(1.3～1.7)∶1。

二、病理生理

动脉内膜损伤、破裂,随后胆固醇沉积于内膜下,形成粥样斑块,管壁变性增厚,使管腔狭窄,动脉变硬弯曲,最终动脉完全闭塞,导致供血区形成缺血性梗死。梗死区伴有脑水肿及毛细血管周围点状出血,后期病变组织萎缩,坏死组织被格子细胞清除,留下瘢痕组织及空腔,通常称为缺血性坏死。脑栓塞引起的梗死发生快,可产生红色充血性梗死或白色缺血性或混合性梗死。红色充血性梗死,常由较大栓子阻塞血管所引起,在梗死基础上导致梗死区血管破裂和脑内出血。大脑的神经细胞对缺血的耐受性最低,3～4分钟的缺血即引起梗死。

三、病因和诱因

脑血管病是神经科最常见的疾病,病因复杂,受多种因素的影响,一般根据常规把脑血管病按病因分类分为血管壁病变,血液成分改变和血流动力学改变。

流行病学研究证实,高血脂和高血压是动脉粥样硬化的两个主要危险因素,吸烟、饮酒、糖尿病、肥胖、高密度脂蛋白胆固醇降低、三酰甘油增高、血清脂蛋白增高均为脑血管病的危险因素,尤其是缺血性脑血管病的危险因素。

四、临床表现

临床表现因梗死的部位和梗死面积而有所不同,常见的临床表现如下。

(1)起病突然,常于安静休息或睡眠时发病。起病在数小时或1～2天达到高峰。

(2)头痛、眩晕、耳鸣、半身不遂,可以是单个肢体或一侧肢体,也可以是上肢比下肢重或下肢比上肢重,并出现吞咽困难,说话不清,伴有恶心、呕吐等多种情况,严重者很快昏迷不醒。

(3)腔隙性脑梗死患者可以无症状或症状轻微,因其他病而行脑CT检查发现此病,有的已属于陈旧性病灶。这种情况以老年人多见,患者常伴有高血压病、动脉硬化、高脂血症、冠心病、糖尿病等慢性病。腔隙性脑梗死可以反复发作,有的患者最终发展为有症状的脑梗死,有的患者病情稳定,多年不变。故对老年人"无症状性脑卒中"应引起重视,在预防上持积极态度。

五、治疗

(一)急性期治疗

(1)溶栓治疗:发病后 6 小时之内,常用药物有尿激酶、链激酶、重组组织型纤溶酶原激活剂等。

(2)脱水剂:对较大面积的梗死应及时应用脱水治疗。

(3)抗血小板聚集药:右旋糖酐-40,有心、肾疾病者慎用。此外,可口服小剂量阿司匹林,有出血倾向或溃疡病患者禁用。

(4)钙通道阻滞剂:可选用桂利嗪、盐酸氟桂利嗪。

(5)血管扩张剂。

(二)恢复期治疗

继续口服抗血小板聚集药、钙通道阻滞剂等,但主要应加强功能锻炼,进行康复治疗,经过3~6 个月即可生活自理。

(三)手术治疗

大面积梗死引起急性颅内压增高,除用脱水药以外,必要时可进行外科手术减压,以缓解症状。

(四)中医治疗

对本病防治和康复有较好疗效,一般应辨证施治,使用活血化瘀、通络等方药治疗,针灸、按摩,对功能恢复,十分有利。

六、护理评估

(一)一般评估

1.生命体征

监测患者的血压、脉搏、呼吸、体温有无异常。脑梗死的患者一般会出现血压升高。

2.患者主诉

询问患者发病时间及发病前有无头晕、头痛、恶心、呕吐等症状出现。

3.相关记录

体重、身高、上臂围、皮肤、饮食、NIHSS 评分、GCS 评分、BI 等记录结果。

(二)身体评估

1.头颈部

脑梗死的患者一般都会出现不同程度的意识障碍,要注意观察患者意识障碍的类型;注意有无眼球运动受限、结膜有无水肿及眼睑闭合不全;观察瞳孔的大小及对光反射情况;观察有无口角㖞斜及鼻唇沟有无变浅,评估患者吞咽功能(洼田饮水试验结果)。

2.胸部

评估患者肺部呼吸音情况(肺部感染是脑梗死患者一个重要并发症)。

3.腹部

上腹部有无疼痛、饱胀,肠鸣音是否正常。有无大、小便失禁,并观察大小便的颜色、量和性质。

4.四肢

评估患者四肢肌力,腱反射情况,以及有无出现病例反射(如巴宾斯基征)、脑膜刺激征(如颈强直、凯尔尼格征和布鲁津斯基征)。

(三)心理-社会评估

评估患者及其照顾者对疾病的认知程度,心理反应与需求,家庭及社会支持情况,正确引导患者及家属配合治疗与护理。

(四)辅助检查评估

(1)血液检查:血脂、血糖、血流动力学和凝血功能有无异常。

(2)头部 CT 及 MRI 检查有无异常。

(3)DSA、MRA 及 TCD 检查结果有无异常。

七、主要护理诊断(问题)

(1)脑血流灌注不足:与脑血流不足、颅内压增高、组织缺血缺氧有关。

(2)躯体移动障碍:与意识障碍、肌力异常有关。

(3)言语沟通障碍:与意识障碍或相应言语功能区受损有关。

(4)焦虑:与担心疾病预后差有关。

(5)有发生压疮的可能:与长期卧床有关。

(6)有误吸的危险:与吞咽功能差有关。

(7)潜在并发症:肺部感染、泌尿系统感染。

八、护理措施

(一)一般护理

(1)严密观察病情,监测生命体征。备齐各种急救药品、仪器。

(2)保持呼吸道通畅,以及时吸痰,防止窒息。

(3)多功能监护,氧气吸入。

(4)躁动的患者给予安全措施,必要时用约束带。

(5)保证呼吸机正常工作,观察血氧、血气结果,遵医嘱对症处理。

(6)保持各种管道通畅,并妥善固定,观察引流液的色、量、性状,做好记录。

(7)做好鼻饲喂养的护理。口腔护理 2 次/天。

(8)尿管护理 2 次/天。

(9)保持肢体功能位,按时翻身,叩背,预防压疮发生。

(10)准确测量 24 小时出入量并记录。

(11)护理记录客观、及时、准确、真实、完整。严格按计划实施护理措施。

(12)患者病情变化时,以及时报告医师。

(13)脑血管造影术后,穿刺侧肢体制动,观察足背动脉、血压,有病情变化及时报告医师。

(14)做好晨晚间护理,做到两短六洁。

(二)健康教育

1.疾病知识指导

脑梗死患者康复时间比较长,患者出院后要教会患者及家属必要的护理方法。教会患者药物的名称、用法、疗效及不良反应。介绍脑梗死的症状及体征。并与患者及其家属共同制定包括饮食、锻炼在内的康复计划,告知其危险因素。

2.就诊指标

出现肢体麻木、无力、头痛、头晕、视物模糊等症状及时就诊,定期门诊复查,积极治疗高血压、高血脂、糖尿病等疾病。

九、护理效果评估

(1)患者脑血流得到改善。

(2)患者呼吸顺畅,无误吸发生。

(3)患者躯体活动得到显著提高。

(4)患者言语功能恢复或部分恢复。

(5)患者无压疮发生。

(6)患者生活基本能够自理。

(7)患者无肺部及尿路感染或发生感染后得到及时处理。

(靳素萍)

第七节 帕金森病

一、概念和特点

帕金森病(PD)又称震颤麻痹,是中老年常见的神经系统变性疾病,以静止性震颤、运动减少、肌强直和体位不稳为临床特征,主要病理改变是黑质多巴胺能神经元变性和路易小体形成。

二、病理生理

黑质多巴胺能神经元通过黑质-纹状体通路将多巴胺输送到纹状体,参与基底节的运动调节。由于 PD 患者的黑质多巴胺能神经元显著变性丢失,黑质-纹状体多巴胺能通路变性,纹状体多巴胺递质浓度显著降低,出现临床症状时纹状体多巴胺浓度一般降低 80% 以上。多巴胺递质降低的程度与患者的症状严重程度相一致。

三、病因和发病机制

本病的病因未明,发病机制复杂。目前认为 PD 非单因素引起,可能为多因素共同参与所致,可能与以下因素有关。

(一)年龄老化

本病多见于中老年人,60 岁以上人口的患病率高达 1%,应用氟多巴显影的正电子发射断层扫描(PET)也显示多巴胺能神经元功能随年龄增长而降低,并与黑质细胞的死亡数成正比。

(二)环境因素

流行病学调查显示,长期接触杀虫剂、除草剂或某些工业化学品等可能是 PD 发病的危险因素。

(三)遗传因素

本病在一些家族中呈聚集现象,包括常染色体显性遗传或常染色体隐性遗传,细胞色素 $P450_2D_6$ 型基因可能是 PD 的易感基因之一。

高血压脑动脉硬化、脑炎、外伤、中毒、基底核附近肿瘤,以及吩噻嗪类药物等所产生的震颤、强直等症状,称为帕金森综合征。

四、临床表现

常为 60 岁以后发病,男性稍多,起病缓慢,进行性发展。首发症状多为震颤,其次为步行障碍、肌强直和运动迟缓。

(一)静止性震颤

静止性震多从一侧上肢开始,呈现有规律的拇指对掌和手指屈曲的不自主震颤。类似"搓丸"样动作。具有静止时明显震颤,动作时减轻,入睡后消失等特征,故称为"静止性震颤";随病程进展,震颤可逐步涉及下颌、唇、面和四肢。少数患者无震颤,尤其是发病年龄在 70 岁以上者。

(二)肌强直

肌强直多从一侧的上肢或下肢近端开始,逐渐蔓延至远端、对侧和全身的肌肉。肌强直与锥体束受损时的肌张力增高不同,后者被动运动关节时,阻力在开始时较明显,随后迅速减弱,呈所谓"折刀"现象,故称折刀样肌强直,多伴有腱反射亢进和病理反射。

(三)运动迟缓

患者随意动作减少,减慢。多表现为开始的动作困难和缓慢,如行走时起动和终止均有困难。面肌强直使面部表情呆板,双眼凝视和瞬目动作减少,笑容出现和消失减慢,造成"面具脸"。手指精细动作很难完成,系裤带、鞋带等很难进行;有书写时字越写越小的倾向,称为"写字过小症"。

(四)姿势步态异常

早期走路拖步,迈步时身体前倾,行走时步距缩短,颈肌、躯干肌强直而使患者站立时呈特殊屈曲体姿,行走时上肢协同摆动的联合动作减少或消失;晚期由坐位、卧位起立困难。迈步后碎步、往前冲,越走越快,不能立刻停步,称为慌张步态。

五、辅助检查

(1)一般检查无异常。

(2)CT:头颅 CT 可显示脑部不同程度的脑萎缩表现。

(3)功能性脑影像:采用 PET 或 SPECT 检查有辅助诊断价值。

(4)基因检测:DNA 印记技术、PCR、DNA 序列分析等,在少数家族性 PD 患者中可能发现基因突变。

(5)生化检测:采用高效液相色谱(HpLC)可检测到脑脊液和尿中 HVA 含量降低。

六、治疗

(一)综合治疗

应采取综合治疗,包括药物治疗、手术治疗、康复治疗、心理治疗等,药物治疗是首选且主要的治疗手段。

（二）用药原则

药物治疗应从小剂量开始，缓慢递增，以较小剂量达到较满意疗效。达到延缓疾病进展、控制症状，尽可能延长症状控制的年限，同时尽量减少药物的不良反应和并发症。

（三）药物治疗

早期无须药物治疗，当疾病影响患者日常生活和工作能力时，适当的药物治疗可不同程度的减轻症状，并可因减少并发症而延长生命。以替代药物如复方左旋多巴、多巴受体激动剂等效果较好。

（四）外科治疗

采用立体定向手术破坏丘脑腹外侧核后部可以控制对侧肢体震颤；破坏其前部则可制止对侧肌强直。采用 γ-刀治疗本病近期疗效较满意，远期疗效待观察。

（五）康复治疗

进行肢体运动、语言、进食等训练和指导，可改善患者的生活质量，减少并发症。

（六）干细胞治疗

干细胞治疗是正在探索中的一种较有前景的新疗法。

七、护理评估

（一）一般评估

1.生命体征

一般无特殊。

2.患者主诉

（1）症状：有无静止性震颤，类似"搓丸"样动作；折刀样肌强直及铅管样肌强直；面具脸；写字过小症及慌张步态。

（2）发病形式：何时发病，持续时间，症状的部位、范围、性质、严重程度等。

（3）既往检查、治疗经过及效果，是否有遵医嘱治疗。目前情况包括使用药物的名称、剂量、用法和有无不良反应。

3.相关记录

患者认知功能、日常生活能力、精神行为症状、年龄、性别、体重、体位、饮食、睡眠、皮肤、出入量、跌倒风险评估、吞咽功能障碍评定等记录结果。

（二）身体评估

1.头颈部

患者意识是否清楚，睁眼运动是否正常。两侧瞳孔是否等大、等圆、瞳孔对光反射是否灵敏；角膜反射是否正常。头颅大小、形状，注意有无头颅畸形。面部表情是否淡漠、颜色是否正常，有无畸形、面肌抽动、眼睑水肿、眼球突出、眼球震颤、巩膜黄染、结膜充血，额纹及鼻唇沟是否对称或变浅，鼓腮、示齿动作能否完成，伸舌是否居中，舌肌有无萎缩。有无吞咽困难、饮水呛咳，有无声音嘶哑或其他语言障碍。咽反射是否存在或消失。有无头部活动受限、不自主活动及抬头无力；颈动脉搏动是否对称。颈椎、脊柱、肌肉有无压痛。颈动脉听诊是否闻及血管杂音。

2.胸部

无特殊。

3.腹部

无特殊。

4.四肢

四肢有无震颤、肌阵挛等不自主运动,患者站立和行走时步态是否正常。肱二头肌、肱三头肌反射、桡反射、膝腱反射、跟腱反射是否阳性。

(三)心理-社会评估

1.疾病知识

患者对疾病的性质、过程、防治及预后知识的了解程度。

2.心理状况

了解疾病对其日常生活、学习和工作的影响,患者能否面对现实、适应角色转变,有无人格改变、反应迟钝、记忆力及计算力下降或丧失等精神症状。

3.社会支持系统

了解家庭的组成、经济状况、文化教育背景;家属对患者的关心、支持,以及对患者所患疾病的认识程度;了解患者的工作单位或医疗保险机构所能承担的帮助和支持情况;患者出院后的继续就医条件,居住地的社区保健资源或继续康复治疗的可能性。评估患者居住的环境舒适程度及其安全性;评估患者的决策能力,决定患者是否需要代理人;评估服药情况和护理评测需求,是否需要制订临终护理计划;确认患者的主要照料者,并对照料者的心理和生理健康也予以评价。

(四)辅助检查结果的评估

(1)常规检查:一般无特殊。

(2)头颅 CT:脑部有无脑萎缩表现。

(3)功能性脑影像、基因检测、生化检测有无异常。

(五)常用药物治疗效果的评估

1.应用抗胆碱能药物评估

(1)用药剂量、时间、方法的评估与记录

(2)不良反应的评估:观察并询问患者有无头晕、视力模糊、口干、便秘、尿潴留、情绪不安、抽搐症状。

(3)精神症状的评估:有无出现幻觉等。

2.应用金刚烷胺药物评估

(1)用药剂量、时间、方法的评估与记录。

(2)不良反应的评估:有无神志模糊、下肢网状青斑、踝部水肿。

(3)精神症状的评估:有无出现幻觉等。

3.应用左旋多巴制剂评估

(1)用药剂量、时间、方法的评估与记录。

(2)有无"开-关"现象、异动症及剂末现象。

(3)有无胃肠道症状:初期可出现胃肠不适,表现为恶心、呕吐等。

八、主要护理诊断(问题)

(1)躯体活动障碍:与黑质病变、锥体外系功能障碍所致震颤、肌强直、体位不稳、随意运动异常有关。

（2）长期自尊低下：与震颤、流涎、面肌强直等身体形象改变和言语障碍、生活依赖他人有关。

（3）知识缺乏：缺乏本病相关知识与药物治疗知识。

（4）营养失调：低于机体需要量 与吞咽困难、饮食减少和肌强直、震颤所致机体消耗量增加等有关。

（5）便秘：与消化功能障碍或活动量减少等有关。

（6）语言沟通障碍：与咽喉部、面部肌肉强直,运动减少、减慢有关。

（7）无能性家庭应对：与疾病进行性加重,患者长期需要照顾、经济或人力困难有关。

（8）潜在并发症：外伤、压疮、感染。

九、护理措施

（一）生活护理

加强巡视,主动了解患者的需要,既要指导和鼓励患者自我护理,做自己力所能及的事情,又要协助患者洗漱、进食、淋浴、大小便料理和做好安全防护,增进患者的舒适,预防并发症。主要是个人卫生、皮肤护理、提供生活方便、采取有效沟通方式、保持大小便通畅。

（二）运动护理

告知患者运动锻炼的目的在于防止和推迟关节强直与肢体挛缩;与患者和家属共同制订切实可行的具体锻炼计划。

1.疾病早期

应指导患者维持和增加业余爱好,鼓励患者尽量参加有益的社交活动,坚持适当运动锻炼,注意保持身体和各关节的活动强度与最大活动范围。

2.疾病中期

告诉患者知难而退或简单的家人包办只会加速其功能衰退。平时注意做力所能及的家务,尽量做到自己的事情自己做。起步困难和步行时突然僵住不能动时,应思想放松,尽量跨大步伐;向前走时脚要抬高,双臂要摆动,目视前方,不要目视地面;转弯时,不要碎步移动,否则易失去平衡;护士或家人在协助患者行走时,不要强行拉着走;当患者感到脚粘在地上时,可告诉患者先向后退一步,再往前走,这样会比直接向前容易得多。

3.疾病晚期

应帮助患者采取舒适体位,被动活动关节,按摩四肢肌肉,注意动作轻柔,勿造成患者疼痛和骨折。

（三）安全护理

（1）对于上肢震颤未能控制、日常生活动作笨拙的患者,应谨防烧伤、烫伤等。为端碗持筷困难者准备带有大把手的餐具,选用不易打碎的不锈钢饭碗、水杯和汤勺,避免玻璃和陶瓷制品等。

（2）对有幻觉、错觉、欣快、抑郁、精神错乱、意识模糊或智能障碍的患者应特别强调专人陪护。护士应该认真查对患者是否按时服药,有无错服或误服,药物代为保管,每次送服到口;严格交接班制度,禁止患者自行使用锐利器械和危险品;智能障碍患者应安置在有严密监控区域,避免自伤、坠床、坠楼、走失、伤人等意外发生。

（四）心理护理

护士应细心观察患者的心理反应,鼓励患者表达并注意倾听他们的心理感受,与患者讨论身体健康状况改变所造成的影响、不利于应对的因素,以及时给予正确的信息和引导,使其能够接受和适应自己目前的状态并能设法改善。鼓励患者尽量维持过去的兴趣与爱好,多与他人交往;指导家属关心体贴患者,为患者创造好的亲情氛围,减轻他们心理压力。告诉患者本病病程长、进展缓慢、治疗周期长,而疗效的好坏常与患者精神情绪有关,鼓励他们保持良好心态。

(五)用药指导

告知患者本病需要长期或终身服药治疗,让患者了解常用的药物种类、用法、服药注意事项、疗效及不良反应的观察和处理。告诉患者长期服药过程中可能会突然出现某些症状加重或疗效减退,让患者了解用药过程可能出现的"开-关现象""剂末现象"及应对方法。

(六)饮食指导

告知患者及家属导致营养低下的原因、饮食治疗的原则与目的,指导合理选择饮食和正确进食。给予高热量、高维生素、高纤维素、低盐、低脂适量优质蛋白的易消化饮食,并根据病情变化及时调整和补充各种营养素,戒烟、酒。

(七)健康教育

(1)对于被迫退休或失去工作的患者,应指导或协助其培养新的嗜好。

(2)教会家属协助患者计划每天的益智活动及参与社会交往。

(3)就诊指标:症状加重或者出现精神症状及时就诊。

十、护理效果评价

(1)患者能够接受和适应目前的状态并能设法改善。

(2)患者积极参与康复锻炼,尽量能够坚持自我护理。

(3)患者坚持按时服药,无错服、误服及漏服。

(4)患者未发生跌倒或跌倒次数减少。

(5)患者及家属合理选择饮食和正确进食;进食水时不发生呛咳。

(6)患者大便能维持正常。

(7)患者及家属的焦虑症状减轻。

(靳素萍)

第八节 癫 痫

一、概念和特点

癫痫是由不同病因导致脑部神经元高度同步化异常放电所引起的,以短暂性中枢神经系统功能失常为特征的慢性脑部疾病,是发作性意识丧失的常见原因。因异常放电神经元的位置和异常放电波及的范围不同,患者可表现为感觉、运动、意识、精神、行为、自主神经功能障碍。每次发作或每种发作的过程称为痫性发作。

癫痫是一种常见病,流行病学调查显示其发病率为5‰~7‰,全国有650万~910万患者。癫痫可见于各个年龄组,青少年和老年是癫痫发病的两个高峰年龄段。

二、病理生理

癫痫的病理改变呈现多样化,我们通常将癫痫病理改变分为两类,即引起癫痫发作的病理改变和癫痫发作引起的病理改变,这对于明确癫痫的致病机制及寻求外科手术治疗具有十分重要的意义。

海马硬化肉眼可见海马萎缩、坚硬,组织学表现为双侧海马硬化病变多呈现不对称性,往往发病一侧有明显的海马硬化表现,而另一侧海马仅有轻度的神经元脱失。镜下典型表现是神经元脱失和胶质细胞增生,且神经元的脱失在癫痫易损区更为明显。

三、发病机制

神经系统具有复杂的调节兴奋和抑制的机制,通过反馈活动,使任何一组神经元的放电频率不会过高,也不会无限制的影响其他部位,以维持神经细胞膜电位的稳定。无论是何种原因引起的癫痫,其电生理改变是一致的,即发作时大脑神经元出现异常的、过度的同步性放电。其原因为兴奋过程的过盛、抑制过程的衰减和/或神经膜本身的变化。脑内最重要的兴奋性递质为谷氨酸和天门冬氨酸,其作用是使钠离子和钙离子进入神经元,发作前,病灶中这两种递质显著增加。不同类型癫痫的发作机制可能与异常放电的传播有关:异常放电被局限于某一脑区,表现为局灶性发作;异常放电波及双侧脑部,则出现全面性癫痫;异常放电在边缘系统扩散,引起复杂部分性发作,异常放电传至丘脑神经元被抑制,则出现失神发作。

四、病因和诱因

癫痫病根据其发病原因的不同通常分原发性(也称特发性)癫痫、继发性(也称症状性)癫痫及隐源性癫痫。

原发性癫痫病指病因不清楚的癫痫,目前临床上倾向于由基因突变和某些先天因素所致,有明显遗传倾向。继发性癫痫病是由多种脑部器质性病变或代谢障碍所致,这种癫痫病比较常见。

(一)年龄

特发性癫痫与年龄密切相关。婴儿痉挛症在1岁内起病,6～7岁为儿童失神发作的发病高峰期,肌阵挛发作在青春期前后起病。

(二)遗传因素

在特发性和症状性癫痫的近亲中,癫痫的患病率分别为1%～6%和1.5%,高于普通人群。

(三)睡眠

癫痫发作与睡眠-觉醒周期关系密切,全面强直-阵挛发作常发生于晨醒后,婴儿痉挛症多于醒后和睡前发作。

(四)环境因素

睡眠不足、疲劳、饥饿、便秘、饮酒、情绪激动等均可诱发癫痫发作,内分泌失调、电解质紊乱和代谢异常均可影响神经元放电阈值而导致癫痫发作。

五、临床表现

(一)共性

所有癫痫发作都有的共同特征,包括发作性、短暂性、重复性、刻板性。

(二)个性

不同类型癫痫所具有的特征,如全身强直-阵挛性发作的特征是意识丧失、全身强直性收缩后有阵挛的序列活动;失神发作的特征是突然发生、迅速终止的意识丧失;自动症的特征是伴有意识障碍的,看似有目的,实际无目的的行动,发作后遗忘是自动症的重要特征。

评估癫痫的临床表现时,需了解癫痫整个发作过程如发作方式、发病频率、发作持续时间,包括当时环境,发作时姿态,面色、声音、有无阵挛性抽搐和喷沫,有无自主神经症状、自动症或行为、精神失常及发作持续时间等。

癫痫每次发作及每种发作的短暂过程称为痫性发作。依据发作时的临床表现和脑电图特征可将痫性发作分为不同临床类型。

1.部分性发作

部分性发作包括单纯部分性发作、复杂部分性发作、部分性继发全身性发作3类。

(1)单纯部分性发作:除具有癫痫的共性外,发作时意识始终存在,发作后能复述发作的生动细节是单纯部分性发作的主要特征。①运动性发作:身体某一局部发生不自主抽动,多见于一侧眼睑、口角、手指或足趾也可波及一侧面部肢体。②感觉性发作:一侧肢体麻木感和针刺感,多发生于口角、手指、足趾等部位,特殊感觉性发作可表现为视觉性(闪光、黑蒙)、听觉性、嗅觉性和味觉性发作。③自主神经性发作:全身潮红、多汗、呕吐、腹痛、面色苍白、瞳孔散大等。④精神性发作:各种类型的记忆障碍(似曾相识、强迫思维)、情感障碍(无名恐惧、忧郁、愤怒等)、错觉(视物变形、声音变强或变弱)、复杂幻觉等。

(2)复杂部分性发作:占成人癫痫发作的50%以上,有意识障碍,发作时对外界刺激无反应,以精神症状及自动症为特征,病灶多在颞叶,故又称颞叶癫痫。①自动症:指在癫痫发作过程中或发作后意识模糊状态下出现的具有一定协调性和适应性的无意识活动。自动症均在意识障碍的基础上发生,表现为反复咀嚼、舔唇、或反复搓手、不断穿衣、解衣扣,也可表现为游走、奔跑、乘车上船,还可以出现自言自语、唱歌、或机械重复原来的动作。②仅有意识障碍。③先有单纯部分性发作,继之出现意识障碍。④先有单纯部分性发作,后出现自动症。

(3)部分性继发全身性发作:先出现部分性发作,随之出现全身性发作。

2.全面性发作

最初的症状学和脑电图提示发作起源于双侧脑部者,这种类型的发作多在发作初期就有意识丧失。

(1)强直-阵挛发作:意识丧失和全身抽搐为特征,表现全身骨骼肌持续性收缩,四肢强烈伸直,眼球上翻,呼吸暂停,喉部痉挛,发出叫声,牙关紧闭,意识丧失。持续10秒后出现细微的震颤,继而出现连续、短促、猛烈的全身屈曲性痉挛,阵挛的频率达到高峰后逐渐减慢至停止,一般持续30秒左右。阵挛停止后有5~8秒的肌肉弛缓期,呼吸先恢复,心率、血压、瞳孔等恢复正常,可发现大小便失禁,5~10分钟意识才完全恢复。

(2)强直性发作:表现为与强直-阵挛性发作中强直期的表现,常伴有明显的自主神经症状如面色苍白等。

(3)阵挛性发作:类似全身强直-阵挛性发作中阵挛期的表现。

(4)失神发作:儿童期起病,青春期前停止发作。发作时患者意识短暂丧失,停止正在进行的活动,呼之不应,两眼凝视不动,可伴咀嚼、吞咽等简单的不自主动作,或伴失张力如手中持物坠落等。发作过程持续5~10秒,清醒后无明显不适,继续原来的活动,对发作无记忆。每天发作数次至数百次不等。

(5)肌阵挛发作:系头、颈、躯干和四肢突然短暂单次或反复肌肉抽动,累及一侧或两侧肢体的某一肌肉的一部分或整块肌肉,甚至肌群。发作常不伴有意识障碍,睡眠初醒或入睡过程易犯,还可呈成串发作。累及全身时常突然倒地或从椅子中弹出。

(6)失张力发作:部分或全身肌肉张力突然降低导致垂颈、张口、肢体下垂和跌倒。持续数秒至1分钟。

六、辅助检查

脑电图、脑电地形图、动态脑电图监测:可见明确病理波、棘波、尖波、棘-慢波或尖-慢波。如为继发性癫痫应进一步行头颅 CT、头颅 MRI、MRA、DSA、PET 等检查评估,发现相应的病灶。

脑电生理检查是诊断癫痫的首选检查,脑电图检查(EEG)是将脑细胞微弱的电活动放大 10^6 倍而记录下来,癫痫波常为高波幅的尖波、棘波、尖慢波或棘慢综合波。

应用视频脑电图系统可进行较长时间的脑电图记录和患者的临床状态记录,使医师能直接观察到脑电图上棘波发放的情况及患者临床发作的情况,可记录到多次睡眠 EEG,尤其是在浅睡状态下发现异常波较清醒状态可提高 80%,为癫痫的诊断、致痫灶的定位及癫痫的分型提供可靠的依据。

影像学检查是癫痫定位诊断的最佳手段。CT 和 MRI 检查可以了解脑组织形态结构的变化,进而作出病变部位和性质的诊断。

七、治疗

(一)治疗原则

药物治疗为主,达到控制发作或最大限度地减少发作次数;没有或只有轻微的不良反应;尽可能不影响患者的生活质量。

(二)病因治疗

有明确病因者首先进行病因治疗,如手术切除颅内肿瘤、药物治疗寄生虫感染、纠正低血糖、低血钙等。

(三)发作时治疗

立即让患者就地平卧;保持呼吸道通畅,吸氧;防止外伤及其他并发症;应用地西泮或苯妥英钠预防再次发生。

发作间歇期治疗:服用抗癫痫药物。

八、护理评估

(一)一般评估

1.生命体征

癫痫发作时心率增快,血压升高。由于患者意识障碍,牙关紧闭,呼吸道分泌物增多等因素影响,很可能导致呼吸减慢甚至暂停,引起缺氧。

2.患者主诉

(1)诱因:发病前有无疲劳、饥饿、便秘、经期、饮酒、感情冲动、一过性代谢紊乱和变态反应等因素影响;过去是否患者什么重要疾病,如颅脑外伤、脑炎、脑膜炎、心脏疾病;家族成员是否有癫痫患者或与之相关疾病者。

（2）发作症状：发作时有无意识障碍、时间和地点的定向障碍、记忆丧失，身体或局部的不自主抽动程度及持续时间。

（3）发病形式：发作的频率，持续时间及复发的时间，症状的部位、范围、性质、严重程度等。

（4）既往检查、治疗经过及效果，是否有遵医嘱治疗。目前情况包括使用药物的名称、剂量、用法和有无不良反应。

3.相关记录

患者年龄、性别、体重、体位、饮食、睡眠、皮肤、出入量、NIHSS 评分、GCS 评分、Norton 评分、吞咽功能障碍评定、癫痫发作评估表等记录结果。

（二）身体评估

1.头颈部

患者意识是否清楚，是否存在感觉异常和幻觉现象。眼睑是否抬起，眼球是否上窜或向一侧偏转，两侧瞳孔是否散大、瞳孔对光反射是否消失；角膜反射是否正常。面部表情是否淡漠、颜色是否发绀，有无面肌抽动。有无牙关紧闭，口舌咬伤，吞咽困难、饮水呛咳，有无声音嘶哑或其他语言障碍。咽反射是否存在或消失。

2.胸部

肺部听诊是否异常，防止舌后缀或口鼻分泌物阻塞呼吸道。

3.腹部

患者有无腹胀，有无大、小便失禁，并观察大小便的颜色、量和性质，听诊肠鸣音有无减弱。

4.四肢

四肢有无震颤、抽搐、肌阵挛等不自主运动或瘫痪，四肢有无外伤等。四肢肌力及肌张力，痛刺激有无反应。抽搐后肢体有无脱臼。

（三）心理-社会评估

癫痫是一种慢性疾病，且顽固性癫痫长期反复发作，严重影响日常工作学习，降低生活质量，加之担心随时可能发作，患者不但忍受着躯体的痛苦，还受着家庭的歧视、社会的偏见，而这一切深深地影响患者的身心健康，患者有时会感到恐惧、焦虑、紧张、情绪不稳等，因此对癫痫患者进行社会心理评估，进行思想上的疏导，使其生活在一个良好的生活环境里，从而保持愉快的心情、良好的情绪以积极的态度面对疾病。

目前癫痫患者社会心理评估主要包括语言能力测试、记忆能力测试、智力水平测试，以及生活质量评估。

（四）用药评估

癫痫患者用药评估包含以下几个方面：用药依从性（包括漏服情况和按时用药情况）、对药品知识的知晓程度、患者用药的合理性（包括平均用药品种数和按等间隔用药情况）、癫痫症状的控制情况，以治疗前 3 个月内患者的各种发作类型发作频度记录为基线，与治疗后 6 个月的发作频度进行比较，以发作频度减少 50% 为有效标准、患者用药的安全性（包括出现药品不良反应和血药浓度监测）情况、患者的复诊率，以及对用药教育的满意度。

九、主要护理诊断（问题）

（1）有窒息的危险：与癫痫发作时意识丧失、喉痉挛、口腔和气道分泌物增多有关。

（2）有受伤的危险：与癫痫发作时意识突然丧失，判断力失常有关。

（3）知识缺乏：缺乏长期、正确服药的知识。

（4）气体交换受损：癫痫持续状态、喉头痉挛所致呼吸困难或肺部感染有关。

（5）潜在并发症：脑水肿、酸中毒、水电解质紊乱。

十、护理措施

（一）保持呼吸道通畅

置患者于头低侧卧位或平卧位头偏向一侧；松开领带和衣扣，解开腰带；取下活动性义齿，以及时清除口腔和鼻腔分泌物；立即放置压舌板，必要时用舌钳将舌拖出，防止舌后坠阻塞呼吸道；癫痫持续状态者插胃管鼻饲，防止误吸，必要时备好床旁吸引器和气管切开包。

（二）病情观察

密切观察生命体征及意识、瞳孔变化，注意发作过程中有无心率增快、血压升高、呼吸减慢或暂停、瞳孔散大、牙关紧闭、大小便失禁等；观察并记录发作的类型、发作频率与发作持续时间；观察发作停止后患者意识完全恢复的时间，有无头痛、疲乏及行为异常。

（三）发作期安全护理

告知患者有前驱症状时立即平卧；活动状态时发作，陪伴者应立即将患者缓慢置于平卧位，防止外伤，切忌用力按压患者抽搐肢体，以防骨折和脱臼；将压舌板或筷子、纱布、手绢、小布卷等置于患者口腔一侧上下臼齿之间，防止舌、口唇和颊部咬伤；用棉垫或软垫对跌倒时易擦伤的关节加以保护；癫痫持续状态、极度躁动或发作停止后意识恢复过程中有短时躁动的患者，应由专人守护，加保护性床栏，必要时用约束带适当约束。遵医嘱立即缓慢静脉注射地西泮，快速静脉滴注甘露醇，注意观察用药效果和有无出现呼吸抑制，肾脏损害等不良反应。

（四）发作间期安全护理

给患者创造安全、安静的休息环境，保持室内光线柔和，无刺激；床两侧均安装带床栏套的床栏；床旁桌上不放置热水瓶，玻璃杯等危险物品。对于有癫痫发作病史并有外伤病史的患者，在病室内显著位置放置"谨防跌倒，小心舌咬伤"的警示牌，随时提醒患者、家属及医护人员做好防止发生意外的准备。

（五）心理护理

对癫痫患者心理问题疏导应从其原因入手，建立良好的沟通技巧，通过鼓励、疏导的方式解除其精神负担，进行情感交流，提高自尊和自信，以积极配合治疗。同时消除患者家属的偏见和歧视，使患者得到家庭的支持，以提高治疗效果。

（六）健康教育

1.服药指导

讲解按医嘱规范用药的重要意义，特别强调按期限、按时间、按用量服药对病情控制的重要性，擅自停、换药物和私自减量对机体的危害，强化患者或家属重视疾病及服药，积极配合治疗，如有漏服，一般在下一次服药时补上。定期检测血药浓度，并调整药物剂量。

2.生活指导

对患者和家属进行癫痫知识的宣教，如疾病的病因、发病机制、症状、治疗等，宣教中与患者建立良好的护患关系，进行全程健康教育、个体化教育。癫痫患者生活中要注意生活规律、注意休息、保持充足的睡眠、适当运动、增强机体抵抗力，避免剧烈运动，尽量避免疲劳和减少参加一些带电磁辐射的娱乐活动。不宜从事高空、水上作业、驾驶等带有危险性的工作。饮食宜清淡，不吃辛辣刺激性食物和兴奋性食品如可乐、浓茶等，戒烟酒，保持大便通畅。告知患者外出时随身携带写有姓名、年龄、所患疾病、住址、家人联系方式的信息卡。在病情未得到良好控制时，室外活动或外出就诊时应有家属陪伴，佩戴安全帽。特发性癫痫且有家族史的女患者，婚后不宜生育，双方均有癫痫，或一方有癫痫，另一方有家族史者不宜结婚。

3.就诊指标

患者出现意识障碍、精神障碍，某一局部如眼睑、口唇、面部甚至四肢肌肉不自主抽动，口吐白沫等症状时应立即就诊；服药期间应定期复诊，查血常规、肝功能和血药浓度，监控药物疗效及不良反应，调整用药。

十一、护理效果评估

(1)患者呼吸道通畅，无窒息发生。

(2)患者无跌倒、无损伤发生。

(3)患者癫痫控制良好，且无药物不良反应发生。

（靳素萍）

第九节 吉兰-巴雷综合征

一、概述

吉兰-巴雷综合征(GBS)又称急性感染性脱髓鞘性多发性神经病，是可能与感染有关和免疫机制参与的急性特发性多发性神经病。临床上表现为四肢弛缓性瘫痪，末梢型感觉障碍和脑脊液蛋白细胞分离等。本病确切病因不清，可能与空肠弯曲菌感染有关；或是机体免疫发生紊乱，产生针对周围神经的免疫应答，引起周围神经脱髓鞘。本病年发病率为(0.6~1.9)/10万，我国尚无系统的流行病学资料。

二、诊断步骤

(一)病史采集要点

1.起病情况

以儿童或青少年多见，急性或亚急性起病，数天或2周内达高峰。需要耐心分析，争取掌握比较确切的起病时间，了解病情进展情况。

2.主要临床表现

主要临床表现为运动、感觉和自主神经损害。肢体弛缓性瘫痪，从下肢远端向上发展，至上肢并累及脑神经(也可以首发症状为双侧周围性面瘫)。感觉异常如烧灼感、麻木、疼痛等，以远端为主。自主神经紊乱症状明显，如心律失常、皮肤营养障碍等，但尿便障碍绝大多数患者不出现，严重患者可有。

3.既往史

若发现可能致病的原因有较大意义。如起病前1~4周有无胃肠或呼吸道感染症状,有无疫苗接种史,或者外科手术史,有无明显诱因。

(二)体格检查要点

1.一般情况

精神疲乏,若感染严重者,可有不同程度的发热。窦性心动过速,血压不稳定,出汗多,皮肤红肿及营养障碍。

2.神经系统检查

神志清,高级神经活动正常。脑神经以双侧周围性面瘫、延髓性麻痹为主,四肢呈弛缓性瘫痪,末梢型感觉障碍,大、小便功能障碍多不明显。

(三)门诊资料分析

1.血常规

白细胞计数轻度升高或正常。

2.生化

血钾正常。

3.病史和检查

可见患者有运动、感觉和自主神经障碍,因此,定位在周围神经病变。起病前有感染等病史,考虑为感染性或自身免疫性疾病,应进一步检查感染和免疫相关指标以确诊。

(四)进一步检查项目

1.腰穿

脑脊液蛋白细胞分离是本病特征性表现,蛋白增高而细胞数正常,出现在起病后2~3周,但在第1周正常。

2.肌电图

发现运动和感觉神经传导速度明显减慢,有失神经或轴索变性的肌电改变。脱髓鞘病变呈节段性和斑点状特点,可能某一神经感觉传导速度正常,另一神经异常,因此,早期要检查多根神经。发病早期可能只有F波或H反射延迟或消失。

三、诊断对策

(一)诊断要点

根据起病前有感染史,急性或亚急性起病,四肢对称性下运动神经元瘫痪,末梢型感觉减退及脑神经损害,脑脊液蛋白细胞分离,结合肌电图可以确诊。Asbury等的诊断标准:①多有病前感染或自身免疫反应;②急性或亚急性起病,进展不超过4周;③四肢瘫痪常自下肢开始,近端较明显;④可有呼吸肌麻痹;⑤可有脑神经受损;⑥可有末梢型感觉障碍或疼痛;⑦脑脊液蛋白细胞分离;⑧肌电图早期F波或H反射延迟,运动神经传导速度明显减慢。

(二)鉴别诊断要点

1.低血钾型周期性瘫痪

本病一般有甲亢、低血钾病史。起病快(数小时~1天),恢复也快(2~3天)。四肢弛缓性瘫痪,无呼吸肌麻痹和脑神经受损,无感觉障碍。脑脊液没有蛋白细胞分离。血钾低,补钾有效。既往有发作史。

2.脊髓灰质炎

本病为脊髓前角病变,没有感觉障碍和脑神经受损。多在发热数天后,体温未恢复正常时出现瘫痪,通常只累及一个肢体。但本病起病后3周也可见脑脊液蛋白细胞分离。

3.重症肌无力

本病为神经肌肉接头病变,主要累及骨骼肌,因此,没有感觉障碍和自主神经症状。症状呈波动性,晨轻暮重。疲劳试验和肌电图有助于诊断。

(三)吉兰-巴雷综合征

变异型根据临床、病理及电生理表现可分为以下类型。

1.急性运动轴索型神经病

其为纯运动型,特点是病情中多有呼吸肌受累,24～48小时迅速出现四肢瘫痪,肌萎缩出现早,病残率高,预后差。

2.急性运动感觉轴索型神经病发病

此型与前者相似,但病情更重,预后差。

3.Fisher综合征

其表现为眼外肌麻痹、共济失调和腱反射消失三联征。

4.不能分类的吉兰-巴雷综合征

这包括"全自主神经功能不全"和极少数复发型吉兰-巴雷综合征。

四、治疗对策

(一)治疗原则

(1)尽早明确诊断,以及时治疗。

(2)根据病情的严重情况进行分型,制订合理的治疗方案。

(3)治疗过程中应密切观察病情,注重药物毒副作用。

(4)积极预防和控制感染及消化道出血等。

(5)早期康复训练对功能恢复有重要意义,同时可提高患者自信心,观察效果。

(二)治疗计划

1.基础治疗(对症支持治疗)

(1)辅助呼吸:患者气促,血氧饱和度降低,动脉血氧分压下降至9.3 kPa(70 mmHg)以下,可进行气管插管,呼吸机辅助呼吸,必要时气管切开。加强护理,保持呼吸道通畅,定时翻身、拍背,雾化吸入,吸痰等。

(2)重症患者持续心电监护,窦性心动过速通常无须处理。血压高时可予小剂量降压药,血压低时可予扩容等。

(3)穿长弹力袜预防深静脉血栓。

(4)保持床单平整,勤翻身,预防压疮。

(5)吞咽困难者可予留置胃管,鼻饲,以免误入气管窒息。

(6)尿潴留可加压按压腹部,无效时可留置尿管。便秘可用大黄苏打片、番泻叶等。出现肠梗阻时应禁食并请外科协助治疗。

(7)出现疼痛,可予非阿片类镇痛药,或试用卡马西平。

(8)早期开始康复治疗,包括肢体被动和主动运动,防止挛缩,用夹板防止足下垂畸形,以及针灸、按压、理疗和步态训练等。

2.特异治疗(病因治疗)

(1)血浆置换:按每千克体重 40 mL 或 1～1.5 倍血浆容量计算每次交换血浆量,可用 5% 白蛋白复原血容量,减少使用血浆的并发症。轻、中、重患者每周应分别做 2 次、4 次和 6 次。主要禁忌证是严重感染、心律失常、心功能不全及凝血系统疾病等。

(2)免疫球蛋白静脉滴注(IVIG):成人按 0.4 g/(kg·d)剂量,连用 5 天,尽早使用或在呼吸肌麻痹之前使用。禁忌证是先天性 IgA 缺乏,因为免疫球蛋白制品含少量 IgA,此类患者使用后可导致 IgA 致敏,再次应用可发生变态反应。常见不良反应有发热、面红等,减慢输液速度即可减轻。引起肝功能损害者,停药 1 个月即可恢复。

(3)以上两种方法是治疗吉兰-巴雷综合征的首选方法,可消除外周血免疫活性细胞、细胞因子和抗体等,减轻神经损害。尽管两种治疗费用昂贵,但是严重病例或是进展快速病例,均应早期使用,可能减少辅助通气的费用和改变病程。

(4)激素通常认为对吉兰-巴雷综合征无效,并有不良反应。但是,在无经济能力或无血浆置换和 IVIG 医疗条件时,可试用甲泼尼龙 500 mg/d,静脉滴注,连用 5～7 天。或地塞米松 10 mg/d,静脉滴注,连用 7～10 天为 1 个疗程。

五、病程观察及处理

可以按照以下分型评估患者的临床状况。

(1)轻型:四肢肌力Ⅲ以上,可独立行走。

(2)中型:四肢肌力Ⅲ以下,不能独立行走。

(3)重型:四肢无力或瘫痪,伴Ⅸ、Ⅹ对颅神经和其他神经麻痹,不能吞咽,活动时有轻微呼吸困难,但不需要气管切开人工辅助呼吸。

(4)极重型:数小时或数天内发展为四肢瘫痪,吞咽不能,呼吸肌麻痹,需要气管切开人工辅助呼吸。

六、预后评估

本病为自限性,呈单相病程,多于发病后 4 周时症状和体征停止进展,经数周或数月恢复,恢复中可有短暂波动,极少复发。70%～75% 患者完全恢复,25% 遗留轻微神经功能缺损,5% 死亡,通常死于呼吸衰竭。前期有空肠弯曲菌感染证据者预后较差,病理以轴索变性为主者病程较迁延且恢复不完全。高龄、起病急骤或辅助通气者预后不良。早期有效治疗及支持疗法可降低重症病例的死亡率。

七、护理

(一)主要护理问题

1.呼吸困难

呼吸困难与病变侵犯呼吸肌,引起呼吸肌麻痹有关。

2.有误吸的危险

有误吸的危险与病变侵犯脑神经,使得吞咽肌群无力有关。

3.生活自理能力缺陷

生活自理能力缺陷与运动神经脱髓鞘改变引起的四肢瘫痪有关。

4.有失用综合征的危险

有失用综合征的危险与运动神经脱髓鞘改变引起的四肢瘫痪有关。

5.皮肤完整性受损

皮肤完整性受损与运动神经脱髓鞘改变引起的四肢瘫痪有关。

6.便秘

便秘与自主神经功能障碍及长期卧床有关。

7.恐惧

恐惧与运动障碍引起的快速进展性四肢瘫,或呼吸肌麻痹引起呼吸困难带来的濒死感有关。

(二)护理措施

1.严密观察病情变化

患者因四肢瘫痪,躯干、肋间肌和膈肌麻痹而致呼吸困难,甚至呼吸肌麻痹。因此,应重点观察患者呼吸情况。如果出现呼吸肌群无力,呼吸困难,咳痰无力,烦躁不安及口唇发绀等缺氧症状应及时给予吸氧。必要时进行气管切开,使用人工呼吸机辅助呼吸。

2.保持呼吸道通畅和防止并发症的发生

(1)能否保持患者呼吸道通畅是关系患者生命安危的关键问题。对已气管切开使用人工呼吸机的患者应采取保护性隔离。病室温度保持在22～24 ℃,避免空气干燥,定时通风,保持室内空气新鲜。

(2)吸痰时要严格执行无菌操作,使用一次性吸痰管,操作前后洗手,防止交叉感染。

(3)每2～3小时翻身、叩背1次,气管内滴药,如2％碳酸氢钠,促进痰液排出。预防发生肺不张。

(4)气管切开伤口每天换药,并观察伤口情况。

(5)减少探视。

3.防止压疮的发生

本病发病急骤,瘫痪肢体恢复缓慢,因此,久卧患者要每天擦洗1～2次,保持皮肤清洁干净。患者床褥整齐、干净、平整。每2～3小时翻身更换体位,以免局部受压过久。按压骨突处,促进局部血液循环。

4.加强对瘫痪肢体的护理

GBS患者瘫痪特点为四肢对称性瘫痪,患病早期应保持侧卧、仰卧时的良肢位,恢复期做好患者主动、被动训练、步态训练,以利于肢体功能恢复。

5.生活护理

患者四肢瘫痪,气管切开不能讲话。因此,护理人员必须深入细致地了解患者的各项要求,做好患者口腔、皮肤、会阴部的护理。

6.鼻饲护理

患者应进食营养丰富和易消化的食物。吞咽困难者可行鼻饲,以保证营养。鼻饲时应注意以下几点。

(1)鼻饲前将床头抬高30°。

(2)每次鼻饲前应回抽胃液,观察有无胃潴留、胃液颜色,并观察胃管有无脱出。

（3）每次鼻饲量不宜过多，在 200～300 mL。

（4）鼻饲物的温度不宜过热，在 38～40 ℃。

（5）速度不宜过快，15～20 分钟，以防止呃逆。

（6）鼻饲之后，注入 20 mL 清水，清洗胃管。

7.肠道护理

患者长期卧床肠蠕动减慢，常有便秘，应多饮水、多吃粗纤维的食物。可做腹部按压，按顺时针方向，必要时服用缓泻药，使患者保持排便通畅。

8.心理护理

要做好患者心理护理，介绍有关疾病的知识，鼓励患者配合医护人员的治疗，树立战胜疾病的信心，早日康复。

9.健康指导

（1）指导患者养成良好的生活习惯，注意休息，保证充足的睡眠。

（2）指导患者坚持每天定时服药，不可随意更改药物剂量，定期复查。

（3）指导患者坚持活动和肢体功能锻炼，克服依赖心理，逐步做一些力所能及的事情。

（靳素萍）

第十节　急性脊髓炎

一、概念和特点

急性脊髓炎是非特异性炎症引起脊髓白质脱髓鞘病变或坏死所致的急性横贯性脊髓损害，也称为急性横贯性脊髓炎，以胸 3～5 节段受累最为常见，其次是颈段和腰段。主要表现为病变水平以下肢体瘫痪、各种感觉缺失和自主神经功能障碍。本病可发生于任何年龄，但以青壮年较常见。

二、病因和发病机制

过度疲劳和外伤、受寒可能为其发病诱因。发病前 1～2 周常有病毒感染（如 EB 病毒），疱疹、流感、风疹、流行性腮腺炎、水痘等常为其前驱症状，人类免疫缺陷病毒（HIV）感染也可伴脊髓炎。本病的可能发病机制为细胞介导的免疫反应、病毒直接侵犯脊髓及自身免疫性脉管炎。病理证实急性脊髓炎可累及脊髓的任何节段，以胸段最常见。

三、临床表现

（一）前驱症状

病前数天或 1～2 周常有上呼吸道感染、发热、腹泻等症状，或有疫苗接种史。伴或不伴有发热，少数患者可在数小时内发展为完全性横贯性脊髓损害。

（二）典型表现

起病急，多在数小时至 2～3 天发展至高峰。首发症状多为双下肢麻木、无力，并可出现病变相应部位的背痛,病变节段有束带感,病损平面以下的运动障碍、感觉障碍和自主神经功能障碍。早期为双下肢弛缓性截瘫、肌张力降低、腱反射减弱或消失,感觉缺失,病理反射阴性,大小便潴留。病变节段以下的皮肤干燥、不出汗,颈段脊髓受损可出现霍纳综合征。常见并发症有压疮、泌尿系统感染和坠积性肺炎。2周后随着脊髓休克期的恢复,瘫痪肢体出现腱反射、病理反射阳性,肌张力逐渐增高,肌力逐渐恢复,感觉恢复较慢。

(三)特殊类型

上升性脊髓炎是本病的一种特殊类型,是病变迅速上升并波及高位颈段脊髓甚至延髓的结果。起病急骤,感觉障碍平面常于1~2天甚至数小时内上升至延髓,瘫痪也由下肢迅速波及上肢甚至延髓支配的肌群,出现吞咽困难,构音不清,呼吸肌瘫痪,常可引起死亡。

四、辅助检查

急性期周围血中白细胞增多;脑脊液中白细胞增多,蛋白含量明显增高。脊髓造影或磁共振成像有助于脊髓水肿和脊髓腔不完全梗阻的判断。早期行 MRI 检查是较为可靠手段之一,但其病变范围与临床不完全一致,可能是由于 MRI 对反应脊髓内水分改变非常敏感虽病变的边缘水分增多。

五、治疗

本病无特效治疗,主要减轻脊髓损害、防治并发症、加强功能训练及促进功能恢复。治疗要点主要有以下两点。

(1)药物治疗:急性脊髓炎急性期药物治疗应以糖皮质激素为主,糖皮质激素具有抗炎、抗水肿及免疫抑制作用。选用抗生素控制感染。

(2)功能训练:促进功能恢复,减少并发症。早期康复训练,被动运动及主动运动。

六、护理评估

(一)一般评估

1.生命体征

患者因感染可引起体温升高和心率加快。疾病波及高段颈髓和延髓时,易致呼吸肌瘫痪,注意观察呼吸的频率和节律。延髓心血管中枢受影响时,患者心率和血压波动较大。

2.患者主诉

发病前数天或1~2周有无发热、全身不适或上呼吸道感染症状、促发脊髓炎的主要原因及诱因等。询问其首发症状和典型表现,肌无力的部位,感觉障碍的部位和性质,大小便失禁/潴留等。

(二)身体评估

1.头颈部

评估患者的意识状态和面容、营养状态。面部表情是否淡漠、颜色是否正常,有无畸形、面肌抽动、眼睑水肿、眼球突出、眼球震颤、巩膜黄染、结膜充血。有无张口呼吸或鼻翼翕动,有无咳嗽无力。头颅大小、形状,注意有无头颅畸形。注意头颈部有无局部肿块或压痛;颈动脉搏动是否对称。有无头部活动受限、不自主活动及抬头无力。角膜反射、咽反射是否存在或消失,有无构音障碍或吞咽困难。脑膜刺激征是否阳性。

2.胸部

患者胸廓、脊柱有无畸形,有无呼吸困难。肺部感染者,可触及语音震颤。心脏及肺部叩诊和听诊是否异常,注意两侧对比。皮肤干燥和多汗的部位。注意感觉障碍的部位、性质、范围、感觉变化的平面及双侧对称性等。

(1)浅感觉。①痛觉:用针尖轻刺皮肤,确定痛觉减退、消失或过敏区域。检查时应掌握刺激强度,可从无痛觉区向正常区检查,自上而下,两侧对比。②温度觉:以盛有冷水(5～10 ℃)和热水(40～45 ℃)的两试管,分别接触患者皮肤,询问其感觉。③触觉:以棉花、棉签轻触患者皮肤,询问其感觉。

(2)深感觉。①位置觉:嘱患者闭目,检查者用手指从两侧轻轻夹住患者的手指或足趾,做伸屈动作,询问其被夹手指/足趾的名称和活动的方向。②震动觉:将音叉震动后,放在患者的骨突起部的皮肤上,询问其有无震动、震动持续时间及对称情况。③实体感觉:嘱患者闭目,用手触摸分辨物体的大小、方圆、硬度。④两点分辨觉:以圆规的两个尖端,触及身体不同部位,测定患者分辨两点距离的能力。

3.腹部

患者腹部和膀胱区外形和膀胱区是否正常,触诊有无局部压痛、反跳痛,双侧感觉是否存在、对称,记录感觉变化的部位。腹壁反射、提睾反射是否存在、对称。肠鸣音是否减弱或消失,大便是否失禁或秘结。小便是否失禁或潴留。留置尿管者,观察尿道口有无发红、脓性分泌物,尿液的性质。

4.四肢

患者四肢外形有无畸形,判断四肢的肌力和肌张力。感觉障碍的部位和性质。四肢腱反射的强弱,是否存在病理反射等。

根据肌力的情况,一般均将肌力分为以下 0～5 级,共 6 个级别。

0 级:完全瘫痪,测不到肌肉收缩。

1 级:仅测到肌肉收缩,但不能产生动作。

2 级:肢体能在床上平行移动,但不能抵抗自身重力,即不能抬离床面。

3 级:肢体可以克服地心吸收力,能抬离床面,但不能抵抗阻力。

4 级:肢体能做对抗外界阻力的运动,但不完全。

5 级:肌力正常。

(三)心理-社会评估

主要了解患者患病后的情绪反应,以及其学习、工作与家庭生活等情况,家庭成员的支持程度,家庭经济能力和社会支持资源。

(四)辅助检查结果评估

(1)实验室检查:急性期血常规可见白细胞升高,脑脊液白细胞增多,蛋白含量明显增高。

(2)磁共振检查:MRI 检查可在早期明确脊髓病变的性质、范围、程度,是确诊急性脊髓炎最可靠的措施。早期,脊髓病变段呈弥漫肿胀、增粗。病变脊髓和正常脊髓无明显界限。MRI 增强检查多数病例无强化,少数可呈弥漫性、周边性或斑片状强化。后期,脊髓不再肿胀,少部分患者出现脊髓萎缩。

(五)常用药物治疗效果的评估

严格按医嘱用药,严禁骤然停药,否则会加重病情。急性期大剂量应用糖皮质激素,注意观察患者症状是否改善及其不良反应。长期大量应用糖皮质激素还可引起物质代谢和水盐代谢紊乱,出现类肾上腺皮质功能亢进综合征,如浮肿、低血钾、高血压、糖尿病、皮肤变薄、满月脸、水牛背、向心性肥胖、多毛、痤疮、肌无力和肌萎缩等症状,一般不需特殊治疗,停药后可自行消退。但肌无力恢复慢且不完全。低盐、低糖、高蛋白饮食及加用氯化钾等措施可减轻这些症状。

七、主要护理诊断(问题)

(1)躯体移动障碍与脊髓病变有关。

(2)低效性呼吸形态与呼吸肌麻痹有关。

(3)尿潴留与膀胱自主神经功能障碍有关。

(4)生活自理缺陷与肢体瘫痪有关。

(5)潜在并发症:压疮、坠积性肺炎、泌尿系统感染。

八、护理措施

(一)病情观察

监测生命体征,应严密观察有无呼吸困难、心率加快、血压升高、体温升高,有无发绀、吞咽及言语障碍等。定期监测血生化指标。判断瘫痪和感觉平面有无上升,疾病有无进展。上升性脊髓炎应迅速吸氧,准备气管插管、气管切开,呼吸机等抢救物品。

(二)一般护理

1.休息与活动

急性期特别是并发心肌炎时应卧床休息。如有呼吸肌麻痹应取平卧位,头偏向一侧。恢复期可适当活动,但避免过度劳累。

2.吸氧

给予低流量吸氧。如出现呼吸无力、呼吸困难应及时通知医师,必要时给予气管插管或气管切开,予呼吸机辅助呼吸。

(三)合理饮食

保证机体足够的营养,进食高蛋白、高热量、高维生素、易消化、含钾丰富(如橘子、香蕉等)的食物。吞咽困难进食呛咳者,应给予鼻饲,切勿勉强进食,以免引起吸入性肺炎及窒息。口腔护理每天两次,根据患者的情况选择合适的漱口液,可以自理的患者尽量鼓励患者自己洗漱。

(四)皮肤护理

大小便失禁、腹泻、发热、出汗、自主神经功能紊乱等都会使皮肤处于潮湿环境中,易致失禁性皮炎的发生,同时也可增加发生压疮的风险,须加强皮肤护理。具体措施为:每次交接班时,检查全身皮肤,观察有无局部发红等情况,每天清洁皮肤,保持床单位平整、清洁、干燥;对排便异常的患者及时清理排泄物,保持会阴、肛门周围皮肤清洁、干燥;每1~2小时翻身1次,对骨隆突或受压部位,如脚踝、足跟、骶尾部等部位常检查,并加强营养;使用一些护理用品和用具,如给予垫气垫床、涂抹润肤霜或用敷料、海绵垫保护等。但任何方法都不能替代定时翻身。输液以健侧、上肢为原则,输液前认真观察准备输液肢体一侧的皮肤情况,输液后随时观察输液肢体局部及皮肤情况,以免液体外渗造成皮肤红肿;给予洗漱、浸泡时水温勿过热以免造成烫伤,冰袋降温时间长可引起冻伤;自主神经功能障碍可致无外因肢体局部水肿,应注意对皮肤的观察及保护。

(五)康复训练

在脊髓受损初期,就应与康复师根据患者情况制订康复计划,康复的目的是保持各关节的正常功能位,每次翻身后将肢体位置摆放正确,做关节的被动或主动运动。给予日常生活活动训练,使患者能自行穿脱衣服、进食、擦洗、大小便、淋浴及开关门窗、电灯、水龙头等,增进患者的自我照顾能力。

(六)排泄异常的护理

1.尿失禁患者

护理人员要根据给患者输液或饮水的时间,给予排便用品,协助其排便,同时在患者小腹部加压,增加膀胱内压,锻炼恢复自主排尿功能。

2.尿潴留患者

应给予留置导尿管,根据入量(输液、饮水)时间,适时、规律地夹闭、开放尿管,以维持膀胱充盈、收缩功能;同时在排放尿液时可采用一些方法刺激诱导膀胱收缩,如轻敲患者下腹部、听流水声和热敷膀胱区。对留置导尿管的患者:应每天清洗、消毒尿道口,观察尿液的色、量是否正常,是否有沉淀,尿道口有无分泌物;患者病情允许的情况下,尽早拔除尿管。

3.大便秘结的患者

应保持适当的高纤维饮食与水分的摄取。餐后胃肠蠕动增强,当患者有便意感时,指导并协助患者增加腹压来引发排便。每天固定时间进行排便训练,养成排便规律。必要时肛门塞入开塞露,无效时可给予不保留灌肠。

4.大便失禁的患者

选择易消化、吸收的高营养、低排泄的要素饮食,同时指导患者练习腹肌加压与肛门括约肌收缩,掌握进食后的排便时间规律,协助放置排便用品(便盆、尿垫);随时清洁排便后肛门周围皮肤。

(七)心理护理

患者均为突然发病且伴有肢体瘫痪、排泄异常等,严重影响其正常生活,加之对疾病知识、治疗效果不了解容易产生恐惧感。本病病程较长,患者可出现不同程度的情绪低落,对治疗和康复缺乏信心,护理人员应及时向患者介绍疾病相关知识,动员和指导家人和朋友在各个方面关心、支持、帮助患者,减轻其思想负担,去除紧张情绪,鼓励患者表达自己的感受,倾听患者的诉说。帮助患者做肢体活动,给予精神上的鼓励及生活支持,树立战胜疾病的信心。

(八)健康教育

(1)瘫痪肢体应早期做被动运动、按摩,以改善血液循环,促进瘫痪肢体的恢复。保持肢体的功能位置,预防足下垂及畸形。同时可配合物理治疗、针灸治疗。

(2)训练患者正确的咳嗽、咳痰方法,变换体位方法。

(3)提出治疗与护理的配合及要求包括休息与活动、饮食、类固醇皮质激素的应用及其注意事项。

(4)增加营养,增强体质,预防感冒。

(5)带尿管出院者,应指导留置尿管的护理及膀胱功能的训练。

(6)长期卧床者,应每2小时翻身、拍背1次,预防压疮及坠积性肺炎。

(7)就诊指标:出现生命体征改变、肢体感觉障碍、潜在并发症及时就诊。

九、护理效果评估

(1)自觉症状逐渐好转,生活基本自理。

(2)大小便失禁逐渐控制。

(3)无泌尿系统感染发生。

(4)皮肤完好,无压疮。

(5)大便秘结、小便潴留逐渐解除,大小便通畅。

(靳素萍)

第十一节 脊髓压迫症

一、概念和特点

脊髓压迫症是一组椎管内占位性病变引起的脊髓受压综合征,随着病变进展出现脊髓半切和横贯性损害及椎管梗阻,脊神经根和血管可不同程度受累。

二、病因

脊髓是含水分丰富的柔软组织,对外来机械压力及缺血缺氧的耐受能力差,脊髓压迫症与机械压迫、血供障碍及占位病变直接浸润破坏有关。急性压迫型:多由急性硬膜外血肿、外伤后椎管内血肿、椎管内出血等引起,病变发展快,在较短时间内(1~3 天)迅速压迫脊髓,使脊髓动脉血供减少,静脉回流受阻,受损区神经细胞、胶质细胞及神经轴突水肿、变性,若不能及时解除病因,可出现脊髓坏死。慢性压迫型:常由先天性脊柱畸形和椎管内良性肿瘤引起,病变发展速度较慢,可在一定的时间内不表现出相应的临床症状。发病后期出现失代偿症状,机械压迫表现为神经根脊髓半切或横贯性损害。

三、临床表现

(一)急性脊髓压迫症

发病及进展迅速,常于数小时至数天内脊髓功能完全丧失,多表现为脊髓横贯性损害,出现脊髓休克,病变以下呈弛缓性瘫,各种反射消失。

(二)慢性脊髓压迫症

病情缓慢进展,早期症状体征可不明显。可分为 3 期。

1.根痛期(神经根刺激期)

出现神经根痛及脊膜刺激症状。晚间症状加重,白天减轻;咳嗽、排便和用力等加腹压动作可使疼痛加剧,改变体位也使症状减轻或加重。

2.脊髓部分受压期

表现脊髓半切综合征,同侧损害节段以下上运动神经元性瘫痪,腱反射亢进、病理征阳性,同侧深感觉障碍及病变对侧损害节段以下痛温觉减退或丧失,而触觉良好,病变侧损害节段以下血管舒缩功能障碍。

3.脊髓完全受压期

出现脊髓完全横贯性损害,表现的运动、感觉与自主神经功能障碍和急性脊髓炎一致。

四、辅助检查

(1)脑脊液检查:常规、生化检查及动力学变化对确定脊髓压迫症和程度很有价值。

(2)影像学检查:脊柱 X 线平片、CT 及 MRI、脊髓造影等也可以确定病变的节段、性质及压迫程度。

五、治疗

(1)早期诊断,以及早手术,尽快去除病因。恶性肿瘤或转移瘤可酌情手术、放疗或化疗。

(2)急性脊髓压迫症需在 6 小时内减压,如硬脊膜外脓肿应紧急手术并给予足量抗生素,脊柱结核在根治术同时抗结核治疗。

(3)瘫痪肢体应积极进行康复治疗及功能训练,预防并发症。

六、护理评估

(一)一般评估

1.生命体征

患者因感染引起的体温升高和心率加快。疾病波及高段颈髓和延髓时,易致呼吸肌瘫痪,观察呼吸的频率和节律。延髓心血管中枢受影响时,患者心率和血压波动较大。

2.患者主诉

了解发病前数天或 1～2 周有无发热、全身不适或上呼吸道感染症状、促发脊髓炎的主要原因及诱因等。询问其首发症状和典型表现,肌无力的部位,感觉障碍的部位和性质,大小便失禁/潴留,有无长期卧床并发症。

(二)身体评估

1.头颈部

评估患者的意识状态和面容,患者的营养状态。面部表情是否淡漠、颜色是否正常,有无畸形、面肌抽动、眼睑水肿、眼球突出、眼球震颤、巩膜黄染、结膜充血。有无张口呼吸或鼻翼翕动,有无咳嗽无力。头颅大小、形状,注意有无头颅畸形。注意头颈部有无局部肿块或压痛;颈动脉搏动是否对称。有无头部活动受限、不自主活动及抬头无力。角膜反射、咽反射是否存在或消失,有无构音障碍或吞咽困难。脑膜刺激征是否阳性。

2.胸部

患者胸廓、脊柱有无畸形,有无呼吸困难。肺部感染者,可触及语音震颤。心脏及肺部叩诊和听诊是否异常,注意两侧对比。皮肤干燥和多汗的部位。感觉检查宜在环境安静、患者清醒配合的情况下进行,注意感觉障碍的部位、性质、范围、感觉变化的平面及双侧对称性等。

(1)浅感觉。①痛觉:用针尖轻刺皮肤,确定痛觉减退、消失或过敏区域。检查时应掌握刺激强度,可从无痛觉区向正常区检查,自上而下,两侧对比。②温度觉:以盛有冷水(5～10 ℃)和热水(40～45 ℃)的两试管,分别接触患者皮肤,询问其感觉。③触觉:以棉花、棉签轻触患者皮肤,询问其感觉。

（2）深感觉。①位置觉：嘱患者闭目，医者用手指从两侧轻轻夹住患者的手指或足趾，做伸屈动作，询问其被夹指、趾的名称和被扳动的方向。②震动觉：将音叉震动后，放在患者的骨突起部的皮肤上，询问其有无震动及震动持续时间。③实体感觉：嘱患者闭目，用手触摸分辨物体的大小、方圆、硬度。④两点分辨觉：以圆规的两个尖端，触及身体不同部位，测定患者分辨两点距离的能力。

3.腹部

患者腹部和膀胱区外形和膀胱区是否正常，触诊有无局部压痛、反跳痛，双侧感觉是否存在，是否对称，记录感觉变化的部位。腹壁反射、提睾反射是否存在和对称。两便失禁是否引起压疮。留置尿道者，观察尿道口有无脓性分泌物，尿液的性质。叩诊膀胱区，判断有无尿潴留。肠鸣音是否减弱或消失。

4.四肢

患者四肢外形，有无畸形，四肢肌力和肌张力。触诊患者的肌力和肌张力，肌张力增高或降低，肌张力异常的形式。感觉障碍的部位和性质，病理反射阳性。评估患者四肢腱反射的强弱。病理反射是否阳性。

（三）心理-社会评估

主要了解患者患病后的情绪反应，以及其学习、工作与家庭生活等情况，家庭成员的支持程度，家庭经济能力和社会支持资源。

（四）辅助检查结果评估

1.实验室检查

急性期血常规可见白细胞数升高，脑脊液白细胞数增多，蛋白含量明显增高。

2.磁共振检查

MRI检查可在早期明确脊髓病变的性质、范围、程度。早期，脊髓病变段呈弥漫肿胀、增粗。后期，脊髓不再肿胀，少部分患者出现脊髓萎缩。

（五）常用药物治疗效果的评估

严格按医嘱用药，严禁骤然停药，否则会引发病情加重。急性期大剂量应用糖皮质激素，注意观察患者症状是否改善及其不良反应。长期大量应用糖皮质激素可引起物质代谢和水盐代谢紊乱，出现类肾上腺皮质功能亢进综合征，如浮肿、低血钾、高血压、糖尿病、皮肤变薄、满月脸、水牛背、向心性肥胖、多毛、痤疮、肌无力和肌萎缩等症状，一般不需格外治疗，停药后可自行消退。骨质疏松及椎骨压迫性骨折是各种年龄患者应用糖皮质激素治疗中严重的并发症。

七、主要护理诊断（问题）

（1）躯体移动障碍：与脊髓病变有关。

（2）低效性呼吸形态：与呼吸肌麻痹有关。

（3）尿潴留：与膀胱自主神经功能障碍有关。

（4）生活自理缺陷：与肢体瘫痪有关。

（5）潜在并发症：压疮、坠积性肺炎、尿路感染。

八、护理措施

（一）病情观察

监测生命体征，应严密观察有无呼吸困难、心率加快、血压升高、体温升高，有无发绀、吞咽及言语障碍等。定期监测血生化指标。判断瘫痪和感觉平面有无上升,疾病有无进展或加重。

(二)一般护理

1.休息与活动

急性期特别是并发有心肌炎时应卧床休息。如有呼吸肌麻痹应取平卧位,头偏向一侧。恢复期可适当活动与休息相结合,但避免过度劳累。

2.吸氧

给予低流量吸氧。如出现呼吸无力、呼吸困难应及时通知医师,必要时给予气管插管或气管切开、呼吸机辅助呼吸。

(三)合理饮食

保证机体足够的营养,进食高蛋白、高热量、高维生素、易消化、含钾丰富(如橘子、香蕉等)的食物。吞咽困难进食呛咳者,应给予鼻饲,切勿勉强进食,以免引起吸入性肺炎及窒息。口腔护理每天两次,根据患者的情况选择合适的漱口液,可以自理的患者尽量鼓励患者自己洗漱。

(四)皮肤护理

大小便失禁、腹泻、发热、出汗、自主神经功能紊乱等都会使皮肤处于潮湿环境中,发生压疮的危险会增加,必须加强皮肤护理。对骨突或受压部位,如脚踝、足跟、骶尾部等部位常检查,加强营养;使用一些护理用品和用具,如给予气垫床、赛肤润、美皮康和海绵垫等;每2小时翻身、拍背1次。输液以健侧、上肢为原则,输液前认真观察准备输液肢体一侧的皮肤情况,输液后随时观察输液肢体局部及皮肤情况,以免液体外渗造成皮肤红肿;给予洗漱、浸泡时水温勿过热以免造成烫伤,冰袋降温时间勿过长引起冻伤。

(五)康复训练

在脊髓受损初期,就应与康复师根据患者情况制订康复计划,保持各关节的正常功能位,每次翻身后将肢体位置摆放正确,做关节的被动或主动运动。给予日常生活活动训练,使患者能自行穿脱衣服、进食、盥洗、大小便、淋浴及开关门窗、电灯、水龙头等,增进患者的自我照顾能力。

(六)排泄异常的护理

1.尿失禁患者

护理人员要根据给患者输液或饮水的时间,给予排便用品,协助其排便,同时在患者小腹部加压,增加膀胱内压,锻炼恢复自主排尿功能。

2.尿潴留患者

应给予留置导尿管,根据入量(输液、饮水)时间,适时、规律地夹闭、开放尿管,以维持膀胱充盈、收缩功能;同时在排放尿液时可采用一些方法刺激诱导膀胱收缩,如轻敲患者下腹部、听流水声和热敷膀胱区。对留置导尿管的患者:应每天消毒尿道口,观察尿液的色、量是否正常,是否有沉淀,尿道口有无分泌物;当尿常规化验有感染时,可根据医嘱给予膀胱冲洗,再留取化验至正常,注意操作时保持无菌规范;患者病情允许的情况下,尽早拔除尿管。

3.大便秘结的患者

应保持适当的高纤维饮食与水分的摄取。餐后胃肠蠕动增强,当患者有便意感时,指导并协助患者增加腹压来引发排便。每天固定时间进行排便训练,养成排便规律。必要时肛门塞入开塞露,无效时可给予不保留灌肠。

4.大便失禁的患者

选择易消化、吸收的高营养、低排泄的要素饮食,同时指导患者练习腹肌加压与肛门括约肌收缩,掌握进食后的排便时间规律,协助放置排便用品(便盆、尿垫);随时清洁排便后肛门周围皮肤。

(七)心理护理

患者均为突然发病且伴有肢体瘫痪、排泄异常等,严重影响其正常生活,加之对疾病知识、治疗效果不了解容易产生恐惧感。而且本病病程较长,患者可出现不同程度的情绪低落,对治疗和康复缺乏信心,护理人员应及时向患者介绍疾病相关知识,动员和指导家人和朋友在各个方面关心、支持、帮助患者,减轻其思想负担,去除紧张情绪,鼓励患者表达自己的感受,倾听患者的诉说。帮助患者做肢体活动,给予精神上的鼓励及生活支持,树立战胜疾病的信心。

(八)健康教育

(1)瘫痪肢体应早期做被动运动、按摩,以改善血液循环,促进瘫痪肢体的恢复。保持肢体的功能位置,预防足下垂及畸形。同时可配合物理治疗、针灸治疗。

(2)训练患者正确的咳嗽、咳痰方法,变换体位方法。

(3)提出治疗与护理的配合及要求,包括休息与活动、饮食、类固醇皮质激素的应用及其注意事项。

(4)增加营养,增强体质,预防感冒。

(5)带尿管出院者,应指导留置尿管的护理及膀胱功能的训练。

(6)长期卧床者,应每2小时翻身、拍背1次,预防压疮及坠积性肺炎。

(7)出现生命体征改变、肢体感觉障碍、潜在并发症及时就诊。

九、护理效果评估

(1)患者自觉症状(肌力增强、感觉障碍减退)逐渐好转,生活基本自理。

(2)患者大小便失禁,逐渐控制。

(3)患者无泌尿系统感染。

(4)患者皮肤完好,无压疮。

(5)患者大小便潴留逐渐解除,大小便通畅。

(靳素萍)

第三章 消化内科护理

第一节 反流性食管炎

反流性食管炎(RE),是指胃、十二指肠内容物反流入食管所引起的食管黏膜炎症、糜烂、溃疡和纤维化等病变,甚至引起咽喉、气道等食管以外的组织损害。其发病男性多于女性,男女比例为(2～3):1,发病率为1.92%。随着年龄的增长,食管下段括约肌收缩力的下降,胃、十二指肠内容物自发性反流,而使老年人反流性食管炎的发病率有所增加。

一、病因和发病机制

(一)抗反流屏障削弱

食管下括约肌是指食管末端3～4 cm长的环形肌束。正常人静息时压力为1.3～4.0 kPa(10～30 mmHg),为一高压带,防止胃内容物反流入食管。由于年龄的增长,机体老化导致食管下括约肌的收缩力下降引起食物反流。一过性食管下括约肌松弛也是反流性食管炎的主要发病机制。

(二)食管清除作用减弱

正常情况下,一旦发生食物的反流,大部分反流物通过1～2次食管自发和继发性的蠕动性收缩将食管内容物排入胃内,即容量清除,剩余的部分则由唾液缓慢地中和。老年人食管蠕动缓慢和唾液产生减少,影响了食管的清除作用。

(三)食管黏膜屏障作用下降

反流物进入食管后,可以凭借食管上皮表面黏液、不移动水层和表面 HCO_3、复层鳞状上皮等构成上皮屏障,以及黏膜下丰富的血液供应构成的后上皮屏障,发挥其抗反流物对食管黏膜损伤的作用。随着机体老化,食管黏膜逐渐萎缩,黏膜屏障作用下降。

二、护理评估

(一)健康史

询问患者的饮食结构及习惯、有无长期服用药物史。

(二)身体评估

1.反流症状

反酸、反食、反胃(指胃内容物在无恶心和不用力的情况下涌入口腔)、嗳气等,多在餐后明显或加重,平卧或躯体前屈时易出现。

2.反流物引起的刺激症状

胸骨后或剑突下烧灼感、胸痛、吞咽困难等。常由胸骨下段向上伸延,常在餐后1小时出现,平卧、弯腰或腹压增高时可加重。反流物刺激食管痉挛导致胸痛,常发生在胸骨后或剑突下。严重时可为剧烈刺痛,可放射到后背、胸部、肩部、颈部和耳后,有的酷似心绞痛的特点。

3.其他症状

咽部不适,有异物感、棉团感或堵塞感,可能与酸反流引起食管上段括约肌压力升高有关。

4.并发症

(1)上消化道出血:因食管黏膜炎症、糜烂及溃疡可以导致上消化道出血。

(2)食管狭窄:食管炎反复发作致使纤维组织增生,最终导致瘢痕性狭窄。

(3)Barrett食管:在食管黏膜的修复过程中,食管-贲门交界处2 cm以上的食管鳞状上皮被特殊的柱状上皮取代,称之为Barrett食管。Barrett食管发生溃疡时,又称Barrett溃疡。Barrett食管是食管癌的主要癌前病变,其腺癌的发生率较正常人高30~50倍。

(三)辅助检查

1.内镜检查

内镜检查是反流性食管炎最准确、最可靠的诊断方法,能判断其严重程度和有无并发症,结合活检可与其他疾病相鉴别。

2. 24小时食管pH监测

应用便携式pH记录仪在生理状态下对患者进行24小时食管pH连续监测,可提供食管是否存在过度酸反流的客观依据。在进行该项检查前3天,应停用抑酸药与促胃肠动力的药物。

3.食管吞钡X射线检查

对不愿意接受或不能耐受内镜检查者行该检查。严重患者可发现阳性X射线征。

(四)心理-社会状况

反流性食管炎长期持续存在,病情反复、病程迁延,因此,患者会出现食欲减退,体重下降,导致患者心情烦躁、焦虑;合并消化道出血时会使患者紧张、恐惧。应注意评估患者的情绪状态及对本病的认知程度。

三、常见护理诊断及问题

(一)疼痛:胸痛

胸痛与胃食管黏膜炎性病变有关。

(二)营养失调:低于机体需要量

低于机体需要量与害怕进食、消化吸收不良等有关。

(三)有体液不足的危险

体液不足的危险与合并消化道出血引起活动性体液丢失、呕吐及液体摄入量不足有关。

(四)焦虑

焦虑与病情反复、病程迁延有关。

(五)知识缺乏

缺乏对反流性食管炎病因和预防知识的了解。

四、诊断要点与治疗原则

(一)诊断要点

临床上有明显的反流症状;内镜下有反流性食管炎的表现,食管过度酸反流的客观依据即可做出诊断。

(二)治疗原则

以药物治疗为主,对药物治疗无效或发生并发症者可手术治疗。

1.药物治疗

目前多主张采用递减法,即开始使用质子泵抑制剂加促胃肠动力药,迅速控制症状,待症状控制后再减量维持。

(1)促胃肠动力药:目前主要常用的药物是西沙必利。常用量为每次 5～15 mg,每天 3～4 次,疗程8～12周。

(2)抑酸药:①H_2 受体拮抗剂(H_2RA):西咪替丁 400 mg、雷尼替丁 150 mg、法莫替丁 20 mg,每天2 次,疗程 8～12 周;②质子泵抑制剂(PPI):奥美拉唑 20 mg、兰索拉唑 30 mg、泮托拉唑 40 mg、雷贝拉唑 10 mg 和埃索美拉唑 20 mg,1 天 1 次,疗程 4～8 周;③抗酸药:仅用于症状轻、间歇发作的患者作为临时缓解症状用。反流性食管炎有并发症或停药后很快复发者,需要长期维持治疗。H_2RA、西沙必利、PPI 均可用于维持治疗,其中以 PPI 效果最好。维持治疗的剂量因患者而异,以调整至患者无症状的最低剂量为合适剂量。

2.手术治疗

手术为不同术式的胃底折叠术。手术指征:①严格内科治疗无效;②虽经内科治疗有效,但患者不能忍受长期服药;③经反复扩张治疗后仍反复发作的食管狭窄;④确证由反流性食管炎引起的严重呼吸道疾病。

3.并发症的治疗

(1)食管狭窄:大部分狭窄可行内镜下食管扩张术治疗。扩张后予以长程 PPI 维持治疗可防止狭窄复发。少数严重瘢痕性狭窄需行手术切除。

(2)Barrett 食管:药物治疗是预防 Barrett 食管发生和发展的重要措施,必须使用 PPI 治疗及长期维持。

五、护理措施

(一)一般护理

为减少平卧时及夜间反流可将床头抬高 15～20 cm。避免睡前 2 小时内进食,白天进餐后亦不宜立即卧床。应避免食用使食管下括约肌压力降低的食物和药物,如高脂肪、巧克力、咖啡、浓茶及硝酸甘油、钙通道阻滞剂等。应戒烟及禁酒。减少一切影响腹压增高的因素,如肥胖、便秘、紧束腰带等。

(二)用药护理

遵医嘱给予药物治疗,注意观察药物的疗效及不良反应。

1.H_2 受体拮抗剂

药物应在餐中或餐后即刻服用,若需同时服用抗酸药,则两药应间隔 1 小时以上。若静脉给药应注意控制速度,过快可引起低血压和心律失常。西咪替丁对雄性激素受体有亲和力,可导致男性乳腺发育、阳痿及性功能紊乱,应做好解释工作。该药物主要通过肾排泄,用药期间应监测肾功能。

2.质子泵抑制剂

奥美拉唑可引起头晕,应嘱患者用药期间避免开车或做其他必须高度集中注意力的工作。兰索拉唑的不良反应包括荨麻疹、皮疹、瘙痒、头痛、口苦、肝功能异常等,轻度不良反应不影响继续用药,较严重时应及时停药。泮托拉唑的不良反应较少,偶可引起头痛和腹泻。

3.抗酸药

该药在饭后 1 小时和睡前服用。服用片剂时应嚼服,乳剂给药前应充分摇匀。

抗酸剂应避免与奶制品、酸性饮料及食物同时服用。

(三)饮食护理

(1)指导患者有规律地定时进餐,饮食不宜过饱,选择营养丰富、易消化的食物。避免摄入过咸、过甜、过辣的刺激性食物。

(2)制订饮食计划:与患者共同制订饮食计划,指导患者及家属改进烹饪技巧,增加食物的色、香、味,刺激患者食欲。

(3)观察并记录患者每天进餐次数、量、种类,以了解其摄入营养素的情况。

六、健康指导

(一)疾病知识的指导

向患者及家属介绍本病的有关病因,避免诱发因素。保持良好的心理状态,平时生活要有规律,合理安排工作和休息时间,注意劳逸结合,积极配合治疗。

(二)饮食指导

指导患者加强饮食卫生和饮食营养,养成有规律的饮食习惯;避免过冷、过热、辛辣等刺激性食物及浓茶、咖啡等饮料;嗜酒者应戒酒。

(三)用药指导

根据病因和病情进行指导,嘱患者长期维持治疗,介绍药物的不良反应,如有异常及时复诊。

(苗　萍)

第二节　慢性胃炎

慢性胃炎是指由多种原因引起的胃黏膜慢性炎症。其发病率在各种胃病中居首位,男性多于女性,各个年龄段均可发病,且随年龄增长发病率逐渐增高。慢性胃炎的分类方法很多,2000 年,全国慢性胃炎研讨会共识意见中采纳了国际上新悉尼系统的分类方法,将慢性胃炎分为浅表性(又称非萎缩性)、萎缩性和特殊类型 3 大类。慢性浅表性胃炎是指不伴有胃黏膜萎缩性改变的慢性炎症,幽门螺杆菌感染是其主要病因;慢性萎缩性胃炎是指胃黏膜已经发生了萎缩性改变,常伴有肠上皮化生,又分为多灶萎缩性胃炎和自身免疫性胃炎两大类;特殊类型胃炎种类很多,临床上较少见。

一、病因和诊断检查

(一)致病因素

1.幽门螺杆菌感染

幽门螺杆菌感染是慢性浅表性胃炎最主要的病因。幽门螺杆菌具有鞭毛,其分泌的黏液素可直接侵袭胃黏膜,释放的尿素酶可分解尿素产生 NH_3 中和胃酸,使幽门螺杆菌在胃黏膜定居和繁殖,同时可损伤上皮细胞膜;幽门螺杆菌产生的细胞毒素还可引起炎症反应和菌体壁诱导自身免疫反应的发生,导致胃黏膜慢性炎症。

2.饮食因素

高盐饮食,长期饮烈酒、浓茶、咖啡,摄取过热、过冷、过于粗糙的食物等,均易引起慢性胃炎。

3.自身免疫

患者血液中存在自身抗体,如抗壁细胞抗体和抗内因子抗体,可使壁细胞数目减少,胃酸分泌减少或缺失,还可使维生素 B_{12} 吸收障碍导致恶性贫血。

4.其他因素

各种原因引起的十二指肠液反流入胃,削弱或破坏胃黏膜的屏障功能;老年胃黏膜退行性病变;胃黏膜营养因子缺乏,如胃泌素缺乏;服用非甾体抗炎药等,均可引起慢性胃炎。

(二)身体状况

慢性胃炎起病缓慢,病程迁延,常反复发作,缺乏特异性症状。由幽门螺杆菌感染引起的慢性胃炎患者多数无症状;部分患者有上腹不适、腹部隐痛、腹胀、食欲减退、恶心和呕吐等消化不良的表现;少数患者可有少量上消化道出血;自身免疫性胃炎患者可出现明显厌食、体重减轻和贫血。体格检查可有上腹部轻压痛。

(三)心理-社会状况

病情反复、病程迁延不愈可使患者出现烦躁、焦虑等不良情绪。

(四)实验室及其他检查

1.胃镜及活组织检查

胃镜及活组织检查是诊断慢性胃炎最可靠的方法。慢性浅表性胃炎可见红斑(点、片状或条状)、黏膜粗糙不平、出血点或出血斑;慢性萎缩性胃炎可见黏膜呈颗粒状、黏膜血管显露、色泽灰暗、皱襞细小。

2.幽门螺杆菌检测

可通过侵入性(如快速尿素酶试验、组织学检查和幽门螺杆菌培养等)和非侵入性(如^{13}C或^{14}C尿素呼气试验、粪便幽门螺杆菌抗原检测和血清学检查等)方法检测幽门螺杆菌。

3.胃液分析

自身免疫性胃炎时,胃酸缺乏;多灶萎缩性胃炎时,胃酸分泌正常或偏低。

4.血清学检查

自身免疫性胃炎时,血清抗壁细胞抗体和抗内因子抗体可呈阳性,血清胃泌素水平明显升高;多灶萎缩性胃炎时,血清胃泌素水平正常或偏低。

二、护理诊断和医护合作性问题

(一)疼痛

腹痛与胃黏膜炎性病变有关。

(二)营养失调,低于机体需要量

营养失调与厌食、消化吸收不良等有关。

(三)焦虑

焦虑与病情反复、病程迁延有关。

(四)潜在并发症

有癌变的可能。

(五)知识缺乏

缺乏对慢性胃炎病因和预防知识的了解。

三、治疗和护理措施

(一)治疗要点

治疗原则是积极祛除病因,根除幽门螺杆菌感染,对症处理,防治癌前病变。

1.病因治疗

根除幽门螺杆菌感染:目前,多采用的治疗方案是以胶体铋剂或质子泵抑制药为基础加上两种抗生素的三联治疗方案。如常用奥美拉唑或枸橼酸铋钾,与阿莫西林及甲硝唑或克拉霉素3种药物联用,两周为1个疗程。治疗失败后再治疗比较困难,可换用两种抗生素,或采用胶体铋剂和质子泵抑制药合用的四联疗法。

其他病因治疗:因非甾体抗炎药引起者,应立即停药并给予制酸药或硫糖铝;因十二指肠液反流引起者,应用硫糖铝或氢氧化铝凝胶吸附胆汁;因胃动力学改变引起者,应给予多潘立酮或莫沙必利等。

2.对症处理

有胃酸缺乏和贫血者,可用胃蛋白酶合剂等以助消化;对于上腹胀满者,可选用胃动力药、理气类中药;有恶性贫血时可肌内注射维生素 B_{12}。

3.胃黏膜异型增生的治疗

异型增生是癌前病变,应定期随访,给予高度重视。对不典型增生者可给予维生素 C、维生素 E、β-胡萝卜素、叶酸和微量元素硒预防胃癌的发生;对已经明确的重度异型增生可手术治疗,目前多采用内镜下胃黏膜切除术。

(二)护理措施

1.病情观察

主要观察有无上腹不适、腹胀、食欲减退等消化不良的表现;观察腹痛的部位、性质,呕吐物与大便的颜色、量及性状;评估实验室及胃镜检查结果。

2.饮食护理

(1)营养状况评估:观察并记录患者每天进餐次数、量和品种,以了解机体的营养摄入状况。定期监测体重,监测血红蛋白浓度、血清蛋白等有关营养指标的变化。

(2)制订饮食计划:①与患者及其家属共同制订饮食计划,以营养丰富、易消化、少刺激为原则。②胃酸低者可适当食用刺激胃酸分泌或酸性的食物,如浓肉汤、鸡汤、山楂、食醋等;胃酸高者应指导患者避免食用酸性和多脂肪食物,可进食牛奶、菜泥、面包等。③鼓励患者养成良好的饮食习惯,进食应规律,少食多餐,细嚼慢咽。④避免摄入过冷、过热、过咸、过甜、辛辣和粗糙的食物,戒除烟酒。⑤提供舒适的进餐环境,改进烹饪技巧,保持口腔清洁卫生,以促进患者的食欲。

3.药物治疗的护理

(1)严格遵医嘱用药,注意观察药物的疗效及不良反应。

(2)枸橼酸铋钾:宜在餐前半小时服用,因其在酸性环境中方起作用;服药时要用吸管直接吸入,防止将牙齿、舌染黑;部分患者服药后出现便秘或黑粪,少数患者有恶心、一过性血清转氨酶升高,停药后可自行消失,极少数患者可能出现急性肾衰竭。

(3)抗菌药物:服用阿莫西林前应详细询问患者有无青霉素过敏史,用药过程中要注意观察有无变态反应的发生;服用甲硝唑可引起恶心、呕吐等胃肠道反应及口腔金属味、舌炎、排尿困难等不良反应,宜在餐后半小时服用。

(4)多潘立酮及西沙必利:应在餐前服用,不宜与阿托品等解痉药合用。

4.心理护理

护理人员应主动安慰、关心患者,向患者说明不良情绪会诱发和加重病情,经过正规的治疗和护理慢性胃炎可以康复。

5.健康指导

向患者及家属介绍本病的有关知识、预防措施等;指导患者避免诱发因素,保持愉快的心情,生活规律,养成良好的饮食习惯,戒除烟酒;向患者介绍服用药物后可能出现的不良反应,指导患者按医嘱坚持用药,定期复查,如有异常及时复诊。

（苗　萍）

第三节　食管-胃底静脉曲张

食管-胃底静脉曲张(esophago-gastric varices)是由于门脉高压引起食管和/或胃底静脉血液循环障碍,血流压力增加,导致食管和胃底的静脉扩张、迂回,形成静脉曲张。门静脉既是肝脏血供的重要来源,其本身又是具有相对独立的静脉系统。门静脉两端起始部均是毛细血管:一端是小肠、大肠、胰、脾和胃等脏器的毛细血管网,而另一端为肝小叶内的肝窦(血窦、窦状腺),除胃肠端毛细血管有括约肌以控制逆流外,其余血管和交通支都缺乏瓣膜,因此,当门静脉压力超过正常时,门静脉血便可逆流而产生门体分流。当门静脉压力超过 1.96 kPa 时,即可形成食管-胃底静脉曲张。曲张的静脉一旦破裂大出血,来势迅猛,病情凶险,病死率高达 40%～70%。认识食管-胃底静脉曲张的病因和病理生理,以及时作出确切诊断,并积极采取有效的治疗措施,以缓解门脉高压,消除曲张静脉,防止反复出血,改善肝功能和患者预后已成为消化科医师的重要任务。

一、病因和分类

食管-胃底静脉曲张是由各种原因引起门脉高压所导致。门脉高压现有多种分类方法,或根据发病机制或以疾病的解剖部位进行划分,也有将发病机制和发病部位相结合进行分类,目前多以发病部位分类为主。

(一)发病机制为主要依据的分类

门脉高压症的发病机制包括门静脉血流阻力增加和门静脉血流量增加,从而分为引起门静脉血流阻力增加的疾病或病因,以及引起门静脉血流量增加的疾病或病因两大类,见表 3-1。

表 3-1　门脉高压症的发病机制分类

分型		病因
血液流动阻力增加	窦前性	门脾静脉闭塞(血栓或肿瘤)、血吸虫病、类肉瘤病
	窦性	所有病因的肝硬化、酒精性肝炎
	窦后性	肝小静脉闭塞病、Budd-Chiari 综合征、缩窄性心包炎
门脉血流量增加		非肝脏疾病所致脾肿大、动脉-门静脉瘘

采用这一分类方法的优点是分类完全,界限清楚。与按解剖部位分类法(如窦前性、窦性、窦后性)相结合,血流动力学测定方法所测得的血流动力学改变在各类门脉高压症具有明显差异,与临床实际联系紧密,有助于临床诊断和鉴别诊断。

(二)以发病部位为主要依据的分类

按发病部位进行病因划分是目前所普遍采用的分类方法(表 3-2)。

表 3-2　门脉高压症的发病部位分类

部位		病因
肝前性		门脉血栓形成、脾动静脉瘘、热带特发性脾肿大、脾毛细血管瘤
肝内性	窦前性	吸血虫病、结节病、骨髓增殖性疾病、转移性肿瘤、肝内动静脉瘘、先天性肝纤维化、特发性门脉高压症(早期)
	窦前混合性	特发性门脉高压症、原发性胆汁性肝硬化(早期)、先天性肝纤维化、血吸虫病(晚期)、慢性活动性肝炎、氯化乙烯中毒等
	窦混合性	酒精性肝硬化、原发性胆汁性肝硬化(晚期)、隐源性肝硬化(晚期)、肝紫斑病、暴发性肝炎、甲胺嘌呤中毒、特发性门脉高压
	窦性	特发性门脉高压症
	窦后混合性	酒精肝肝炎、维生素 A 中毒
	窦后性	肝静脉血栓形成、肝小静脉闭塞病、部分结节性转化
肝后性		下腔静脉膜性阻塞、缩窄性心包炎、三尖瓣功能不全、严重心功能不全

二、病理生理

(一)食管-胃底静脉曲张的解剖学基础

正常情况下,食管-胃底静脉引流较为复杂,而食管本身的黏膜静脉丛交汇就构成门-腔静脉汇合途径之一。当门静脉回流障碍而导致门静脉高压时,胃左、短静脉发生逆流,使门静脉血经胸、腹段食管交通支回流入半奇、奇静脉及上腔静脉,食管静脉由于血流压力增加而扩张、迂曲、形成食管静脉曲张。

门静脉系统无静脉瓣,其血流方向主要依其压力梯度决定。食管静脉及胃底静脉离门静脉梗阻部位最近,因而也最易受其影响。由于食管-胃连接部血管压力最高,故静脉曲张最显著,向上则压力逐渐下降,故曲张静脉呈阶梯状变细。

下列因素对食管-胃底静脉曲张的形成及其破裂出血有重要作用：①食管-胃底黏膜下层结构不甚坚固，支持作用较差；②吸气时胸腔内呈负压，使胃左、短静脉不断被吸入食管静脉，使过度充盈的静脉进一步扩张；③反胃、恶心时胃酸易侵蚀食管下段的曲张静脉，损伤黏膜，发生糜烂，溃疡和破裂。

(二)门脉高压的发生机制

门静脉压力(PVP)与门静脉的血流量(Q)和门静脉阻力 R 成正比，即 PVP＝QR，正常情况下，门静脉的血流由肠道静脉血流来决定。

1.门静脉血流增加和高动力循环

当肝脏正常时，门静脉血流的增加并不能引起门脉高压。但当门脉阻力增加后，门脉血流的少量增加就会引起门脉压力的明显增高。肝硬化患者的门脉血流是增加的，因为肝硬化门脉高压症存在着明显的高动力循环。体液因素在高动力循环中起重要作用，与之相关的体液因子包括一氧化氮、胰高糖素、前列腺素，腺苷等。全身血容量的增加是维持门脉高压高动力循环的重要因素。此外，动物实验显示血容量的增加可以导致侧支循环的形成。

2.门静脉阻力的增高

血管阻力增加是引起门脉高压最常见的原因。肝硬化时主要通过以下机制引起门脉血管阻力增加：①肝窦毛细血管化；②肝细胞肿胀；③肝纤维化和再生结节破坏肝脏结构，压迫肝静脉和门静脉。除肝内阻力增加外，门脉侧支循环阻力增加也是引起门脉高压的原因之一。肝硬化患者的门脉压力主要由门脉、肝脏和门脉侧支循环的阻力及内脏血流量之间的相互作用、影响来调节。

总之，门脉高压的起始因素是门脉血流阻力的升高，而内脏高动力循环造成的门脉血流增加是维持和加剧门脉高压的重要因素。

三、临床表现

食管-胃底静脉曲张以门脉高压为前提，而肝硬化是门脉高压的主要病因。因此，食管-胃底静脉曲张临床上多以肝硬化的症状和体征为突出表现，部分以食管-胃底静脉曲张出血或其他并发症为主要表现。血吸虫性肝硬化有疫水接触史；肝炎肝硬化多数有肝炎病史；酒精性肝硬化患者有长期饮酒史。主要症状为虚弱乏力、食欲减退、贫血、腹胀、腹泻、肝区疼痛、体重减轻、出血倾向及内分泌系统失调等。也可出现少尿，神经精神症状。体检时可以发现脾脏肿大，肝脏肿大或萎缩，质地变硬。部分患者有腹水，腹壁静脉曲张，黄疸和蜘蛛痣。一般化验有红细胞、白细胞、血小板单系或多系减少，凝血机制障碍及白蛋白降低等肝脏功能受损和脾功能亢进等表现。

食管-胃底静脉曲张患者由于门静脉压力突然升高，剧烈呕吐，饮食不当，酗酒或胃液反流等原因可诱发曲张静脉破裂出血。以呕血和黑便为突出主诉，短时间内可出现急性周围循环衰竭和重度贫血。由于缺血缺氧，加重肝功能损害，可导致肝功能衰竭，黄疸加深，腹水增多，全身出血倾向明显，甚至出现肝肾综合征或肝性脑病等严重并发症。

四、诊断方法

食管-胃底静脉曲张患者多数有慢性肝病、肝硬化的病史和临床表现，或有引起门脉高压的肝前因素或肝后因素，这是诊断的重要依据。应用于诊断食管-胃底静脉曲张的辅助检查方法包括 X 射线检查、内镜检查、超声检查、放射性核素造影检查、门静脉造影、食管静脉压力测定和超声内镜检查等,其中以内镜检查最有价值。

(一)钡餐检查

食管静脉曲张的部分均在主动脉弓以下,钡剂在黏膜上分布不均,呈虫蚀样或串珠样充盈缺损,当食管蠕动时常可以消失。轻度曲张静脉局限于食管下段,表现为黏膜皱襞稍增宽,管腔边缘稍不平整,可呈浅锯齿样表现;中度曲张静脉范围超过下段累及中段,正常平行的皱襞消失,代之以纵行粗大的结节样条状影,进一步表现为串珠状或蚯蚓状充盈缺损;重度静脉曲张扩展到中上段,甚至食管全长,腔内见形态不一的圆形、环状或囊状充盈缺损,缺损相互衔接如虫蚀状。胃底静脉曲张典型表现为皂泡样至葡萄串样充盈缺损,严重时可呈分叶状软组织影。钡剂检查时一般不会出现假阳性,但漏诊及误诊可高达 50%,因此必要时须多次拍片或重复检查。部分食管静脉曲张者可同时存在胃底静脉曲张,对无食管静脉曲张者应仔细检查胃底,有时可以根据胃底的静脉曲张作出诊断。

(二)内镜检查

内镜检查常可见到食管黏膜下有 3～4 条粗大、迂曲与食管长轴平行的蓝色血管或可见到有活动性出血点。内镜下可直接观察食管和胃底有无曲张静脉存在,判断静脉曲张的程度和范围,并可同时在内镜直视下进行局部止血、注射硬化剂或套扎术等治疗。文献报道肝硬化患者 80%以上有门脉高压,50%确诊时内镜检查有食管静脉曲张,而病史 10 年以上者,食管静脉曲张发生率高达 90%。食管-胃底静脉曲张破裂出血(EGVB)的平均死亡率为 30%,2 年内再出血率高达70%,再出血平均死亡率也高达 30%。EGVB 是引起肝硬化死亡的主要并发症,因此,对食管-胃底静脉曲张行分级并预测出血率对防治 EGVB 具有重要意义。

门脉高压时食管-胃底静脉曲张的内镜描述尚无统一规定。1991 年,日本内镜学会加入经硬化剂治疗后曲张静脉的内镜表现。

1.根据曲张静脉部位(Location,L)

Ls-上段,食管起始至 25 cm;Lm-中段,气管分叉至食管胃交界(25～32 cm);Li-下段,食管胃交界即齿状线处(32～40 cm);Lg-胃底静脉曲张,根据曲张静脉的部位又可进一步分为 Lg-c:曲张静脉位于贲门口附近;Lg-f:胃底穹隆部孤立的静脉瘤;Lg-cf:贲门口附近及穹隆部均有曲张静脉。

2.根据曲张静脉形态(form,F)

F_1-曲张静脉呈直线形或蛇行状;F_2-静脉呈串珠状;F_3-静脉呈结节状。新近有人将经治疗后消失的曲张静脉或内镜下不甚明显的血管称为 F_0。

3.根据曲张静脉基本色调(fundamental color,C)

白色(Cw)-曲张静脉与周围食管黏膜颜色相同;蓝色(Cb)-呈青蓝色或浅蓝色。经注射治疗后血栓化(thrombosis)的曲张静脉可以 Cw-Th 或 Cb-Th 记录。

4.根据曲张静脉红色征(red color sign,RC)

红色征是指曲张静脉表面黏膜的红色征象,有红色条纹(red wale marking,RWM);樱桃红斑(chery-redspot,CRS);血泡样斑(hematocystic spot,HCS)。RC 可分级记录,如 RC(-):无红色征;RC(+):局限性红色征;RC(+++):弥散性红色征;RC(++):介于(+)和(+++)之间。

5.根据曲张静脉出血征

可根据活动性出血的形式分为喷射性出血及渗血;出血已停止者可记录为红色血栓或白色血栓。

6.根据曲张静脉周围黏膜所见

E:充血、糜烂;Ul:溃疡形成;S:瘢痕形成,存在或不存在以(+)或(-)记录。

从临床实际出发,国内按 Palmer 分级法,依据食管曲张静脉的范围、形态、粗细分成三级:曲张静脉横径＜3 mm,在贲门附近部分呈囊状(Ⅰ级);曲张静脉横径 3～6 mm,曲张静脉长度超过气管分叉,呈葡萄状,食管管腔呈部分狭窄(Ⅱ级);曲张静脉横径＞6 mm 则定为Ⅲ级。目前临床上多以曲张静脉的粗细为简易分级方法:轻度横径＜3 mm,中度横径 3～6 mm,重度横径＞6 mm。

胃底静脉曲张参考 Sarin 法分为 4 型:①胃食管曲张静脉Ⅰ型(GOV-Ⅰ),食管曲张静脉延续至胃底小弯侧,多在近贲门 2～5 cm 范围内,呈轻度曲张;②胃食管曲张静脉Ⅱ型(GOV-Ⅱ),食管曲张静脉延续至胃大弯侧,曲张明显呈结节样,范围较广;③单纯胃静脉曲张Ⅰ型(IGV-Ⅰ),无食管曲张静脉,位于胃底贲门下数厘米,呈迂曲结节样;④单纯胃静脉曲张Ⅱ型(IGV-Ⅱ),无食管曲张静脉,位于胃内任何部位的静脉曲张。胃底静脉曲张伴出血的内镜诊断标准:胃底静脉曲张表面见活动性出血或出血点或凝血块或表面局部红肿糜烂而无食管及胃肠其他病变出血征象。

内镜下曲张静脉征象可协助判断破裂出血的危险性:①曲张静脉的宽度与出血的危险性相关,食管静脉直径＞5 mm 者出血的危险性较直径＜5 mm 者显著增加,中、重度曲张者出血发生率达 50%～80% 以上;②静脉曲张范围越广泛,出血机会越多;③曲张静脉出现红色征,往往预示即将出血。

(三)超声诊断

对门脉高压的诊断有重要价值。通过 B 超可以发现肝脏形态和大小的异常,肝实质回声不均匀,脾大和腹水等肝硬化表现,并可进行病因诊断。门静脉和脾静脉增宽有诊断意义。彩色多普勒血流显像(CDFI)可以显示门静脉及其主要侧支循环,对其形态及门静脉血流流速、流量和方向进行评价和测定。应用 CDFI 还可以方便地初步判断门脉高压的类型,根据其阻塞部位可以分为肝前型、肝内型和肝后型3种类型。日本学者提出,用 CDFI 测定冠状静脉的直径和血流量可预测食管静脉曲张破裂出血的可能程度和时间。

(四)放射性核素造影诊断

核素扫描的方法很多,用于食管-胃底静脉曲张的主要有门-体侧支分流测定。包括:①^{99m}Tc-过锝酸盐直肠-门静脉显像;②^{201}Tl 直肠-门静脉显像等。其能定量评价门静脉侧支分流,有助于判断肝硬化门脉高压的病理生理状态和临床严重程度,并预测肝性脑病、曲张静脉破裂出血等并发症的发生。术前为选择分流手术者提供参考,术后提供手术及药物疗效。

(五)门静脉造影

门静脉造影分为直接及间接门静脉造影术。直接法包括:经皮经肝穿刺门静脉造影术、经脾穿刺门静脉造影术、经颈静脉肝内门静脉造影术、术中直接测定等。间接法包括经肠系膜上动脉的间接门静脉造影术及经脾动脉的间接门静脉造影术。

门静脉造影可直接显示出食管静脉、胃冠状静脉、胃静脉,肠系膜下静脉等侧支循环的开放,以及静脉扩张、迂曲的范围和程度。同时可行门静脉、肝静脉压力测定,门静脉及侧支循环血流测定等。对研究门脉高压的病理生理变化,诊断门脉高压,鉴别门脉高压的类型,估计肝脏血流及门体侧支循环。预测食管静脉曲张出血的危险性及评估药物疗效均有很大帮助。近几年来,随着非创伤性技术的应用,使得创伤性血管造影技术的应用日益减少,现主要用于门脉减压手术患者术前术后的评价,以及需要行门脉压测定的研究中。

(六)经内镜食管静脉压力测定(EVP)

EVP 包括直接穿刺测压及内镜压力计测压两种。内镜下穿刺食管曲张静脉可直接测定静脉压,EVP 的高低一般与 PVP 成正比。EVP 测定主要用于预测食管静脉曲张出血的危险性(EVP<1.96 kPa时常不发生出血)及评价药物治疗和硬化治疗的反应。但操作时食管蠕动会影响结果,且穿刺易引起出血,一般仅限于硬化症时。

使用内镜下压力计直接测定 EVP,不必穿刺曲张静脉,能准确测定静脉内压,具有非创伤性,不受门脉高压类型影响等优点,且无诱发食管静脉曲张出血的危险。但由于技术本身存在一系列问题,阻碍了 EVP 测定的广泛临床应用,使得其目前还仅被作为一项研究工具。

(七)超声内镜检查

正常食管的超声内镜图像为 5 层结构:界面反射、黏膜层、黏膜下层、肌层及外膜层。食管静脉曲张时超声内镜探查可见第 3 层增厚,其中可见到低回声的静脉管腔是呈椭圆形或圆形。有时在第 1、2 层亦可见到低回声的小圆形影像,多为曲张静脉表面的扩张小血管(可形成红色征)。硬化剂治疗后静脉形态固定、血栓形成,内部回声增强(中低水平)。随时间的推移,硬化后的食管黏膜和黏膜下层纤维化,增厚,可为正常食管厚度的 3 倍。增厚的食管黏膜可持续较长时间,可防止再出血的发生。

(八)其他

磁共振血管显像(MRA)作为无创和精确的血流动力学监测方法,已越来越多地应用于临床,主要用于经颈静脉肝内门体分流术(TIPS)术后疗效监测,以及监测门静脉、肝静脉、腔静脉等的血流状态和血管形态。

五、治疗

内镜治疗食管、胃底静脉曲张包括硬化剂注射治疗、套扎治疗、组织黏合剂注射治疗及多种方法联合治疗。

(一)内镜下食管-胃底静脉曲张注射疗法

1.硬化剂注射疗法(endoscopic injection sclerotherapy,EIS)

(1)适应证:①急性食管静脉曲张出血;②既往有食管静脉曲张破裂出血史(次级预防);③外科手术后食管静脉曲张再发者;④不适合手术治疗的食管静脉曲张患者。

(2)禁忌证:①肝性脑病≥2 期;②伴有严重的肝肾功能障碍、大量腹水、重度黄疸,出血抢救时根据医师经验及所在医院的情况掌握。

(3)疗程:第 1 次硬化治疗后,再行第 2 次、第 3 次硬化治疗,直至静脉曲张消失或基本消失。每次硬化治疗间隔时间为 1 周左右。第 1 个疗程一般需 3~5 次硬化治疗。建议疗程结束后1 个月复查胃镜,每隔 3 个月复查第 2、第 3 次胃镜,6~12 个月后再次复查胃镜。发现静脉再生必要时行追加治疗。

(4)术后处理:①术后禁食 6~8 小时,以后可进流质饮食,并注意休息;②适量应用抗生素预防感染;③酌情应用降门脉压力的药物;④术后严密观察出血、穿孔、发热、败血症及异位栓塞等并发症。

（5）常用硬化剂：1％乙氧硬化醇、聚桂醇注射液等。EIS治疗食管和胃底静脉曲张及其出血疗效确切，应用也最普遍，是食管-胃底静脉曲张急诊止血的首选方法之一，止血成功率可达81％～98％。硬化剂注入后造成局部血管内皮无菌性损伤，血栓形成、机化、纤维瘢痕形成，阻塞血流，反复治疗可使静脉曲张逐渐减轻或血管闭塞消失。注射方法：血管内、血管旁、血管内及血管旁混合注射3种。

（6）注意事项：硬化剂注射部位的选择应于食管下端开始，各静脉注射点尽量避免在同一平面，以免术后瘢痕造成食管狭窄；注射时应避开食管蠕动波，并嘱患者平静呼吸，避免咳嗽，以免注射针划破血管造成破裂出血。

2.组织胶注射治疗

（1）适应证：①急性胃静脉曲张出血；②胃静脉曲张有红色征或表面有糜烂，有出血史（次级预防）。

（2）方法：组织胶有效地使曲张静脉闭塞，早期再出血率明显降低，死亡率下降。医用组织黏合剂包括氰基丙烯酸盐、氰基丙烯酸酯、纤维蛋白胶等。治疗方法：目前推荐使用"三明治"夹心注射法，即将注射针内预留无阴离子的油性物质（常用碘油，也可用聚桂醇），中间推注组织胶，随后推注稍多于针腔容量的油性物质，其中组织胶可用原液或不同浓度的稀释液。组织黏合剂注射量根据静脉的大小经验性用量。经内镜注射组织胶，通过胶合液与血液接触后快速聚合和硬化，可有效闭塞曲张静脉，从而控制曲张静脉出血，早期再出血率由30％降至10％，明显降低住院病死率。常用的组织胶是N丁基-2-氰丙烯酸盐。尤其适用于食管胃底静脉曲张及预示再出血的食管粗大静脉曲张，主要并发症是脑栓塞及门静脉、肺静脉栓塞，但发生率很低。

（3）术后处理：同硬化治疗，给予抗生素治疗5～7天，注意酌情应用抑酸药。

（二）内镜下食管静脉曲张套扎术（endoscopic esophageal varix ligation，EVL）

1.适应证

（1）急性食管静脉曲张出血。

（2）既往有食管静脉曲张破裂出血史（次级预防）。

（3）外科手术后食管静脉曲张再发者。

（4）中重度食管静脉曲张无出血史，存在出血危险倾向的患者（初级预防）。

2.禁忌证

（1）有上消化道内镜检查禁忌。

（2）出血性休克。

（3）肝性脑病。

3.疗程

套扎间隔10～14天可行第2次套扎，直至静脉曲张消失或基本消失。建议疗程结束后1个月复查胃镜，每隔3个月复查第2次、第3次胃镜，以后每6～12个月进行胃镜检查，发现复发的情况必要时行追加治疗。

4.术后处理

术后一般禁食24小时，观察有无并发症：如术中出血（曲张静脉套勒割裂出血），皮圈脱落（早期再发出血），发热，局部哽噎感等。

EVL其原理类似内痔橡皮圈结扎法，是一种安全、有效、简单的食管静脉曲张的治疗方法。

插入内镜后观察食管静脉曲张情况,一般从食管下端近贲门开始,螺旋向上结扎曲张静脉。注意避免在同一水平做多个结扎,以免引起食管腔狭窄;结扎前必须将需要结扎的静脉完全吸入结扎器内,再释放橡皮圈,否则未将曲张静脉套扎完全,结扎组织脱落后易导致出血;即使结扎完全,术后也应注意结扎橡皮圈脱落时所致的继发性出血。EVL 治疗食管胃底静脉曲张的目的是使结扎的曲张静脉纤维化,闭塞曲张静脉腔,预防和减少再出血,在紧急止血治疗方面因内镜安装了皮圈结扎器后视野较小,寻找合适结扎处较为困难,因此目前主要用于出血后择期治疗。EVL 食管静脉曲张完全根除率为 77.6%,再出血率及病死率分别为 24.1% 和 22.4%。EVL 术后常规给予抗酸药物及抗生素,以防止胃酸反流或继发感染。

(1)单环套扎法:每次仅能做一次结扎,故需留置内镜外套管于食管近段,以避免内镜反复进出对咽部的刺激和损伤。

(2)多环套扎法:常用 6～8 环,一次进镜可完成多次结扎,较为方便。

(3)密集套扎法:用一次用 2～3 套多环套扎器对食管曲张静脉在不同层面纵向密集套扎将曲张静脉完全阻断,可提高 EVL 的根除率。

(三)联合应用 EVL 与 EVS 治疗

单纯应用 EVL 治疗时由于只能结扎黏膜及黏膜下层的曲张静脉而留有深层静脉及交通静脉,因此,静脉曲张复发早,复发率也高;而单纯应用 EIS 时则由于每次硬化剂剂量较大,治疗次数相对较多,易引起食管深大溃疡,并可能导致治疗近期溃疡出血及远期食管狭窄,甚至食管穿孔或硬化剂远端脏器浸润栓塞等严重并发症的发生。

EIS 与 EVL 是内镜治疗食管静脉曲张的主要方法,两者可互补使用,一般是 EVL 后,用 EIS 残余的曲张静脉进行治疗,或用 EIS 治疗胃底静脉曲张,EVL 治疗食管静脉曲张。联合应用 EVL 与 EVS 可使两者产生互补协同效应,提高疗效,减少并发症发生。EVL 联合 EIS 治疗食管胃底静脉曲张,避免了两者的缺点,又产生了优势互补,使疗效更确切、治疗更安全。

(四)联合应用组织胶与 EIS 治疗

组织胶不引起局部炎症和继发的食管纤维化,因此不能阻止产生新的曲张静脉,注射治疗破裂出血的静脉,而其他曲张静脉依然存在,且有并发出血的可能。因此,在应用组织胶治疗曲张静脉及破裂出血的同时,对其余曲张静脉采用硬化剂注射治疗,可有效增加组织黏合剂疗效,减少术后再出血发生率。

六、护理问题

(1)有受伤的危险:与癫痫发作有关。

(2)有窒息的危险:与癫痫发作有关时意识丧失、喉头痉挛,口腔支气管分泌物增多有关。

(3)体液不足的危险:与食管胃底静脉曲张造成的出血有关。

(4)潜在并发症:肝性脑病。

(5)恐惧。

七、护理措施

(一)有受伤的危险

(1)防摔伤:嘱患者有先兆时立即平卧,无先兆者床旁陪伴或医护人员应扶助者顺势卧倒,摘下段眼镜。

（2）防擦伤或碰伤：顺势保护患者抽动的关节和肢体，在关节处垫软物。

（3）防止肌肉关节的损伤、骨折或脱臼：切勿强行按压试图制止患者的抽搐动作或抽动的肢体。

（4）防颈椎压缩性骨折或下颌关节脱臼：应一手用力托住患者后枕，另一手扶托下颌。

（5）防舌咬伤：将折叠成条状的毛巾或纱布的压舌板迅速于抽搐前或强直期张口时置于上下臼齿间，或放牙垫，切忌在阵挛时强行放入。

（6）防突然发作时坠床：保持床挡一直竖起。

（7）防自伤或伤人：对情绪激动、精神症状明显，有潜在自伤或伤人危险的患者，要严格控制其行为，必要时保护性约束，移开可能造成伤害的物品。

（8）遵医嘱用药，从速控制发作。

（二）有窒息的危险

（1）松解衣领及腰带等束带。

（2）有义齿及时取出防抽动时脱落掉入气道。

（3）舌后坠者用压舌板及舌钳将舌拉出。

（4）让患者侧卧或头偏向一侧，以利口鼻分泌物流出。

（5）置口咽通气道，必要时气管插管或气管切开，使用呼吸机。

（6）及时清理呼吸道的分泌物。

（三）体液不足的危险

（1）密切观察患者生命体征，有无牙龈、皮下及黏膜出血，呕血与黑便。

（2）避免粗糙、坚硬、带刺的食物，饮食规律。

（3）卧床休息，避免过度劳累。

（4）发现病情变化及时通知医师，遵医嘱予用药及时静脉补液，改善循环，必要时输血，做好抢救准备。

（四）潜在并发症：肝性脑病

（1）禁食动物蛋白以碳水化合物为主食。

（2）禁用镇静安眠药。

（3）保持大便通畅。

（4）防止应用大剂量的脱水利尿剂。

（5）防止感染。

（6）积极预防控制消化道出血。

（五）恐惧

（1）帮助患者和家属端正对待疾病的态度，建立健康的心理，达到心理平衡，从而稳定患者的情绪和行为。

（2）告知疾病的相关知识，使其正确认识疾病发作的原因、诱因，耐心解释病情、治疗与预后的关系。

（3）多关心询问患者的自觉症状，告知其坚持药物治疗原则能减少发作的次数。

（4）鼓励患者表达感受，多与家属及医护人员沟通，给予情感支持，消除患者及家属的孤独、焦虑、恐惧心理，减轻或消除自卑、羞耻、悲观、抑郁、急躁情绪，树立战胜疾病信心，正确对待疾病，防精神刺激，保持平静乐观心境，积极配合治疗。

(六)饮食护理

(1)原则上主张多样化,以高热量、丰富维生素、适当蛋白质和脂肪、易消化、软质,宜少吃多餐。血氨高、病情重者,限制蛋白质量,因为蛋白质可在肠道分解,其分解产物从肠道吸收到肝脏,增加胃肠道和肝脏的负担。引起腹胀而致血氨升高,加重病情。有胃底-静脉曲张的患者,注意避免进食粗糙、坚硬、带刺或辛辣刺激性食物,以防曲张的食管、胃底静脉破裂出血。禁用损肝药物。

(2)合理饮食,注意蛋白质、钠盐、钾剂的合理补充。忌油炸食品、忌食粗糙、坚硬、带刺或辛辣刺激性食物。

(七)健康教育

(1)服药应从小剂量开始,用药时间、停药、换药严格遵医嘱,牢记随访观察。告知坚持药物治疗原则的重要性。

(2)告知患者和家属癫痫发作时防止受伤、窒息及其他的措施。

(3)告知及时找医师诊治、定期癫痫门诊随诊的重要性。

(4)保持良好的饮食习惯。饮食宜清淡,防过饥过饱和饮水过多,忌带骨、带刺辛辣刺激性强的食物。

(5)睡眠充足、规律作息,适当运动。

(6)不从事带危险性的工作和活动,如电工、矿工等。

(苗　萍)

第四节　消化性溃疡

消化性溃疡主要指发生于胃和十二指肠的慢性溃疡,即胃溃疡(GU)和十二指肠溃疡(DU),因溃疡的形成与胃酸/胃蛋白酶的消化作用有关而得名。临床以慢性病程、周期性发作和节律性上腹部疼痛为主要特点。消化性溃疡是消化系统的常见病,我国总发病率为 $10\%\sim12\%$,秋冬和冬春之交好发。临床上十二指肠溃疡较胃溃疡多见,二者之比约为 $3:1$。男性患病较女性多见,男女之比为 $(3\sim4):1$。十二指肠溃疡好发于青壮年,胃溃疡的发病年龄高峰比十二指肠溃疡约晚 10 年。

一、病因和诊断检查

(一)致病因素

1.幽门螺杆菌感染

大量研究表明幽门螺杆菌感染是消化性溃疡的主要病因,尤其是十二指肠溃疡。其机制尚未完全阐明,可能是幽门螺杆菌感染通过直接或间接作用于胃、十二指肠黏膜,使黏膜屏障作用削弱,胃酸分泌增加,引起局部炎症和免疫反应,导致胃、十二指肠黏膜损害和溃疡形成。

2.胃酸和胃蛋白酶

消化性溃疡的最终形成是由于胃酸/胃蛋白酶对黏膜的自身消化所致。胃酸分泌增多不仅破坏胃黏膜屏障,还能激活胃蛋白酶,从而降解蛋白质分子,损伤黏膜,故胃酸在溃疡的形成过程中起关键作用,是溃疡形成的直接原因。

3.非甾体抗炎药

如阿司匹林、吲哚美辛、糖皮质激素等可直接作用于胃、十二指肠黏膜,损害黏膜屏障,还可抑制前列腺素合成,削弱其对黏膜的保护作用。

4.其他因素

(1)遗传:O 型血人群的十二指肠溃疡发病率高于其他血型。

(2)吸烟:烟草中的尼古丁成分可引起胃酸分泌增加、幽门括约肌张力降低、胆汁及胰液反流增多,从而削弱胃肠黏膜屏障。

(3)胃十二指肠运动异常:胃排空增快,可使十二指肠壶腹部酸负荷增大;胃排空延缓,可引起十二指肠液反流入胃,增加胃黏膜侵袭因素。

总之,胃酸/胃蛋白酶的损害作用增强和/或胃、十二指肠黏膜防御/修复机制减弱是本病发生的根本环节。但胃和十二指肠溃疡发病机制也有所不同,胃溃疡的发病主要是防御/修复机制减弱,十二指肠溃疡的发病主要是损害作用增强。

(二)身体状况

临床表现轻重不一,部分患者可无症状或症状较轻,或以出血、穿孔等并发症为首发表现。典型的消化性溃疡有如下临床特点。①慢性病程:病史可达数年至数十年。②周期性发作:发作与缓解交替出现,发作常有季节性,多在秋冬和冬春之交好发。③节律性上腹部疼痛:腹痛与进食之间有明显的相关性和节律性。

1.症状

(1)上腹部疼痛:为本病的主要症状,疼痛部位多位于中上腹,可偏右或偏左。疼痛性质可为钝痛、胀痛、灼痛、剧痛或饥饿不适感。多数患者疼痛有典型的节律性,胃溃疡疼痛常在餐后 1 小时内发生,至下次餐前消失,即进食-疼痛-缓解,故又称饱食痛;十二指肠溃疡疼痛常在两餐之间发生,至下次进餐后缓解,即疼痛-进食-缓解,故又称空腹痛或饥饿痛,部分患者也可出现午夜痛。

(2)其他:可有反酸、嗳气、恶心、呕吐、腹胀、食欲减退等消化不良的症状,或有失眠、多汗等自主神经功能失调的表现,病程长者可出现消瘦、体重下降和贫血。

2.体征

溃疡发作期上腹部可有局限性轻压痛,胃溃疡压痛点常位于剑突下稍偏左,十二指肠溃疡压痛点多在剑突下稍偏右。缓解期无明显体征。

3.并发症

(1)出血:是最常见的并发症。出血引起的临床表现取决于出血的量和速度,轻者仅表现为呕血与黑粪,重者可出现休克征象。

(2)穿孔:急性穿孔是最严重的并发症,常见诱因有饮食过饱、饮酒、劳累、服用非甾体抗炎药等。表现为突发的剧烈腹痛,迅速蔓延至全腹,并出现腹肌紧张、弥漫性腹部压痛、反跳痛,肝浊音界缩小或消失,肠鸣音减弱或消失等体征,部分患者出现休克。慢性穿孔的症状不如急性穿孔剧烈,往往表现为腹痛节律的改变,常放射至背部。

(3)幽门梗阻:多由十二指肠溃疡或幽门管溃疡引起。溃疡急性发作时炎症水肿可引起暂时性梗阻,慢性溃疡愈合后形成瘢痕可致永久性梗阻。主要表现为上腹胀痛,餐后明显,频繁大量呕吐,呕吐物含酸性发酵宿食。严重呕吐可致脱水和低氯低钾性碱中毒,常继发营养不良和体重减轻。上腹部空腹振水音、胃蠕动波及插胃管抽液量超过 200 mL 是幽门梗阻的特征性表现。

（4）癌变：少数胃溃疡可发生癌变。对有长期胃溃疡病史、年龄在 45 岁以上、胃溃疡上腹痛的节律性消失、症状顽固且经严格内科治疗无效、粪便隐血试验持续阳性者，应考虑癌变，需进一步检查和定期随访。

(三)心理-社会状况

由于本病病程长、周期性发作和节律性腹痛，会使患者产生紧张、焦虑或抑郁等情绪，当并发出血、穿孔或癌变时，易产生恐惧心理。

(四)实验室及其他检查

1.胃镜及胃黏膜活组织检查

胃镜及胃黏膜活组织检查是确诊消化性溃疡首选的检查方法。胃镜检查可直接观察溃疡部位、病变大小和性质，还可在直视下取活组织做病理学检查及幽门螺杆菌检测。

2.X 线钡剂检查

龛影是溃疡的 X 线检查直接征象，对溃疡有确诊价值；激惹和变形等间接征象，提示可能有溃疡的发生。

3.幽门螺杆菌检测

幽门螺杆菌检测是消化性溃疡诊断的常规检查项目，因为有无幽门螺杆菌感染决定治疗方案的选择。

4.粪便隐血试验

隐血试验阳性提示溃疡活动期，胃溃疡患者如隐血试验持续阳性，提示癌变的可能。

二、护理诊断和医护合作性问题

（1）疼痛：腹痛与胃酸刺激溃疡面、引起化学性炎症或并发穿孔等有关。

（2）营养失调（低于机体需要量）：与疼痛所致摄食减少或频繁呕吐有关。

（3）焦虑：与溃疡反复发作、迁延不愈或出现并发症使病情加重有关。

（4）潜在并发症：出血、穿孔、幽门梗阻、癌变。

（5）缺乏溃疡病防治知识。

三、治疗和护理措施

(一)治疗要点

本病的治疗目的是消除病因、控制症状、促进溃疡愈合、防止复发和防治并发症。

1.一般治疗

注意休息，劳逸结合，饮食规律，戒烟、酒，消除紧张、焦虑情绪，停用或慎用非甾体抗炎药等。

2.药物治疗

（1）降低胃酸药物：有碱性抗酸药和抑制胃酸分泌药两大类。

碱性抗酸药：如氢氧化铝、铝碳酸镁及其复方制剂等，能中和胃酸，缓解疼痛，因其疗效差，不良反应较多，现很少应用。

抑制胃酸分泌的药物：①H_2 受体拮抗药：是目前临床使用最为广泛的抑制胃酸分泌、治疗消化性溃疡的药物。常用药物有西咪替丁、雷尼替丁和法莫替丁等，4～6 周为 1 个疗程。②质子泵抑制药：是目前最强的抑制胃酸分泌药物，其解除溃疡疼痛，促进溃疡愈合的效果优于

H_2 受体拮抗药,且能抑制幽门螺杆菌的生长。常用药物有奥美拉唑、兰索拉唑和泮托拉唑等,疗程一般为 6～8 周。

(2)保护胃黏膜药物:常用硫糖铝、枸橼酸铋钾和米索前列醇。

(3)根除幽门螺杆菌药物:对于有幽门螺杆菌感染的消化性溃疡,无论初发或复发、活动或静止、有无并发症,均应予以根除幽门螺杆菌治疗。

3.手术治疗

对于大量出血经内科治疗无效、急性穿孔、瘢痕性幽门梗阻、胃溃疡疑有癌变、正规内科治疗无效的顽固性溃疡者可选择手术治疗。

(二)护理措施

1.病情观察

密切观察患者腹痛的规律和特点,与进食、服药的关系,呕吐物及粪便的颜色和性状;监测生命体征及腹部体征的变化。观察患者有无出血、穿孔、幽门梗阻和癌变征象,一旦发现及时通知医师,并配合做好各项护理工作。

2.生活护理

(1)适当休息:溃疡活动期且症状较重或有并发症者,应适当休息。

(2)饮食护理:基本要求同慢性胃炎。指导患者进餐定时定量、少食多餐、细嚼慢咽。选择营养丰富、易消化,低脂、适量蛋白质的食物,如脱脂牛奶、鸡蛋和鱼等;主食以面食为主,因其柔软、含碱且易消化,不习惯于面食则以软米饭或米粥代替;避免辛辣、油炸、过酸、过咸食物及浓茶、咖啡等刺激食物和饮料,以减少胃酸分泌。

3.药物治疗的护理

严格遵医嘱用药,注意观察药物的疗效及不良反应,并告知患者用药的注意事项。

(1)碱性抗酸药:应在饭后 1 小时和睡前服用,避免与奶制品、酸性食物及饮料同服。氢氧化铝凝胶能阻碍磷的吸收,引起磷缺乏症,长期大量服用还可引起严重便秘;服用镁制剂可引起腹泻。

(2)H_2 受体拮抗药:应在餐中或餐后即刻服用,也可将 1 天的剂量在睡前顿服,若与抗酸药联用时,两药间隔 1 小时以上。静脉给药时要注意控制速度,避免低血压和心律失常的发生。长期大量应用西咪替丁可出现男性乳房肿胀、性欲减退、腹泻、眩晕、头痛、肌肉痉挛或肌痛、皮疹、脱发,偶见粒细胞减少、精神错乱等。

(3)质子泵抑制药:奥美拉唑可引起头晕,告知患者服药期间避免从事注意力高度集中的工作;兰索拉唑的主要不良反应有荨麻疹、皮疹、瘙痒、头痛、口干、肝功能异常等,不良反应严重时应及时停药;泮托拉唑的不良反应较少,偶有头痛和腹泻。

(4)保护胃黏膜药物:硫糖铝片应在餐前 1 小时服用,可有便秘、口干、皮疹、眩晕、嗜睡等不良反应;米索前列醇可引起子宫收缩,孕妇禁用。

(5)根除幽门螺杆菌药物:应在餐后服用抗生素,尽量减少对胃黏膜的刺激,服药要定时定量,以达到根除幽门螺杆菌的目的。

4.并发症的护理

(1)穿孔:急性穿孔时,禁食并胃肠减压,做好术前准备工作;慢性穿孔时,密切观察疼痛的性质,指导患者遵医嘱用药。

(2)幽门梗阻:观察患者呕吐物的性状,准确记录出入液量,重者禁食禁水、胃肠减压,以及时纠正水、电解质、酸碱平衡紊乱。

（3）出血：出血患者按出血护理常规护理。

5.心理护理

正确评估患者及家属的心理反应，告知患者及家属，经过正规治疗和积极预防，溃疡是可以痊愈的，并说明不良情绪会诱发和加重病情，使患者树立信心，消除紧张、恐惧心理。指导患者心理放松，转移注意力，保持乐观的情绪。

6.健康指导

（1）疾病知识指导：向患者及家属介绍导致溃疡发生及加重的相关因素；指导患者生活规律，保持乐观的心态，保证充足的睡眠和休息，适当锻炼，提高机体抵抗力；建立合理的饮食习惯和结构，戒除烟酒，避免摄入刺激性食物。

（2）用药指导：指导患者严格遵医嘱正确服药，学会观察药物疗效和不良反应，不可自行停药和减量，以避免溃疡复发；忌用或慎用对胃黏膜有损害的药物，如阿司匹林、咖啡因、糖皮质激素等；若用药后腹痛节律改变或出现并发症应及时就医。

（苗　萍）

第五节　胆道感染

胆道感染是临床上常见的疾病，按发生部位分为胆囊炎和胆管炎。按发病急缓和病程经过分为急性、亚急性和慢性炎症。胆道感染与胆石病互为因果关系。胆石病引起胆道梗阻胆汁淤积，细菌繁殖致胆道感染，胆道感染的发作又是胆石形成的重要的致病因素和促发因素。

急性胆囊炎是胆囊发生的急性化学性或细菌性炎症。约95％的患者合并有胆囊结石，称结石性胆囊炎，发病原因为结石导致胆囊管梗阻及继发细菌感染所致。致病菌可通过胆道逆行侵入胆囊，或经血循环或淋巴途径进入胆囊，致病菌主要为革兰阴性杆菌，以大肠埃希菌最常见，其次有肠球菌、铜绿假单胞菌、厌氧菌等。5％的患者未合并有胆囊结石，称非结石性胆囊炎，发病原因尚不十分清楚，易发生在严重创伤、烧伤、手术后及危重患者中，可能是这些患者都有不同程度的低血压和组织低血流灌注，胆囊也受到低血流灌注损害，导致黏膜糜烂，胆囊壁受损。急性胆囊炎病理过程分为急性单纯性胆囊炎、急性化脓性胆囊炎和急性坏疽性胆囊炎三个阶段。

慢性胆囊炎是急性胆囊炎反复发作的结果，70％～95％的患者合并胆囊结石。

急性梗阻性化脓性胆管炎（AOSC）又名急性重症胆管炎（ACST），是急性胆管炎和胆道梗阻未解除，感染未控制，病情进一步发展的结果。由于胆管内压力持续升高，管腔内充满脓性胆汁，高压脓性胆汁逆流入肝，大量细菌和毒素经肝窦入血，导致脓毒症和感染性休克。

一、护理评估

（一）健康史

注意询问患者饮食习惯和饮食种类，发病是否有与饱食和高脂饮食有关，既往有无胆囊结石、胆囊炎、胆管结石、胆管炎及黄疸病史。

(二)身体状况

1.急性胆囊炎

(1)腹痛:急性发作典型表现是突发右上腹阵发性绞痛,常在饱餐、进油腻食物后,或在夜间发作。疼痛常放散到右肩部、肩胛部和背部。病变发展可出现持续性疼痛并阵发性加重。

(2)发热:患者常有轻度发热,通常无寒战。如果胆囊积脓、穿孔或合并急性胆管炎,可出现明显的寒战高热。

(3)消化道症状:疼痛时常伴有恶心、呕吐、厌食等消化道症状。

(4)体格检查:右上腹部可有不同程度和范围的压痛、反跳痛及肌紧张,墨菲征(Murphy)阳性,可扪及肿大的胆囊。

(5)并发症:胆囊积脓、胆囊穿孔、弥漫性腹膜炎、急性化脓性胆管炎、急性坏死性胰腺炎。

2.慢性胆囊炎

临床症状常不典型,多数患者有胆绞痛病史,尔后有厌油腻、腹胀、嗳气等消化道症状,右上腹部和肩背部隐痛,一般无畏寒、高热和黄疸。体格检查右上腹胆囊区轻压痛或不适感,Murphy征可呈阳性。

3.急性梗阻性化脓性胆管炎

发病急骤、病情发展迅速、并发症凶险。除一般胆道感染的夏柯三联征(腹痛、寒战高热、黄疸)外,患者迅速出现休克、中枢神经系统受抑制表现,即雷诺五联征,如果患者不及时治疗,可迅速死亡。查体可有不同程度的上腹部压痛和腹膜刺激征。

(三)心理-社会状况

患者因即将面临手术、担心预后、疾病反复发作等因素引起患者及其亲属的焦虑与恐惧。急性梗阻性化脓性胆管炎患者,因病情危重,患者及其亲属常难以应对。

(四)辅助检查

1.实验室检查

胆囊炎患者白细胞计数和中性粒细胞比例增高;急性梗阻性化脓性胆管炎患者,白细胞计数$>10 \times 10^9/L$,中性粒细胞比例增高,胞质可出现中毒颗粒。血小板计数降低,凝血酶原时间延长。

2.B超检查

急性胆囊炎可见胆囊肿大、壁厚、囊内有结石。慢性胆囊炎囊壁厚或萎缩,其内有结石或胆固醇沉着。急性梗阻性化脓性胆管炎患者可在床旁检查,能及时了解胆道梗阻的部位和病变性质,以及肝内外胆管扩张情况。

(五)治疗要点

1.非手术治疗

非手术治疗包括禁食、输液、纠正水、电解质及酸碱失衡,全身支持疗法,选用有效的抗生素控制感染,解痉止痛等处理。大多数急性胆囊炎患者病情能控制,待以后行择期手术。而急性梗阻性化脓性胆管炎患者,如病情较轻,可在6小时内试行非手术治疗,若无明显好转,应紧急手术治疗。

2.手术治疗

(1)急性胆囊炎发病在72小时内,经非手术治疗无效且病情恶化或有胆囊穿孔、弥漫性腹膜炎、急性化脓性胆管炎、急性坏死性胰腺炎等并发症者,均应急诊手术。争取行胆囊切除术,但高危患者,或局部炎症水肿、粘连重,解剖关系不清者,应选用胆囊造口术,3个月后再行胆囊切除术。

(2)其他胆囊炎患者均应在患者情况处于最佳状态时择期行胆囊切除术。

(3)急性梗阻性化脓性胆管炎手术的目的是抢救生命,应力求简单有效,常采用胆总管切开减压、T形管引流。其他方法还有PTCD、经内镜鼻胆管引流术(ENAD)等。

二、护理诊断和医护合作性问题

(一)焦虑和恐惧

焦虑和恐惧与疼痛、病情反复发作、手术有关。

(二)急性疼痛

急性疼痛与疾病本身和手术伤口有关。

(三)体温升高

体温升高与术前感染、术后炎症反应有关。

(四)营养失调

低于机体需要量与胆道功能失调,胆汁排出受阻,或手术后胆汁引流至体外导致消化不良、食欲不佳、肝功能受损有关。

(五)体液不足

体液不足与T形管引流、呕吐、感染性休克有关。

(六)潜在并发症

胆囊穿孔、弥漫性腹膜炎、急性化脓性胆管炎、急性坏死性胰腺炎、感染性休克等。

三、护理目标

患者情绪平稳,积极配合治疗,疼痛缓解,体温正常,营养得到改善,能维持体液平衡,无胆囊穿孔、弥漫性腹膜炎、急性化脓性胆管炎、急性坏死性胰腺炎、感染性休克等并发症发生。

四、护理措施

(一)非手术疗法和术前护理

(1)心理护理:加强与患者沟通,介绍胆囊炎的有关知识,解释术前准备的目的和必要性,使之配合。急性梗阻性化脓性胆管炎患者应将其病情的严重性告知患者亲属,使其理解配合。

(2)病情观察:应密切观察体温、脉搏、血压、黄疸、神志、腹痛程度及腹部体征,发现异常,以及时通知医师。

(3)禁食、输液:急性胆囊炎需禁食,补充水、电解质和纠正酸碱紊乱。凝血酶原低者,补充维生素K,若紧急手术者,可输全血供给凝血酶原。

(4)营养支持:向慢性胆囊炎患者解释进食低脂饮食的意义,提供低脂、高热量饮食。

(5)抗感染与对症处理:遵医嘱应用解痉、镇痛及抗感染药物,高热者用物理或药物降温。

(6)急性梗阻性化脓性胆管炎患者应及时完成手术前各项准备工作,如扩容、广谱、足量、联合使用抗生素,视病情使用激素、血管活性药物等抗休克措施,争取尽快手术。

(二)术后护理

同胆石症患者术后护理,急性梗阻性化脓性胆管炎患者仍需严密观察病情变化,继续积极抗休克治疗。

(三)健康指导

指导患者宜进低脂、高热量、高维生素易消化饮食,如出现发热、腹痛、黄疸等情况,以及时来医院就诊。

五、护理评价

患者是否情绪平稳,是否积极配合治疗,疼痛是否缓解,体温是否恢复正常;营养是否得到改善,能否维持体液平衡,有无胆囊穿孔、弥漫性腹膜炎、急性化脓性胆管炎、急性坏死性胰腺炎、感染性休克等并发症发生。

(苗　萍)

第六节　胆道肿瘤

一、概述

(一)概念

胆道肿瘤包括胆囊和胆管的肿瘤。胆管良性肿瘤不常见。胆管癌发病率存在地区、性别和人群差异。在世界上大部分地区,胆管癌的发病率是比较低的。

1.胆囊息肉样病变

胆囊息肉样病变是指来源于胆囊壁,并向胆囊腔内突出或隆起的局限性息肉样病变的总称。良性多见。形态多样,有球形或半球形,带蒂或基底较宽。

2.胆囊癌

胆囊癌是指发生在胆囊的癌性病变,以胆囊体和底部多见。发病率不高。但在胆管系统恶性肿瘤中却是较常见的一种,约占肝外胆管癌的25%。发病年龄在50岁以上者占82%,其中女性发病率为男性的3～4倍。胆囊癌是为数很少的女性发病率高于男性的一种恶性肿瘤。我国胆囊癌的发生率在消化系统肿瘤中占第6位。

3.胆管癌

胆管癌包括肝内胆管细胞癌、肝门胆管癌和胆总管癌3种。肝门胆管癌和胆总管癌属肝外胆管癌,男女发病率无差异,50岁以上多见。肝外胆管癌发病率低于胆囊癌。我国是胆管癌发病率低的国家。由于胆管癌的预后甚差,故是一个值得重视的问题。女性胆管癌发病率增长速度在所有恶性肿瘤中名列前茅,而男性的增长速度仅次于前列腺癌和肾癌,位居第三。

(二)相关病理生理

1.胆囊息肉样病变

胆囊息肉样病变在病理上分为肿瘤性息肉和非肿瘤性息肉。肿瘤性息肉包括腺瘤、腺癌、血管瘤、脂肪瘤、平滑肌瘤、神经纤维瘤等;非肿瘤性息肉包括胆固醇息肉、炎性息肉、腺肌性增生等。由于术前难以确诊病变性质,故统称为胆囊息肉样病变。

2.胆囊癌

胆囊癌有 40%以上的胆囊癌患者合并有胆囊结石,同时胆囊结石患者中有 1.5%~6.3%发生胆囊癌。多发生在胆囊体部和底部。癌细胞浸润可使胆囊壁呈弥漫性增厚,乳头状癌突出于囊腔可阻塞胆囊颈和胆囊管而引起胆囊积液,以腺癌多见,约占胆囊癌的 85%,其次是未分化癌、鳞状细胞癌、腺鳞癌等。病理上分为肿块型和浸润型,前者表现为胆囊腔内大小不等的息肉样病变,后者表现为胆囊壁增厚与肝牢固粘连。转移方式主要为直接浸润肝实质及邻近组织器官,如十二指肠、胰腺、肝总管和肝门胆管。也可通过淋巴结转移,通常先累及胆囊周围和门静脉及胆总管淋巴结,然后转移至胰头部、肠系膜上动脉、肝动脉周围淋巴结及腹主动脉旁淋巴结。血行转移少见。

3.胆管癌

胆管癌较少见。国外资料报道尸检发现率为 0.012%~0.850%,在胆管手术中的发现率为 0.03%~1.80%。男性略多于女性(男∶女=1.3∶1.0),发病年龄在 17~90 岁,平均发病年龄约 60 岁。大多数胆管癌为腺癌,约占 95%,分化好;少数为低分化癌、未分化癌、乳头状癌或鳞癌。胆管癌生长慢,主要沿胆管壁向上、下浸润生长。肿瘤多为小病灶,呈扁平纤维样硬化、同心圆生长,引起胆管梗阻,并直接浸润相邻组织。沿肝内、外胆管及其淋巴分布和流向转移,并沿肝十二指肠韧带内神经鞘浸润是其转移的特点。亦可经腹腔种植或血行转移。

(三)危险因素

胆管肿瘤的病因尚不十分明确,但与下列因素密切相关。

1.胆石

胆石是迄今所知与胆管癌尤其是胆囊癌关系最密切的危险因素。在胆囊未切除的胆石症患者随访的队列研究中发现,随访 20 年后胆囊癌的累计发病率约为 1%;与非胆石症者比较,胆石症者胆囊癌的相对危险度为 3,有 20 年以上胆囊症状者的相对危险度更高达 6 倍。约 85%的胆囊癌患者合并有胆囊结石,可能与胆囊黏膜受结石长期物理性刺激、慢性炎症及细菌代谢产物中的致癌物质等因素的作用而导致细胞异常增生有关。

2.炎症与感染

胆管癌患者常有慢性胆囊炎病史,尤其是萎缩性胆囊炎患者患癌的危险性很高。手术史、先天畸形,如胰管和胆管的异常联合与胆囊癌和肝外胆管癌有关,患癌的危险性增高 20 倍。

3.遗传因素

研究中发现,一级亲属中有胆石症史者不仅胆石症危险性增高,胆囊癌和肝外胆管癌的危险性也升高。

4.其他危险因素

测定肥胖程度的身体质量指数(BMI)与胆囊癌危险性之间有紧密的联系性,尤其是女性胆囊癌。肥胖也与男、女性肝外胆管癌危险性升高有关。有些研究发现妊娠次数与胆石症及胆囊癌间有正相关,也曾报道月经生育史与胆管癌有联系。吸烟、饮酒与胆管癌的关系尚不明确,有待进一步研究。

近年的流行病学调查显示胆囊癌发病与萎缩性胆囊炎、胆囊息肉样病变有一定的关系,胆囊空肠吻合术后、完全钙化的瓷化胆囊和溃疡性结肠炎等亦可能成为致癌因素。胆管癌与胆管结石、原发性硬化性胆管炎、先天性胆管扩张症、慢性炎性肠病、胆管空肠吻合术后及肝吸虫等有关。近年的研究提示,胆管癌的发生还与乙型肝炎、丙型肝炎病毒感染有关。

(四)临床表现

1.胆囊息肉样病变

常无特殊临床表现,部分患者有右上腹部疼痛或不适,偶尔有恶心呕吐、食欲减退、消化不良等轻微的症状。体格检查可有右上腹部深压痛。若胆囊管梗阻,可扪及肿大的胆囊。

2.胆囊癌

发病隐匿,早期无特异性症状,但并非无规律可循。按出现频率由高至低临床表现依次为腹痛、恶心呕吐、黄疸和体重减轻等。部分患者可因胆囊结石切除时意外发现。合并胆囊结石或慢性胆囊炎者,早期表现类似胆囊结石或胆囊炎的症状,如上腹部持续性隐痛、食欲减退、恶心、呕吐等。当肿瘤侵犯浆膜层或胆囊床时,出现右上腹痛,可放射至肩背部,胆囊管梗阻时可触及肿大的胆囊。胆囊癌晚期,可在右上腹触及肿块,并出现腹胀、体重减轻或消瘦、贫血、黄疸、腹水及全身衰竭等。少数肿瘤可穿透浆膜,导致胆囊急性穿孔、急性腹膜炎、胆管出血等。

3.胆管癌

(1)症状:①腹痛:少数无黄疸者有上腹部隐痛、胀痛或绞痛,可向腰背部放射。②寒战、高热:合并胆管炎时,体温呈持续升高达39~40 ℃或更高,呈弛张热热型。③消化道症状:许多患者在黄疸出现之前,感上腹部不适、饱胀、食欲下降、厌油、易乏等症状。但这些并非特异性症状,常常被患者忽视。

(2)体征:①黄疸:临床上,90%的患者出现无痛性黄疸。包括巩膜黄染、尿色深黄、无胆汁大便(呈灰白色或陶土样)、皮肤黄染及全身皮肤瘙痒等;肝外胆管癌常常在相对早期时出现梗阻性黄疸,其程度可迅速进展或起伏。黄疸常在肿瘤相对小、未广泛转移时出现。②胆囊肿大:肿瘤发生在胆囊以下胆管时,常可触及肿大的胆囊,Murphy 征可呈阴性;当肿瘤发生在胆囊以上胆管和肝门部胆管时,如发生在近端胆管癌(左右肝管、肝总管),患者的肝内胆管常常扩张,胆囊不能触及,胆总管常常萎陷。③肝大:部分患者出现肝大、质硬,有触痛或叩痛;晚期可在上腹部触及肿块,可伴有腹水和下肢水肿。

(五)辅助检查

1.实验室检查

(1)胆囊癌:患者的血清癌胚抗原(CEA)或肿瘤标记物、CA125 等均可升高,但无特异性。

(2)胆管癌:患者的血清总胆红素、直接胆红素、AKP、ALP 显著升高,肿瘤标记物 CA19-9 也可能升高。

2.影像学检查

(1)胆囊息肉样病变:B 超是诊断本病的首选方法,但很难分辨其良、恶性;CT 增强扫描、常规 B 超加彩色多普勒超声、内镜超声及超声引导下经皮细针穿刺活检等可帮助明确诊断。

(2)胆囊癌:B 超、CT 检查可见胆囊壁呈不同程度增厚或显示胆囊内新生物,亦可发现肝转移或淋巴结肿大;增强 CT 或 MRI 可显示肿瘤的血供情况;B 超引导下细针穿刺抽吸活检,可帮助明确诊断。经皮肝穿刺胆管造影(PTC)在肝外胆管梗阻时操作容易,诊断价值高,对早期胆囊癌诊断帮助不大。

(3)胆管癌:B 超可见肝内、外胆管扩张或查见胆管肿瘤,作为首选检查,其诊断胆管癌的定位和定性准确性分别为 96%和 60%~80%。CT 扫描对胆管癌的诊断负荷率优于 B 超,其定位和定性准确性分别约为 72%和 60%。磁共振胰胆管成像(MRCP)目前已成为了解胆系解剖和病理情况的一种理想的检查方法,其总体诊断精度已达 97%以上,能清楚显示肝内、外胆管的影像,显示病变的部位效果优于 B 超、PTC、CT 和 MRI 检查。

(六)主要治疗原则

1.胆囊息肉样病变

胆囊息肉样病变有明显症状者,排除精神因素、胃十二指肠和其他胆管疾病后,宜行手术治疗。无症状者,有以下情况需考虑手术治疗:胆囊多发息肉样变;单发息肉,直径超过 1 cm;胆囊颈部息肉;胆囊息肉伴胆囊结石;年龄超过 50 岁者,短期内病变迅速增大者,若发生恶变,则按胆囊癌处理。暂不手术的患者,应每 6 个月B超复查一次。

2.胆囊癌

胆囊癌首选手术治疗。化疗及放疗效果均不理想。手术方法有单纯胆囊切除术、胆囊癌根治性切除术或扩大的胆囊切除术、姑息性手术。

3.胆管癌

手术切除是本病的主要治疗手段。化疗和放疗效果均不肯定。手术方法有肝门胆管癌可行肝门胆管癌根治切除术;中、上段胆管癌在切除肿瘤后行胆总管-空肠吻合术;下段胆管癌多需行十二指肠切除术。肿瘤晚期无法手术切除者,为解除梗阻,可选择胆总管-空肠吻合术、U 形管引流术、PTBD 或放置支架引流等。

二、护理评估

(一)术前评估

1.健康史和相关因素

(1)病因和发病:发病与饮食、活动的关系,有无明显诱因,有无肝内、外胆管结石或胆囊炎反复发作史,有无类似疼痛史等,以及发病的特点、病情及其程度。

(2)既往史:有无胆管手术史、有无用药史、过敏史及腹部手术史。

2.身体状况

(1)全身:生命体征(T、P、R、BP)患者在发病过程中体温变化情况。有无伴呼吸急促、出冷汗、脉搏细速及血压升高或下降等,有无神志改变,有无巩膜及皮肤黄染及黄染的程度等。

(2)局部:腹痛的部位、性质、程度及有无放射痛等;肝区有无压痛、叩击痛;腹膜刺激征是否为阳性;腹部有无不对称性肿大等。

(3)辅助检查:①实验室检查:检测患者的血清癌胚抗原(CEA)或肿瘤标记物、CA125,血清总胆红素、直接胆红素、AKP、ALP,肿瘤标记物 CA19-9 水平。②影像学检查:B 超检查是胆囊息肉样病变首选的检查方法,胆囊癌患者 B 超、CT 检查可见胆囊壁呈不同程度增厚或显示胆囊内新生物,亦可发现肝转移或淋巴结肿大;增强 CT 或 MRI 可显示肿瘤的血供情况;B 超引导下细针穿刺抽吸活检,可帮助明确诊断。胆管癌患者 B 超可见肝内、外胆管扩张或查见胆管肿瘤,作为首选检查。MRCP 能清楚显示肝内、外胆管的影像,显示病变的部位效果优于 B 超、PTC、CT 和 MRI。

3.心理和社会支持

了解患者和家属对疾病的认知、家庭经济状况、心理承受程度及对治疗的期望。

(二)术后评估

1.手术中情况

了解手术方案、术中探查、减压及引流情况;术中生命体征是否平稳;肿瘤清除及引流情况;

各种引流管放置位置和目的等。

2.术后病情

术后生命体征及手术切口愈合情况;T管及其他引流管引流情况等。

3.心理-社会评估

患者及其家属对术后康复的认知和期望程度。

三、主要护理诊断(问题)

(一)焦虑

焦虑与担心肿瘤预后及病后家庭、社会地位改变有关。

(二)疼痛

疼痛与肿瘤浸润、局部压迫及手术创伤有关。

(三)营养失调

低于机体需要量与肿瘤所致的高代谢状态、摄入减少及吸收障碍有关。

四、护理措施

(一)减轻焦虑

根据患者的心理特点及心理承受能力提供相应的护理措施和心理支持。

(1)积极主动关心患者,鼓励患者表达内心的感受,让患者产生信赖感。

(2)说明手术的意义、重要性及手术方案,使患者积极配合检查、手术和护理。

(3)及时为患者提供有利于治疗和康复的信息,增强战胜疾病的信心。

(二)缓解疼痛

根据疼痛的程度,采取非药物和药物法止痛。

(三)营养支持

营造良好的进食环境,提供清淡饮食;对于因疼痛、恶心、呕吐而影响食欲者,餐前可适当用药控制症状,鼓励患者尽可能经口进食;不能经口进食或摄入不足者,根据其营养状况,给予肠内、外营养支持,以改善患者的营养状况,提高对手术及其他治疗的耐受性,促进康复。

五、护理效果评估

(1)患者对疾病的心理压力得到及时的调适与干预。依从性较好,并对疾病的诊治有一定的了解。

(2)患者自觉症状好转,腹痛得到有效缓解,能叙述自我缓解疼痛的方法。

(3)患者的营养状况保持良好。

(4)有效预防、处理并发症的发生。

(苗 萍)

第七节 门静脉高压症

门静脉的正常压力是 $1.27\sim2.35$ kPa($13\sim24$ cmH$_2$O),当门静脉血流受阻、血液淤滞时,压力2.35 kPa(24 cmH₂O)时,称为门静脉高压症,临床上常有脾大及脾功能亢进、食管胃底静脉曲张破裂出血、腹水等一系列表现。

门静脉主干由肠系膜上、下静脉和脾静脉汇合而成。门静脉系统位于两个毛细血管网之间,一端是胃、肠、脾、胰的毛细血管网,另一端连接肝小叶内的肝窦。门静脉流经肝脏的血液约占肝血流量的75%,肝动脉供血约占25%,由此可见肝脏的双重供血以门静脉供血为主。门静脉内的血含氧量较体循环的静脉血高,故门静脉对肝的供氧几乎和肝动脉相等。此外门静脉系统内无控制血流方向的静脉瓣,与腔静脉之间存在4个交通支:①胃底、食管下段交通支;②直肠下段、肛管交通支;③前腹壁交通支;④腹膜后交通支。这些交通支中,最主要的是胃底、食管下段交通支,上述交通支在正常情况下都很细小,血流量很少。

门静脉血液淤滞或血流阻力增加均可导致门脉高压,但以门静脉血流阻力增加更为常见。按阻力增加的部位,可将门静脉高压症分为肝前、肝内和肝后3型。在我国肝内型多见,其中肝炎后肝硬化是引起门静脉高压症的常见病因;但在西方国家,酒精性肝硬化是门脉高压最常见的原因。由于增生的纤维束和再生的肝细胞结节挤压肝小叶内的肝窦,使其变窄或闭塞,导致门静脉血流受阻,其次由于位于肝小叶间汇管区的肝动脉小分支和门静脉小分支之间的许多动静脉交通支大量开放,引起门静脉压力增高。肝前型门静脉高压症的常见病因是肝外门静脉血栓形成(脐炎、腹腔内感染、胰腺炎、创伤等)、先天畸形(闭锁、狭窄或海绵样变等)和外在压迫。肝前型门静脉高压症患者肝功能多正常或轻度损害,预后较好。肝后型门静脉高压症常见病因包括Budd-Chiari综合征、缩窄性心包炎、严重右心衰竭等。

一、护理评估

(一)健康史

应注意询问患者有无肝炎病史、酗酒、血吸虫病病史。既往有无出现肝昏迷、上消化道出血的病史,以及诱发的原因。对于原发病是否进行治疗。

(二)身体状况

1.脾大、脾功能亢进

脾大程度不一,早期质软、活动,左肋缘下可扪及;晚期,脾内纤维组织增生而变硬,活动度减少,左上腹甚至左下腹可扪及肿大的脾脏并能出现左上腹不适及隐痛、胀满,常伴有血白细胞、血小板数量减少,称脾功能亢进。

2.侧支循环建立与开放

门静脉与体静脉之间有广泛的交通支,在门静脉高压时,为了使淤滞在门静脉系统的血液回流,这些交通支大量开放,经扩张或曲张的静脉与体循环的静脉发生吻合而建立侧支循环。主要表现有:①食管下段与胃底静脉曲张:最常见,出现早,一旦曲张的静脉破裂可引起上消化道大出血,表现为呕血和黑便,是门静脉高压症最危险的并发症。由于肝功能损害引起凝血功能障碍,加之脾功能亢进引起的血小板减少,因此出血不易自止;②脐周围的上腹部皮下静脉曲张;③直肠下、肛管静脉曲张形成痔。

3.腹水

腹水是由于门静脉压力增高,使门静脉系统毛细血管床滤过压增高;同时肝硬化引起的低蛋白血症,造成血浆胶体渗透压下降;及淋巴液生成增加,使液体从肝表面、肠浆膜面漏入腹腔形成腹水。此外,由于中心血流量减少,刺激醛固酮分泌过多,导致水、钠潴留而加剧腹水形成。

4.肝性脑病

门静脉高压症时由于门静脉血流绕过肝细胞或肝实质细胞功能严重受损,导致有毒物质(如氨、硫醇、γ-氨基丁酸)不能代谢与解毒而直接进入体循环,从而对脑产生毒性作用并出现精神综合征,称为肝性脑病,是门静脉高压的并发症之一。肝性脑病常因胃肠道出血、感染、大量摄入蛋白质、镇静药物、利尿剂而诱发。

5.其他

可伴有肝大、黄疸、蜘蛛病、肝掌、男性乳房发育、睾丸萎缩等。

(三)心理-社会状况

患者因反复发作、病情逐渐加重、面临手术、担心出现严重并发症和手术后的效果而有恐惧心理。另外由于治疗费用过高,长期反复住院治疗,以及生活工作严重受限产生长期的焦虑情绪。

(四)辅助检查

1.血常规检查

脾功能亢进时,血细胞计数减少,以白细胞计数降至 $3 \times 10^9/L$ 以下和血小板计数至 $70 \times 10^9/L$ 以下最为明显。出血、营养不良、溶血、骨髓抑制都可引起贫血。

2.肝功能检查

肝功能检查常有血浆清蛋白降低,球蛋白增高,白、球比例倒置;凝血酶原时间延长;还应作乙型肝炎病原学和甲胎蛋白检查。

3.食管吞钡 X 线检查

食管吞钡 X 线检查在食管为钡剂充盈时,曲张的静脉使食管及胃底呈虫蚀样改变,曲张的静脉表现为蚯蚓样或串珠状负影。

4.腹部超声检查

腹部超声检查可显示腹水、肝密度及质地异常、门静脉扩张。

5.腹腔动脉造影的静脉相或直接肝静脉造影

腹腔动脉造影的静脉相或直接肝静脉造影可以使门静脉系统和肝静脉显影,确定静脉受阻部位及侧支回流情况,还可以为手术提供参考资料。

(五)治疗要点

外科治疗门静脉高压症主要是预防和控制食管胃底曲张静脉破裂出血。

1.食管胃底曲张静脉破裂出血

食管胃底曲张静脉破裂出血主要包括非手术治疗和手术治疗。

(1)非手术治疗。①常规处理:绝对卧床休息,立即建立静脉通道,输液、输血扩充血容量;维持呼吸道通畅,防止呕吐物引起窒息或吸入性肺炎。②药物止血:应用内脏血管收缩药,常用药物有垂体后叶素、三甘氨酰酸加压素和生长抑素。③内镜治疗:经纤维内镜将硬化剂直接注入曲张静脉,使之闭塞及黏膜下组织硬化,达到止血和预防再出血目的。④三腔管压迫止血:利用充气的气囊分别压迫胃底和食管下段的曲张静脉,达到止血目的。⑤经颈静脉肝内门体分流术:采用介入放射方法,经颈静脉途径在肝内静脉与门静脉主要分支间建立通道,置入支架以实现门体分流。主要适用于药物和内镜治疗无效、肝功能差不宜急诊手术的患者,或等待肝移植的患者。

(2)手术治疗:上述治疗无效时,应采用手术治疗,多主张行门-奇静脉断流术,目前多采用脾切除加贲门周围血管离断术;若患者一般情况好,肝功能较好的可行急诊分流术。血吸虫性肝硬化并食管胃底静脉曲张且门静脉压力较高的,主张行分流术常用术式有门静脉-下腔静脉分流术,脾-肾静脉分流术。

2.严重脾大,合并明显的脾功能亢进

严重脾大,合并明显的脾功能亢进多见于晚期血吸虫病,也见于脾静脉栓塞引起的左侧门静脉高压症。这类患者单纯脾切除术效果良好。

3.肝硬化引起的顽固性腹水

肝硬化引起的顽固性腹水有效的治疗方法是肝移植。其他方法包括 TIPS 和腹腔-上腔静脉转流术。

4.肝移植

肝移植已成为外科治疗终末期肝病的有效方法,但供肝短缺,终身服用免疫抑制药的危险,手术风险,以及费用昂贵,限制了肝移植的推广。

二、护理诊断和医护合作性问题

(一)焦虑或恐惧

其与担心自身疾病的愈后不良,环境改变,对手术效果有疑虑,害怕检查、治疗有关。

(二)有窒息的危险

其与呕吐、咯血和置管有关。

(三)体液不足

其与呕吐、咯血、胃肠减压、不能进食有关。

(四)营养失调

其与摄入低于人体需要量有关。

(五)潜在并发症

上消化道大出血、肝性脑病。

三、护理目标

患者无焦虑和恐惧心情,无窒息发生,能得到及时的营养补充,肝功能及全身营养状况得到改善,体液平衡得到维持,无上消化道大出血、肝性脑病等并发症发生。

四、护理措施

(一)非手术治疗及术前护理

1.心理护理

通过谈话、观察等方法,以及时了解患者心理状态,医护人员要针对性地做好解释及思想工作,多给予安慰和鼓励,使之增强信心、积极配合,以保证治疗和护理计划顺利实施。对急性上消化道大出血患者,要专人看护,关心体贴。工作中要冷静沉着,抢救操作应娴熟,使患者消除精神紧张和顾虑。

2.注意休息

术前保证充分休息,必要时卧床休息。可减轻代谢方面的负担,能增进肝血流量,有利于保护肝功能。

3.加强营养,采取保肝措施

(1)给低脂、高糖、高维生素饮食,一般应限制蛋白质饮食量,但肝功尚好者可给予富含蛋白质饮食。

(2)营养不良、低蛋白血症者静脉输给支链氨基酸、人血清蛋白或血浆等。

(3)贫血及凝血机制障碍者可输给鲜血,肌内注射或静脉滴注维生素 K。

(4)适当使用肌苷、辅酶 A、葡萄糖醛酸内脂等保肝药物,补充维生素 B、维生素 C、维生素 E,避免使用巴比妥类、盐酸氯丙嗪、红霉素等有害肝功能的药物。

(5)手术前 3～5 天静脉滴注 GIK 溶液(即每天补给葡萄糖200～250 g,并加入胰岛素及氯化钾),以促进肝细胞营养储备。

(6)在出血性休克及合并较重感染的情况下应及时吸氧。

4.防止食管胃底曲张静脉破裂出血

避免劳累及恶心、呕吐、便秘、咳嗽等使腹内压增高的因素;避免干硬食物或刺激性食物(辛辣食物或酒类);饮食不宜过热;口服药片应研成粉末冲服。手术前一般不放置胃管,必要时选细软胃管充分涂以液状石蜡,以轻巧手法协助患者徐徐吞入。

5.预防感染

手术前 2 天使用广谱抗生素。护理操作要遵守无菌原则。

6.分流手术前准备

除以上护理措施外,手术前 2～3 天口服新霉素或链霉素等肠道杀菌剂及甲硝唑,减少肠道氨的产生,防止手术后肝性脑病;手术前 1 天晚清洁灌肠,避免手术后肠胀气压迫血管吻合口;脾-肾静脉分流术前要检查明确肾功能正常。

7.食管胃底静脉曲张大出血三腔管压迫止血的护理

(1)准备:置管前先检查三腔管有无老化、漏气,向患者解释放置三腔管止血的目的、意义、方法和注意事项,以取得患者的配合;将食管气囊和胃气囊分别注气约 150 mL 和 200 mL,观察后气囊是否膨胀均匀、弹性良好,有无漏气,然后抽空气囊,并分别做好标记备用。

(2)插管方法:管壁涂液体石蜡,经患者一侧鼻孔或口腔轻轻插入,边插边嘱患者做吞咽动作,直至插入50～60 cm;用注射器从胃管内抽得胃液后,向胃气囊注入150～200 mL 空气,用止血钳夹闭管口,将三腔管向外提拉,感到不再被拉出并有轻度弹力时,利用滑车置在管端悬以0.5 kg重物作牵引压迫。然后抽取胃液观察止血效果,若仍有出血,再向食管气囊注入 100～150 mL空气以压迫食管下端。置管后,胃管接胃肠减压器或用生理盐水反复灌洗,观察胃内有无新鲜血液吸出。若无出血,同时脉搏、血压渐趋稳定,说明出血已得到控制;反之,表明三腔管压迫止血失败。

(3)置管后护理:①患者半卧位或头偏向一侧,以及时清除口腔、鼻咽腔分泌物,防止吸入性肺炎;②保持鼻腔黏膜湿润,观察调整牵引绳松紧度,防止鼻黏膜或口腔黏膜长期受压发生糜烂、坏死;三腔管压迫期间应每 12 小时放气 10～20 分钟,使胃黏膜局部血液循环暂时恢复,避免黏膜因长期受压而糜烂、坏死;③观察、记录胃肠减压引流液的量、颜色,判断出血是否停止,以决定是否需要紧急手术;若气囊压迫 48 小时后,胃管内仍有新鲜血液抽出,表明压迫止血无效,应紧急手术止血;④旁备剪刀,若气囊上移阻塞呼吸道,可引起呼吸困难甚至窒息,应立即剪断三腔管;⑤拔管:三腔管放置时间不宜超过 3 天,以免食管、胃底黏膜长时间受压而缺血、坏死。气囊压迫 24 小时如出血停止,可考虑拔管。放松牵引,先抽空食管气囊、再抽空胃气囊,继续观察

12～24小时,若无出血,让患者口服液体石蜡30～50 mL,缓慢拔出三腔管;若再次出血,可继续行三腔管压迫止血或手术。

(二)术后护理

(1)观察病情变化:密切注视有无手术后各种并发症的发生。

(2)防止分流术后血管吻合口破裂出血,48小时内平卧位或15°低半卧位;翻身动作宜轻柔;一般手术后卧床1周,做好相应生活护理;保持排尿排便通畅;分流术后短期内发生下肢肿胀,可予适当抬高。

(3)防止脾切除术后静脉血栓形成:手术后2周内定期或必要时隔天复查1次血小板计数,如超过$600×10^9$/L时,考虑给抗凝处理,并注意用药前后凝血时间的变化。脾切除术后不再使用维生素 K 及其他止血药物。

(4)饮食护理:分流术后应限制蛋白质饮食,以免诱发肝性脑病。

(5)加强护肝,警惕肝性脑病:遵医嘱使用高糖、高维生素、能量合剂,禁用有损肝功能的药物。对分流术后患者,特别注意神志的变化,如发现有嗜睡、烦躁、谵妄等表现,警惕是肝性脑病发生,以及时报告医师。

(三)健康指导

指导患者保持心情乐观愉快,保证足够的休息,避免劳累和较重体力劳动;禁忌烟酒、过热、刺激性强的食物;按医嘱使用护肝药物,定期来医院复查。

五、护理评价

患者有无焦虑和恐惧心情,有无窒息发生,能否得到及时的营养补充,肝功能及全身营养状况是否得到改善,体液平衡是否得到维持,有无上消化道大出血、肝昏迷等并发症发生。

(张艳梅)

第八节　脂肪性肝病

一、非酒精性脂肪性肝病

非酒精性脂肪性肝病(nonalcoholic fatty liver disease,NAFLD)是指除外酒精和其他明确的损肝因素所致的肝细胞内脂肪过度沉积为主要特征的临床病理综合征,与胰岛素抵抗和遗传易感性密切相关的获得性代谢应激性肝损伤。包括单纯性脂肪肝(SFL)、非酒精性脂肪性肝炎(NASH)及其相关肝硬化。随着肥胖及其相关代谢综合征全球化的流行趋势,非酒精性脂肪性肝病现已成为欧美等发达国家和我国富裕地区慢性肝病的重要病因,普通成人 NAFLD 患病率10％～30％,其中10％～20％为 NASH,后者10年内肝硬化发生率高达25％。

非酒精性脂肪性肝病除可直接导致失代偿期肝硬化、肝细胞癌和移植肝复发外,还可影响其他慢性肝病的进展,并参与2型糖尿病和动脉粥样硬化的发病。代谢综合征相关恶性肿瘤、动脉硬化性心脑血管疾病及肝硬化是影响非酒精性脂肪性肝病患者生活质量和预期寿命的重要因素。

(一)临床表现

(1)脂肪肝的患者多无自觉症状,部分患者可有乏力、消化不良、肝区隐痛、肝脾大等非特异性症状及体征。

(2)可有体重超重和/或内脏性肥胖、空腹血糖增高、血脂紊乱、高血压等代谢综合征相关症状。

(二)并发症

肝纤维化、肝硬化、肝癌。

(三)治疗

(1)基础治疗:制订合理的能量摄入及饮食结构、中等量有氧运动、纠正不良生活方式和行为。

(2)避免加重肝脏损害、体重急剧下降、滥用药物及其他可能诱发肝病恶化的因素。

(3)减肥:所有体重超重、内脏性肥胖及短期内体重增长迅速的非酒精性脂肪性肝病患者,都需通过改变生活方式、控制体重、减小腰围。

(4)胰岛素增敏剂:合并 2 型糖尿病、糖耐量损害、空腹血糖增高及内脏性肥胖者,可考虑应用二甲双胍和噻唑烷二酮类药物,以期改善胰岛素抵抗和控制血糖。

(5)降血脂药:血脂紊乱经基础治疗、减肥和应用降糖药物 3~6 个月,仍呈混合性高脂血症或高脂血症合并 2 个以上危险因素者,需考虑加用贝特类、他汀类或普罗布考等降血脂药物。

(6)针对肝病的药物:非酒精性脂肪性肝病伴肝功能异常、代谢综合征、经基础治疗 3~6 个月仍无效,以及肝活体组织检查证实为 NASH 和病程呈慢性进展性者,可采用针对肝病的药物辅助治疗,但不宜同时应用多种药物。

(四)健康教育与管理

(1)树立信心,相信通过长期合理用药、控制生活习惯,可以有效地治疗脂肪性肝病。

(2)了解脂肪性肝病的发病因素及危险因素。

(3)掌握脂肪性肝病的治疗要点。

(4)矫正不良饮食习惯,少食高脂饮食,戒烟酒。

(5)建立合理的运动计划,控制体重,监测体重的变化。

(6)定期随访,与医师一起制订合理的健康计划。

(五)预后

绝大多数非酒精性脂肪性肝病预后良好,肝组织学进展缓慢甚至呈静止状态,预后相对良好。部分患者即使已并发脂肪性肝炎和肝纤维化,如能得到及时诊治,肝组织学改变仍可逆转,罕见脂肪囊肿破裂并发脂肪栓塞而死亡。少数脂肪性肝炎患者进展至肝硬化,一旦发生肝硬化则其预后不佳。对于大多数脂肪肝患者,有时通过节制饮食、坚持中等量的有氧运动等非药物治疗措施就可达到控制体重、血糖、降低血脂和促进肝组织学逆转的目的。

(六)护理

具体护理操作,见表 3-3。

二、酒精性肝病

酒精性肝病(Alcoholic Hepatitis)是由于长期大量饮酒导致的肝脏疾病。初期通常表现为脂肪肝,进而可发展成酒精性肝炎、肝纤维化和肝硬化。其主要临床特征是恶心、呕吐、黄疸,可有肝脏肿大和压痛,并可并发肝功能衰竭和上消化道出血等。严重酗酒时可诱发广泛肝细胞坏死,甚至肝功能衰竭。酒精性肝病是我国常见的肝脏疾病之一,严重危害人民健康。

表 3-3　非酒精性脂肪性肝病的护理

日期	项目	护理内容
入院当天	评估	1.一般评估:生命体征、体重、皮肤等
		2.专科评估:脂肪厚度、有无胃肠道反应、出血点等
	治疗	根据病情避免诱因,调整饮食,根据情况使用保肝药
	检查	按医嘱行相关检查,如血常规、肝功能、B超、CT检查及肝穿刺等
	药物	按医嘱正确使用保肝药物,注意用药后的观察
	活动	嘱患者卧床休息为主,避免过度劳累
	饮食	1.低脂、高纤维、高维生素、少盐饮食
		2.禁止进食高脂肪、高胆固醇、高热量食物,如动物内脏、油炸食物
		3.戒烟酒,嘱多饮水
	护理	1.做好入院介绍,主管护士自我介绍
		2.制定相关的护理措施,如饮食护理、药物护理、皮肤护理、心理护理
		3.视病情做好各项监测记录
		4.密切观察病情,防止并发症的发生
		5.做好健康宣教
		6.根据病情留陪员,上床挡,确保安全
	健康宣教	向患者讲解疾病相关知识、安全知识、服药知识等,教会患者观察用药效果,指导各种检查的注意事项
第2天	评估	神志、生命体征及患者的心理状态,对疾病相关知识的了解等情况
	治疗	按医嘱执行治疗
	检查	继续完善检查
	药物	密切观察各种药物作用和不良反应
	活动	卧床休息,进行适当的有氧运动
	饮食	同前
	护理	1.进一步做好基础护理,如导管护理、饮食护理、药物护理、皮肤护理等
		2.视病情做好各项监测记录
		3.密切观察病情,防止并发症的发生
		4.做好健康宣教
	健康宣教	讲解药物的使用方法及注意事项,各项检查前后注意事项
第3~9天	活动	进行有氧运动,如太极、散步、慢跑等
	健康宣教	讲解有氧运动的作用、运动的时间及如何根据自身情况调整运动量,派发健康教育宣传单
	其他	同前
出院前1天	健康宣教	出院宣教:
		1.服药指导

续表

日期	项目	护理内容
		2.疾病相关知识指导
		3.调节饮食,控制体重
		4.保持良好的生活习惯和心理状态
		5.定时专科门诊复诊
出院后	出院随访	出院1周内电话随访第1次,3个月内随访第2次,6个月内随访第3次,以后1年随访1次

（一）临床表现

临床症状为非特异性,可无症状,或有右上腹胀痛、食欲缺乏、乏力、体质减轻、黄疸等;随着病情加重,可有神经精神症状和蜘蛛痣、肝掌等表现。

（二）并发症

肝性脑病、肝衰竭、上消化道出血。

（三）治疗

治疗酒精性肝病的原则是戒酒和营养支持,减轻酒精性肝病的严重程度,改善已存在的继发性营养不良和对症治疗酒精性肝硬化及其并发症。

1.戒酒

戒酒是治疗酒精性肝病的最重要的措施,戒酒过程中应注意防治戒断综合征。

2.营养支持

酒精性肝病患者需良好的营养支持,应在戒酒的基础上提供高蛋白、低脂饮食,并注意补充维生素B、维生素C、维生素K及叶酸。

3.药物治疗

糖皮质激素、保肝药等。

4.手术治疗

肝移植。

（四）健康教育与管理

(1)树立信心,坚持长期合理用药并严格控制生活习惯。

(2)了解酒精性肝病的发病因素及危险因素。

(3)掌握酒精性肝病的治疗要点。

(4)矫正不良饮食习惯,戒烟酒,合理饮食。

(5)遵医嘱服药,学会观察用药效果及注意事项。

(6)定期随访,与医师一起制订合理的健康计划。

（五）预后

一般预后良好,戒酒后可完全恢复。酒精性肝炎如能及时戒酒和治疗,大多可以恢复,主要死亡原因为肝衰竭。若不戒酒,酒精性脂肪肝可直接或经酒精性肝炎阶段发展为酒精性肝硬化。

（六）护理

具体护理操作见表3-4。

表 3-4　酒精性脂肪性肝病的护理

日期	项目	护理内容
入院当天	评估	1.一般评估:神志、生命体征等
		2.专科评估,饮酒的量,有无胃肠道反应、出血点等
	治疗	根据医嘱使用保肝药
	检查	按医嘱行相关检查,如血常规、肝功能、B超、CT、肝穿刺等
	药物	按医嘱正确使用保肝药物,注意用药后的观察
	活动	嘱患者卧床休息为主,避免过度劳累
	饮食	1.低脂、高纤维、高维生素、少盐饮食
		2.禁食高脂肪、高胆固醇、高热量食物,如动物内脏、油炸食物
		3.戒烟酒,嘱多饮水
	护理	1.做好入院介绍,主管护士自我介绍
		2.制定相关的护理措施,如饮食护理、药物护理、皮肤护理、心理护理
		3.视病情做好各项监测记录
		4.密切观察病情,防止并发症的发生
		5.做好健康宣教
		6.根据病情留陪员,上床挡,确保安全
	健康宣教	向患者讲解疾病相关知识、安全知识、服药知识等,教会患者观察用药效果,指导各种检查的注意事项
第2天	评估	神志、生命体征及患者的心理状态,对疾病相关知识的了解等情况
	治疗	按医嘱执行治疗
	检查	继续完善检查
	药物	密切观察各种药物作用和不良反应
	活动	卧床休息,可进行散步等活动
	饮食	同前
	护理	1.做好基础护理,如皮肤护理、导管护理等
		2.按照医嘱正确给药,并观察药物疗效及不良反应
		3.视病情做好各项监测记录
		4.密切观察病情,防止并发症的发生
		5.做好健康宣教
	健康宣教	讲解药物的使用方法及注意事项、各项检查前后注意事项
第3~10天	活动	同前
	健康宣教	讲解有氧运动的作用、运动的时间及如何根据自身情况调整运动量,派发健康教育宣传单
	其他	同前
出院前1天	健康宣教	出院宣教:
		1.服药指导
		2.疾病相关知识指导

续表

日期	项目	护理内容
		3.戒酒,调整饮食
		4.保持良好的生活习惯和心理状态
		5.定时专科门诊复诊
出院随访		出院1周内电话随访第1次,3个月内随访第2次,6个月内随访第3次,以后1年随访1次。

（张艳梅）

第九节 肝 硬 化

肝硬化是长期肝细胞坏死继发广泛纤维化伴结节形成的结果。一种或多种致病因子长期或反复损伤肝实质,致使肝细胞弥散性变性、坏死和再生,进而引起肝脏结缔组织弥散性增生和肝细胞再生,最后导致肝小叶结构破坏和重建,肝内血液循环发生障碍。肝功能损害和门脉高压为本病的主要临床表现,晚期常出现严重的并发症。

肝硬化是世界性疾病,所有种族、不论国籍、年龄或性别均可罹患。男性和中年人易罹患。在我国主要为肝炎后肝硬化。血吸虫病性、单纯酒精性、心源性、胆汁性肝硬化均少见。

一、病因

引起肝硬化的病因很多,以病毒性肝炎最为常见。同一病例可由一种、两种或两种以上病因同时或先后作用引起,有些病例则原因不明。

(一)病毒性肝炎

病毒性肝炎经慢性活动性肝炎阶段逐步演变为肝硬化,称为肝炎后肝硬化。乙型肝炎和丙型肝炎常见,甲型肝炎一般不发展为肝硬化。由急性或亚急性重型肝炎演变的肝硬化称为坏死后肝硬化。

(二)寄生虫感染

感染血吸虫病时,大量血吸虫卵进入肝窦前的门脉小血管内,刺激结缔组织增生引起门脉高压。肝细胞的坏死和增生一般不明显,没有肝细胞的结节再生。但如伴发慢性乙型肝炎,其结果多为混合结节型肝硬化。

(三)酒精中毒

酒精中毒主要由酒精的中间代谢产物(乙醛)对肝脏的直接损害引起。酗酒引起长期营养失调,使肝脏对某些毒性物质的抵抗力降低,在发病机制上也起一定作用。

(四)胆汁淤积

肝外胆管阻塞或肝内胆汁淤积持续存在时,高浓度的胆酸和胆红素对肝细胞有损害作用,久之可发展为肝硬化。由于肝外胆管阻塞引起的肝硬化称为继发性胆汁性肝硬化。由原因未明的肝内胆汁淤积引起的肝硬化称为原发性胆汁性肝硬化。

(五)循环障碍

慢性充血性心力衰竭、缩窄性心包炎和各种病因引起肝小静脉阻塞综合征等,导致肝脏充血、肝细胞缺氧,引起小叶中央区肝细胞坏死及纤维组织增生,最终发展为肝硬化。

(六)药物和化学毒物

长期服用某些药物如双醋酚汀、辛可芬、异烟肼、甲基多巴、PAS和利福平等或反复接触化学毒物(如四氯化碳、磷、砷、氯仿等)均可损伤肝脏,引起中毒性肝炎,最后演变为肝硬化。

(七)遗传和代谢性疾病

血友病、肝豆状核变性、半乳糖血症、糖原贮积等遗传代谢性疾病,亦可发展为肝硬化,称之代谢性肝硬化。

(八)慢性肠道感染和营养不良

慢性菌痢、溃疡性结肠炎等常引起消化和吸收障碍,发生营养不良,同时肠内的细菌毒素及蛋白质腐败的分解产物等经门静脉到达肝内,引起肝细胞损害,演变为肝硬化。

(九)隐匿性肝硬化

病因难以肯定的称为隐匿性肝硬化,其中很大部分病例可能与隐匿性无黄疸型肝炎有关。

二、临床表现

肝硬化的病程一般比较缓慢,可能隐伏数年至数十年之久。由于肝脏具有很强的代偿功能,因此,早期临床表现常不明显或缺乏特征性。肝硬化的临床分期为肝功能代偿期和肝功能失代偿期。

(一)肝功能代偿期

一般症状较轻,缺乏特征性。常有乏力、食欲减退、消化不良、恶心、厌油、腹胀、中上腹隐痛或不适及腹泻,部分有踝部水肿、鼻衄、齿龈出血等。上述症状多呈间歇性,常因过度疲劳而发病,经适当休息及治疗可缓解。体征一般不明显,肝脏可轻度肿大,无或有轻度压痛,部分患者可有脾脏肿大。肝功能检查结果多在正常范围内或有轻度异常。

(二)肝功能失代偿期

随着疾病的进展,症状逐渐明显,肝脏常逐渐缩小,质变硬。临床表现主要是肝功能减退和门脉高压。

1.肝功能减退

(1)营养障碍:表现为消瘦、贫血、乏力、水肿、皮肤干燥而松弛、面色灰暗、黝黑、口角炎、毛发稀疏无光泽等。

(2)消化道症状:早期出现的食欲缺乏、腹胀、恶心、腹泻等消化道症状逐渐明显,稍进油腻肉食,即引起腹泻。部分患者还可出现轻度黄疸。

(3)出血倾向:轻者有鼻衄、齿龈出血,重者有胃肠道黏膜弥散性出血及皮肤紫癜。这与肝脏合成凝血因子减少,脾大及脾功能亢进引起血小板减少有关。毛细血管脆性增加是出血倾向的附加因素。

(4)发热:部分患者可有低热,多为病变活动及肝细胞坏死时释出的物质影响体温调节中枢所致。此类发热用抗生素治疗无效,只有肝病好转时才能消失。如持续发热或高热,则提示合并有感染、血栓性门静脉炎、原发性肝癌等。

(5)黄疸:表现为巩膜浅黄、尿色黄。如巩膜甚至全身皮肤黏膜呈深度金黄色,应考虑有肝硬化伴肝内胆汁瘀积的可能。

(6)内分泌功能失调的表现:肝对雌激素灭活作用减退导致脸、颈、肩、手背及上胸处的蜘蛛痣及(或)毛细血管扩张。肝掌表现为大、小鱼际和指尖斑点状发红,加压后褪色。可出现男性乳房发育、睾丸萎缩、性功能减退,女性月经不调、闭经、不孕等。皮肤色素沉着,面色污黑、晦暗,可能由继发性肾上腺皮质功能减退所致,也可能与肝脏不能代谢黑色素有关。继发性醛固酮、抗利尿激素增加导致水、钠潴留,尿量减少,对浮肿与腹水的形成亦起重要促进作用。

2.门脉高压症

在肝硬化发展过程中,肝细胞的坏死、再生结节的形成、结缔组织增生和肝细胞结构的改建,使门静脉小分支闭塞、扭曲,门静脉血流障碍,导致门脉压力增高。

(1)脾大及脾功能亢进:门脉压力增高时,脾脏淤血、纤维结缔组织及网状内皮细胞增生,使脾脏肿大(多为正常的2~3倍,部分可平脐或达脐下)。脾肿大时常伴有脾功能亢进,表现为末梢血中白细胞和血小板减少,红细胞也可减少。胃底静脉破裂出血时脾缩小,输血、补液后渐增大。关于脾功能亢进的原因,可能由于增生的网状内皮细胞对血细胞的吞噬、破坏作用加强;或由于脾脏产生某些体液因素抑制骨髓造血功能或加速血细胞的破坏。

(2)侧支循环的形成:因门静脉回流受阻,门静脉与腔静脉间的吻合支渐次扩张开放,形成侧支循环。胃冠状静脉与食管静脉丛吻合,形成食管下段和胃底静脉曲张。这些静脉位于黏膜下疏松组织中,常由于腹内压突然增高或消化液反流侵蚀及食物的摩擦而破裂出血。脐旁静脉与脐周腹壁静脉沟通,形成脐周腹壁静脉曲张,有时该处可听到连续的静脉杂音。直肠上静脉与直肠中、下静脉吻合扩张形成内痔。门静脉回流受阻时,侧支循环血流方向(图3-1)。

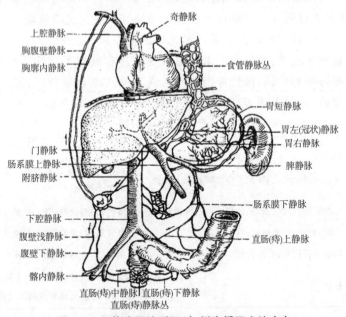

图 3-1 门静脉回流受阻时,侧支循环血流方向

(3)腹水:腹水的产生表明肝硬化病情较重。初起时有腹胀感,体检可发现移动性浊音(腹水量>500 mL)。大量腹水可使横膈抬高而致呼吸困难和心悸,腹部膨隆,腹壁皮肤绷紧发亮,有移动性浊音和水波感。腹内压力明显增高时,脐可突出而形成脐疝。在腹水出现的同时,常可发生肠胀气。部分腹水患者伴有胸腔积液,其中以右侧多见,两侧者较少。胸腔积液系腹水通过横膈淋巴管进入胸腔所致。腹水为草黄色漏出液。腹水形成的主要因素有:清蛋白合成减少,蛋白质摄入和吸收障碍,当血浆清蛋白<23~30 g/L时,血浆胶体渗透压降低,促使血浆外渗;门脉

压力增高至 2.94～5.88 kPa(正常为 0.785～1.180 kPa),腹腔毛细血管的滤过压增高,组织液回吸收减少而漏入腹腔;进入肝静脉血流受阻使肝淋巴液增加与回流障碍,淋巴管内压增高,造成大量淋巴液从肝包膜及肝门淋巴管溢出;肝脏对醛固酮、抗利尿激素灭活作用减退;腹水形成后循环血容量减少,通过肾小球旁器使肾素分泌增加,产生肾素-血管紧张素-醛固酮系统反应,醛固酮分泌增多,导致肾远曲小管水钠潴留作用加强,腹水进一步加重。

(4)食管和胃底曲张静脉破裂出血:是门脉高压症的主要并发症,死亡率为 30%～60%。当门静脉压力超过下腔静脉压力达 1.47～1.60 kPa 时,曲张静脉就可发生出血。曲张静脉大者比曲张静脉小者更易破裂出血。最常见的表现是呕血。出血可以是大量的,并迅速发生休克;也可自行停止,以后再发。偶尔仅表现为便血或黑便。

3.肝肾综合征

肝肾综合征(功能性肾衰)指严重肝病患者出现肾功能不良,并排除其他引起肾功不良的原因。肝肾综合征的发病机制尚未明确。肝肾综合征通常见于严重的肝脏疾病患者。主要表现为少尿、蛋白尿、尿钠低(<10 mmol/L),尿与血浆肌酐比值≥30∶1,尿与血浆渗透压比值>1。这些尿的改变与急性肾小管坏死不同。肾功能损害的发展不一,一些患者于数天内肾功能完全丧失,另一些患者血清肌酐随肝脏功能逐渐恶化而缓慢上升达数周之久。

4.肝性脑病

肝性脑病指肝脏功能衰竭而导致代谢紊乱、中枢神经系统功能失调的综合征,是晚期肝硬化的最严重表现,也是常见致死原因。临床上以意识障碍和昏迷为主要表现。

肝硬化是肝性脑病的最主要原发病因。常见的诱发因素有上消化道出血,感染,摄入高蛋白饮食、含氮药物、大量利尿或放腹水、大手术、麻醉、安眠药和饮酒等。肝性脑病的发病机制尚未明了。主要有氨和硫醇中毒学说,假性神经介质学说、γ-氨基丁酸能神经传导功能亢进等学说。

临床上按意识障碍、神经系统表现和脑电图改变分为四期(表 3-5)。

表 3-5　肝性脑病分期

分　期	精神状况	运动改变
亚临床期	常规检查无变化;完成工作或驾驶能力受损	完成常规精神运动试验或床边实验,如画图或数字连接的能力受损
Ⅰ期(前驱期)	思维紊乱、淡漠、激动、欣快、不安、睡眠紊乱	细震颤,协调动作缓慢,扑翼样震颤
Ⅱ期(昏迷前期)	嗜睡、昏睡、定向障碍、行为失常	扑翼样震颤,发音困难,初级反射出现
Ⅲ期(昏睡期)	思维显著紊乱,言语费解	反射亢进,巴宾斯基征,尿便失禁,肌阵挛,过度换气
Ⅳ期(昏迷期)	昏迷	去大脑体位,短促的眼头反射,疼痛刺激反应早期存在,进展为反应减弱和刺激反应消失

肝性脑病患者呼气中常具有一种类似烂苹果样臭味,这与肝脏不能分解甲硫氨酸中间产物二甲基硫和甲基硫醇有关,肝臭可在昏迷前出现,是一种预后不良的征象。

5.其他

肝硬化患者常因抵抗力降低,并发各种感染,如支气管炎、肺炎、自发性腹膜炎、结核性腹膜炎、尿路感染等。腹膜炎发生的机制可能是细菌通过血液或淋巴液弥散入腹腔,并可穿过肠壁而入腹腔。腹水患者易于发生,死亡率高,早期诊断非常重要。自发性腹膜炎起病较急者常为腹痛和腹胀。起病缓者则多为低热或不规则的发热，伴有腹部隐痛、恶心、呕吐及腹泻。体检可发现腹膜刺激征，腹水性质由漏出液转为渗出液。

长期低钠盐饮食，利尿及大量放腹水易发生低钠血症和低钾血症。长期使用高渗葡萄糖溶液与肾上腺糖皮质激素、呕吐及腹泻亦可使钾、氯减少，而产生低钾、低氯血症，并致代谢性碱中毒和肝性脑病。

(三)肝脏体征

肝脏大小不一，早期肝脏肿大，质地中等或中等偏硬，晚期缩小、坚硬、表面呈颗粒状或结节状。一般无压痛，但在肝细胞进行性坏死或并发肝炎或肝周围炎时，则可有触痛与叩击痛。肝边缘锐利提示无炎症活动，边缘圆钝表明有炎症、水肿、脂肪浸润或纤维化。肝硬化时右叶下缘不易触及而左叶增大。

三、检查

(一)血常规检查

白细胞和血小板计数明显减少。失血、营养障碍、叶酸及维生素 B_{12} 缺乏导致缺铁性或巨幼红细胞性贫血。

(二)肝功能检查

早期蛋白电泳即显示球蛋白增高，而清蛋白到晚期才降低。絮状及浊度试验在肝功能代偿期可正常或轻度异常，而在失代偿期多为异常。失代偿期转氨酶活力可呈轻、中度升高，一般以 SGPT 活力升高较显著，肝细胞有严重坏死时，则 SGOT 活力常高于 SGPT。

静脉注射磺溴酞 5 mg/kg 体重 45 分钟后，正常人血内滞留量应低于 5%，肝硬化时多有不同程度的增加。磺溴酞可有变态反应，检查前应做皮内过敏试验。吲哚靛青绿亦是一种染料，一般静脉注射 0.5 mg/kg 体重 15 分钟后，正常人血中滞留量<10%，肝硬化尤其是结节性肝硬化患者的潴留值明显增高，在 30%以上。本试验为诊断肝硬化的最好的方法，比溴磺酞试验更敏感，更安全可靠。

肝功能代偿期，血中胆固醇多正常或偏低；失代偿期，血中胆固醇下降，特别是胆固醇酯部分常低于正常水平。凝血酶原时间测定在代偿期可正常，失代偿期则呈不同程度延长，虽注射维生素 K 亦不能纠正。

(三)影像学检查

B 型超声波检查可探查肝、脾大小及有无腹水。可显示脾静脉和门静脉增宽，有助于诊断。食管静脉曲张时，吞钡 X 线检查可见蚯蚓或串珠状充盈缺损，纵行黏膜皱襞增宽。胃底静脉曲张时，可见菊花样充盈缺损。放射性核素肝脾扫描可见肝摄取减少、分布不规则，脾摄取增加，脾脏增大可明显显影。

(四)纤维食管镜

纤维食管镜检查可见食管钡餐检查阴性的食管静脉曲张。

(五)肝穿刺活组织检查

肝活组织检查常可明确诊断，但此为创伤性检查，仅在临床诊断确有困难时才选用。

(六)腹腔镜检查

腹腔镜检查可直接观察肝脏表面、色泽、边缘及脾脏等改变，并可在直视下进行有目的穿刺活组织检查，对鉴别肝硬化、慢性肝炎和原发性肝癌及明确肝硬化的病因很有帮助。

四、基本护理

(一)观察要点

一般症状和体征的观察:观察患者全身情况,有无消瘦、贫血、乏力、面色灰暗黝黑、口角炎、毛发稀疏无光泽等营养障碍表现。观察皮肤黏膜、巩膜有无黄染,尿色有无变化。注意蜘蛛痣、杵状指、色素沉着、肝臭、水肿、男性乳房发育等体征。了解有无肝区疼痛、食欲缺乏、厌油、恶心、呕吐、排便不规则、腹胀等消化道症状。

(二)并发症的观察

1.门脉高压症

观察腹水、腹胀和其他压迫症状,腹壁静脉曲张、痔出血、贫血及鼻衄、齿龈出血、瘀点、瘀斑、呕血、黑便。

2.腹水

观察尿量、腹围、体重变化和有无水肿。

3.肝性脑病

注意意识和精神活动,有无嗜睡、昏睡、昏迷、定向障碍、胡言乱语,有无睡眠节律紊乱和扑翼样震颤。

(三)一般护理

1.合理的休息

研究证明卧位与站立时肝脏血流量有明显差异,前者比后者多40%以上。因此合理的休息既可减少体能消耗,又能降低肝脏负荷,增加肝脏血流量,防止肝功能进一步受损和促进肝细胞恢复。肝功能代偿期患者应适当减少活动和工作强度,注意休息,避免劳累。若病情不稳定、肝功能试验异常,则应减少活动,充分休息。有发热、黄疸、腹水等表现的失代偿患者,应以卧床休息为主,并保证充足的睡眠。

2.正确的饮食

饮食营养是改善肝功能的基本措施之一。正确的进食和合理的营养,能促进肝细胞再生,反之则会加重病情,诱发上消化道出血、肝昏迷、腹泻等。肝硬化患者应以高热量、高蛋白、高维生素且易消化的食物为宜。适当限制动物脂肪的摄入。不食增加肝脏解毒负荷的食物和药物。一般要求每天总热量在10.46~12.55 kJ(2.5~3.0 kcal)。蛋白质每天 100~150 g,蛋白食物宜多样化、易消化、含有丰富的必需氨基酸。脂肪每天 40~50 g。要有足量的维生素 B、维生素 C 等。为防便秘,可给含纤维素多的食物。肝功能显著减退的晚期患者或有肝昏迷先兆者给予低蛋白饮食,限制蛋白每天在 30 g 左右。伴有腹水者按病情给予低盐(每天 3~5 g)和无盐饮食。腹水严重时应限制每天的入水量。黄疸患者补充胆盐。禁忌饮酒、咖啡、烟草和高盐食物。避免有刺激性及粗糙坚硬的食物,进食时应细嚼慢咽,以防引起食管或胃底静脉破裂出血。教育患者和家属认识到正确饮食和合理营养的意义,并且理解饮食疗法必须长期持续,要有耐心和毅力,使患者能正确的掌握、家属能予以监督。

(四)心理护理

肝硬化患者病程漫长,久治不愈,尤其进入失代偿期后,患者心身遭受很大痛苦,承受的心理压力大,心理变化也大,因此在常规治疗护理中更应强调心理护理,须做好以下几方面:①保持病房的整洁、安静、舒适,从视、听、嗅、触等方面消除不良刺激,使患者在生活起居感到满意;②对病情稳定者,要主动指导患者和家属掌握治疗性自我护理方法,包括通过多种形式宣教有关医疗知识,消除他们恐惧悲观感,树立信心;帮助分析并发症发生的诱因,增强患者预防能力;对心理状态稳定型患者可客观地介绍病情及检查化验结果,以取得其配合;③对病情反复发作者,要热情帮助其恢复生活自理能力,增加战胜疾病的信心。对忧郁悲观型患者应予极大的同情心,充分理解他们,帮助他们解决困难。对怀疑类型的患者应明确告知诊断无误,客观介绍病情,并使其冷静面对现实;④根据病情需要适当安排娱乐活动。

(五)药物治疗的护理

严重患者特别是老年患者进食少时。可静脉供给能量,以补充机体所需。研究表明,80%～100%的肝硬化患者存在程度不同的蛋白质能量营养不足。因此老年人按每天每千克体重摄入1.0 g蛋白质作为基础要量,附加由疾病相关因素造成的额外丢失。补充蛋白质(氨基酸)时,应提供以必需氨基酸为主的氨基酸溶液。若肝功损害严重,则以含丰富支链氨基酸(45%)的溶液作为氨源为佳。目前冰冻血浆的使用越来越广泛,使用过程中应注意掌握正确的融化方法和输注不良反应的观察。一般融化后不再复冻。

使用利尿剂时,应教会患者正确服用利尿药物。通常需向患者讲述常用利尿药的作用及不良反应。指导患者掌握利尿药观察方法,如体重每天减少0.5 kg,尿量每天达2 000～2 500 mL,腹围逐渐缩小。

(张艳梅)

第十节 肝 脓 肿

一、细菌性肝脓肿患者的护理

当全身性细菌感染,特别是腹腔内感染时,细菌侵入肝脏,如果患者抵抗力弱,可发生细菌性肝脓肿。细菌可以从下列途径进入肝脏:①胆道:细菌沿着胆管上行,是引起细菌性肝脓肿的主要原因。包括胆石、胆囊炎、胆道蛔虫、其他原因所致胆管狭窄与阻塞等。②肝动脉:体内任何部位的化脓性病变,细菌可经肝动脉进入肝脏。如败血症、化脓性骨髓炎、痈、疖等。③门静脉:已较少见,如坏疽性阑尾炎、细菌性痢疾等,细菌可经门静脉入肝。④肝开放性损伤:细菌可直接经伤口进入肝,引起感染而形成脓肿。细菌性肝脓肿的致病菌多为大肠埃希菌、金黄色葡萄球菌、厌氧链球菌等。肝脓肿可以是单个脓肿,也可以是多个小脓肿,数个小脓肿可以融合成为一个大脓肿。

(一)护理评估

1.健康史

注意询问有无胆道感染和胆道疾病、全身其他部位的化脓性感染特别是肠道的化脓性感染、肝脏外伤病史。是否有肝脓肿病史,是否进行过系统治疗。

2.身体状况

通常继发于某种感染性先驱疾病,起病急,主要症状为骤起寒战、高热、肝区疼痛和肝大。体温可高达39～40 ℃,多表现为弛张热,伴有大汗、恶心、呕吐、食欲缺乏。肝区疼痛多为持续性钝痛或胀痛,有时可伴有右肩牵涉痛,右下胸及肝区叩击痛,增大的肝有压痛。肝前下缘比较表浅的脓肿,可有右上腹肌紧张和局部明显触痛。巨大的肝脓肿可使右季肋区呈饱满状态,甚至可见局限性隆起,局部皮肤可出现凹陷性水肿。严重时或并发胆道梗阻者,可出现黄疸。

3.心理-社会状况

细菌性肝脓肿起病急剧,症状重,如果治疗不彻底容易反复发作转为慢性,并且细菌性肝脓肿极易引起严重的全身性感染,导致感染性休克,患者产生焦虑。

4.辅助检查

(1)血液检查:化验检查白细胞计数及中性粒细胞增多,有时出现贫血。肝功能检查可出现不同程度的损害和低蛋白血症。

(2)X线胸腹部检查:右叶脓肿可见右膈肌升高,运动受限;肝影增大或局限性隆起;有时伴有反应性胸膜炎或胸腔积液。

(3)B超检查:在肝内可显示液平段,可明确其部位和大小,阳性诊断率在96%以上,为首选的检查方法。必要时可作CT检查。

(4)诊断性穿刺:抽出脓液即可证实本病。

(5)细菌培养:脓液细菌培养有助于明确致病菌,选择敏感的抗生素,并与阿米巴性肝脓肿相鉴别。

5.治疗要点

(1)全身支持疗法:给予充分营养,纠正水和电解质及酸碱平衡失调,必要时少量多次输血和血浆以纠正低蛋白血症,增强机体抵抗力。

(2)抗生素治疗:应使用大剂量抗生素。由于肝脓肿的致病菌以大肠埃希菌、金黄色葡萄球菌和厌氧性细菌最为常见,在未确定病原菌之前,可首选对此类细菌有效的抗生素,然后根据细菌培养和抗生素敏感试验结果选用有效的抗生素。

(3)经皮肝穿刺脓肿置管引流术:适用于单个较大的脓肿。在B型超声引导下进行穿刺。

(4)手术治疗:对于较大的单个脓肿,估计有穿破可能,或已经穿破胸腹腔;胆源性肝脓肿;位于肝左外叶脓肿,穿刺易污染腹腔;慢性肝脓肿,应施行经腹切开引流。病程长的慢性局限性厚壁脓肿,也可行肝叶切除或部分肝切除术。多发性小脓肿不宜行手术治疗,但对其中较大的脓肿,也可行切开引流。

(二)护理诊断和医护合作性问题

1.营养失调

低于机体需要量,与高代谢消耗或慢性消耗病程有关。

2.体温过高

其与感染有关。

3.急性疼痛

其与感染及脓肿内压力过高有关。

4.潜在并发症

急性腹膜炎、上消化道出血、感染性休克。

(三)护理目标

患者能维持适当营养,维持体温正常,疼痛减轻;无急性腹膜炎休克等并发症发生。

（四）护理措施

1.术前护理

（1）病情观察，配合抢救中毒性休克。

（2）高热护理：保持病室空气新鲜、通风、温湿度合适，物理降温。衣着适量，以及时更换汗湿衣。

（3）维持适当营养：对于非手术治疗和术前的患者，给予高蛋白、高热量饮食，纠正水、电解质平衡失调和低蛋白血症。

（4）遵医嘱正确应用抗生素。

2.术后护理

（1）经皮肝穿刺脓肿置管引流术术后护理：术前做术区皮肤准备，协助医师进行穿刺部位的准确定位。术后向医师询问术中情况及术后有无特殊观察和护理要求。患者返回病房后，观察引流管固定是否牢固，引流液性状，引流管道是否密闭。术后第2天或数天开始进行脓腔冲洗，冲洗液选用等渗盐水（或遵医嘱加用抗生素）。冲洗时速度缓慢，压力不宜过高，估算注入液与引出液的量。每次冲洗结束后，可遵医嘱向脓腔内注入抗生素。待到引流出或冲洗出的液体变清澈，B型超声检查脓腔直径小于2 cm即可拔管。

（2）切开引流术术后护理：切开引流术术后护理遵循腹部手术术后护理的一般要求。除此之外，每天用生理盐水冲洗脓腔，记录引流液量，少于10 mL或脓腔容积小于15 mL，即考虑拔除引流管，改凡士林纱布引流，致脓腔闭合。

3.健康指导

为了预防肝脓肿疾病的发生，应教育人们积极预防和治疗胆道疾病，以及时处理身体其他部位的化脓性感染。告知患者应用抗生素和放置引流管的目的和注意事项，取得患者的信任和配合。术后患者应加强营养和提高抵抗力，定期复查。

（五）护理评价

患者是否能维持适当营养，体温是否正常；疼痛是否减轻，有无急性腹膜炎、上消化道出血、感染性休克等并发症发生。

二、阿米巴性肝脓肿患者的护理

阿米巴性肝脓肿是阿米巴肠病的并发症，阿米巴原虫从结肠溃疡处经门静脉血液或淋巴管侵入肝内并发脓肿。常见于肝右叶顶部，多数为单发性。原虫产生溶组织酶，导致肝细胞坏死、液化组织和血液、渗液组成脓肿。

（一）护理评估

1.健康史

注意询问有无阿米巴痢疾病史。

2.身体状况

阿米巴性肝脓肿有着跟细菌性肝脓肿相似的表现，两者的区别，详见表3-6。

3.心理-社会状况

由于病程长，忍受较重的痛苦，担忧预后或经济拮据等原因，患者常有焦虑、悲伤或恐惧反应。

表 3-6　细菌性肝脓肿与阿米巴性肝脓肿的鉴别

鉴别要点	细菌性肝脓肿	阿米巴性肝脓肿
病史	继发于胆道感染或其他化脓性疾病	继发于阿米巴痢疾后
症状	病情急骤严重,全身中毒症状明显,有寒战、高热	起病较缓慢,病程较长,可有高热,或不规则发热,盗汗
血液化验	白细胞计数及中性粒细胞可明显增加。血液细菌培养可阳性	白细胞计数可增加,如无继发细菌感染液细菌培养阴性。血清学阿米巴抗体检查阳性
粪便检查	无特殊表现	部分患者可找到阿米巴滋养体或结肠溃面(乙状结肠镜检)黏液或刮取涂片可找阿米巴滋养体或包囊
脓液	多为黄白色脓液,涂片和培养可发现细菌	大多为棕褐色脓液,无臭味,镜检有时可到阿米巴滋养体。若无混合感染,涂片和培养无细菌
诊断性治疗	抗阿米巴药物治疗无效	抗阿米巴药物治疗有好转
脓肿	较小,常为多发性	较大,多为单发,多见于肝右叶

4.辅助检查

辅助检查基本同细菌性肝脓肿。

5.治疗要点

阿米巴性肝脓肿以非手术治疗为主。应用抗阿米巴药物,加强支持疗法纠正低蛋白、贫血等,无效者穿刺置管闭式引流或手术切开引流,多可获得良好的疗效。

(二)护理诊断和医护合作性问题

(1)营养失调:低于机体需要量,与高代谢消耗或慢性消耗病程有关。

(2)急性疼痛:与脓肿内压力过高有关。

(3)潜在并发症:合并细菌感染。

(三)护理措施

1.非手术疗法和术前护理

(1)加强支持疗法:给予高蛋白、高热量和高维生素饮食必要时少量多次输新鲜血、补充丙种球蛋白,增强抵抗力。

(2)正确使用抗阿米巴药物,注意观察药物的不良反应。

2.术后护理

除继续做好非手术疗法护理外,重点做好引流的护理。宜用无菌水封瓶闭式引流,每天更换消毒瓶,接口处保持无菌,防止继发细菌感染。如继发细菌感染需使用抗生素。

(张艳梅)

第十一节　重症病毒性肝炎

大多数病毒性肝炎预后良好,少部分人出现肝功能衰竭,我国定名为重型肝炎,预后较差。起病 10 天内出现急性肝功能衰竭现象称急性重症型;起病 10 天以上出现肝功能衰竭现象称亚急性重症型；在有慢性肝炎、肝硬化或慢性病毒携带状态病史的患者，出现肝功能衰竭表现称慢性重型肝炎。

一、诊断

(一)病因

本病病原体为各型肝炎病毒。肝炎病毒与机体的免疫反应都与本病的发病有关。发病多有诱因，如急性肝炎起病后，未适当休息、治疗，嗜酒或服用损害肝脏药物、妊娠或合并感染等。

(二)诊断要点

1.病史

急、慢性肝炎患者有明显的恶心、呕吐、腹胀等消化道症状。肝功能严重损害，特别是黄疸急骤加深，血清总胆红素＞171 μmol/L 或每天上升幅度＞17 μmol/L。在胆红素增高的同时，血清转氨酶活性反而相对较低，呈"胆-酶分离"现象。凝血酶原活动≤40%，有肝性脑病、出血、腹水等表现。要注意区别急性、亚急性、慢性重型肝炎的不同点，发病 10 天以内出现的重型肝炎是急性重型肝炎，其特点为肝性脑病出现早、肝浊音界缩小较明显。发病 10 天～8 周出现的重型肝炎为亚急性重型肝炎，临床表现主要为严重消化道症状、重度黄疸、浮肿及腹水，可有肝性脑病。慢性重型肝炎是在原有慢性肝炎或肝炎后肝硬化基础上出现的亚急性重型肝炎的临床表现，肝浊音界缩小不明显，病程一般较长。

2.危重指标

(1)突然出现精神、神志改变，即肝性脑病变化，从轻微的情绪与言行改变至严重的肝昏迷。

(2)短期内黄疸急剧加重，胆固醇或胆碱酯酶明显降低。

(3)腹胀明显加重，出现"胃型"；腹水大量增加、尿量急剧减少等表现。

(4)凝血酶原活动度极度减低，出血现象明显，或有 DIC 表现。

(5)出现严重并发症如感染、肝肾综合征等。

3.辅助检查

(1)血常规：急性重型肝炎可有白细胞升高及核左移。慢性重型肝炎由于脾功能亢进，故白细胞总数升高不明显，血小板多有减少。

(2)肝功能明显异常：尤以胆红素升高明显，胆固醇(酯)与胆碱酯酶明显降低。慢性重型肝炎多有清蛋白明显减少，球蛋白升高，A/G 比值倒置。

(3)凝血酶原时间延长：凝血酶原活动度降低至 40% 以下。可有血小板减少、纤维蛋白原减少、纤维蛋白降解产物(FDP)增加等 DIC 的表现。

(4)血氨升高：正常血氨静脉血中应＜58 μmol/L(100 μg/dL)，动脉血氨更能反映肝性脑病的轻重。

(5)氨基酸谱的测定：支链氨基酸正常或轻度减少，而芳香氨基酸增多，故支/芳比值下降。

(6)脑电图：可有高电压及阵发性慢波。脑电图检查有助于肝性脑病的早期诊断及判断预后。

(7)肾功能检查：有肝肾综合征时常有尿素及血清肌酐升高。

(8)各种肝炎病毒标志物检查：可确定病原及发现多型病毒重叠感染患者。

(9)肝活检：对不易确诊的患者应考虑做肝穿刺活检。但术前、术后应做好纠正出血倾向的治疗。如注射维生素 K$_1$、凝血酶原复合物、新鲜血浆，以改善凝血酶原活动度。术前、术后还可注射止血药。加强监护以防意外。

(三)鉴别诊断

1.药物及肝毒性毒物引起的急性中毒性重型肝炎

本病应有服药史及毒物史,如抗结核药、磺胺类药、抗真菌药(酮康唑)等,中草药中的川楝子、雷公藤、黄药子也可引起,毒物中有毒蕈中毒、蛇毒等。

2.妊娠急性脂肪肝

本病多发生于第1胎,妊娠后期,急性上腹痛,频繁呕吐,黄疸深重,出血,很快出现昏迷、抽搐、B超检查可见肝脏回声衰减。

二、治疗

(一)治疗原则

治疗原则主要是综合治疗,包括支持疗法,防止肝坏死,改善肝功能,促进肝细胞再生,防止出血、肝性脑病、肝肾综合征、合并感染等并发症。

(二)常规治疗

1.一般支持疗法

(1)绝对卧床休息,记24小时出入量,密切观察病情变化。

(2)保证必要的热量供应,尽可能减少饮食中的蛋白质,以控制肠内氨的来源。补充足量维生素 C、K_1 及 B 族维生素。

(3)静脉输液,以10%葡萄糖注射液1 500~2 000 mL/d,内加水飞蓟素、促肝细胞生长素、维生素 C 2.0~5.0 g,静脉滴注。大量维生素 E 静脉滴注,有助于消除氧自由基的中毒性损害。

(4)输新鲜血浆或全血,1次/2~3天,人血清蛋白5~10 g,1次/天。

(5)支链氨基酸250 mL,1~2次/天。

(6)根据尿量及血中钠、钾、氯化物检测结果,调整补充电解质,以维持电解质平衡,防止低血钾。

2.防止肝细胞坏死,促进肝细胞再生

(1)肝细胞再生因子(HGF)80~120 mg溶于10%葡萄糖注射液250 mL,静脉滴注,1次/天。

(2)胸腺肽15~20 mg/d,溶于10%葡萄糖注射液内静脉滴注。

(3)10%葡萄糖注射液500 mL加甘利欣150 mg或加强力宁注射液80~120 mL,静脉滴注,1次/天。10%门冬氨酸钾镁30~40 mL,溶于10%葡萄糖注射液中静脉滴注,1次/天。长期大量应用注意观察血钾。复方丹参注射液8~16 mL加入500 mL右旋糖酐-40内静脉滴注,1次/天。改善微循环,防止DIC形成。

(4)前列腺素 E_1(PGE$_1$),开始为100 μg/d,以后可逐渐增加至200 μg/d,加于10%葡萄糖注射液500 mL中缓慢静脉滴注,半个月为1个疗程。

(5)胰高血糖素-胰岛素(G-I)疗法,方法为胰高血糖素1 mg,普通胰岛素10 U共同加入10%葡萄糖注射液500 mL内,缓慢静脉滴注,1~2次/天。

3.防治肝性脑病

(1)严格低蛋白饮食,病情严重时可进无蛋白饮食,待病情好转后再逐渐增加。

(2)口服乳果糖糖浆10~30 mL,3次/天以使粪便 pH 降到5为宜,从而达到抑制肠道细菌繁殖、减轻内毒素血症。选用大黄煎剂、小量硫酸镁、20%甘露醇20~50 mL 口服、口服新霉素、食醋保留灌肠等。

（3）防止低血钾与碱血症，用支链氨基酸或六合氨基酸 250 mL 静脉滴注，1～2 次/天。

（4）消除脑水肿，有脑水肿倾向者用 20％甘露醇 250 mL.加压快速静脉滴注。

4.防治出血

（1）观测血小板计数、凝血酶原时间、纤维蛋白原等，以便及早发现 DIC 征兆，尽早采取相应措施。早期应给改善微循环、防止血小板聚集的药物，如川芎嗪 160～240 mg，复方丹参注射液 8～18 mL，双嘧达莫 400～600 mg 等，加入葡萄糖注射液内静脉滴注。500 mL 右旋糖酐-40 加山莨菪碱注射液 10～20 mg，静脉滴注，如确已发生 DIC，应按 DIC 治疗。

（2）凝血因子的应用，纤维蛋白原 1.5 g 溶于 100 mL 注射用水中，缓慢静脉滴注，1 次/天。输新鲜血浆或新鲜全血。

（3）大剂量维生素 K_1 应早应用，有人认为大剂量维生素 K_1、维生素 C、维生素 E 合用，可使垂死的肝细胞复苏。

（4）酚磺乙胺 500 mg，静脉注射，1 或 2 次/天。

（5）对有消化道大出血者，除输血及全身用止血药外，应进行局部相应处理。消化道出血，可口服凝血酶，每次 2 000 U；奥美拉唑 40 mg 静脉注射，1 次/6 小时；西咪替丁，每晚 0.4～0.8 g，可防治胃黏膜糜烂出血。对门静脉高压引起的上消化道出血，在血压许可的条件下，持续静脉滴注酚妥拉明以降低门脉压，可起到理想的止血效果。酚妥拉明 20～30 mg 加入 10％葡萄糖注射液 1 000～1 500 mL 缓慢静脉滴注 8～12 小时，注意观察血压。

5.防治肾衰竭

（1）尽量避免用有肾毒性的药物。

（2）选用川芎嗪、复方丹参、山莨菪碱、右旋糖酐-40 等。如已有肾功能不全、尿少者，应按急性肾衰竭处理。注意水、电解质平衡，防止高血钾。

（3）适当用利尿药，可用呋塞米 20～100 mg 稀释后静脉注射。

（4）经用药不能缓解高血钾与氮质血症，应行腹膜透析。

6.防感染

（1）注意口腔护理，保持病室空气清新，防止交叉感染。及早发现感染征兆，要特别注意腹腔、消化道、呼吸道、口腔、泌尿系感染。可用乳酸菌制剂，以＜50 ℃的低温水冲服，以预防肠道感染。

（2）及早用抗生素，在没有找到致病菌前，一般首先考虑革兰阴性菌感染，全面考虑选用抗生素。要特别注意避免使用肾毒性与肝毒性抗生素。

三、急救护理

（一）护理目标

（1）患者及家属了解重症肝炎的诱发因素。

（2）患者症状改善，无护理并发症。

（3）为患者提供优质的护理服务，提高危重患者的生存质量，降低病死率。

（4）护士熟练掌握重症肝炎护理及预防保健知识。

（二）护理措施

1.休息与活动

卧床休息，病情允许时尽量采取平卧位。症状好转，黄疸消退，肝功能改善后，可逐渐增加活动量,以不感到疲劳为宜。肝功能正常1~3个月后可恢复日常活动及工作。

2.饮食

(1)饮食原则:高热量、高维生素、低脂、优质蛋白、易消化饮食。

(2)肝性脑病神志不清时禁止摄入蛋白质饮食,清醒后可逐渐增加蛋白质含量,每天约20 g,以后每隔3~5天增加10 g,逐渐增加至40~60 g/d。最好以植物蛋白为宜。

(3)肝肾综合征时低盐或无盐饮食,钠限制每天250~500 mg,进水量限制在1 000 mL/d。

(4)为患者提供清洁、舒适的就餐环境,促进食欲。

3.预防感染

(1)保持病房空气清新,减少探视。加强病房环境消毒,每天常规进行地面、物表、空气消毒。

(2)注意饮食卫生及餐具的清洁消毒,避免交叉感染。

(3)加强无菌操作,防止医源性感染。

(4)严格终末消毒。

4.心理护理

重症肝炎患者病情危重,病死率高,患者及家属易形成恐惧的心理状态,对治疗失去信心。护士应详细了解患者及家属对疾病的态度,耐心倾听患者诉说,安慰患者,建立良好的护患关系。讲解好转的典型病例,使患者树立战胜疾病的信心。

5.症状护理

(1)观察患者生命体征、神志、瞳孔、尿量的变化,并做好记录。

(2)每周测量腹围和体重。利尿速度不宜过快,腹水伴水肿者,每天体重下降不超过1 000 g。单纯腹水患者,每天体重下降不超过400 g。

(3)避免肝性脑病的各种诱发因素:注意保持大便通畅,防治感染,禁用止痛、麻醉、安眠和镇静药物,维持水电解质和酸碱平衡。

(4)观察有无肝性脑病、出血、肝肾综合征等并发症的发生,如有病情变化及时汇报医师并配合抢救。

6.三腔二囊管护理

(1)胃气囊充气200~300 mL,食道囊充气150~200 mL。

(2)置管期间可因提拉过猛或患者用力咳嗽出现恶心,频繁期前收缩甚至窒息症状,应立即将气囊口放开,放出三腔管内气体,并行进一步处理。

(3)经常抽吸胃内容物,观察有无再出血。

(4)置管期间应保持口、鼻清洁,忌咽唾液、痰液,以免误入气管。

(5)置管24小时应放气15~30分钟,以免食管、胃底黏膜受压过久坏死。

(6)出血停止后放出气囊的气体,保留管道,继续观察12~24小时,无出血现象可考虑拔管,拔管前应吞服液状石蜡20~30 mL。

7.健康教育

(1)向患者及家属讲解重症肝炎的诱因。

(2)按照医嘱合理用药,了解常用药物的作用、正确用量、用法、不良反应。勿自行使用镇静、安眠药物。

(3)合理饮食:高热量、高维生素、低脂、优质蛋白、易消化饮食。

(4)预防交叉感染:实施适当的家庭隔离,如患者的餐具、用具和洗漱用品应专用,定时消毒。

（5）避免劳累、饮酒及应用肝损害药物。

（6）定期复查肝功能。

（张艳梅）

第十二节 肝 性 脑 病

肝性脑病又称肝昏迷，是严重肝病引起的、以代谢紊乱为基础的中枢神经系统功能失调的综合征，其主要表现是意识障碍、行为异常和昏迷。无明显临床表现和生化异常、仅能用精细的智力试验和/或电生理检测才可做出诊断的肝性脑病，称为亚临床或隐性肝性脑病。

一、病因和诱因

大部分肝性脑病是由各型肝硬化引起的，其中肝炎后肝硬化最多见；还可因其他严重肝损害引起，如原发性肝癌、急性重症肝炎、妊娠急性脂肪肝、严重中毒性肝炎等；也可见于门体分流手术后。

由肝硬化引起的肝性脑病的发生多有明显诱因，常见的有上消化道出血、摄入过高的蛋白质饮食、大量排钾利尿和放腹水、感染、镇静催眠和麻醉药、便秘、低血糖。

二、发病机制

肝性脑病的发病机制尚未完全明了，目前关于其发病机制的学说主要如下。

（一）氨中毒学说

这是目前公认的并有较确实的依据的学说。

1.氨的形成和代谢

氨主要在肠道内产生。大部分是由血循环弥散至肠道的尿素经肠菌的尿素酶分解产生，小部分是食物中的蛋白质被肠菌的氨基酸氧化酶分解产生。游离的 NH_3 有毒性，且能透过血-脑屏障；NH_4^+ 呈盐类形式存在，相对无毒，不能透过血-脑屏障。

机体清除血氨的主要途径：肝脏合成尿素；脑、肝、肾等组织利用和消耗氨，以合成谷氨酸和谷氨酰胺（α-酮戊二酸＋NH_3→谷氨酸，谷氨酸＋NH_3→谷氨酰胺）；肾脏排出大量尿素和 NH_4^+；从肺部呼出少量。

2.血氨增高的原因

血氨的增高主要是由于生成过多和/或代谢清除减少。①产生多：肠道产氨增多，如摄入过多的含氮食物（高蛋白饮食）或药物、上消化道出血、便秘；低钾性碱中毒时，游离的 NH_3 增多，通过血-脑屏障进入脑细胞产生毒性。②清除少：肝功能衰竭时，合成为尿素的能力减退；低血容量如上消化道出血、大量利尿和放腹水、休克等，可致肾前性氮质血症，使排出减少。

3.氨干扰脑的能量代谢

氨使大脑细胞的能量供应不足，消耗大脑兴奋性神经递质谷氨酸，使大脑兴奋性下降。

（二）氨、硫醇及短链脂肪酸的协同毒性作用学说

甲基硫醇是蛋氨酸在胃肠道内被细菌代谢的产物、甲基硫醇及其衍变的二甲基亚砜和氨这

3 种物质对中枢神经系统产生协同毒性作用。

(三)GABA/BZ 复合受体学说

γ-氨基丁酸(GABA)是哺乳动物大脑的主要抑制性神经递质,由肠道细菌产生。肝衰竭时,GABA 血浓度增高,大脑突触后神经元的 GABA 受体显著增多,这种受体不仅能与 GABA 结合,也能与巴比妥类和弱安定类(benzodiazepines,BZs)药物结合,故称为 GABA/BZ 复合受体,产生抑制作用。

(四)假性神经介质学说

肝功能衰竭时,食物中的芳香族氨基酸分解减少,经肠道内细菌作用可转变为与正常神经递质去甲肾上腺素相似的神经递质,但却不具有神经递质的生理功能,因此被称为假性神经介质。当假性神经介质被脑细胞摄取并取代了突触中的正常递质时,则出现神经冲动传导障碍,兴奋冲动不能正常地传入大脑而产生抑制,出现意识障碍及昏迷。

(五)氨基酸代谢失衡学说

肝功能衰竭时,芳香族氨基酸分解减少,血浆中芳香族氨基酸(如苯丙氨酸、酪氨酸、色氨酸)增多,而支链氨基酸(如亮氨酸、异亮氨酸)减少。当进入脑中的芳香族氨基酸增多时,它们或可进一步形成假性神经介质,导致意识障碍和昏迷。

三、临床表现

急性而严重的肝性脑病的发病常可无明显诱因,患者在起病数周内即在无任何前驱症状的情况下进入昏迷状态直至死亡。慢性肝脏疾病如肝硬化患者发生的肝性脑病常有明显的诱因,起病时多有前驱症状,其发作可根据患者的神经系统表现、意识障碍和脑电图改变分为四期。

Ⅰ期(前驱期):有轻度的性格改变和行为异常。表现为欣快激动或淡漠寡言、衣冠不整、随地便溺;对答尚准确,但吐词不清且较缓慢;患者可有扑翼(击)样震颤。此期病理反射多阴性,脑电图多正常。

Ⅱ期(昏迷前期):原有Ⅰ期症状加重,睡眠障碍、意识错乱、行为失常是突出表现。定向力和理解力减退,对人、地、时的概念混乱,不能完成简单的计算和构图。言语不清,书写障碍,举止反常。多有睡眠时间倒错,昼睡夜醒。部分患者可能出现幻觉、狂躁等较严重的精神症状。患者有扑翼样震颤,同时伴有明显的肌张力增高,腱反射亢进,巴宾斯基征阳性。脑电图有特异性改变。

Ⅲ期(昏睡期):以昏睡和精神错乱为主,患者大部分时间呈昏睡状,但可被唤醒,醒时尚能对答,神志不清,常有幻觉。扑翼样震颤仍可引出,肌张力增加,腱反射亢进,锥体束征呈阳性。脑电图有异常波形。

Ⅳ期(昏迷期):神志完全丧失,不能唤醒。浅昏迷时对疼痛刺激尚有反应,患者扑翼样震颤无法引出;深昏迷时,各种反射消失,肌张力降低,瞳孔常散大,可有抽搐和换气过度。部分患者有肝臭。脑电图明显异常。

四、实验室和其他检查

(一)血氨检测

慢性肝性脑病尤其是门体分流性脑病血氨多增高,急性肝性脑病血氨多正常。

(二)脑电图检查

脑电图检查典型改变为脑电波节律变慢,出现每秒 4～7 次的 θ 波和每秒 1～3 次的 δ 波,昏迷期双侧同时出现对称的高波幅的 δ 波。

(三)心理智能测验

心理智能测验对诊断早期肝性脑病包括亚临床脑病最简便而有效。最常用的有数字连接试验,其他如搭积木、构词、书写、画图等。

五、诊断要点

肝性脑病的主要诊断依据:严重肝病和/或广泛门体侧支循环,精神错乱、昏睡或昏迷,有肝性脑病的诱因,明显肝功能损害或血氨增高。扑翼样震颤和典型脑电图改变有重要参考价值。对肝硬化患者进行常规的简易智力测试(如数字连接试验),可发现轻微肝性脑病。

六、治疗要点

目前尚无特效治疗,多采取综合措施。

(1)消除诱因,避免诱发和加重肝性脑病。

(2)减少肠内毒物的生成和吸收。包括禁食蛋白食物,每天保证足够的以葡萄糖为主的热量摄入;灌肠或导泻,清洁肠道;抑制肠道细菌的生长。

饮食:开始数天内禁食蛋白质,以碳水化合物为主和补充足量维生素,热量 $5.0\sim6.7$ kJ/d。神志清楚后,可逐渐增加蛋白质。

灌肠和导泻:清除肠内积食、积血或其他含氮物。①灌肠。使用生理盐水或弱酸性溶液(如稀醋酸液),弱酸溶液可使肠内 pH 保持在 $5.0\sim6.0$,有利于 NH_3 在肠内与 H^+ 合成 NH_4^+ 随粪便排出,禁用肥皂水灌肠。对急性门体分流性脑病昏迷患者,应首选 66.7% 乳果糖 500 mL 灌肠。②导泻。口服或鼻饲 25% 硫酸镁 $30\sim60$ mL 导泻。也可口服乳果糖 $30\sim60$ g/d,分 3 次服,从小剂量开始,以调整到每天排便 $2\sim3$ 次,粪便 pH 为 $5\sim6$ 为宜。乳梨醇疗效与乳果糖相同,$30\sim45$ g/d,分 3 次服用。

抑制肠道细菌生长:口服新霉素或甲硝唑。

(3)促进体内有毒物质的代谢清除,纠正氨基酸失衡。①应用降氨药物,常用的有谷氨酸钠、谷氨酸钾、精氨酸,可促进尿素合成,降低血氨。②纠正氨基酸代谢紊乱:口服或静脉输注以支链氨基酸为主的氨基酸混合液。③服用 GABA/BZ 复合受体拮抗药,如氟马西尼。④人工肝:用活性炭、树脂等进行血液灌注可清除血氨。

(4)对症治疗。纠正水、电解质和酸碱平衡失调,对肝硬化腹水患者的入液量应加以控制,一般为尿量加 1 000 mL,防止稀释性低钠,以及时纠正缺钾和碱中毒;保护脑细胞功能;保持呼吸道通畅;防治脑水肿、出血与休克;进行腹膜透析或血液透析等。

(5)肝移植。这是各种终末期肝病的有效治疗手段。

七、常用护理诊断/问题

(一)急性意识障碍

急性意识障碍与未经肝脏解毒的有毒代谢产物引起大脑功能紊乱有关。

(二)营养失调:低于机体需要量

营养失调:低于机体需要量与代谢紊乱、进食少等有关。

（三）潜在并发症

脑水肿。

八、护理措施

（一）一般护理

1.合理饮食

以碳水化合物为主要食物，每天保证充足的热量和维生素。对昏迷患者，可采用经鼻导管鼻饲或静脉滴注葡萄糖供给热量，以减少蛋白质的分解；对需长期静脉内补充者，可做锁骨下静脉和颈静脉穿刺插管供给营养。食物配制中应含有丰富的维生素，尤其是维生素 C、维生素 B、维生素 K、维生素 E等，但不宜用维生素 B_6，因其可使多巴在周围神经处转为多巴胺，影响多巴进入脑组织，减少中枢神经的正常传导递质。昏迷患者应暂禁蛋白质，以减少氨的生成。保证足够热量，以碳水化合物为主，对不能进食者鼻饲或静脉补充葡萄糖，以减少蛋白质的分解。清醒后可逐渐恢复，从小量开始，每天 20 g，每隔2 天增加 10 g，逐渐达到 50 g 左右，但需密切观察患者对蛋白质的耐受力，反复尝试，掌握较适当的蛋白质量。如有复发现象，则再度禁用蛋白质。患者恢复蛋白质饮食，主要以植物蛋白为好，因为植物蛋白含蛋氨酸、芳香氨基酸较少，含非吸收性纤维素较多，有利于氨的排除，也可少量选用酸牛奶等含必需氨基酸的蛋白质。

注意事项：脂肪可延缓胃的排空，尽量少用。显著腹水者钠量应限制在 250 mg/d，入水量一般为前日尿量加 1 000 mL/L。

2.加强护理，提供感情支持

（1）训练患者定向力：安排专人护理，利用媒体提供环境刺激。

（2）注意患者安全：对烦躁患者注意保护，可加床栏，必要时使用约束带，以免患者坠床。

（3）尊重患者：切忌嘲笑患者的异常行为，安慰患者，尊重患者的人格。

（二）病情观察

注意早期征象，如欣快或冷漠、行为异常、有无扑翼样震颤等。加强对患者血压、脉搏、呼吸、体温、瞳孔等生命体征的监测并作记录。定期抽血复查肝、肾功能和电解质的变化。对出现意识障碍者应加强巡视，注意其安全；对昏迷患者按昏迷患者护理。

（三）消除和避免诱因

1.保持大便通畅

发生便秘时，应给予灌肠或导泻，对导泻患者应注意观察血压、脉搏，记录尿量、排便量和粪便颜色，加强肛周皮肤护理。对血容量不足、血压不稳定者不能导泻，以免因大量脱水而影响循环血量。

2.慎用药物

避免使用含氮药物及对肝脏有毒的药物，如有烦躁不安或抽搐，可注射地西泮5～10 mg。忌用水合氯醛、吗啡、硫苯妥钠等药物。

3.注意保持水和电解质的平衡

对有肝性脑病倾向的患者，应避免使用快速、大量排钾利尿剂和大量放腹水。

4.预防感染

机体感染一方面加重肝脏吞噬、免疫和解毒的负荷，另一方面使组织的分解代谢加速而增加产氨和机体的耗氧量。所以，感染时应按医嘱及时应用有效的抗生素。

5.积极控制上消化道出血

及时清除肠道内积存血液、食物或其他含氮物质。因肝性脑病易并发于上消化道出血后,故应及时灌肠和导泻。

6.避免发生低血糖

禁食和限食者应避免发生低血糖。因葡萄糖是大脑的重要供能物质,低血糖时,脑内去氨活动停滞,氨的毒性增加。

(四)维持体液平衡

正确记录出入液量,肝性脑病多有水、钠潴留倾向,水不宜摄入过多,一般为尿量加1 000 mL/d,对疑有脑水肿的患者尤应限制;显著腹水者钠盐应限制在250 mg/d。除肾功能有障碍者,钾应补足。按需要测定血钠、钾、氯化物、血氨、尿素等。有肝性脑病倾向的患者应避免快速和大量利尿及放腹水。

(五)用药护理

(1)降氨药物,常用的有谷氨酸钠、谷氨酸钾、精氨酸。①谷氨酸钠:严重水肿、腹水、心力衰竭、脑水肿时慎用谷氨酸钠。使用这些药物时,滴速不宜过快,否则可出现流涎、呕吐、面色潮红等反应。②谷氨酸钾:一般根据患者血钠、血钾情况混合使用。患者有肝肾综合征、尿少、尿闭时慎用谷氨酸钾,以防血钾过高。③精氨酸:常用于血 pH 偏高患者的降氨治疗,精氨酸系酸性溶液,含氯离子,不宜与碱性溶液配伍。

(2)乳果糖可降低肠腔 pH,减少氨的形成和吸收。①适应证:对有肾功能损害或耳聋、忌用新霉素的患者,或需长期治疗者,乳果糖常为首选药物。②不良反应:乳果糖有轻泻作用,多从小剂量开始服用,需观察服药后的排便次数,以每天排便 2~3 次,粪 pH 为 5~6 为宜。该药在肠内产气较多,易出现腹胀、腹痛、恶心、呕吐,也可引起电解质紊乱。

(3)必需氨基酸:静脉注射支链氨基酸可以补充能量,降低血氨。静脉注射精氨酸时速度不宜过快,以免引起流涎、面色潮红与呕吐等。

(4)新霉素:少数可出现听力和肾脏损害,故服用新霉素不宜超过 6 个月,做好听力和肾功能监测。

(5)大量输注葡萄糖的过程中,必须警惕低血钾、心力衰竭和脑水肿。

九、健康指导

本病的发生有明显诱因且易去除,肝功能恢复较好,门体分流性肝性脑病者预后较好;腹水、黄疸明显,有出血倾向者预后较差。

(1)告诫患者及家属保持合理的饮食,保持大便通畅,不滥用损伤肝脏的药物,积极防治各种感染,戒烟戒酒等,是减少和防止肝性脑病发生的重要措施。

(2)既要使患者认识本病的严重性,以引起患者重视,又要让患者对通过自我保健可使疾病不致恶化树立起信心,自觉地进行自我保健。

(3)要求患者必须严格遵医嘱用药,不可擅自停用和改换其他药物,也不能随意增减药物用量;患者应定期门诊复查。

(张艳梅)

第十三节 炎症性肠病

炎症性肠病是一种病因不明的肠道慢性非特异性炎症性疾病。包括溃疡性结肠炎（ulcerative colitis，UC）和克罗恩病（Crohn's disease，CD）。一般认为，UC 和 CD 是同一疾病的不同亚类，组织损伤的基本病理过程相似，但可能由于致病因素不同，发病的具体环节不同，最终导致组织损害的表现不同。

一、溃疡性结肠炎

UC 是一种病因不明的直肠和结肠慢性非特异性炎症性疾病。病变主要位于大肠的黏膜与黏膜下层。主要症状有腹泻、黏液脓血便和腹痛，病程漫长，病情轻重不一，常反复发作。本病多见于 20～40 岁，男女发病率无明显差别。

（一）病理

病变主要位于直肠和乙状结肠，可延伸到降结肠，甚至整个结肠。病变一般仅限于黏膜和黏膜下层，少数重症者可累及肌层。活动期黏膜呈弥漫性炎症反应，可见水肿、充血与灶性出血，黏膜脆弱，触之易出血。由于黏膜与黏膜下层有炎性细胞浸润，大量中性粒胞在肠腺隐窝底部聚集，形成小的隐窝脓肿。当隐窝脓肿融合破溃，黏膜即出现广泛的浅小溃疡，并可逐渐融合成不规则的大片溃疡。结肠炎症在反复发作的慢性过程中，大量新生肉芽组织增生，常出现炎性息肉。黏膜因不断破坏和修复，丧失其正常结构，并且由于溃疡愈合形成瘢痕，黏膜肌层与肌层增厚，使结肠变形缩短，结肠袋消失，甚至出现肠腔狭窄。少数患者有结肠癌变，以恶性程度较高的未分化型多见。

（二）临床分型

临床上根据本病的病程、程度、范围和病期进行综合分型。

1.根据病程经过分型

（1）初发型：无既往史的首次发作。

（2）慢性复发型：最多见，发作期与缓解期交替。

（3）慢性持续型：病变范围广，症状持续半年以上。

（4）急性暴发型：少见，病情严重，全身毒血症状明显，易发生大出血和其他并发症。

上述后 3 型可相互转化。

2.根据病情程度分型

（1）轻型：多见，腹泻每天 4 次以下，便血轻或无，无发热、脉速，贫血轻或无，血沉正常。

（2）重型：腹泻频繁并有明显黏液脓血便，有发热、脉速等全身症状，血沉加快、血红蛋白下降。

（3）中型：介于轻型和重型之间。

3.根据病变范围分型

根据病变范围分型可分为直肠炎、直肠乙状结肠炎、左半结肠炎、全结肠炎及区域性结肠炎。

4.根据病期分型

根据病期分型可分为活动期和缓解期。

(三)临床表现

起病多数缓慢,少数急性起病,偶见急性暴发起病。病程长,呈慢性经过,常有发作期与缓解期交替,少数症状持续并逐渐加重。

1.症状

(1)消化系统表现:主要表现为腹泻与腹痛。①腹泻为最主要的症状,黏液脓血便是本病活动期的重要表现。腹泻主要与炎症导致大肠黏膜对水钠吸收障碍及结肠运动功能失常有关。粪便中的黏液或黏液脓血,为炎症渗出和黏膜糜烂及溃疡所致。排便次数和便血程度可反映病情程度,轻者每天排便2~4次,粪便呈糊状,可混有黏液、脓血,便血轻或无,重者腹泻每天可达10次以上,大量脓血,甚至呈血水样粪便。病变限于直肠和乙状结肠的患者,偶有腹泻与便秘交替的现象,此与病变直肠排空功能障碍有关。②腹痛,轻者或缓解期患者多无腹痛或仅有腹部不适,活动期有轻或中度腹痛,为左下腹的阵痛,亦可涉及全腹。有疼痛-便意-便后缓解的规律,大多伴有里急后重,为直肠炎症刺激所致。若并发中毒性巨结肠或腹膜炎,则腹痛持续且剧烈。③其他症状可有腹胀、食欲缺乏、恶心、呕吐等。

(2)全身表现:中、重型患者活动期有低热或中等度发热,高热多提示有并发症或急性暴发型。重症患者可出现衰弱、消瘦、贫血、低清蛋白血症、水和电解质平衡紊乱等表现。

(3)肠外表现:本病可伴有一系列肠外表现,包括口腔黏膜溃疡、结节性红斑、外周关节炎、坏疽性脓皮病、虹膜睫状体炎等。

2.体征

患者呈慢性病容,精神状态差,重者呈消瘦贫血貌。轻者仅有左下腹轻压痛,有时可触及痉挛的降结肠和乙状结肠。重症者常有明显腹部压痛和鼓肠。若有反跳痛、腹肌紧张、肠鸣音减弱等应注意中毒性巨结肠和肠穿孔等并发症。

(四)护理

1.护理目标

患者大便次数减少,粪质正常;腹痛缓解,营养改善,体重恢复,未发生并发症,焦虑减轻。

2.护理措施

(1)一般护理。①休息与活动:在急性发作期或病情严重时均应卧床休息,缓解期适当休息,注意劳逸结合。②合理饮食:指导患者食用质软、易消化、少纤维素又富含营养、有足够热量的食物,以利于吸收、减轻对肠黏膜的刺激并供给足够的热量,以维持机体代谢的需要。避免食用冷饮、水果、多纤维的蔬菜及其他刺激性食物,忌食牛乳和乳制品。急性发作期患者,应进流质或半流质饮食,病情严重者应禁食,按医嘱给予静脉高营养,以改善全身状况。应注意给患者提供良好的进餐环境,避免不良刺激,以增进患者食欲。

(2)病情观察:观察患者腹泻的次数、性质,腹泻伴随症状,如发热、腹痛等,监测粪便检查结果。严密观察腹痛的性质、部位及生命体征的变化,以了解病情的进展情况,如腹痛性质突然改变,应注意是否发生大出血、肠梗阻、中毒性巨结肠、肠穿孔等并发症。观察患者进食情况,定期测量患者的体重,监测血红蛋白、血清电解质和清蛋白的变化,了解营养状况的变化。

(3)用药护理:遵医嘱给予柳氮磺吡啶(SASP)、糖皮质激素、免疫抑制剂等治疗,以控制病情,使腹痛缓解。注意药物的疗效及不良反应,如应用 SASP 时,患者可出现恶心、呕吐、皮疹、粒细胞减少及再生障碍性贫血等。应嘱患者餐后服药,服药期间定期复查血常规,应用糖皮质激素者,要注意激素不良反应,不可随意停药,防止反跳现象,应用硫唑嘌呤或巯嘌呤时患者可出现骨髓抑制的表现,应注意监测白细胞计数。

(4)心理护理:安慰鼓励患者,向患者解释病情,使患者以平和的心态应对疾病,自觉地配合治疗。

(5)健康指导。①心理指导:由于病情反复发作,迁延不愈,常给患者带来痛苦,尤其是排便次数的增加,给患者的精神和日常生活带来很多困扰,易产生自卑、忧虑,甚至恐惧心理。应鼓励患者以平和的心态应对疾病,积极配合治疗。②指导患者合理饮食及活动:指导患者食用质软、易消化、少纤维素又富含营养、有足够热量的食物,避免食用冷饮、水果、多纤维的蔬菜及其他刺激性食物,忌食牛乳和乳制品。在急性发作期或病情严重时均应卧床休息,缓解期适当休息,注意劳逸结合。③用药指导:嘱患者坚持治疗,不要随意更换药物或停药。教会患者识别药物的不良反应,出现异常症状要及时就诊,以免耽搁病情。

3.护理评价

患者腹泻、腹痛缓解,营养改善,体重恢复。

二、克罗恩病

CD 是一种病因尚不十分清楚的胃肠道慢性炎性肉芽肿性疾病。病变多见于末段回肠和邻近结肠,但从口腔至肛门各段消化道均可受累,呈节段性或跳跃式分布。临床上以腹痛、腹泻、体重下降、腹块、瘘管形成和肠梗阻为特点,可伴有发热等全身表现及关节、皮肤、眼、口腔黏膜等肠外损害。本病有终生复发倾向,重症患者迁延不愈,预后不良。

(一)病理

病变表现为同时累及回肠末段与邻近右侧结肠者,只涉及小肠者,局限在结肠者。病变可涉及口腔、食管、胃、十二指肠,但少见。

大体形态上,克罗恩病特点:①病变呈节段性或跳跃性,而不呈连续性;②黏膜溃疡早期呈鹅口疮样溃疡,随后溃疡增大、融合,形成纵行溃疡和裂隙溃疡,将黏膜分割呈鹅卵石样外观;③病变累及肠壁全层,肠壁增厚变硬,肠腔狭窄。

组织学上,克罗恩病的特点:①非干酪性肉芽肿,由类上皮细胞和多核巨细胞构成,可发生在肠壁各层和局部淋巴结;②裂隙溃疡,呈缝隙状,可深达黏膜下层甚至肌层;③肠壁各层炎症,伴固有膜底部和黏膜下层淋巴细胞聚集、黏膜下层增宽、淋巴管扩张及神经节炎等。肠壁全层病变致肠腔狭窄,可发生肠梗阻。溃疡穿孔引起局部脓肿,或穿透至其他肠段、器官、腹壁,形成内瘘或外瘘。肠壁浆膜纤维素渗出、慢性穿孔均可引起肠粘连。

(二)临床分型

区别本病不同临床情况,有助全面估计病情和预后,制订治疗方案。

1.临床类型

依疾病行为分型,可分为狭窄型(以肠腔狭窄所致的临床表现为主)、穿通型(有瘘管形成)和非狭窄非穿通型(炎症型)。各型可有交叉或互相转化。

2.病变部位

参考影像和内镜结果确定,可分为小肠型、结肠型、回结肠型。如消化道其他部分受累亦应注明。

3.严重程度

根据主要临床表现的程度及并发症计算 CD 活动指数(CDAI),用于疾病活动期与缓解期区分、病情严重程度估计(轻、中、重度)和疗效评定。

(三)临床表现

起病大多隐匿、缓渐,从发病早期症状出现至确诊往往需数月至数年。病程呈慢性,长短不等的活动期与缓解期交替,有终生复发倾向。少数急性起病,可表现为急腹症,酷似急性阑尾炎或急性肠梗阻。腹痛、腹泻和体重下降三大症状是本病的主要临床表现。但本病的临床表现复杂多变,这与临床类型、病变部位、病期及并发症有关。

1.消化系统表现

(1)腹痛:为最常见症状。多位于右下腹或脐周,间歇性发作,常为痉挛性阵痛伴腹鸣。常于进餐后加重,排便或肛门排气后缓解。腹痛的发生可能与进餐引起胃肠反射或肠内容物通过炎症、狭窄肠段,引起局部肠痉挛有关。体检常有腹部压痛,部位多在右下腹。腹痛亦可由部分或完全性肠梗阻引起,此时伴有肠梗阻症状。出现持续性腹痛和明显压痛,提示炎症波及腹膜或腹腔内脓肿形成。全腹剧痛和腹肌紧张,提示病变肠段急性穿孔。

(2)腹泻:亦为本病常见症状,主要由病变肠段炎症渗出、蠕动增加及继发性吸收不良引起。腹泻先是间歇发作,病程后期可转为持续性。粪便多为糊状,一般无脓血和黏液。病变涉及下段结肠或肛门直肠者,可有黏液血便及里急后重。

(3)腹部包块:见于 10%~20%患者,由于肠粘连、肠壁增厚、肠系膜淋巴结肿大、内瘘或局部脓肿形成所致。多位于右下腹与脐周。固定的腹块提示有粘连,多已有内瘘形成。

(4)瘘管形成:是克罗恩病的特征性临床表现,因透壁性炎性病变穿透肠壁全层至肠外组织或器官而成。瘘分内瘘和外瘘,前者可通向其他肠段、肠系膜、膀胱、输尿管、阴道、腹膜后等处,后者通向腹壁或肛周皮肤。肠段之间内瘘形成可致腹泻加重及营养不良。肠瘘通向的组织与器官因粪便污染可致继发性感染。外瘘或通向膀胱、阴道的内瘘均可见粪便与气体排出。

(5)肛门周围病变:包括肛门周围瘘管、脓肿形成及肛裂等病变,见于部分患者,有结肠受累者较多见。有时这些病变可为本病的首发或突出的临床表现。

2.全身表现

(1)发热:为常见的全身表现之一,与肠道炎症活动及继发感染有关。间歇性低热或中度热常见,少数呈弛张高热伴毒血症。少数患者以发热为主要症状,甚至较长时间不明原因发热之后才出现消化道症状。

(2)营养障碍:由慢性腹泻、食欲减退及慢性消耗等因素所致。主要表现为体重下降,可有贫血、低蛋白血症和维生素缺乏等表现。青春期前患者常有生长发育迟滞。

3.肠外表现

本病肠外表现与溃疡性结肠炎的肠外表现相似,但发生率较高,据我国统计报道以口腔黏膜溃疡、皮肤结节性红斑、关节炎及眼病为常见。

(四)护理

1.护理目标

患者腹泻、腹痛缓解,营养改善,体重恢复,无并发症。

2.护理措施

(1)一般护理。①休息与活动:在急性发作期或病情严重时均应卧床休息,缓解期适当休息,注意劳逸结合。必须戒烟。②合理饮食：一般给高营养低渣饮食，适当给予叶酸、维生素 B_{12} 等多种维生素。重症患者酌用要素饮食或全胃肠外营养，除营养支持外还有助诱导缓解。

（2）病情观察：观察患者腹泻的次数、性质，腹泻伴随症状，如发热、腹痛等，监测粪便检查结果。严密观察腹痛的性质、部位及生命体征的变化，测量患者的体重，监测血红蛋白、血清电解质和清蛋白的变化，了解营养状况的变化。

（3）用药护理：遵医嘱腹痛、腹泻可使用抗胆碱能药物或止泻药，合并感染者静脉途径给予广谱抗生素。给予柳氮磺吡啶（SASP）、糖皮质激素、免疫抑制剂等治疗，以控制病情，使腹痛缓解。注意避免药物的不良反应，如应嘱患者餐后服药，服药期间定期复查血常规，不可随意停药，防止反跳现象等。

（4）心理护理：向患者解释病情，使患者树立战胜疾病信心，自觉地配合治疗。

（5）健康指导。①疾病知识指导：指导患者合理休息与活动，戒烟，食用质软、易消化、少纤维素又富含营养、有足够热量的食物，避免食用冷饮、水果、多纤维的蔬菜及其他刺激性食物，忌食牛乳和乳制品。②安慰鼓励患者：使患者树立信心，积极地配合治疗。③用药指导：嘱患者坚持服药并了解药物的不良反应，病情有异常变化要及时就诊。

3.护理评价

患者腹泻、腹痛缓解，无发热、营养不良，体重增加。

（张艳梅）

第四章 胸外科护理

第一节 胸外科常用护理技术

一、呼吸道管理

(一)术前指导

1.健康宣教

术前向患者及家属说明呼吸道管理的重要性,说明手术的目的和意义,增加自我护理知识,提高患者的自理能力。并教育吸烟患者术前绝对戒烟,避免术后痰多黏稠难以咳出,增加呼吸道并发症的发生率。

2.呼吸功能锻炼

(1)深呼吸运动。①缩唇呼吸:患者取坐位或半卧位,用鼻尽最大力吸气后屏气2~3秒,呼气时缩唇呈鱼嘴样或吹哨状,让气体从口唇缓慢呼出。尽量做到深吸慢呼,缩唇程度以不感到费力为适度。缩唇呼吸通过缩唇增加呼出口阻力,提高气道内压,防止小气道过早陷闭,使肺内残气量更易排出,同时增加肺泡通气量,提高肺血氧饱和度;②腹式呼吸:患者取卧位,双肩下垂,双手分别放前胸和上腹部,用鼻缓慢吸气,吸气时胸部不动,腹部鼓起。吸气后屏气1~2秒,使肺泡最大限度充盈,达到肺扩张。呼气时缓慢尽量将气呼出。

(2)咳嗽训练:坐位咳嗽时上身稍向前倾,侧卧位咳嗽时,采取屈膝侧卧位,两者均一手按住胸部,一手按住腹部,做深呼吸2~3次后微张口,深吸一口气,从肺部深处向外咳嗽2~3次。

(3)吸气训练器使用:吸气训练即是鼓励患者进行主动运动的深而慢的最大吸气运动的一种装置,通过观察浮标升起的刻度来判断肺活量的多少。方法:患者取坐位或半卧位,训练器直立放置并保持与心脏同一水平,先将肺内气体呼出,然后用口含住训练器的含嘴,均匀缓慢吸气,使第一个浮标升起,尽可能长时间的保持该浮标所处位置,而第二、三浮标处于原始位置,以此类推,直到三浮标升起至最高位之后缓慢呼气。

3.雾化吸入

通过雾化吸入给药,可以达到缓解支气管痉挛、稀释痰液、防止呼吸道感染的作用。

(二)术后指导

1.呼吸功能的训练

(1)缩唇呼吸:患者取坐位或半卧位,用鼻尽最大力吸气后屏气2～3秒,呼气时缩唇呈鱼嘴样或吹哨状,让气体从口唇缓慢呼出。尽量做到深吸慢呼,缩唇程度以不感到费力为适度。缩唇呼吸通过缩唇增加外口阻力,提高气道内压,防止小气道过早陷闭,使肺内残气量更易排出,同时增加肺泡通气量,提高肺血氧饱和度。

(2)腹式呼吸:患者取卧位,双肩下垂,双手分别放前胸和上腹部,用鼻缓慢吸气,吸气时胸部不动,腹部鼓起。吸气后屏气1～2秒,使肺泡最大限度充盈,达到肺扩张。呼气时缓慢尽量将气呼出。

(3)应用呼吸训练器:患者取坐位或半卧位,训练器直立放置并保持与心脏同一水平,先将肺内气体呼出,然后口含住训练器的含嘴,均匀缓慢吸气,使第一个浮标升起,尽可能长时间的保持该浮标所处位置,而第二、三浮标处于原始位置,以此类推,直到三浮标升起至最高位之后缓慢呼气。

(4)人工阻力呼吸训练:又称吹气球,选择合适气球,深吸气后尽量吹胀气球,可使肺充分膨胀,增加肺活量,同时可以增加气管内压力,防止支气管和小气管过早压瘪。但术后有肺组织漏气的患者在应用此方法时应慎重,避免增加气管内压力导致漏气处的吻合口愈合不良。可用1 mL的空针筒代替气球,深吸气后缓慢通过针筒呼出。

2.咳嗽训练

上身稍向前倾,一手按住胸部,一手按住腹部,做深呼吸2～3后微张口,深吸一口气,从肺部深处向外咳嗽3次。

3.协助排痰

术后每2小时给予翻身,拍背,促进排痰。

(1)震动法拍背:手指弯曲,手心呈弓形,自下而上,由内向外力量均匀的拍打患者背部。每次15～30分钟。

(2)刺激咳嗽法:对于无力咳嗽的患者,在吸气末护士手指压患者胸骨上窝的气管,并通过滑动来刺激气管,引发咳嗽。

(3)鼻咽吸痰法:通过用吸痰管刺激患者咽部来引发咳嗽或者是气管深部吸痰。

(4)环甲膜穿刺:患者仰卧位,头后仰,局部消毒后,术者用示指及中指固定环状软骨两侧,以一5 mL注射器垂直刺入环甲膜。由于环甲膜后为中空的气管,因此刺穿后有落空感,术者会觉得阻力突然消失。接着回抽,如有空气抽出,则穿刺成功。患者可有咳嗽等刺激症状,遂即呼吸道梗阻的症状缓解。

(5)支气管纤维镜下吸痰:对于有大量黏稠痰而无力咳出的患者,经刺激咳嗽及鼻咽部吸痰效果不佳,可采取支气管纤维镜下吸痰。

4.雾化吸入

通过雾化吸入给药,可以达到缓解支气管痉挛、稀释痰液、防止呼吸道感染的作用。

5.充分镇痛

对于疼痛较敏感的患者给予胸带固定胸壁,减少咳嗽时牵拉伤口疼痛,必要时根据医嘱给予止痛药物。

综上所述,以及时有效的呼吸道管理方案,对提高患者术后肺功能,减少肺部并发症的发生起重要作用。针对肺叶袖状切除的患者呼吸道的管理尤为重要,对于全肺术后的患者应注意谨慎叩背。

二、深静脉置管

深静脉置管是一种创伤性操作,穿刺时的器械,术后的导管系统均与大气相通,血液与输入液体为外界细菌污染造成条件。因此,操作术中与术后护理的无菌要求十分严格。常用置管方式有右颈内静脉穿刺置管、锁骨下静脉穿刺置管、股静脉穿刺置管,三种置管方式各有利弊,应根据患者具体情况来选择,置入单腔导管首选锁骨下静脉,容易固定,患者舒适方便,其次为颈内静脉。置入双腔导管,因导管粗、留置时间长,易压迫损伤血管,首选颈内静脉和股静脉。

(一)目的

(1)保护患者的外周静脉,防止输注刺激性药物和高渗性或黏稠性药物对静脉造成的不可修复的损伤。

(2)减少反复外周静脉直接穿刺输液的痛苦。

(3)安全方便,维护简单,减少护理工作量。

(5)利于提高患者生活质量。

(二)护理措施

1.置管前护理

(1)心理护理:置管前向清醒患者及家属详细介绍置管目的、优点、作用及注意事项,并尊重患者的知情同意权,让患者了解该操作术中和术后可能发生的并发症,取得患者的合作与理解,使患者对医护人员有充分的信任感和安全感,并签字同意,尽量减轻患者的紧张情绪。

(2)环境准备:患者周围环境要宽敞整洁,便于操作,减少人员走动,调节适宜的室温防止患者术中受凉。

2.置管中护理

(1)病情观察:在置管的过程中,应密切观察病情变化,以及时发现异常,以及早采取适宜的处理方法,缺氧患者加大氧气流量,保证外周静脉通道畅通,尽量减少患者的痛苦,保证安全。

(2)配合:穿刺时,要严格执行无菌操作,尽量减少人员走动。与术者密切配合,正确选择穿刺点,维持好体位,尽可能提高一次穿刺成功率。

3.置管后护理

(1)置管 24 小时内要注意观察局部有无肿胀、皮下气肿等异常情况,置管后第 1 天常规换药一次,用无菌小方纱加压后,再用无菌透明敷料贴膜粘贴,另在距穿刺处 8 cm 管道处用胶布交叉固定于患者皮肤上。每班认真交接班,观察敷贴有无松脱并及时处理。

(2)每天消毒穿刺部位,预防感染。换药时沿导管方向由近心端向远心端揭去透明敷料。置管处用2.5%碘伏以穿刺点为中心由里向外消毒皮肤 3 遍,消毒范围要宽于敷料,直径大于 7 cm,待干后再贴敷料贴膜,并做好更换记录。

(3)观察导管周围皮肤有无渗血、渗液、红肿、分泌物等,有无导管滑脱、移位。同时严密观察输液情况,防止液体滴空导致空气栓塞。

(4)每 24 小时更换输液器,三通接头及正压接头常规消毒后每 72 小时更换 1 次,肝素帽或三通管有血迹或高分子颗粒残留时应及时更换。

(5)每次输液前要回抽导管,见回血后方可使用。用生理盐水 10 mL 冲洗导管,后接输液管输液。回抽时如可见小血栓不能推入。

(6)在输注黏度较大的药物、血制品或大分子营养物质时应 8～12 小时冲管 1 次,输液后用生理盐水脉冲式正压封管。输液过程中注意接头、三通等连接紧密牢固,防止松脱漏血或引起空气栓塞。

(7)输液完毕用生理盐水 10 mL 正压脉冲式封管。常规消毒肝素帽,固定部位让患者感到舒适,避开关节及凹陷处。

(8)加强基础护理保持局部的清洁干燥,作好心理护理,告知患者穿着宽松衣物,更衣时勿牵拉拖拽导管。对胶贴变潮不粘者,随时给予换药。

三、PICC 维护

(一)适应证

(1)需要提供可靠的输液通路,但又没有很好的外周静脉通路可用。

(2)需要长期连续或周期性间断静脉输液治疗。

(3)给予高渗液或刺激性溶液,如高渗葡萄糖、脂肪乳等静脉营养液、化疗药物。

(4)放置中心静脉导管风险较高或失败时,如颈、胸部穿刺点位置感染。

(二)禁忌证

没有绝对禁忌证。但患者有以下情况时,根据患者情况慎重使用。

(1)严重的出、凝血障碍。

(2)穿刺部位或附近组织有感染、皮炎、蜂窝织炎、烧伤等情况。

(3)准备放置导管的静脉,其近心端有静脉损伤、栓塞,或有用于动静脉造瘘的可能。

(4)准备放置导管的上肢,有肌肉挛缩、放射治疗等情况。

(5)不合作或躁动。

(三)护理措施

1.固定

(1)选用高通透性的贴膜,导管末端 S、U 形固定。

(2)胶带先横向粘贴、固定于缝合翼(小飞机)处,一半贴于透明贴上,一半贴于患者皮肤上,第二根胶带在缝合翼处蝶型交叉反折,固定于透明贴膜上,并于其上方用胶带横向粘贴,一半贴于透明贴上,一半贴于患者皮肤上,在胶带上记录日期、时间、并签名。

(3)贴膜应逆向撕除,防止顺向撕除时导管脱出。

(4)不可将透明贴膜贴到导管尾部。

2.更换敷料

(1)置管 24 小时内要注意观察局部有无肿胀、淤血等异常情况,置管处术后第 1 天更换敷贴一次,以后换药 1～2 次/周。换药后注明日期、时间。

(2)应每班认真交接班,观察敷贴有无潮湿、松脱或者卷边,如有应及时更换。

(3)更换肝素帽(正压接头)1～2 次/周。更换敷贴时应注意沿导管的方向由下向上(逆向)揭去敷贴,以免将导管拔出,观察导管周围皮肤有无渗血、渗液、发红、分泌物等感染的征象,首先用 75% 的酒精棉球在穿刺点的外周清洁消毒 3 次,第 1 次按顺时针方向消毒,第 2 次按逆时针方向消毒,第 3 次按顺时针方向消毒,消毒时避开穿刺点与外露导管。待干后,再按同法用 2.5% 聚维酮碘以穿刺点为中心,消毒 3 次,同时彻底消毒外露导管,待干后用透明敷料覆盖。

(4)颈内静脉置管者由于颈部活动度大,易使导管打折或拉出,而且易出汗,使敷贴固定不牢,随时发现给予更换,并再消毒皮肤。

3.冲管

(1)每次输液、给药、输血、肠外营养前后均应用 20 mL 生理盐水脉冲式冲管。

(2)连续输液时,应 12 小时冲管一次。连续输注肠外营养、输血时,应 8 小时冲管一次。

(3)冲管遇到阻力时勿再多次尝试冲管,严禁用小于 10 mL 注射器冲管。

(4)在日常冲洗导管时,每次要检验回血。有回血方可使用。

4.封管

三向瓣膜式导管使用 20 mL 生理盐水正压脉冲冲管;导管前端无三向瓣膜,先用生理盐水正压脉冲式封管,再用肝素钠盐水溶液(1 支 12 500 U 肝素加入 125 mL 生理盐水中)1～2 mL正压封管(当剩余0.5～1.0 mL 时一边推注一边撤注射器)。

5.健康宣教

(1)向患者讲解注意事项,包括避免自行对穿刺点消毒,更换无菌敷料,避免重体力劳动和穿刺侧肢体负重,严密观察导管有无回血的情况,如果有回血应及时联系医护人员。

(2)对长期戴管者每周更换无菌敷料,并进行冲管,洗澡时注意保护穿刺点,避免弄湿引起感染。

四、胸腔闭式引流术

(一)胸腔闭式引流的原理及目的

1.原理

把胸腔内的气体液体利用负压吸引的原理吸出体外而减轻胸腔压力。减轻液体和气体对心肺组织的压迫而康复。

2.目的

引流胸腔内的积气,积血和积液;重建胸膜腔内负压,保持纵隔的正常位置;促使术侧肺膨胀,预防肺部感染。

(二)适应证

(1)气胸:经胸穿抽气肺不能复张者。

(2)血胸(中等量以上)。

(3)脓胸或支气管胸膜瘘。

(4)乳糜胸。

(5)开胸手术后。

(三)禁忌证

(1)凝血功能障碍有出血倾向者。

(2)肝性胸腔积液,持续引流可导致大量蛋白质和电解质丢失。

(四)术前准备

1.定位

认真了解病史,根据 X 线胸片、CT 等影像学资料及超声检查协助定位,尤其是局限性或包裹性积液的引流。

2.物品准备

准备好直径合适的引流管,一般以外径约 0.8 cm 的透明塑料管或硅胶管为好,也可是商用的穿刺套管,外接闭式引流袋或水封瓶。

3.减压

张力性气胸应先穿刺抽气减压。

(五)麻醉与体位

1.麻醉

1%～2%利多卡因或普鲁卡因局部浸润麻醉,包括皮肤、皮下、肌层及肋骨骨膜,麻醉至壁层胸膜后,再稍进针试验性抽吸,待抽出液体或气体后即可确诊。

2.体位

采取半卧位。气胸引流位置选在第 2 肋间锁骨中线,引流液体选在第 6～8 肋间腋中线附近,若为局限性积液应依据 B 超和影像学资料定位。

(六)手术步骤

(1)沿肋间做2～3 cm的切口,用 2 把弯血管钳交替钝性分离胸壁肌层,于肋骨上缘穿破壁层胸膜进入胸腔。此时有明显的突破感,同时切口中有液体溢出或气体喷出。

(2)用止血钳撑开,扩大创口,用另一把血管钳沿长轴夹住引流管前端,顺着撑开的血管钳将引流管送入胸腔,其侧孔应在胸内 3 cm 左右。引流管远端接水封瓶或闭式引流袋,观察水柱波动是否良好,必要时调整引流管的位置。

(3)缝合皮肤,固定引流管,同时检查各接口是否牢固,避免漏气。

(4)也可选择套管针穿刺置管。套管针有两种,一种是针芯直接插在特制的引流管内,用针芯将引流管插入胸腔后,拔出针芯,引流管就留在了胸腔内。另一种为三通金属套管,穿入胸腔后一边拔针芯一边从套管内送入引流管。

(5)如需经肋床置管引流,切口应定在脓腔底部。沿肋骨做切口长 5～7 cm,切开胸壁肌肉,显露肋骨,切开骨膜,剪除一段 2～3 cm 长的肋骨。经肋床切开脓腔,吸除脓液,分开粘连,安放一较粗的闭式引流管。2～3 周后如脓腔仍未闭合,可将引流管剪断改为开放引流。

(七)主要并发症

1.引流不畅或皮下气肿

多由于插管的深度不够或固定不牢致使引流管或其侧孔位于胸壁软组织中。引流管连接不牢,大量漏气也可造成皮下气肿。

2.出血

多由于引流的位置靠近肋骨下缘损伤肋间血管所致。

3.胸腔感染

长时间留置引流管、引流不充分或切口处污染均可引起。

4.复张性肺水肿

对于肺萎陷时间较长者,在排放气体或液体时,速度不能过快,交替关闭、开放引流管,可预防纵隔摆动及肺水肿的发生。

五、导管专项护理

(一)胸腔引流管

1.水封瓶的选择

水封瓶分为单腔、双腔、三腔三种型号。单纯气体引流,最好选择单腔水封瓶。引流液体选择双腔水封瓶,需连接负压吸引器行负压吸引时则选择三腔水封瓶。

2.保持胸腔引流管密闭和通畅

胸管各连接管衔接处必须连接紧密牢固,胸管必须没入水面下 3~4 cm,防止松脱和漏气,以免人为因素导致气胸;定期由上到下挤压胸管,2 小时左右挤压一次,防止血块及纤维条索堵塞引流管,同时避免导管扭曲、打折导致引流不畅。

3.妥善固定胸腔引流管

在患者体内部分胸管必须缝线固定于皮肤上,以免胸管受外力牵拉及重力作用脱出。引流管的长度一般 100 cm 左右,以能将引流管固定在床缘,且能使它垂直降到引流瓶为宜。过短影响患者翻身活动,过长影响引流效果。水封瓶用挂钩固定于手术侧床沿下或放置在手术侧地上,严禁将水封瓶碰倒导致胸管与大气相通。患者活动时避免牵拉引流管导致引流管脱出和牵拉痛。

4.预防逆行感染

水封瓶应置于患者胸部水平下 60~100 cm;搬运患者时,先用两把止血钳双重夹住胸腔引流管,再把引流瓶置于床上或放在患者的双下肢之间进行搬运。搬运后,先把引流瓶放于低于胸腔的位置,再松止血钳。

5.观察引流效果

做好巡视工作,注意观察水柱波动情况及管路连接情况,观察引流液的量及性质,以及时发现病情变化。

6.更换水封瓶

单腔水封瓶 24 小时更换瓶内生理盐水,1 周更换水封瓶 1 次。双腔及三腔水封瓶每天统计 24 小时引流量,引流液满时随时更换,1 周内至少更换 1 次。更换时严格无菌操作,必须两把血管钳同时夹闭胸管后再予更换。

7.健康宣教

向患者及家属详细讲解带胸管期间注意事项,让患者及家属了解胸腔闭式引流管的重要性,提高脱管的警惕性。

(二)胃管和十二指肠营养管

1.置入长度

由于消化道重建,术后胃进入胸腔,胃管插入的长度要根据吻合口的高低适当变浅,成人一般 40~45 cm,十二指肠营养管置入长度通常要过十二指肠屈氏韧带。

2.妥善固定

采用 Y 形 3M 黏着性胶带分别固定胃管与十二指肠营养管于鼻翼上,每天晨常规更换胶带,更换时须将脸部及鼻翼周围皮肤油脂擦拭干净以提高牢固性,并注意经常更换粘贴部位,防止发生导管相关性压疮。胶带变湿后随时更换。胃肠减压器可用棉质扁带悬挂于颈部固定,扁带长度小于胃管外置的长度,以降低胃肠减压器及减压液对胃管的外力牵拉,降低计划外脱管的发生。

3.保持导管通畅

术后 24 小时,胃肠减压可有血性液体引出,1~2 小时给予冷盐水冲洗胃管,不仅可以减少堵管的发生,还可以减少切口渗血。十二指肠营养管 6~8 小时给予温水脉冲式封管,必要时给予碳酸氢钠冲管以防止营养液附壁堵塞导管。

4.严密观察导管刻度及引流情况

注意胃管及营养管的刻度,标识清楚,每班交接并记录。若有脱出,不要盲目插入,应通知医师及时处理。

5.口腔护理

每天清洁口腔,意识清楚能合作的患者鼓励其刷牙漱口,刷牙时告知患者固定好胃管及营养管,以防脱出。生活不能自理的患者给予口腔护理,口腔护理时观察胃管及营养管是否盘曲在口内;意识不清或躁动不合作者必要时给予适当的约束。

6.健康宣教

做好术前与术后的宣教工作,让患者及家属了解胃肠减压及营养管的重要性,提高防脱管的警惕性。

六、肠内营养

(一)心理护理

在行肠内营养之前,向患者介绍肠内营养的优点,以及在输注过程中可能发生的并发症,使患者做好心理准备。必要时介绍成功的病例,增强患者的信心,向患者讲明拟采用的置管途径,以及时处理鼻饲过程中出现的问题,提高患者的安全感。如长期携带鼻肠管的患者,需做好解释工作,消除顾虑,并教会家属一定的操作技术,可共同参与实施。

(二)正确留置并妥善固定鼻饲管

保持鼻饲管放置深度不变。注意妥善固定,防止牵拉、脱位。同时要保持鼻饲管通畅。由于肠内营养液营养成分高、黏稠、容易造成物质沉积而阻塞管腔。每次输注完营养液前后要用足量温开水冲洗管道,保持通畅。

(三)调整好"三度"

"三度"即速度、浓度、温度。使用肠内营养液的量,浓度需由小到大,速度由慢到快。起始浓度6%,速度40~60 mL/h,30分钟后按照10~15 mL/h递增。直到预期的液量,然后再增加浓度。最终浓度可达25%,速度可达100 mL/h。如使用喂食泵,要按计划调节设置各项参数。作好营养液的加温和保温,一般温度为38~40 ℃。过热易致黏膜损伤,过冷易致腹泻。

(四)操作卫生和口腔护理

在实施肠内营养时,要注意无菌操作,避免污染营养液,同时每天更换输注管道,以防细菌滋生。营养液24小时内必须输注完毕。由于患者不能经口进食,唾液分泌减少,口腔黏膜干燥,同时由于长期带管定植菌易在口腔繁殖,所以应注意口腔护理。意识不清的患者每天进行口腔护理2~3次,清醒的患者嘱其每天刷牙,勤漱口,以保持口腔湿润,防止发生口腔感染及吸入性肺炎。

(五)体位

进行肠内营养时把床头抬高30°~40°或取半卧位,可以避免呛咳、呕吐等情况的发生。灌注完毕后维持体位30~60分钟,防止因体位过低食物反流发生误吸。若发生误吸,应立即停止鼻饲,取右侧卧位,头部放低,吸出气道内吸入物,并抽吸胃内容物,防止进一步反流,并注意观察胃潴留情况。

(六)营养液的选择

根据患者病情,选择合适的肠内营养制剂,消化吸收功能正常或接近正常的患者,可选择整蛋白的制剂、含膳食纤维类制剂如能全力、能全素、瑞素、安素或选用肿瘤专用膳食等；炎性肠病、短肠综合征、胰腺炎等患者由于消化吸收功能差，可选用短肽类制剂，如肠内营养混悬液等；糖尿病患者可用低糖膳食，如肠内营养乳剂等。

（七）代谢紊乱护理

肠内营养实施过程中，严密观察患者的反应。腹胀、腹痛时要减慢营养液泵入速度，必要时停止喂养。若患者出现腹泻，要及时通知医师，减慢喂养速度或更换营养液，同时根据患者脱水情况适当补充液体和电解质，必要时给予思密达等止泻药管饲。若为肠道菌群失调，可遵医嘱给予乳酸活菌调节胃肠功能。

七、防止血栓形成

（一）术前护理

1.入院检测与评估

术前认真评估患者的全身情况和凝血情况，明确深静脉血栓形成（DVT）的高危人群，术前仔细检查。如合并脑、心血管疾病、糖尿病及术前有 DVT 既往史的患者，要高度重视。

2.心理护理

患者对疾病和外科大手术后易发生肺栓塞不够了解，容易产生紧张、焦虑、恐惧，或思想上不重视等心理反应，护理人员要正确评估患者的心理特征，针对患者的不同心理反应进行有效的心理护理。要耐心、细致地向患者和家属进行心理疏导，向其说明术后防血栓的重要性，让其积极配合治疗和护理，树立战胜疾病信心，消除不良心态，促进康复。

3.术前指导

嘱患者进食清淡、低脂、富含纤维素、易消化饮食，多饮水，保持大便通畅，以防止因便秘导致腹压增高、影响下肢静脉回流。术前戒烟、戒酒，减少尼古丁等引起血管收缩及血液黏稠度增高的风险。做好高危人群（糖尿病、高血压、肿瘤、肥胖、吸烟酗酒及心脏功能不全者）的健康宣教，保证水电解质平衡。讲解发生 DVT 的病因、危险因素、后果及常见症状，提高患者的警惕性，如有不适，以及时告知医师、护士。术前应指导患者适应卧床大小便，熟悉各种功能锻炼的方法，使患者在术后能顺利地开展床上功能锻炼。

（二）术后护理

1.心理护理

做好患者术后的心理护理，向患者及家属耐心讲解术后护理的注意事项，认识术后预防血栓的重要性，积极配合治疗与护理。

2.体位与活动

术后抬高患者双下肢，最好高出心脏水平 20～30 cm，使下肢远端高于近端，不能屈髋过度，以免影响静脉回流。鼓励并协助患者在床上进行肢体活动，勤翻身。鼓励患者早期下床活动，如生命体征平稳，术后第 1 天晨扶患者床边站立，以促进下肢静脉回流，预防 DVT 的发生。不能下床活动者，指导患者在床上作主动屈伸运动、内外翻转运动、足踝的"环转"运动。不能自主运动患者，由护士或家属协助做跟腱、比目鱼肌和腓肠肌的挤压运动，必要时给予防血栓弹力袜和抗血栓压力泵等器械辅助改善下肢血液回流情况。术后患者因禁食而补液量增多，应避免在同一静脉、同一部位反复穿刺，以保持血管内膜完整性，禁止在下肢静脉输液。

3.术后检测与观察

术后定期检测血常规及血凝常规,以及早发现病情变化。仔细观察患者皮肤温度、色泽及感觉。以双手手背同时触摸患者双下肢,评估体表温度高低。观察患肢颜色并与健侧比较,指压患肢部位皮肤是否在15秒内转红。观察患者疼痛的部位程度和游走方向,指压毛细血管充盈度,区别是术后疼痛还是DVT的早期症状。观察患者有无下肢沉重、胀痛感,如下肢出现水肿,浅静脉怒张,腓肠肌深压痛,应及时报告医师处理。

4.使用抗凝剂的护理

使用抗凝剂易致术后出血的可能性增加。但是为防止术后DVT的发生,术后第1天下午如无出血倾向,常规给予抗凝剂治疗。在用药前要了解患者有无出血性疾病,用药期间应检测肝、肾功能及凝血功能。用药后要观察有无出血迹象,观察术区刀口有无出血及渗血,引流液的色、质、量,观察有无黑便,咖啡样或血性呕吐物,以及时检测凝血功能。

总之,护理人员应提高预防意识,深刻理解DVT的严重危害性。术前认真准备与检查,按照整体护理操作程序,进行系统的、动态的、全方位的评估,明确DVT高危人群。术前做好心理疏导和指导,提高患者和家人的预防意识。术中密切观察,术后积极预防,加强围术期护理,加强指导,促进患者早日康复。

八、全麻术后饮食

(一)全身麻醉

全身麻醉简称全麻,是指麻醉药经呼吸道吸入、静脉或肌内注射进入体内,产生中枢神经系统的暂时抑制,临床表现为神志消失、全身痛觉消失、反射抑制和骨骼肌松弛。这种抑制是完全可逆的,当药物被代谢或从体内排出后,患者的神志及各种反射逐渐恢复。手术结束后,麻醉药作用并未结束,即使患者已经清醒,保护性反射也未能恢复正常,如果对发生并发症的可能不够重视,或是缺乏经验,可能酿成事故。主要介绍胸部全麻手术后我们如何进行饮食指导。

(二)饮食指导

1.预防反流与误吸

患者全麻术后可能会因麻醉药物的影响出现恶心呕吐,因此全麻术后给予去枕平卧4小时,头偏向一侧,禁饮食6小时,抬高床头30°~40°,以防患者发生反流或者误吸,引起窒息。症状严重者给予关闭止痛泵,通知医师酌情用药。

2.预防呛咳

由于全麻术后患者的吞咽功能还未恢复,全麻术后6小时患者完全清醒后,可给予饮水。嘱患者小口慢慢饮用,可少量多次饮用,以免发生呛咳。

3.预防胀气

由于全麻术后患者的胃肠蠕动功能还未恢复,术后第1~3天给予清淡饮食,不可过于油腻。糖尿病患者给予糖尿病饮食护理,食管癌术后禁饮食。如果术后患者胀气明显,可给予开塞露或温盐水灌肠,症状还不缓解反而加重者酌情给予胃肠减压并禁饮食,根据医嘱用药。

(宫学慧)

第二节 胸外科常见护理诊断和护理措施

一、清理呼吸道低效

(一)定义

个体处于不能有效地清除呼吸道分泌物而导致呼吸道受阻的状态。

(二)诊断依据

(1)痰液不易咳出甚至无法咳出。

(2)听诊肺部有干、湿啰音,气管部位有痰鸣音。

(3)可伴有发绀、呼吸困难等表现。

(三)预期目标

(1)患者掌握了有效咳痰的方法。

(2)听诊痰鸣音、啰音减少或消失。

(3)发绀、呼吸困难等表现减轻。

(4)无因痰液阻塞而发生窒息。

(四)护理措施

(1)观察患者痰液的性质、量、颜色、是否易咳出,以及干、湿啰音和痰鸣音的变化情况。

(2)观察患者是否有呼吸困难、发绀加重、烦躁不安、意识障碍等呼吸道阻塞的情况发生。

(3)指导患者每2～4小时做几次深呼吸,同时护士可协助患者翻身或行胸、背部叩击。

(4)教给患者有效咳嗽的方法,具体方法是让患者尽量取坐位或半坐位,先进行几次深呼吸,然后再深吸气后保持张口,用力进行两次短促的咳嗽,将痰从深部咳出。

(5)保持病室清洁,维持室温在18～22 ℃,湿度在50%～60%。

(6)对于咳嗽时疼痛的患者,护士可用双手协助或教给患者用枕头按住疼痛部位。

(7)有大量脓痰的患者应做好体位引流,每天1～3次,每次15分钟。体位引流应在餐前进行,引流时注意观察患者的反应,严防窒息发生。

(8)气管插管、气管切开、使用呼吸机或昏迷的患者应及时吸痰。

(9)对于痰液黏稠的患者,应保证摄入足够的液体,若患者不伴有心、肾功能障碍,每天摄水量应在1 500 mL以上;遵医嘱进行雾化吸入。

二、清理呼吸道无效

(一)定义

个体处于不能清理呼吸道中的分泌物和阻塞物以维持呼吸道通畅的状态。

(二)诊断依据

(1)呼吸音异常,呼吸频率或深度的变化。

(2)呼吸增快。

(3)有效或无效的咳嗽和有痰或无痰的咳嗽,发绀、呼吸困难。

(三)预期目标

患者呼吸道保持通畅,表现为呼吸音清,呼吸正常;皮肤颜色正常;经治疗和深呼吸后能有效地咳出痰液。

(四)护理措施

(1)保持室内空气新鲜,每天通风 2 次,每次 15～20 分钟,并注意保暖。

(2)保持室温在 18～22 ℃,湿度在 50%～60%。

(3)经常检查并协助患者摆好舒适的体位,如半卧位,应注意避免患者翻身滑向床尾。

(4)如果有痰鸣音,指导患者如何有效的咳嗽,遵医嘱给予雾化吸入和湿化吸氧,预防痰液干燥。排痰前可协助患者翻身、拍背,拍背时要由下向上,由外向内。在操作前,用绷带固定切口或伤口部位,必要时遵医嘱给止痛药。

(5)向患者讲解排痰的意义,指导有效的排痰技巧:尽量坐直,缓慢地深呼吸。做腹式呼吸。屏住呼吸 2～3 秒,然后慢慢地尽量由口将气体呼出。做第二次深呼吸,屏住气,用力地自肺的深部咳出来,做两次短而有力的咳嗽。做完咳嗽运动后休息。

(6)如果咳嗽无效,必要时吸痰:向患者解释操作步骤。使用软的吸痰管预防损伤呼吸道黏膜。严格无菌操作。指导患者在每一次鼻导管吸痰前后进行几次深呼吸,预防吸痰引起的低氧血症。如果患者出现心率缓慢、室性期前收缩,停止吸痰并给予吸氧。

(7)如果病情允许,鼓励患者多饮水。指导患者经常交换体位,如下床活动,至少 2 小时翻身一次。必要时进行体位引流,注意体位引流的时间应在饭前或进食后至少间隔 1 小时,以预防误吸。

三、活动无耐力

(一)定义

个体处于在生理能力降低,不能耐受日常所希望或必要的活动的状态。

(二)诊断依据

1.主要依据

活动中:虚弱、头晕、呼吸困难;活动 3 分钟时:头晕、呼吸困难;精疲力竭;呼吸＞24 次/分;脉搏＞95 次/分。

2.次要依据

面色苍白或发绀;意识模糊;眩晕。

(三)预期目标

(1)确定降低活动耐力的因素。

(2)患者能描述活动节省体力的方法。

(3)逐渐增加活动以确定可能的最大活动程度。

(四)护理措施

1.评估个体对活动的反应

(1)测量静息时的脉搏、血压和呼吸。

(2)若如生命体征异常,需增加活动时,应与医师协商。

(3)活动后马上检查生命体征。

(4)休息 3 分钟,然后测量生命体征。

(5)若有生命体征异常及不适症状,应中断活动/降低活动的程度、频率及时间。

2.逐渐增加活动

(1)制订活动安排和目标。

(2)对于长期卧床患者,在床上进行主动或被动的肢体活动,1天3次,以保证肌肉张力和关节活动范围。

(3)合理安排休息活动时间。

(4)从床上活动逐渐过渡到在房间内行走,根据患者耐力决定。

(5)活动时穿舒适的鞋以给足部支持。

(6)准备好日常活动的环境/设备,帮助增加活动量,鼓励其进展情况。

3.认识活动时保存能量的方法

(1)活动中间要休息,1天休息数次,饭后休息1小时。

(2)将用品放在易拿到的地方。

(3)协助生活或活动。

(4)出现疲倦/心肌缺血症状立即停止活动(脉搏加快、呼吸困难、胸痛)。

4.有慢性肺功能不全的人

鼓励患者在活动增加、情绪及身体有压力时,使用控制呼吸的技巧(包括缩唇呼吸法和腹式呼吸法),鼓励每天增加活动以防"肺功能下降",以及使用适应性呼吸技巧以减少呼吸所需的力气。

四、有感染的危险

(一)定义

个体处于易受内源或外源性病原体侵犯的危险状态。

(二)诊断依据

1.主要依据

有利于感染的情况存在,并有明确的原因,有促成因素和危险因素存在。

(1)第一道防线不完善:如皮肤破损、组织损伤、体液失衡、纤毛的作用降低、分泌物 pH 变化、肠蠕动变化。

(2)第二道防线不完善:如粒细胞减少、血红蛋白下降、免疫抑制、免疫缺陷或获得性免疫异常等。

2.次要依据

(1)有急慢性疾病,营养不良。

(2)药物因素。

(3)避免与病原体接触的知识不足。

(4)新生儿及缺少母体抗体;老年人与感染性增加有关。

(三)预期目标

(1)患者住院期间无感染的症状和体征,表现为生命体征正常,伤口、切口和引流周围无感染。

(2)患者能描述可能会增加感染的危险因素。

(3)患者表示愿意改变生活方式以减少感染的机会。

(4)患者能保持良好的生活卫生习惯。

(四)护理措施

(1)确定潜在感染的部位。

(2)监测患者受感染的症状、体征。

(3)监测患者化验结果。

(4)指导患者/家属认识感染的症状、体征。

(5)帮助患者/家属找出会增加感染危险的因素。

(6)帮助患者/家属确定需要改变的生活方式和计划。

(7)指导并监督搞好个人卫生;对患者进行保护性隔离的各项措施;加强各种管道护理,仔细观察各种引流管及敷料的消毒日期,保持管道通畅,观察引流液的性质。

(8)各种操作严格执行无菌技术,避免交叉感染。

(9)给患者供给足够的营养、水分和维生素。

(10)根据病情指导患者做适当的活动,保持正确体位。

(11)观察患者生命体征及有无感染的临床表现(如发热、尿液浑浊、脓性排泄物等)。

五、恐惧

(一)定义

个体或群体在感知到可识别的危险时所经历的生理或情绪困扰状态。

(二)诊断依据

1.主要依据

(1)恐惧、惊骇、焦虑和警戒的感觉。

(2)退缩行为、专注于危险的事物、注意缺陷、操作、控制、自我安慰。

2.次要依据

(1)主诉恐慌和不能摆脱的感觉。

(2)行为表现:哭泣、攻击、逃脱、过度警觉、功能损害性制动、强迫性举止、疑问增多。

(3)内脏与躯体活动:骨骼肌抖动、肌肉紧张、四肢无力。

(4)心血管表现为:心悸、脉快、血压增加。

(5)呼吸系统表现为:气短、呼吸频率加快。

(6)消化系统表现为:食欲下降、恶心、呕吐、腹泻、急迫便意、口干、喉干。

(7)泌尿生殖系统表现为:尿频、尿急。

(8)皮肤表现为:潮红或苍白、出汗、感觉异常。

(9)中枢神经系统表现为:晕厥、失眠、注意力集中困难、情绪激惹、心不在焉、噩梦、瞳孔增大。

(三)预期目标

(1)识别和表达恐惧的感觉。

(2)采取一种准确的应对方法。

(四)护理措施

(1)鼓励患者表达自己的感受,对患者的恐惧表示理解。

(2)给予可以帮助患者减轻恐惧状态的言语性和非语言性安慰。如握住患者双手,抚摸患者等。

（3）对新入院的患者，详细介绍环境、主管医师和责任护士，消除患者的陌生感，减轻患者对住院的恐惧。

（4）指导患者使用放松方法，如缓慢都是呼吸、全身肌肉放松，练气功，听音乐等。

（5）提供患者有关医院常规、治疗、护理方面的信息。

（6）在患者感到恐惧时或治疗过程中，留在患者身边以增加安全感。

（7）帮助患者确认以前曾使用过的能有效地对付恐惧的方法。

（宫学慧）

第三节　胸外科手术前后护理常规

一、术前护理常规

（一）术前评估
术前充分评估患者，了解患者病情及全身营养情况、自理能力等。

（二）心理护理
护士态度热情，加强与患者的沟通，宣教入院须知、探视制度、作息时间，以及讲解手术前的注意事项，建立良好的护患关系，消除患者的紧张与恐惧。

（三）卫生处置
协助患者洗头、理发、剪指（趾）甲、沐浴，带好手腕带更换病服。

（四）术前呼吸道的准备
1.戒烟

术前2周戒烟，减少气管分泌物，预防肺部并发症。

2.维持呼吸道通畅

痰多者行体位引流，必要时雾化祛痰剂及支气管舒张剂，以改善呼吸状况。

3.预防和控制感染

保持口腔清洁。有肺部感染者，术前3～5天起应用抗生素。

4.呼吸功能训练

指导患者进行呼吸功能训练，教会患者有效咳嗽。

（五）补充营养
改善营养状况，增强机体抵抗力，对于食管疾病患者尤其重要。

（六）胃肠道准备
食管疾病患者积极准备胃肠道。保持口腔清洁，每天认真刷牙，必要时给予漱口液漱口。术前3天改流质饮食，餐后饮温开水漱口，以冲洗食管，减轻食管黏膜的炎症和水肿。不能进食者，做口腔护理每天2次。手术当日早晨常规留置胃管，通过梗阻部位时不能强行进入，以免穿破食管。

(七)其他准备

1.术前检查

手术前,协助医师采集标本,完成各项术前检查,做好血型鉴定和交叉配血试验。

2.物品

准备手术需要的医疗物品,如胸带、水封瓶、术中用药、X线片。

3.皮肤准备

根据手术方式,完成术前皮肤准备。

(1)后外切口:手术侧的前胸正中线至后脊柱线,包括腋下,上从锁骨水平至剑突下。

(2)正中切口:前胸左腋后线至右腋后线,包括双侧腋下。

(3)食管三切口:左颈部、右胸部(同后外切口)、腹部(包括脐孔、会阴部)。

(4)胸腹联合切口:左胸部(同后外侧切口)、左上腹部。

4.宣教指导

给予讲解手术前注意事项及术后所需生活用品。

5.肠道准备

手术前一晚给予开塞露或磷酸钠盐灌肠液 1 支灌肠,术前6~8 小时禁食水。

6.保证睡眠

手术前一晚,为保证患者的睡眠,按医嘱给予安眠药,给予 10%水合氯醛 10 mL 口服。

7.病情监测

手术当日早晨测体温、脉搏、呼吸、血压、体重,观察有无病情变化,如遇有感冒发热或女患者月经来潮应报告医师择期手术。

8.术前用药

术前 30 分钟遵医嘱给予术前镇静药肌内注射。

二、术后护理常规

(一)环境

创造整洁、安静、舒适、安全的病区环境。

(二)手术交接

妥善安置患者回病房,与手术室(或麻醉术后苏醒室)护士认真交接。认真进行术后病情、危险因素、皮肤状况评估并记录。向医师及麻醉师了解术中病情及术后注意事项,认真填写手术交接记录单。

(三)体位

应根据疾病性质、全身状况和麻醉方式,选择有利于患者康复及舒适的体位。全麻患者取去枕平卧位,头偏向一侧,避免口腔分泌物或呕吐物误吸,清醒且病情稳定后取半坐卧位,有利于引流。全肺切除术后平卧位或 1/4 侧卧位。

(四)生命体征观察

根据手术大小、方式及术中情况,给予持续心电、血压及血氧饱和度监护,密切观察体温、脉搏、呼吸、血压及氧饱和度的变化并记录。

(五)吸氧

持续氧气吸入,维持血氧饱和度 90%以上,必要时面罩吸氧。

(六)呼吸道的管理

麻醉未清醒前头偏向一侧,防止呕吐物吸入呼吸道,24 小时内每 1～2 小时叫醒患者翻身、咳嗽、作腹式深呼吸运动,避免肺部并发症。给予指导有效地咳嗽、咳痰方法,必要时给予叩背咳痰,遵医嘱给予雾化吸入,咳痰无力、气道梗阻者可给予吸痰。

(七)引流管的护理

妥善固定各种引流管。做好胸腔闭式引流护理,保持胃肠减压通畅,保持十二指肠营养管或空肠造瘘管通畅。认真观察记录引流液的颜色、量及性质,以及时更换引流瓶(袋)。

(八)预防肺栓塞

大手术后或手术时间超过 45 分钟,或患者年龄大于 60 岁术后给予穿抗血栓弹力袜,给予双下肢气压治疗预防下肢深静脉血栓。鼓励患者早期下床活动,如果生命体征平稳,术后第 1 天常规下床床边活动。

(九)疼痛的护理

给予心理护理,加强护患沟通,耐心倾听患者的诉说,分散患者的注意力;给予安置舒适体位;咳嗽时协助患者按压手术切口减轻疼痛,必要时遵医嘱应用止痛药物。

(十)胃肠道不适

患者出现恶心、呕吐、腹胀、呃逆等。鼓励患者早下床活动,给予腹部按摩,必要时给予肛管排气、灌肠或胃肠减压。镇痛药物敏感所致者,给予减慢镇痛药泵速或暂停用镇痛泵,必要时遵医嘱给予甲氧氯普胺等药物治疗。

(十一)健康宣教

有针对性地进行健康宣教,向患者和家属说明术后饮食、活动等有关注意项,食管患者告知胃肠减压与肠内营养的重要性,严防脱管发生。

(宫学慧)

第四节 血 胸

一、概述

胸部穿透性或非穿透性创伤,由于损伤了肋间或乳内血管、肺实质、心脏或大血管而形成血胸。成人胸腔内积血量在 0.5 L 以下,称为少量血胸;积血 0.5～1.0 L 为中量血胸;胸积血 1 L 以上,称为大量血胸。内出血的速度和量取决于出血伤口的部位及大小。肺实质的出血常常能自行停止,但心脏或其他动脉出血需要外科修补。根据出血的量分为少量血胸、中量血胸、大量血胸,见图 4-1。

二、护理评估

(一)临床症状的评估与观察

患者多因失血过多处于休克状态,胸膜腔内积血压迫肺及纵隔,导致呼吸系统循环障碍,患者严重缺氧。血胸还可能继发感染引起中毒性休克,如合并气胸,则伤胸部叩诊鼓音,下胸部叩诊浊音,呼吸音下降或消失。

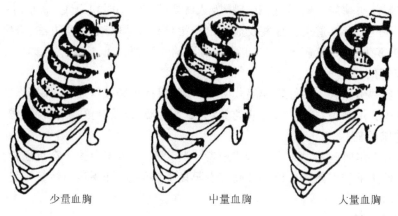

少量血胸　　　　　　　中量血胸　　　　　　大量血胸

图 4-1　血胸示意图

(二)辅助检查

根据病史体征可做胸穿,如抽出血液即可确诊,行 X 线胸片检查可进一步证实。

三、护理问题

(一)低效性呼吸形态

与胸壁完全受损及可能合并有肺实质损伤有关。

(二)气体交换障碍

与肺实质损伤及有关。

(三)恐惧

与呼吸窘迫有关。

(四)有感染的危险

与污染伤口有关。

(五)有休克的危险

有效循环血量缺失及其他应激生理反应有关。

四、护理措施

(一)维持有效呼吸

(1)半卧位,卧床休息。膈肌下降利于肺复张,减轻疼痛及非必要的氧气需要量。如有休克应采取中凹卧位。

(2)吸氧:根据缺氧状态给予鼻导管及面罩吸氧,并及时发现患者有无胸闷、气短、烦躁、发绀等缺氧症状及皮肤、黏膜的情况。

(3)协助患者翻身,鼓励深呼吸及咳痰。为及时排出痰液可给予雾化吸入及化痰药,必要时吸痰以排出呼吸道分泌物,预防肺不张及肺炎的发生。

(二)维持正常心排血量

(1)迅速建立静脉通路,保证通畅。

(2)在监测中心静脉压的前提下,遵医嘱快速输液、输血、给予血管活性药物等综合抗休克治疗。

(3)严密观察有无胸腔内出血征象:脉搏增快,血压下降;补液后血压虽短暂上升,又迅速下降;胸腔闭式引流量,>200 mL/h,并持续 2～3 小时以上。必要时开胸止血。

(三)病情观察

(1)严密监测生命体征,注意神志、瞳孔、呼吸的变化。

(2)抗休克:观察是否有休克的征象及症状,如皮肤苍白、湿冷、不安、血压过低、脉搏浅快等情形。若有立即通知医师并安置一条以上的静脉通路输血、补液,并严密监测病情变化。

(3)如出现心脏压塞(呼吸困难、心前区疼痛、面色苍白、心音遥远)应立即抢救。

(四)胸腔引流管的护理

严密观察失血量,补足失血及预防感染。如有进行性失血、生命体征恶化应做开胸止血手术,清除血块以减少日后粘连。

(五)心理护理

(1)提供安静舒适的环境。

(2)活动与休息:保证充足睡眠,劳逸结合,逐渐增加活动量。

(3)保持排便通畅,不宜下蹲过久。

(宫学慧)

第五节 气 胸

一、概述

胸膜腔内积气称为气胸(图 4-2)。气胸是由于利器或肋骨断端刺破胸膜、肺、支气管或食管后,空气进入胸腔所造成。气胸分三种。

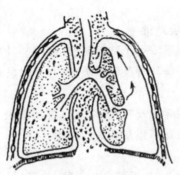

图 4-2 气胸示意图

(1)闭合性气胸:即伤口伤道已闭,胸膜腔与大气不相通。

(2)开放性气胸:胸膜腔与大气相通。可造成纵隔扑动:吸气时,健侧胸膜腔负压升高,与伤侧压力差增大,纵隔向健侧移位;呼气时,两侧胸膜腔压力差减少,纵隔移向正常位置,这样纵隔随呼吸来回摆动的现象,称为纵隔扑动。

（3）张力性气胸：即有受伤的组织起活瓣作用，空气只能入不能出，胸膜腔内压不断增高如抢救不及时，可因急性呼吸衰竭而死亡。

二、护理评估

（一）临床症状评估与观察

1.闭合性气胸

小的气胸多无症状。超过30％的气胸，可有胸闷及呼吸困难；气管及心脏向健侧偏移；伤侧叩诊呈鼓音，呼吸渐弱，严重者有皮下气肿及纵隔气肿。

2.开放性气胸

患者有明显的呼吸困难及发绀，空气进入伤口发出"嘶嘶"的响声。

3.张力性气胸

重度呼吸困难，发绀常有休克，颈部及纵隔皮下气肿明显。

（二）辅助检查

根据上述指征，结合X线胸片即可确诊，必要时做患侧第2肋间穿刺，常能确诊。

三、护理问题

（一）低效性呼吸形态

与胸壁完全受损及可能合并有肺实质损伤有关。

（二）疼痛

与胸部伤口及胸腔引流管刺激有关。

（三）恐惧

与呼吸窘迫有关。

（四）有感染的危险

与污染伤口有关。

四、护理措施

（一）维持或恢复正常的呼吸功能

（1）半卧位，卧床休息。膈肌下降利于肺复张、疼痛减轻及增加非必要的氧气需要量。

（2）吸氧：根据缺氧状态给予鼻导管及面罩吸氧，并及时发现患者有无胸闷、气短、烦躁、发绀等缺氧症状及皮肤、黏膜的情况。

（3）协助患者翻身，鼓励其深呼吸及咳痰，以及时排出痰液，可给予雾化吸入及化痰药，必要时吸痰，排出呼吸道分泌物，预防肺不张及肺炎的发生。

（二）皮下气肿的护理

皮下气肿在胸腔闭式引流第3～7天可自行吸收，也可用粗针头做局部皮下穿刺，挤压放气。纵隔气肿加重时，要在胸骨柄切迹上做一2 cm的横行小切口。

（三）胸腔引流管的护理

1.体位

半卧位，利于呼吸和引流。鼓励患者进行有效的咳嗽和深呼吸运动，利于积液排出，恢复胸膜腔负压，使肺复张。

2.妥善固定

下床活动时,引流瓶位置应低于膝关节,运送患者时双钳夹管。引流管末端应在水平线下2～3 cm,保持密封(图 4-3)。

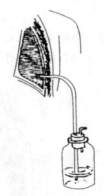

图 4-3 胸腔闭式引流

3.保持引流通畅

闭式引流主要靠重力引流,水封瓶液面应低于引流管胸腔出口平面60 cm,任何情况下不得高于胸腔,以免引流液逆流造成感染。高于胸腔时,引流管要夹闭。定时挤压引流管以免阻塞。水柱波动反应残腔的大小与胸腔内负压的大小。其正常时上下可波动 4～6 cm。如无波动,患者出现胸闷气促,气管向健侧移位等肺受压的症状,应疑为引流管被血块堵塞,应挤捏或用负压间断抽吸引流瓶短玻璃管,促使其通畅,并通知医师。

4.观察记录

观察引流液的量、性状、颜色、水柱波动范围,并准确记录。若引流量多≥200 ml/h,并持续2～3 小时以上,颜色为鲜红色或红色,性质较黏稠、易凝血则疑为胸腔内有活动性出血,应立即报告医师,必要时开胸止血。每天更换水封瓶并记录引流量。

5.保持管道的密闭和无菌

使用前注意引流装置是否密封,胸壁伤口、管口周围用油纱布包裹严密,更换引流瓶时双钳夹管,严格执行无菌操作。

6.脱管处理

如引流管从胸腔滑脱,立即用手捏闭伤口处皮肤,消毒后油纱封闭伤口协助医师做进一步处理。

7.拔管护理

24 小时引流液＜50 mL,脓液＜10 mL,X 线胸片示肺膨胀良好、无漏气,患者无呼吸困难即可拔管。拔管后严密观察患者有无胸闷、憋气、呼吸困难、切口漏气、渗液、出血、皮下气肿等症状。

(四)急救处理

1.积气较多的闭合性气胸

经锁骨中线第2肋间行胸膜腔穿刺,或行胸膜腔闭式引流术,迅速抽尽积气,同时应用抗生素预防感染。

2.开放性气胸

用无菌凡士林纱布加厚敷料封闭伤口,再用宽胶布或胸带包扎固定,使其转变成闭合性气胸,然后穿刺胸膜腔抽气减压,解除呼吸困难。

3.张力性气胸

立即减压排气。在危急情况下可用一粗针头在伤侧第 2 肋间锁骨中线处刺入胸膜腔,尾部扎一橡胶手指套,将指套顶端剪一约 1 cm 开口起活瓣作用(图4-4)。

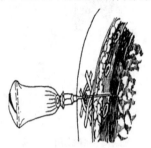

图 4-4　气胸急救处理

(五)预防感染

(1)密切观察体温变化,每四小时测体温一次。

(2)有开放性气胸者,应配合医师及时清创缝合。更换伤口及引流瓶应严格无菌操作。

(3)遵医嘱合理应用化痰药及抗生素。

(六)健康指导

(1)教会或指导患者腹式呼吸及有效排痰。

(2)加强体育锻炼,增加肺活量和机体抵抗力。

(宫学慧)

第六节　脓　　胸

脓胸是指脓性渗出液聚积于胸膜腔内的化脓性感染,其可分为急性脓胸和慢性脓胸。急性脓胸多为继发性感染,以肺部为最主要的原发灶。一般急性脓胸病程超过 3 个月,脓腔壁硬厚,脓腔容量固定不变者,即为慢性脓胸。急性脓胸常伴有高热、呼吸急促、脉速、胸痛、食欲缺乏及全身乏力等症状。其处理原则为控制感染、排出脓液、消除病因和全身支持治疗。慢性脓胸常有慢性全身中毒症状,表现为长期低热、消瘦、低蛋白血症、食欲缺乏、贫血等。手术治疗包括胸廓成形术、胸膜纤维板剥除术、胸膜肺切除术。

一、术前护理

(1)执行外科术前护理常规。

(2)病情观察:观察患者有无呼吸急促、胸痛;有无发热、发绀、全身乏力、食欲缺乏;观察排出痰的量、颜色、性状。

(3)体位:取半坐卧位,利于呼吸和引流;支气管胸膜瘘者取患侧卧位。

(4)全身支持治疗:嘱患者多进食高蛋白、高热量、维生素丰富的食物,注意补充电解质。病情危重者少量多次输入新鲜血或血浆,纠正贫血,增加抵抗力。

(5)改善呼吸功能:遵医嘱给予氧气吸入。痰液多者,协助患者进行有效排痰或体位引流,并遵医嘱给予止咳化痰、抗生素抗感染治疗。

(6)协助医师治疗:急性脓胸者每天或隔天一次行胸腔穿刺抽脓,抽脓后给予抗生素。脓液多时,分次抽吸,每次抽吸量小于 1 000 mL,抽吸过程中密切观察患者有无不良反应。脓液稠厚者、治疗后脓液未减少者、伴有气管或食管瘘者、腐败性脓胸者,应行胸腔闭式引流术。执行胸腔闭式引流护理常规。

二、术后护理常规

(1)执行外科术后护理常规。

(2)执行全身麻醉后护理常规。

(3)执行术后疼痛护理常规。

(4)控制反常呼吸:胸廓成形术后患者取术侧向下卧位,用厚棉垫、胸带加压包扎,根据肋骨切除范围,在胸廓下垫一硬枕或用1~3 kg沙袋压迫,从而控制反常呼吸。经常检查包扎松紧是否适宜,并随时进行调整。

(5)呼吸功能训练:教患者吹气球或用深呼吸功能训练器等方法进行呼吸功能训练,使患者能有效咳嗽、排痰,促进肺膨胀。

(6)引流管护理:保持引流管通畅,严密观察患者生命体征及引流液的量、颜色和性状,妥善固定引流管,防止其受压、打折、扭曲、堵塞、滑脱。

急性脓胸:患者若能及时排出脓液,肺逐渐膨胀,一般可治愈。胸腔闭式引流置管位置通常选择脓液积聚的最低位,引流脓液的管子较引流气体的管子质地硬,管径为 1.5~2.0 cm,不易打折扭曲和堵塞,以利于引流。

慢性脓胸:除引流管不能过细外,引流位置适当,勿插入过深;若脓腔缩小,纵隔固定,可将胸腔闭式引流改为开放式引流,注意引流口周围皮肤保护,可使用皮肤保护膜或开放式造口袋,防止皮炎的发生。

(7)降温:高热患者嘱其多饮水,可给予物理降温,如冰敷、擦浴等,必要时遵医嘱予以药物降温。

(8)康复锻炼:胸廓成形术后患者宜取直立姿势,坚持头部及上半身运动。

(9)并发症的观察与护理:胸膜纤维板剥脱术后易发生大量渗血,严密观察生命体征、引流液颜色、量、性状;若出现血压下降、心率增快、尿量减少等,立即通知医师给予止血处理,必要时协助医师准备再次开胸手术。

(10)健康指导:注意保暖,防止感冒,防止肺部感染。加强营养,鼓励患者进食高蛋白、高维生素、易消化饮食。保证睡眠,劳逸结合。进行呼吸功能锻炼和散步、太极拳等有氧运动。遵医嘱按时服药,定期复查肺功能。

(宫学慧)

第七节　支气管扩张

一、概述

(一)定义

支气管扩张是由于支气管壁及其周围组织的炎性破坏所造成的一根或多根支气管异常性、永久性扩张的慢性呼吸道疾病。

(二)病因

支气管扩张的主要病因是支气管-肺组织感染和支气管阻塞。可能与先天发育障碍、遗传因素、免疫失衡或解剖缺陷等因素有关。

(三)临床表现及并发症

1.临床表现

主要为咳痰、咯血。慢性咳嗽、大量脓痰和反复咯血为典型的症状。

2.并发症

胸膜炎、慢性肺源性心脏病、肺脓肿。

(四)主要辅助检查

1.CT 检查

CT 检查为支气管扩张的主要诊断方法。特征性表现为管壁增厚的柱状扩张或成串、成簇的囊样改变。

2.纤维支气管镜

有助于支气管扩张的直观或病因诊断。

3.支气管造影

可明确扩张的部位、范围和形状。

(五)诊断和鉴别诊断

1.诊断

根据临床表现及 CT 影像学的改变与支气管造影,即可明确诊断支气管扩张。

2.鉴别诊断

肺脓肿、慢性支气管炎。

(六)治疗原则

支气管扩张症的内科治疗主要是控制感染和促进痰液引流;必要时应考虑外科手术切除。

二、常见护理诊断

(一)清理呼吸道无效

与肺部感染、肺组织破坏等有关。

(二)营养失调

低于机体需要量与营养素摄入不足、消耗增大有关。

（三）潜在并发症

窒息、肺部感染或胸腔感染。

三、护理措施

（一）术前护理

（1）控制感染，减少痰液，清除慢性感染灶。

（2）保持呼吸道通畅，指导患者体位引流，咯血患者除外。

（3）戒烟：术前戒烟2周，减少气管分泌物，预防肺部并发症。

（4）营养：提供高蛋白、高热量、高维生素饮食，鼓励患者摄取足够的水分。

（5）呼吸功能锻炼：练习腹式呼吸与有效咳嗽。

（6）心理护理：多与患者交流，减轻焦虑情绪和对手术的担心。

（7）术前准备：①术前2～3天训练患者床上排尿、排便的适应能力。②术前清洁皮肤，常规备皮（备皮范围：上过肩，下过脐，前后过正中线，包括手术侧腋窝）。③术前1天晚给予开塞露或磷酸钠盐灌肠液纳肛，按医嘱给安眠药。术前6～8小时禁饮食。④手术早术晨穿病服，戴手腕带、摘除眼镜、活动性义齿及饰物等，备好水封瓶、胸带、X线片、病历等。

（二）术后护理

（1）按全麻术后护理常规。

（2）生命体征监测：术后密切监测生命体征变化，特别是呼吸、血氧饱和度的变化，注意有无血容量不足和心功能不全的发生。

（3）呼吸道护理：①鼓励并协助深呼吸及咳嗽，协助叩背咳痰；②雾化吸入疗法；③必要时用鼻导管或支气管镜吸痰。

（4）胸腔闭式引流的护理：按胸腔闭式引流常规进行护理。

（5）上肢功能康复训练：早期手臂和肩关节的运动训练可防止患侧肩关节僵硬及手臂挛缩。

四、健康教育

（一）休息与运动

术后尽早下床活动，活动量逐渐增加，劳逸结合。

（二）饮食指导

维持良好的进食环境及口腔清洁，提供高蛋白、高热量、富含维生素、易消化的食物。

（三）用药指导

遵医嘱准确用药。

（四）心理指导

了解患者思想状况，解除顾虑，树立信心。

（五）康复指导

戒烟，注意口腔卫生，避免感冒。继续进行手术侧肩关节和手臂的锻炼，多做深呼吸以扩大肺活量。

（六）复诊须知

告知患者术后定期门诊随访。若出现发热、血痰、胸痛等表现应及时与医师联系。

（宫学慧）

第八节 肺 大 疱

一、概述

(一)定义

肺大疱是指发生在肺实质内的直径超过 1 cm 的气肿性肺泡。一般继发于细小支气管的炎性病变,如肺炎、肺气肿和肺结核,临床最常见与肺气肿并存。

(二)病因

肺大疱一般继发于细小支气管的炎性病变,如肺炎、肺气肿和肺结核,临床上最常与肺气肿并存。

(三)临床表现及并发症

1.临床表现

小的肺大疱可无任何症状,巨大肺大疱可使患者感到胸闷、气短。当肺大疱破裂,产生自发性气胸,可引起呼吸困难、胸痛。

2.并发症

自发性气胸、自发性血气胸。

(四)主要辅助检查

1.X 线检查

X 线检查是诊断肺大疱的主要方法。

2.CT 检查

CT 检查能显示大疱的大小,有助于与气胸的鉴别诊断。

(五)诊断和鉴别诊断

1.诊断

根据临床表现及辅助检查可诊断。

2.鉴别诊断

局限性气胸、肺结核空洞、膈疝。

(六)治疗原则

(1)体积小的肺大疱多采用非手术治疗,如戒烟、抗感染治疗等。

(2)体积大的肺大疱,合并自发性气胸或感染等,应采取手术治疗。

二、常见护理诊断

(一)气体交换受损

气体交换受损与疼痛、胸部损伤、胸廓活动受限或肺萎陷有关。

(二)疼痛

疼痛与组织损伤有关。

(三)潜在并发症

肺部或胸腔感染。

三、护理措施

(一)术前护理

1.戒烟

术前戒烟2周,减少气管分泌物,预防肺部并发症。

2.营养

提供高蛋白、高热量、高维生素饮食,鼓励患者摄取足够的水分。

3.呼吸功能锻炼

练习腹式呼吸与有效咳嗽。

4.用药护理

遵医嘱准确用药。

5.心理护理

与患者交流,减轻焦虑情绪和对手术的担心。

6.术前准备

术前2~3天训练患者床上排尿、排便的适应能力;术前清洁皮肤,常规备皮(备皮范围:上过肩,下过脐,前后过正中线,包括手术侧腋窝),做药物过敏试验;术前1天晚给予开塞露或磷酸钠盐灌肠液纳肛,按医嘱给安眠药,术前6~8小时禁饮食;手术日早晨穿病服,戴手腕带,摘除眼镜、活动性义齿及饰物等。备好水封瓶、胸带、X线片、病历等。

(二)术后护理

1.全麻术后护理常规

麻醉未清醒前去枕平卧位,头偏向一侧,以防误吸而窒息,意识恢复血压平稳后取半卧位。

2.生命体征监测

术后密切监测生命体征变化,特别是呼吸、血氧饱和度的变化,注意有无血容量不足和心功能不全的发生。

3.呼吸道护理

鼓励并协助深呼吸及咳嗽,协助叩背咳痰;雾化吸入疗法;必要时用鼻导管或支气管镜吸痰。

4.胸腔闭式引流的护理

按胸腔闭式引流常规进行护理。

5.上肢功能康复训练

早期手臂和肩关节的运动训练可防止患侧肩关节僵硬及手臂挛缩。

6.疼痛的护理

给予心理护理,分散患者的注意力;给予安置舒适体位;咳嗽时协助患者按压手术切口减轻疼痛,必要时遵医嘱应用止痛药物。

四、健康教育

(一)休息与运动

适当活动,避免剧烈运动,防止并发症发生。

（二）饮食指导

加强营养，多食水果、蔬菜、忌食辛辣油腻，防止便秘。

（三）用药指导

遵医嘱准确用药。

（四）心理指导

了解患者思想状况，解除顾虑，增强战胜疾病信心。

康复指导：加强营养，预防感冒。

（五）康复指导

戒烟，注意口腔卫生，继续进行手术侧肩关节和手臂的锻炼。

（六）复诊须知

告知患者术后定期门诊随访。若出现胸痛、呼吸困难等症状应及时与医师联系。

（宫学慧）

第九节 呼吸道异物

一、概述

气道异物阻塞（FBAO）是导致窒息的紧急情况，如不及时解除，数分钟内即可死亡。FBAO造成心脏停搏并不常见，但有意识障碍或吞咽困难的老人和儿童发生人数相对较多。FBAO是可以预防而避免发生的。

二、原因及预防

任何人突然呼吸骤停都应考虑到 FBAO。成人通常在进食时易发生，肉类食物是造成FBAO 最常见的原因。易导致 FBAO 的诱因有吞食大块难咽食物、饮酒后、老年人戴义齿或吞咽困难、儿童口含小颗粒状食物及物品。注意以下事项有助于预防 FBAO，如：①进食切碎的食物，细嚼慢咽，尤其是戴义齿者；②咀嚼和吞咽食物时，避免大笑或交谈；③避免酗酒；④阻止儿童口含食物行走、跑或玩耍；⑤将易误吸入的异物放在婴幼儿拿不到处；⑥不宜给小儿需要仔细咀嚼或质韧而滑的食物（如花生、坚果、玉米花、果冻等）。

三、临床表现

异物可造成呼吸道部分或完全阻塞，识别气道异物阻塞是及时抢救的关键。

（一）气道部分阻塞

患者有通气，能用力咳嗽，但咳嗽停止时，出现喘息声。这时救助者不宜妨碍患者自行排出异物，应鼓励患者用力咳嗽，并自主呼吸。但救助者应守护在患者身旁，并监视患者的情况，如不能解除，即求救 EMS 系统。

FBAO 患者可能一开始表现为通气不良，或开始通气好，但逐渐恶化，表现乏力、无效咳嗽、吸气时高调噪音、呼吸困难加重、发绀。对待这类患者要同气道完全阻塞患者一样，须争分夺秒的救助。

(二)气道完全阻塞

患者已不能讲话,呼吸或咳嗽时,双手抓住颈部,无法通气。对此征象必须能够立即明确识别。救助者应马上询问患者是否被异物噎住,如果患者点头确认,必须立即救助,帮助解除异物。由于气体无法进入肺脏,如不能迅速解除气道阻塞,患者很快出现意识丧失,甚至死亡。如果患者已意识丧失、猝然倒地,则应立即实施心肺复苏。

四、治疗

(一)解除气道异物阻塞

对气道完全阻塞的患者必须争分夺秒地解除气道异物。通过压迫使气道内压力骤然升高的方法,产生人为咳嗽,把异物从体内排除。具体可采用以下方法。

1.腹部冲击法(HeimLish 法)

此法可用于有意识的站立或坐位患者。急救者站在患者身后,双臂环抱患者腰部,一手握拳,握拳手的拇指侧抵住患者腹部,位于剑突下与脐上的腹中线部位,再用另一手握紧拳头,快速向内向上使拳头冲击腹部,反复冲击腹部直到把异物排出。如患者意识丧失,即开始 CPR。

采用此法后,应注意检查有无危及生命的并发症,如:胃内容物反流造成误吸、腹部或胸腔脏器破裂。除必要时,不宜随便使用。

2.自行腹部冲击法

气道阻塞患者本人可一手握拳,用拇指抵住腹部,部位同上,再用另一只手握紧拳头,用力快速向内、向上使拳头冲击腹部。如果不成功,患者应快速将上腹部抵压在一硬质物体上,如椅背、桌缘、护栏,用力冲击腹部,直到把异物排出。

3.胸部冲击法

患者是妊娠末期或过度肥胖者时,救助者双臂无法环抱患者腰部,可用胸部冲击法代替HeimLish法。救助者站在患者身后,把上肢放在患者腋下,将胸部环抱住。一只手拳的拇指侧放在胸骨中线,避开剑突和肋骨下缘,另一只手握住拳头,向后冲压,直至把异物排出。

(二)对意识丧失者的解除方法

1.解除 FBAO 中意识丧失

救助者立即开始 CPR。在 CPR 期间,经反复通气后,患者仍无反应,急救人员应继续 CPR,严格按30∶2按压/通气比例。

2.发现患者时已无反应

急救人员初始可能不知道患者发生了 FBAP,在反复通气数次后,患者仍无反应,应考虑到FBAO。可采用以下方法。

(1)在 CPR 过程中,如果有第二名急救人员在场,一名实施救助,另一名启动 EMSS,患者保持平卧。

(2)用舌-上颌上提法开放气道,并试用手指清除口咽部异物。

(3)如果通气时患者胸廓无起伏,重新摆正头部位置,注意开放气道状态,再尝试通气。

(4)异物清除前,如果通气仍未见胸廓起伏,应考虑进一步抢救措施(如 Kelly 钳,Magilla镊,环甲膜穿刺/切开术)开通气道。

(5)如异物取出,气道开通后仍无呼吸,需继续缓慢人工通气。再检查脉搏、呼吸、反应。如无脉搏,即行胸外按压。

五、急救护理

急性呼吸道异物短时间内可危及生命,护士必须有强烈的风险意识,争分夺秒地协助抢救治疗工作。

(一)做好抢救准备

备氧气、吸引器、电动负压吸引器、纤维支气管镜、直接喉镜、气管插管及气管切开包等急救物品。使用静脉留置针建立静脉通道。完善术前准备,与手术室联系,做好气管、支气管镜检查的准备。询问过敏史。一旦出现极度呼吸困难,立即协助医师抢救,给予氧气吸入。

(二)病情观察

密切观察患者的呼吸情况,判断异物所在部位及运动情况。异物进入喉部及声门下时,患者有剧烈呛咳、喉喘鸣、声嘶、面色发绀、吸气性呼吸困难,可在数分钟内引起窒息。发现上述情况立即报告医师抢救。观察双肺呼吸动度是否相同、两侧呼吸音是否一致,吸气时胸骨上窝、锁骨上窝、肋间隙有无凹陷,有无喘鸣、口唇发绀,咳嗽及咳嗽的性质,有无颈静脉怒张及颈胸部皮下气肿。持续监护生命体征和血氧饱和度,记录各项目的基础数据。观察有无颅内压增高或颅内出血的征象,注意瞳孔大小、神经反射,有无惊厥、四肢震颤及肌张力增高或松弛等。

(三)尽量保持患者安静

安排在单人间,保持环境安静。使患者卧床,安定情绪,避免紧张,集中进行检查和治疗,尽量避免刺激。减少患儿哭闹,避免因大哭导致异物突然移位阻塞对侧支气管或卡在声门后引起窒息或增加耗氧量。禁饮食。

(四)向患者及家属介绍手术过程及注意事项

确定实施经气管镜取异物者,遵医嘱给予阿托品等术前用药。向患者及家属介绍手术的过程,术中、术后可能发生的并发症,配合治疗及护理的注意事项等。检查手术知情同意书是否签字。

(五)术后护理

(1)全麻术后麻醉尚未清醒前,设专人护理,取平卧位,头偏向一侧,防止误吸分泌物,以及时吸净患者口腔及呼吸道分泌物,保持呼吸道通畅,持续吸氧。

(2)严密观察呼吸的节率、频率及形态,保持呼吸道通畅,血氧饱和度应保持在 95% ～100%。观察有无口唇发绀、烦躁不安、鼻翼翕动,注意呼吸有无喉鸣或喘鸣音,监测心电和血氧饱和度。检查口腔中有无分泌物和血液,观察双侧胸部呼吸动度是否对称一致。触诊患者颈部、胸部有无皮下气肿,如有应及时通知医师处理,并标记气肿的范围,以便动态观察。检查患者牙齿有无松动或脱落,并详细记录。

(3)了解术中情况和处理结果,包括异物是否取出、异物的种类、有无异物残留、术中是否发生呼吸暂停、出血、心力衰竭、气胸等并发症,便于有预见性和针对性的护理。

(4)并发症的观察与护理。①喉头水肿:婴幼儿患者,施行支气管镜取出异物术后,可发生喉头水肿。如患儿出现声音嘶哑、烦躁不安、吸气性呼吸困难等症状,应考虑有喉头水肿。此时密切观察呼吸,有无口唇、面色发绀等窒息的前驱症状。遵医嘱给予吸氧,应用足量抗生素及激素,定时雾化吸入。经上述处理仍无缓解,并呈进行性加重,以及时告知医师,必要时行气管切开术解除梗阻。②气胸和纵隔气肿:术后患者出现咳嗽、胸闷、不同程度的呼吸困难应考虑可能并发气胸。立即听诊双肺呼吸音,密切观察呼吸情况、血氧饱和度等,以及时通知医师。做好紧急胸腔穿刺放气和胸腔闭式引流的准备,并做好相应护理。③支气管炎、肺炎:注意呼吸道感染的早期征象。反复出现体温升高、咳嗽、气促、多痰等,在确定无异物残留的情况下应考虑并发支气管炎、肺炎等感染。应鼓励患者咳嗽,帮助其每小时翻身 1 次,定时拍背,促进呼吸道分泌物排出,必要时超声雾化吸入,湿化气道、稀释痰液,便于咳出。根据医嘱给予抗生素治疗。

(六)健康指导

呼吸道异物是最常见的儿童意外危害之一,但可以预防。应加强宣传教育,使人们认识呼吸道异物的危险性,掌握预防知识。

(1)避免给幼儿吃花生、瓜子、豆类等带硬壳的食物,避免给孩子玩能够进入口、鼻孔的细小玩具。

(2)教育儿童进食应保持安静,避免其间逗笑、哭闹、嬉戏或受惊吓,以免深吸气时将食物误吸入气道。

(3)教育儿童不要口中含物玩耍。成人要纠正口中含物作业的不良习惯。

(4)加强对昏迷及全麻患者的护理,防止呕吐物吸入下呼吸道,活动义齿应取下。

(宫学慧)

第十节 食 管 异 物

食管异物是临床常见急诊之一,常发生于幼童及老人缺牙者。食管自上而下有 4 个生理狭窄,食管入口为第一狭窄,异物最常停留在食管入口。

一、常见原因

(1)进食匆忙,食物未经仔细咀嚼而咽下,发生食管异物。

(2)进餐时注意力不集中,大口吞吃混有碎骨的汤饭。

(3)松动的牙齿或义齿脱落或使用义齿咀嚼功能差,口内感觉欠灵敏,易误吞。

(4)小儿磨牙发育不全,食物未充分咀嚼或将物件放在口中玩耍误咽等。

(5)食管本身的疾病如食管狭窄或食管癌时引起管腔变细。

二、临床分级

(1)Ⅰ级:食管壁非穿透性损伤(食管损伤达黏膜、黏膜下层或食管肌层,未穿破食管壁全层),伴少量出血或食管损伤局部感染。

(2)Ⅱ级:食管壁穿透性损伤,伴局限性食管周围炎或纵隔炎,炎症局限且较轻。

(3)Ⅲ级:食管壁穿透性损伤并发严重的胸内感染(如纵隔脓肿、脓胸),累及邻近器官(如气管)或伴脓毒症。

(4)Ⅳ级:濒危出血型,食管穿孔损伤,感染累及主动脉,形成食管-主动脉瘘,发生致命性大出血。

三、临床表现

(1)吞咽困难:小异物虽有吞咽困难,但仍能进流汁食;大异物并发感染可完全不能进食,重者饮水也困难。小儿患者常有流涎症状。

(2)疼痛:异物较小或较圆钝时,常仅有梗阻感。尖锐、棱角异物刺入食管壁疼痛明显,吞咽时疼痛更甚,患者常能指出疼痛部位。

(3)呼吸道症状:异物较大,向前压迫气管后壁时,或异物位置较高,未完全进入食管内压迫喉部时,可有呼吸困难。

(4)食管异物致食管穿破而引起感染者发生食管周围脓肿或脓胸,则可有胸痛、吐脓。损伤血管表现为呕血、黑粪、休克甚至死亡。

四、治疗原则

食管镜下取出异物;有食管穿孔者应禁经口进食、水,采用鼻饲及静脉给予营养;颈深部或纵隔脓肿形成者切开引流;给足量有效抗生素治疗;对症、支持治疗。

五、急救护理

(一)护理目标

(1)密切观察病情变化,使患者迅速接受治疗,提高救治成功率。

(2)协助患者迅速进入诊疗程序,完善围术期护理。

(3)预防各种并发症,提高救治成功率。

(4)保持呼吸道通畅,增加患者舒适感。

(5)帮助患者及家庭了解食管异物的有关知识。

(二)护理措施

1.密切观察病情变化

Ⅲ级、Ⅳ级食管异物患者病情危重、多变,胸腔、纵隔受累多见,而大血管损伤出血死亡率最高。

(1)给予持续心电、血压监护,密切监视心率和心律的变化。必要时需监测中心静脉压和血氧饱和度,随时观察患者的意识、神志变化。

(2)观察患者疼痛的部位、性质和持续时间,胸段食管异物痛常在胸骨后或背;异物位于食管上段时,疼痛部位常在颈根部或胸骨上窝处,为诊断提供依据。

(3)观察有无呕血,估计出血量。观察大便次数、性质和量。注意肢体温度和湿度,睑结膜、皮肤与甲床色泽,如有异常及时通知医师。

(4)记录24小时出入量,病情危重者应记录每小时尿量。

(5)监测体温变化。食管穿孔后伴有局部严重感染,体温是观察、判断治疗效果的重要指标之一,每2小时测量1次。如体温过高应给予物理降温,防止高热惊厥,如出现体温不升,伴血压下降、脉搏细速、面色苍白应警惕有大出血的发生,要及时报告医师。

(6)随时监测电解质,患者有不明原因的腹胀和肌无力要警惕低血钾,结合检查结果及时补钾。

(7)注意全身基础疾病的护理。既往有糖尿病、肝硬化等全身基础疾病者,预后极差。合并糖尿病患者,需监测血糖,维持在正常范围。合并高血压者,加强血压监测。

2.食管异物取出术的围术期护理

(1)患者入院后,详细询问病史,包括时间、吞入异物的种类、异物是否有尖、吞咽困难及疼痛部位、有无呛咳史等,以便与气管异物鉴别。及时进行胸片检查,确定异物存留部位,并通知患者禁食,备好手术器械,配合医师及早手术。

(2)注意患者有无疼痛加剧、发热及食管穿孔等并发症的症状。

(3)患者因异物卡入食管,急需手术治疗,常表现为精神紧张、恐惧,应耐心做好解释工作,说明手术的目的、过程,消除患者不良心理,并指导其术中如何配合,避免手术中患者挣扎,使异物不能取出或引起食管黏膜损伤等并发症。

(4)对异物嵌顿时间过长、合并感染、水与电解质紊乱者,首先应用有效的抗菌药物,静脉补液,给予鼻饲,补充足够的水分与营养,待炎症控制,纠正酸碱平衡紊乱后,以及时进行食管镜检查加异物取出术。

(5)术前30分钟注射阿托品,减少唾液分泌,以利手术。将患者送入手术室,应将术前拍摄的胸片送入手术室,为手术医师提供异物存留部位的相关资料,避免手术盲目性。

(6)术后及时向术者了解手术过程是否顺利,异物是否取出,有无残留异物,并注意体温、脉搏、呼吸的变化,严密观察有无颈部皮下气肿、疼痛加剧、进食后呛咳、胸闷等症状。术后若出现颈部皮下气肿,局部疼痛明显或放射至肩背部,X线检查见纵隔气肿等,提示食管穿孔可能。

(7)术后禁食6小时,如病情稳定,可恢复软质饮食,如有食管黏膜损伤或炎症者,勿进食过早,应禁食48小时以上,以防引起食管穿孔,对发生穿孔者,应给予鼻饲,同时注意观察钾、钠、氯及非蛋白氮的变化,防止发生或加重水与电解质紊乱,从而加重病情。

3.并发症的护理

(1)食管周围炎:食管周围脓肿是较常见的并发症,常表现为局部疼痛加重,吞咽困难和发热。应严密观察病情,注意局部疼痛是否加剧,颈部是否肿胀,有无吞咽困难及呼吸困难等,定时测量体温、脉搏、呼吸,体温超过39℃者,在给予药物降温的同时,进行物理降温,按时、按量应用抗菌药物,积极控制炎症,给予鼻饲,加强口腔护理。

(2)食管气管瘘的护理:卧床休息,严密观察病情变化,应用大量有效的抗生素、静脉补液、鼻饲饮食,控制病情发展,避免发生气胸。对发生气胸者,进行胸腔闭式引流术,并严格按胸腔闭式引流术常规护理。

(3)食管主动脉瘘的护理:食管主动脉瘘是食管异物最严重的致死性并发症,重点应在预防,避免发生。一旦疑为此并发症,应严密观察出血先兆,从主动脉损伤到引起先兆性出血潜伏期一般5天至3周,此期间应注意观察患者有无胸骨后疼痛、不规则低热等症状,同时做好抢救的各种准备工作,根据患者情况,配合医师进行手术治疗。

4.保持呼吸道通畅

食管异物严重并发症多有气道压迫和肺部感染,通气功能往往受到影响,应加强气道管理。

(1)给予半卧位,减轻压迫症状和肺淤血,以利于呼吸。

(2)吸氧:对呼吸困难、低氧血症患者应给予鼻导管或面罩吸氧,并监测血氧饱和度,定时行血气分析。

(3)及时清除气道分泌物:协助患者变换体位,轻拍其背部,鼓励咳嗽,促进呼吸道分泌物排除。对痰液黏稠者,应给予雾化吸入以稀释痰液,利于咳出;必要时可予以吸痰。

（4）有呼吸困难者,应做好气管插管和气管切开的准备。气管切开后做好气管切开护理,以及时有效地吸痰。

5.维持营养和水、电解质平衡

（1）密切观察病情,严格记录出入量,准确分析、判断有无营养缺乏、失水等表现。

（2）做好胃管护理:食管穿孔患者安置胃管最好在食管镜下进行,避免盲法反复下插加重食管损伤。留置胃管者,要保持通畅、固定,防止脱出。管饲饮食要合理配搭,保证足够的热量和蛋白质,适当的微量元素和维生素,以促进伤口愈合。管饲的量应满足个体需要,一般每天1 500～3 000 mL,具体应结合输入液量、丢失液量和患者饮食量来确定。

（3）维持静脉通畅:外周静脉穿刺困难者,应给予中心静脉置管,保证液体按计划输入。低位食管穿孔要禁止胃管管饲,可给予静脉高营养或胃造瘘。

（4）若有其他严重的基础疾病,应注意相应的特殊饮食要求,如糖尿病要控制糖的摄入,心脏病和肾脏病需限制钠盐及水分,以免顾此失彼。

6.做好心理护理,适时开展健康教育

由于病情重,病程长,患者往往有不良情绪反应,应关心、爱护患者,多与其交谈,建立良好的护患关系;介绍有关疾病的知识、治疗方法及效果,将检查结果及时告知患者,提高遵医率,消除不良情绪。在与患者交流中应介绍该病的预防知识,以防止疾病的发生。

（三）健康教育

食管异物虽不及气管异物危险,但仍是事故性死亡的一个原因,在护理上应予重视,加强卫生宣教,可减少食管异物发生,食管异物发生后尽早取出异物,可减少或避免食管异物所致的并发症。

（1）教育人们进食不宜太快,提倡细嚼慢咽,进食时勿高声喧哗、大笑。

（2）教育儿童不要把小玩具放在口中玩耍,小儿口内有食物时不宜哭闹、嬉笑奔跑等。工作时不要将钉子之类的物晶含在口中边做事边从口中取用,以免误吞。

（3）照顾好年岁已高的老人,松动假牙应及时修复,戴假牙者尤应注意睡前将假牙取出,吃团块食物宜切成小块等。昏迷患者或做食管、气管镜检查者,应取下假牙。

（4）强酸、强碱等腐蚀性物品要标记清楚,严格管理,放在小孩拿不到的地方。

（5）误吞异物后要及时到医院就诊,不要强行自吞。切忌自己吞入饭团、韭菜等食物,以免加重损伤或将异物推入深部,增加取出难度。

（宫学慧）

第五章 普外科护理

第一节 急性乳腺炎

一、概述

(一)概念

急性乳腺炎是乳腺的急性化脓性感染,多发生于产后 3～4 周的哺乳期妇女,以初产妇最常见。主要致病菌为金黄色葡萄球菌,少数为链球菌。

(二)相关病理生理

急性乳腺炎开始时局部出现炎性肿块,数天后可形成单房或多房性的脓肿。表浅脓肿可向外破溃或破入乳管自乳头流出;深部脓肿不仅可向外破溃,也可向深部穿至乳房与胸肌间的疏松组织中,形成乳房后脓肿。感染严重者还可并发脓毒血症。

(三)病因

1.乳汁淤积

乳汁是细菌繁殖的理想培养基,引起乳汁淤积的主要原因:①乳头发育不良(过小或凹陷)妨碍哺乳;②乳汁过多或婴儿吸乳过少导致乳汁不能完全排空;③乳管不通(脱落上皮或衣服纤维堵塞),影响乳汁排出。

2.细菌入侵

当乳头破损时,细菌沿淋巴管入侵是感染的主要途径。细菌也可直接侵入乳管,上行至腺小叶而致感染。细菌主要来自婴儿口腔、母亲乳头或周围皮肤。多数发生于初产妇,因其缺乏哺乳经验;也可发生于断奶时,6 个月以后的婴儿已经长牙,易致乳头损伤。

(四)临床表现

1.局部表现

初期患侧乳房红、肿、胀、痛,可有压痛性肿块,随病情发展症状进行性加重,数天后可形成单房或多房性的脓肿。脓肿表浅时局部皮肤可有波动感和疼痛,脓肿向深部发展可穿至乳房与胸肌间的疏松组织中,形成乳房后脓肿和腋窝脓肿,并出现患侧腋窝淋巴结肿大、压痛。局部表现可有个体差异,应用抗生素治疗的患者,局部症状可被掩盖。

2.全身表现

感染严重者,可并发败血症,出现寒战、高热、脉快、食欲减退、全身不适、白细胞数上升等症状。

(五)辅助检查

1.实验室检查

白细胞计数及中性粒细胞比例增多。

2.B超检查

确定有无脓肿及脓肿的大小和位置。

3.诊断性穿刺

在乳房肿块波动最明显处或压痛最明显的区域穿刺,抽出脓液可确诊脓肿已经形成。脓液应做细菌培养和药敏试验。

(六)治疗原则

主要原则为控制感染,排空乳汁。脓肿形成以前以抗菌药治疗为主,脓肿形成后,需及时切开引流。

1.非手术治疗

(1)一般处理:①患乳停止哺乳,定时排空乳汁,消除乳汁淤积;②局部外敷,用25%硫酸镁湿敷,或采用中药蒲公英外敷,也可用物理疗法促进炎症吸收。

(2)全身抗菌治疗:原则为早期、足量应用抗生素。针对革兰阳性球菌有效的药物,如青霉素、头孢菌素等。由于抗生素可被分泌至乳汁,故避免使用对婴儿有不良影响的抗菌药,如四环素、氨基苷类、磺胺类和甲硝唑。如治疗后病情无明显改善,则应重复穿刺以了解有无脓肿形成,或根据脓液的细菌培养和药敏试验结果选用抗生素。

(3)中止乳汁分泌:患者治疗期间一般不停止哺乳,因停止哺乳不仅影响婴儿的喂养,且提供了乳汁淤积的机会。但患侧乳房应停止哺乳,并以吸乳器或手法按摩排出乳汁,局部热敷。若感染严重或脓肿引流后并发乳瘘(切口常出现乳汁)需回乳,常用方法:①口服溴隐亭1.25 mg,每天2次,服用7~14天;或口服己烯雌酚1~2 mg,每天3次,2~3天。②肌内注射苯甲酸雌二醇,每次2 mg,每天1次,至乳汁分泌停止。③中药炒麦芽,每天60 mg,分2次煎服或芒硝外敷。

2.手术治疗

脓肿形成后切开引流。于压痛、波动最明显处先穿刺抽吸取得脓液后,于该处切开放置引流,脓液做细菌培养及药物敏感试验。脓肿切开引流时注意:①切口一般呈放射状,避免损伤乳管引起乳瘘;乳晕部脓肿沿乳晕边缘做弧形切口;乳房深部较大脓肿或乳房后脓肿,沿乳房下缘做弧形切口,经乳房后间隙引流;②分离多房脓肿的房间隔以利引流;③为保证引流通畅,引流条应放在脓腔最低部位,必要时另加切口作对口引流。

二、护理评估

(一)一般评估

1.生命体征

评估是否有体温升高,脉搏加快。急性乳腺炎患者通常有发热,可有低热或高热;发热时呼吸、脉搏加快。

2.患者主诉

询问患者是否为初产妇,有无乳腺炎、乳房肿块、乳头异常溢液等病史;询问有无乳头内陷;评估有无不良哺乳习惯,如婴儿含乳睡觉、乳头未每天清洁等;询问有无乳房胀痛,浑身发热、无力、寒战等症状。

3.相关记录

体温、脉搏、皮肤异常等记录结果。

（二）身体评估

1.视诊

乳房皮肤有无红、肿、破溃、流脓等异常情况;乳房皮肤红肿的开始时间、位置、范围、进展情况。

2.触诊

评估乳房乳汁淤积的位置、范围、程度及进展情况;乳房有无肿块,乳房皮下有无波动感,脓肿是否形成,脓肿形成的位置、大小。

（三）心理-社会评估

评估患者心理状况,是否担心婴儿喂养与发育、乳房功能及形态改变。

（四）辅助检查阳性结果评估

患者血常规检查示血白细胞计数及中性粒细胞比例升高提示有炎症的存在;根据 B 超检查的结果判断脓肿的大小及位置,诊断性穿刺后方可确诊脓肿形成;根据脓液的药物敏感试验选择抗生素。

（五）治疗效果的评估

1.非手术治疗评估要点

应用抗生素是否有效,乳腺炎症是否得到控制,患者体温是否恢复正常;回乳措施是否起效,乳汁淤积情况有无改善,患者乳房肿胀疼痛有无减轻或加重;患者是否了解哺乳卫生和预防乳腺炎的知识,情绪是否稳定。

2.手术治疗评估要点

手术切开排脓是否彻底;伤口愈合情况是否良好。

三、主要护理诊断(问题)

（一）疼痛

疼痛与乳汁淤积、乳房急性炎症使乳房压力显著增加有关。

（二）体温过高

体温过高与乳腺急性化脓性感染有关。

（三）知识缺乏

不了解乳房保健和正确哺乳知识。

（四）潜在并发症

乳瘘。

四、主要护理措施

（一）对症处理

定时测患者体温、脉搏、呼吸、血压,监测白细胞计数及分类变化,必要时做血培养及药物敏感试验。密切观察患者伤口敷料引流、渗液情况。

1.发热

高热者,给予冰袋、酒精擦浴等物理降温措施,必要时遵医嘱应用解热镇痛药;脓肿切开引流后,保持引流通畅,定时更换切口敷料。

2.缓解疼痛

(1)患乳暂停哺乳,定时用吸乳器吸空乳汁。若乳房肿胀过大,不能使用吸乳器,应每天坚持用手揉挤乳房以排空乳汁,防止乳汁淤积。

(2)用乳罩托起肿大的乳房以减轻疼痛。

(3)疼痛严重时遵医嘱给予止痛药。

3.炎症已经发生

(1)消除乳汁淤积用吸乳器吸出乳汁或用手顺乳管方向加压按摩,使乳管通畅。

(2)局部热敷:每次 20～30 分钟,促进血液循环,利于炎症消散。

(二)饮食与运动

给予高蛋白、高维生素、低脂肪食物,保证足量水分摄入。注意休息,适当运动,劳逸结合。

(三)用药护理

遵医嘱早期使用抗菌药,根据药物敏感试验选择合适的抗菌药,注意评估患者有无药物不良反应。

(四)心理护理

观察了解患者心理状况,给予必要的疾病有关的知识宣教,抚慰其紧张急躁情绪。

(五)健康教育

1.保持乳头和乳晕清洁

每次哺乳前后清洁乳头,保持局部干燥清洁。

2.纠正乳头内陷

妊娠期每天挤捏、提拉乳头。

3.养成良好的哺乳习惯

定时哺乳,每次哺乳时让婴儿吸净乳汁,如有淤积及时用吸乳器或手法按摩排出乳汁;培养婴儿不含乳头睡眠的习惯;注意婴儿口腔卫生,以及时治疗婴儿口腔炎症。

4.及时处理乳头破损

乳晕破损或皲裂时暂停哺乳,用吸乳器吸出乳汁哺乳婴儿;局部用温水清洁后涂以抗菌药软膏,待愈合后再行哺乳;症状严重时及时诊治。

五、护理效果评估

(1)患者的乳汁淤积情况有无改善,是否学会正确排出淤积乳汁的方法,是否坚持每天挤出已经淤积的乳汁,回乳措施是否产生效果,乳房胀痛有无逐渐减轻。

(2)患者乳房皮肤的红肿情况有无好转,乳房皮肤有无溃烂,乳房肿块有无消失或增大。

(3)患者应用抗生素后体温有无恢复正常,炎症有无消退,炎症有无进一步发展为脓肿。

(4)患者脓肿有无及时切开引流,伤口愈合情况是否良好。

(5)患者是否了解哺乳卫生和预防乳腺炎的知识,焦虑情绪是否改善。

(张　娟)

第二节 胃十二指肠损伤

一、概述

由于有肋弓保护且活动度较大,柔韧性较好,壁厚,钝挫伤时胃很少受累,只有胃膨胀时偶有发生胃损伤。上腹或下胸部的穿透伤则常导致胃损伤,多伴有肝、脾、横膈及胰等损伤。胃镜检查及吞入锐利异物或吞入酸、碱等腐蚀性毒物也可引起穿孔,但很少见。十二指肠损伤是由于上中腹部受到间接暴力或锐器的直接刺伤而引起的,缺乏典型的腹膜炎症状和体征,术前诊断困难,漏诊率高,多伴有腹部脏器合并伤,病死率高,术后并发症多,肠瘘发生率高。

二、护理评估

(一)健康史

详细询问患者、现场目击者或陪同人员,以了解受伤的时间地点、环境、受伤的原因,外力的特点、大小和作用方向,坠跌高度;了解受伤前后饮食及排便情况,受伤时的体位,有无防御,伤后意识状态、症状、急救措施、运送方式,既往疾病及手术史。

(二)临床表现

(1)胃损伤若未波及胃壁全层,可无明显症状。若全层破裂,由于胃酸有很强的化学刺激性,可立即出现剧痛及腹膜刺激征。当破裂口接近贲门或食管时,可因空气进入纵隔而呈胸壁下气肿。较大的穿透性胃损伤时,可自腹壁流出食物残渣、胆汁和气体。

(2)十二指肠破裂后,因有胃液、胆汁及胰液进入腹腔,早期即可发生急性弥漫性腹膜炎,有剧烈的刀割样持续性腹痛伴恶心、呕吐,腹部检查可见有板状腹、腹膜刺激征症状。

(三)辅助检查

(1)疑有胃损伤者,应置胃管,若自胃内吸出血性液或血性物者可确诊。

(2)腹腔穿刺术和腹腔灌洗术:腹腔穿刺抽出不凝血液、胆汁,灌洗吸出 10 mL 以上肉眼可辨的血性液体,即为阳性结果。

(3)X 线检查:腹部 X 线片可显示腹膜后组织积气、肾脏轮廓清晰、腰大肌阴影模糊不清等有助于腹膜后十二指肠损伤的诊断。

(4)CT 检查:可显示少量的腹膜后积气和渗至肠外的造影剂。

(四)治疗原则

抗休克和及时、正确的手术处理是治疗的两大关键。

(五)心理-社会评估

胃十二指肠外伤性损伤多数在意外情况下发生,患者出现突发外伤后易出现紧张、痛苦、悲哀、恐惧等心理变化,担心手术成功及疾病预后。

三、护理问题

(一)疼痛

疼痛与胃肠破裂、腹腔内积液、腹膜刺激征有关。

(二)组织灌注量不足

这与大量失血、失液,严重创伤,有效循环血量减少有关。

(三)焦虑或恐惧

这种情绪与经历意外及担心预后有关。

(四)潜在并发症

出血、感染、肠瘘、低血容量性休克。

四、护理目标

(1)患者疼痛减轻。

(2)患者血容量得以维持,各器官血供正常、功能完整。

(3)患者焦虑或恐惧减轻或消失。

(4)护士密切观察病情变化,如发现异常,以及时报告医师,并配合处理。

五、护理措施

(一)一般护理

(1)预防低血容量性休克:吸氧、保暖、建立静脉通道,遵医嘱输入温热生理盐水或乳酸盐林格液,抽血查全血细胞计数、血型和交叉配血。

(2)密切观察病情变化:每 15～30 分钟应评估患者情况。评估内容包括意识状态、生命体征、肠鸣音、尿量、氧饱和度、有无呕吐、肌紧张和反跳痛等。观察胃管内引流物颜色、性质及量,若引流出血性液体,提示有胃十二指肠破裂的可能。

(3)术前准备:胃十二指肠破裂大多需要手术处理,故患者入院后,在抢救休克的同时,尽快完成术前准备工作,如备皮、备血、插胃管及留置尿管、做好抗生素皮试等,一旦需要,可立即实施手术。

(二)心理护理

评估患者对损伤的情绪反应,鼓励他们说出自己内心的感受,帮助建立积极有效的应对措施。向患者介绍有关病情、损伤程度、手术方式及疾病预后,鼓励患者,告诉患者良好的心态、积极的配合有利于疾病早日康复。

(三)术后护理

1.体位

患者意识清楚、病情平稳,给予半坐卧位,有利于引流及呼吸。

2.禁食、胃肠减压

观察胃管内引流液颜色、性质及量,若引流出血性液体,提示有胃十二指肠再出血的可能。十二指肠创口缝合后,胃肠减压管置于十二指肠腔内,使胃液、肠液、胰液得到充分引流,一定要妥善固定,避免脱出。一旦脱出,要在医师的指导下重新置管。

3.严密监测生命体征

术后 15～30 分钟监测生命体征直至患者病情平稳。注意肾功能的改变,胃十二指肠损伤后,特别有出血性休克时,肾脏会受到一定的损害,尤其是严重腹部外伤伴有重度休克者,有发生急性肾功能障碍的危险,所以,术后应密切注意尿量,争取保持每小时尿量在 50 mL 以上。

4.补液和营养支持

根据医嘱,合理补充水、电解质和维生素,必要时输新鲜血、血浆,维持水、电解质、酸碱平衡。给予肠内、外营养支持,促进合成代谢,提高机体防御能力。继续应用有效抗生素,控制腹腔内感染。

5.术后并发症的观察和护理

(1)出血:如胃管内24小时内引流出新鲜血液大于300 mL,提示吻合口出血,要立即配合医师给予胃管内注入凝血酶粉、冰盐水洗胃等止血措施。

(2)肠瘘:患者术后持续低热或高热不退,腹腔引流管中引流出黄绿色或褐色渣样物,有恶臭或引流出大量气体,提示肠瘘发生,要配合医师进行腹腔双套管冲洗,并做好相应护理。

(四)健康教育

(1)讲解术后饮食注意事项,当患者胃肠功能恢复,一般3~5天后开始恢复饮食,由流质逐步恢复至半流质、普食,进食高蛋白、高能量、易消化饮食,增强抵抗力,促进愈合。

(2)行全胃切除或胃大部分切除术的患者,因胃肠吸收功能下降,要及时补充微量元素和维生素等营养素,预防贫血、腹泻等并发症。

(3)避免工作过于劳累,注意劳逸结合。讲明饮酒、抽烟对胃、十二指肠疾病的危害性。

(4)避免长期大量服用 NSAID,如布洛芬等,以免引起胃肠道黏膜损伤。

(张 娟)

第三节 胰 腺 癌

一、病因

胰腺癌的病因至今尚不完全清楚。各方面流行病学调查显示,有些因素与胰腺癌的发病相关,有些存在分歧。

(一)人口因素和地区分布

胰腺癌多见于西方工业化国家。

(二)家族和遗传因素

患以下6种遗传性疾病者胰腺癌的发病机会增多:遗传性非息肉症型直肠癌;家族性乳腺癌;Paget 病;共济失调-毛细血管扩张症;家族性非典型多发性痣-黑色素瘤综合征;遗传性胰腺炎。

(三)与其他疾病的关系

慢性胰腺炎、糖尿病、甲状腺肿瘤、其他良性内分泌瘤、囊性纤维变形等可能与胰腺癌的发病相关。

(四)生活和环境因素

无论男女,吸烟者胰腺癌发病率高于不吸烟者2~16倍。高能量、高蛋白、高脂肪摄入与胰腺癌相关。此外,高碳水化合物、肉类、高胆固醇、亚硝胺和高盐食品均属不利因素。饮食中的纤维素、维生素 C、水果、蔬菜都是预防胰腺癌的有利因素;不进食或少进食保藏食品,进食生、鲜、压力锅或微波炉制备的食品起保护作用。

二、病理分型

(一)胰腺癌部位分布

(1)胰头癌:占胰腺癌之 2/3 以上,常压迫和浸润导致胰管管腔狭窄或闭塞,远端易继发胰腺炎。

(2)胰体、胰尾部:约占胰腺癌之 1/4。胰体、胰尾部肿瘤体积较大,常由于浸润生长而致胰体、尾部周围有严重的癌性腹膜炎。

(3)全胰癌:约占胰腺癌之 1/20。

(二)组织学分类

(1)导管细胞癌:最常见,约占 90%。

(2)胰泡细胞癌。

(3)少见类型胰腺癌:多形性癌、腺鳞癌、黏液癌、大嗜酸性粒细胞癌及胰腺囊-实性肿瘤等。

三、临床表现

(一)腹痛

腹痛是最常见的临床症状,近半数为首发症状。在胰腺癌的整个病程中,几乎所有病例都有不同性质和不同程度的疼痛出现。

(二)黄疸

梗阻性黄疸是胰腺癌的另一重要症状,是胰头癌的主要症状和体征,由癌肿侵及胆总管所致。

(三)消化道症状

由于胰液和胆汁排出受阻,患者常有食欲缺乏、上腹饱胀、消化不良、便秘或腹泻。上腹部不适多为上腹闷堵感觉,食后饱胀。10%～30%患者以此为首发症状。

(四)消瘦

体重减轻也是胰腺癌的常见症状。其特征是发展速度快,发病后短期内即出现明显消瘦,短期内体重减轻 10 kg 甚至更多。可能是胰腺癌及癌旁胰岛细胞因子干扰糖原代谢,引起胰岛素抵抗,使机体不能有效利用葡萄糖而致消瘦。

(五)发热

至少有 10%胰腺癌患者病程中有发热出现,表现为低热、高热、间歇热或不规则发热等,可伴有畏寒,黄疸也随之加深,易被误诊为胆石症。

(六)血栓性静脉炎

中晚期胰体、胰尾部癌患者可并发下肢游走性或多发性血栓性静脉炎,表现为局部红、肿、热、痛等并可扪及条索状硬块;偶可发生门静脉血栓性静脉炎,出现门静脉高压。

(七)症状性糖尿病

部分胰腺癌患者可在上述症状出现之前发生症状性糖尿病,也可能原已控制的糖尿病无特殊原因突然加重。

(八)精神症状

部分患者可出现焦虑、抑郁、失眠、急躁及个性改变等精神症状。

四、诊断

(一)实验室检查

肿瘤标志物检测包括 CEA、CA19-9、CA724、CA50 等。CEA 胰腺癌阳性率 $83\%\sim92\%$，术后 CEA 升高提示复发；CA19-9 对胰腺癌具有高度敏感性和特异性，应用免疫过氧化酶法检测 CA19-9，胰腺癌准确率高达 86%。大多数浸润型胰腺癌可检测到 K-ras 基因突变。Ras 基因的突变激活可引起血管内皮生长因子(VEGF)表达上调。约 73% 的胰腺癌患者发现 $P53$ 基因突变。

(二)影像学检查

(1)逆行胰胆管造影(ERCP)：将内镜插至十二指肠降段，在乳头部经内镜活检孔道插入造影导管，并进入乳头开口部、胆管和胰管内，注入对比剂，使胰管、胆管同时或先后显影，称为 ERCP。胰头癌 ERCP 的诊断准确率可高达 95%。通过 ERCP 收集胰液做脱落细胞学检查，对胰腺癌的阳性诊断率可达 75%。

(2)血管造影检查：胰腺血管造影的适应证为确定胰腺内分泌肿瘤的位置，判断有无浸润、胰腺癌手术切除可能性等。

(3)胰腺 CT 检查：CT 目前仍是检测胰腺癌及做肿瘤分期的最常用方法，其检出肿瘤的阳性预测值可超过 90%；在判定肿瘤不能切除时，阳性率 100%。

(4)胰腺 MRI 检查：磁共振胰胆管成像(MRCP)是今年迅速发展起来的技术。

(5)超声成像：彩色超声血流具有无创、价廉、无须对比剂等优点，可单独判断和量化肿瘤的心血管化程度，肿瘤侵犯血管的情况及血管性疾病。

五、治疗

胰腺癌恶性程度高，局部发展快，转移早，治疗效果不佳。

(一)手术治疗

手术是胰腺癌获得根治的唯一机会，只有 10% 的胰腺癌患者获得手术的机会。能被切除的胰腺癌：肿瘤可被完全切除，而无癌组织残留；肿瘤未侵及重要邻近器官；无血源性或远处淋巴结转移。

(二)放射治疗

对于手术不能切除病例，采用放射治疗＋化学治疗可以提高胰腺癌的疗效，明显延长患者生存期。单纯放射治疗者中位生存期明显低于放化学治疗结合患者。

(三)化学治疗

全身化学治疗可作为胰腺癌的辅助治疗，也可作为局部晚期不能切除或有转移病变胰腺癌的主要治疗。可作为胰腺癌的新辅助治疗，也可作为术后复发的姑息治疗。常见化学治疗药物有氟尿嘧啶、吉西他滨、奥沙利铂、顺铂、伊立替康。

吉西他滨 $1\,000\,mg/m^2$，静脉滴注超过 30 分钟，3 周内每周 1 次，连续 3 次，然后休息 1 周为一周期。对于不能切除的转移性胰腺癌，单药吉西他滨是标准治疗。含吉西他滨的联合化放射治疗可用于局部晚期不能切除的胰腺癌患者，也可作为辅助治疗。吉西他滨两药联合可选择 GP(吉西他滨＋顺铂)、GEME(吉西他滨＋厄洛替尼 3 周方案)、GC(吉西他滨＋卡培他滨)等。奥沙利铂联合氟尿嘧啶可作为二线治疗。

(四)靶向治疗

胰腺癌的生物靶向治疗逐渐引起重视。有研究显示特罗凯联合吉西他滨治疗使胰腺癌中位生存期延长。

(五)晚期胰腺癌的解救治疗

有梗阻及黄疸者可采用放置支架、激光手术、光动力治疗、放射治疗等迅速退黄;严重疼痛可联合放射治疗与吗啡类药物止痛,必要时给予神经毁损性治疗;肿瘤活动性出血可考虑姑息性手术或放射治疗;对于营养不良者及时给予肠道或肠道外营养。

胰腺癌由于诊断困难、病变进展迅速及缺乏有效的根治手段,诊断后仅 1%～4% 的患者能够活到 5 年(2005 年 UICC)。临床特点为病程短、进展快、病死率高,中位生存期为 6 个月左右,被称为"癌中之王"。

六、护理

(一)术前护理

1.心理护理

评估患者焦虑程度及造成其焦虑、恐惧的原因;鼓励患者说出不安的想法和感受;及时向患者列举同类手术后康复的病例,鼓励同类手术患者间互相访视;同时加强与家属及其社会支持系统的沟通和联系,使患者获得情感上的支持。

2.饮食护理

了解患者喜欢的饮食和饮食习惯,与营养师制定患者食谱。指导患者进食高蛋白、高糖、低脂、富含维生素、易消化的食物,如瘦肉、鸡蛋、鱼、豆类等,对于有摄入障碍的患者,按医嘱合理安排补液,补充营养物质,纠正水、电解质、酸碱失衡等。

3.按医嘱用药

输注清蛋白、氨基酸、新鲜血、血小板等,纠正低蛋白血症、贫血、凝血机制障碍等。

4.疼痛护理

70%～90% 胰腺癌患者具有疼痛症状,应为患者创造安静的环境,协助取舒适的卧位,减少压迫引起的疼痛,还可以运用音乐转移注意力、按摩、热敷等疗法减少患者的痛苦,对仍不能缓减的患者可以按三级药物疗法方案,对患者使用镇痛药进行止痛。对于因压迫胰管及胆总管引起的疼痛可通过介入放置支架解除梗阻达到镇痛的目的。

5.皮肤护理

保持床单的整洁和舒适。对于黄疸的患者每天用温水擦浴 1～2 次,擦浴后涂止痒剂(炉甘石洗剂),并静脉补充维生素 K。出现瘙痒时,可用手拍打,切忌用手抓;瘙痒部位尽量不用肥皂等清洁剂清洁;瘙痒难忍影响睡眠者,按医嘱予以镇静催眠药物。

6.肠道准备

术前 3 天进食半流质食物,术前第 2 天进食流质饮食,手术前 1 天禁食,并行肠道准备,如灌肠、口服肠道抗菌药物(甲硝唑、新霉素)。

7.术前宣教

介绍术前检查的必要性和重要性,指导患者正确的配合。向患者和家属讲解手术方式、过程及效果。教会患者正确的咳嗽和床上排便的方法,为术后做准备。

（二）术后护理

1.密切监测生命体征

观察患者的神志，每30～60分钟测量生命体征1次，平稳后改为2～4小时监测1次，并做好记录。

2.保暖

因术中暴露的时间长，术中大量的输液，以及麻醉药物的使用，患者往往体温过低，可在患者回病房之前准备好电热毯帮助患者保暖，尽量少用热水袋，防止烫伤。

3.观察腹部伤口

观察腹部伤口有无渗血，如有渗血应及时通知医师更换敷料，并准确地做好记录。

4.保持各种管道的通畅

妥善固定各种管道，防止扭曲、折叠、滑脱，每1～2小时挤捏1次。观察引流物的颜色、量和性状。如为大量血性的液体，考虑为出血，应通知医师；如引流物中含有胃肠液、胆汁或胰液，考虑瘘的可能；如引流的液体混浊或有脓性液体，则可能继发感染。

5.疼痛护理

评估患者疼痛的程度，向患者解释术后疼痛的原因，协助患者取舒适体位，必要时使用镇痛剂，并记录用药后的效果。

6.纠正水、电解质失衡，监测血糖

对于不能进食的患者应使用TPN，当患者情况好转后可从TPN过渡到EN。全胰切除后的患者，由于胰腺外分泌功能受到影响，应根据胰腺功能每天给予消化酶。

7.并发症的观察和护理

（1）出血：术后24～48小时内的出血常因术中止血不彻底，或者是凝血功能异常引起。腹腔的严重感染、胰液腐蚀血管引起的出血发生在手术后1～2周，甚至更晚；手术创伤、胃潴留、胃黏膜屏障受损可导致胃黏膜糜烂引起的上消化道大出血一般在术后3～7天。如患者出现神志的改变、面色苍白、四肢湿冷、脉数、血压下降、呕血、黑便、腹痛等，胃管或是腹腔引流管内出现大量的血性液体，应马上通知医师查明原因，按大出血的患者进行处理，如是严重感染所引起应积极控制感染。补充凝血因子，必要时行介入治疗。

（2）胰瘘：可致腹腔感染和腹内腐蚀性出血，危害大，是术后死亡的主要原因之一。表现为腹痛、发热、胰肠吻合口附近的引流液多，液体无黏性，色浅淡，引流液淀粉酶水平增高。胰瘘一经证实要积极进行治疗。关键是采取有效的引流措施，在营养支持和抗感染措施下，大多数的胰瘘在2～4周可自行愈合。对于胰瘘对皮肤的腐蚀，可以使用氧化锌软膏对皮肤进行保护。对于迁延不愈的患者应做好心理护理，鼓励患者树立战胜疾病的信心。做窦道加压造影，了解窦道的行径、解剖，是否还有残腔存在，是否与其他的脏器相通。并使用生长抑制剂减少胰液量，必要时使用手术治疗。

（3）胆瘘：多发生于术后5～7天，表现为腹痛、发热、T管引流液突然减少，沿腹腔引流管或伤口溢出大量胆汁样的液体，每天数百毫升至1 000 mL以上。术后应保持T管的引流通畅。每天观察并记录引流量。

（4）腹腔脓肿：术后发生率为4%～10%，引流不畅而导致积液，继发感染，形成脓肿。表现为畏寒、高热、腹胀、胃肠蠕动障碍、白细胞计数增高等。术后应保持引流管引流通畅，每1～2小时挤捏引流管1次。病情稳定后指导患者取半卧位以利引流。出现上述所描述的症状行B超或CT

检查诊断定位。可在 B 超引导下行脓腔的穿刺置管引流术,并留取引流液做细菌培养,指导使用抗生素。

(5)胃排空延迟:多见于 PPPD 术式,该手术术后发生胃排空障碍的约占 50%。主要表现为上腹饱胀、钝痛、呕吐等,应给予禁食、持续胃肠减压、高渗盐水洗胃、肠外营养支持,可用小剂量红霉素静脉缓慢滴注,有利于促进胃肠功能恢复。对于长时间留置胃管的患者应严格记录出入量,定时检查血电解质水平,并做好口腔护理。

(三)健康指导

(1)年龄在 40 岁以上,短期内出现持续性上腹部疼痛、腹胀、食欲减退、消瘦等症状时,应注意对胰腺做进一步检查。

(2)饮食宜少量多餐。

(3)告知患者出现进行性消瘦、贫血、乏力、发热等症状,以及时就诊。

(张　娟)

第四节　脾　破　裂

一、概述

脾脏是一个血供丰富而质脆的实质性器官,脾脏是腹部脏器中最容易受损伤的器官,发生率占各种腹部损伤的 40% 左右。它被与其包膜相连的诸韧带固定在左上腹的后方,尽管有下胸壁、腹壁和膈肌的保护,但外伤暴力很容易使其破裂引起内出血,以真性破裂多见,约占 85%。根据不同的病因,脾破裂分成两大类。①外伤性破裂:占绝大多数,都有明确的外伤史,裂伤部位以脾脏的外侧凸面为多,也可在内侧脾门处,主要取决于暴力作用的方向和部位。②自发性破裂:极少见,且主要发生在病理性肿大(门静脉高压症、血吸虫病、淋巴瘤等)的脾脏。如仔细追询病史,多数仍有一定的诱因,如剧烈咳嗽、打喷嚏或突然改变体位等。

二、护理评估

(一)健康史

了解患者腹部损伤的时间、地点及致伤源、伤情、就诊前的急救措施、受伤至就诊之间的病情变化,如果患者神志不清,应询问目击人员。患者一般有上腹火器伤、锐器伤或交通事故、工伤等外伤史或病理性(门静脉高压症、血吸虫病、淋巴瘤等)的脾脏肿大病史。

(二)临床表现

脾破裂的临床表现以内出血及腹膜刺激征为特征,并常与出血量和出血速度密切相关。出血量大而速度快的很快就出现低血容量性休克,伤情十分危急;出血量少而慢者症状轻微,除左上腹轻度疼痛外,无其他明显体征,不易诊断。随着时间的推移,出血量越来越大,才出现休克前期的表现,继而发生休克。由于血液对腹膜的刺激而有腹痛,起始在左上腹,慢慢涉及全腹,但仍以左上腹最为明显,同时有腹部压痛、反跳痛和腹肌紧张。

(三)诊断及辅助检查

创伤性脾破裂的诊断主要依赖:①损伤病史或病理性脾脏肿大病史。②临床有内出血的表现。③腹腔诊断性穿刺抽出不凝固血液。④对诊断确有困难、伤情允许的病例,采用腹腔灌洗、B超检查、核素扫描、CT检查或选择性腹腔动脉造影等帮助明确诊断。B超是一种常用检查,可明确脾脏破裂程度。⑤实验室检查发现红细胞、血红蛋白和血细胞比容进行性降低,提示有内出血。

(四)治疗原则

随着对脾功能认识的深化,在坚持"抢救生命第一,保留脾脏第二"的原则下,尽量保留脾脏的原则已被绝大多数外科医师接受。彻底查明伤情后尽可能保留脾脏,方法有生物胶黏合止血、物理凝固止血、单纯缝合修补、部分脾切除等,必要时行全脾切除术。

(五)心理-社会评估

导致脾破裂的原因均是意外,患者痛苦大、病情重,且在创伤、失血之后,处于紧张状态,患者常有恐惧、急躁、焦虑,甚至绝望,又担心手术能否成功,对手术产生恐惧心理。

三、护理问题

(一)体液不足

这与损伤致腹腔内出血、失血有关。

(二)组织灌注量减少

这与导致休克的因素依然存在有关。

(三)疼痛

这与脾部分破裂、腹腔内积血有关。

(四)焦虑或恐惧

这与意外创伤的刺激、出血及担心预后有关。

(五)潜在并发症

出血。

四、护理目标

(1)患者体液平衡能得到维持,不发生失血性休克。

(2)患者神志清楚,四肢温暖、红润,生命体征平稳。

(3)患者腹痛缓解。

(4)患者焦虑或恐惧程度缓解。

(5)护士要密切观察病情变化,如发现异常,以及时报告医师,并配合处理。

五、护理措施

(一)一般护理

1.严密观察监护患者病情变化

把患者的脉率、血压、神志、氧饱和度(SaO_2)及腹部体征作为常规监测项目,建立治疗时的数据,为动态监测患者生命体征提供依据。

2.补充血容量

建立两条静脉通路,快速输入平衡盐液及血浆或代用品,扩充血容量,维持水、电解质及酸碱平衡,改善休克状态。

3.保持呼吸道通畅

及时吸氧,改善因失血而导致的机体缺氧状态,改善有效通气量,并注意清除口腔中异物、义齿,防止误吸,保持呼吸道通畅。

4.密切观察患者尿量变化

怀疑脾破裂患者应常规留置导尿管,观察单位时间的尿量,如尿量>30 mL/h,说明患者休克已纠正或处于代偿期。如尿量<30 mL/h甚至无尿,则提示患者已进入休克或肾衰竭期。

5.术前准备

观察中如发现继续出血(48小时内出血超过1 200 mL)或有其他脏器损伤,应立即做好药物皮试、备血、腹部常规备皮等手术前准备。

(二)心理护理

对患者要耐心做好心理安抚,让患者知道手术的目的、意义及手术效果,消除紧张恐惧心理,还要尽快通知家属并取得其同意和配合,使患者和家属都有充分的思想准备,积极主动配合抢救和治疗。

(三)术后护理

1.体位

术后应去枕平卧,头偏向一侧,防止呕吐物吸入气管,如清醒后血压平稳,病情允许可采取半卧位,以利于腹腔引流。患者不得过早起床活动。一般需卧床休息10～14天。以B超或CT检查为依据,观察脾脏愈合程度,确定能否起床活动。

2.密切观察生命体征变化

按时测血压、脉搏、呼吸、体温,观察再出血倾向。部分脾切除患者,体温持续在38～40 ℃2～3周,化验检查白细胞计数不高,称为"脾热"。对"脾热"的患者,按高热护理及时给予物理降温,并补充水和电解质。

3.管道护理

保持大静脉留置管输液通畅,保持无菌,定期消毒。保持胃管、导尿管及腹腔引流管通畅,妥善固定,防止脱落,注意引流物的量及性状的变化。若引流管引流出大量的新鲜血性液体,提示活动性出血,以及时报告医师处理。

4.改善机体状况,给予营养支持

术后保证患者有足够的休息和睡眠,禁食期间补充水、电解质,避免酸碱平衡失调,肠功能恢复后方可进食。应给予高热量、高蛋白、高维生素饮食,静脉滴注复方氨基酸、血浆等,保证机体需要,促进伤口愈合,减少并发症。

(四)健康教育

(1)患者住院2～3周后出院,出院时复查CT或B超,嘱患者每月复查1次,直至脾损伤愈合,脾脏恢复原形态。

(2)嘱患者若出现头晕、口干、腹痛等不适,均应停止活动并平卧,以及时到医院检查治疗。

(3)继续注意休息,脾损伤未愈合前避免体力劳动,避免剧烈运动,如弯腰、下蹲、骑摩托车等。注意保护腹部,避免外力冲撞。

（4）避免增加腹压，保持排便通畅，避免剧烈咳嗽。

（5）脾切除术后，患者免疫力低下，注意保暖，预防感冒，避免进入拥挤的公共场所。坚持锻炼身体，提高机体免疫力。

（魏秀艳）

第五节 腹 外 疝

一、概述

（一）概念

体内某个脏器或组织离开其正常解剖部位，通过先天或后天形成的薄弱点、缺损或孔隙进入另一部位，成为疝。疝多发生于腹部，腹部疝分为腹内疝和腹外疝。腹内疝是由脏器或组织进入腹腔内的间隙囊内形成，如网膜孔疝。腹外疝是腹腔内的脏器或组织连同壁腹膜，经腹壁薄弱点或孔隙，向体表突出所形成。常见的有腹股沟疝、股疝、脐疝、切口疝等。临床上以腹外疝多见。

（二）相关病理生理

典型的腹外疝由疝环、疝囊、疝内容物和疝外被盖等组成。

1.疝环

疝环也称为疝门，是疝突出体表的门户，也是腹壁薄弱点或缺损所在。各类疝多以疝门而命名，如腹股沟疝、股疝、脐疝、切口疝等。

2.疝囊

疝囊是壁腹膜经疝门向外突出形成的囊袋。一般分为疝囊颈、疝囊体、疝囊底三部分。疝囊颈是疝囊与腹腔的连接部，其位置相当于疝环，常是疝囊比较狭窄的部分，也是疝内容物脱出和回纳的必经之处，因疝内容物进出反复摩擦刺激易产生瘢痕而增厚，若疝囊颈狭小易使疝内容物在此处受到嵌闭和狭窄，如股疝和脐疝等。

3.疝内容物

疝内容物是进入疝囊的腹内脏器和组织，以小肠多见，大网膜次之。比较少见的还可有盲肠、阑尾、乙状结肠、横结肠、膀胱等。卵巢及输卵管进入则罕见。

4.疝外被盖

疝外被盖是指疝囊以外的腹壁各层组织，一般为筋膜、皮下组织及皮肤。

（三）病因和诱因

1.基本病因

腹壁强度降低是腹外疝发病的基本病因。腹壁强度降低有先天性和后天性两种情况。

（1）先天性因素：最常见的是在胚胎发育过程中某些组织穿过腹壁的部位，如精索或子宫圆韧带穿过腹股沟管、腹内股动静脉穿过股管、脐血管穿过脐环等处；其他如腹白线发育不全等。

（2）后天性因素：见于手术切口愈合不良、外伤、感染造成的腹壁缺损，腹壁神经损伤、年老、久病、肥胖等所致肌萎缩等。

227

2.诱发因素

腹内压力增高易诱发腹外疝的发生。引起腹内压力增高的常见原因有慢性咳嗽、慢性便秘、排尿困难(如前列腺增生症、膀胱结石)、腹水、妊娠、搬运重物、婴儿经常啼哭等。正常人因腹壁压力强度正常,虽时有腹内压增高的情况,但不致发生疝。

(四)临床表现

腹外疝有易复性、难复性、嵌顿性和绞窄性等临床类型,其临床表现各异。

1.易复性疝

最常见,疝内容物很容易回纳入腹腔,称为易复性疝。在患者站立、行走、咳嗽等导致腹内压增高时肿块突出,平卧、休息或用手将疝内容物向腹腔推送时可回纳入腹腔。除疝块巨大者可有行走不便和下坠感,或伴腹部隐痛外,一般无不适。

2.难复性疝

疝内容物不能或不能完全回纳入腹腔内,但并不引起严重症状者,称为难复性疝。此类疝内容物大多数为大网膜,滑动性疝也属难复性疝的一种。患者常有轻微不适、坠胀、便秘或腹痛等。

3.嵌顿性疝

疝环较小而腹内压突然增高时,较多的疝内容物强行扩张疝环挤入疝囊,随后由于疝囊颈的弹性回缩,使疝内容物不能回纳,称为嵌顿性疝。此时疝内容物尚未发生血运障碍。多发生于股疝、腹股沟斜疝等。患者可有腹部或包块部疼痛,若嵌顿为肠管可有腹痛、恶心呕吐、肛门停止排便排气等。

4.绞窄性疝

嵌顿若不能及时解除,嵌闭的疝内容物持续受压,出现血液回流受阻而充血、水肿、渗出,并逐渐影响动脉血供,成为绞窄性疝。发生绞窄后,包块局部出现红、肿、痛、热,甚至形成脓肿,全身有畏寒、发热、脱水、腹膜炎、休克等症状。

(五)辅助检查

1.透光试验

用透光试验检查肿块,因疝块不透光,故腹股沟斜疝呈阴性,而鞘膜积液多为透光(阳性),可以此鉴别。但幼儿的疝块,因组织菲薄,常能透光,勿与鞘膜积液混淆。

2.实验室检查

疝内容物继发感染时,血常规检查提示白细胞和中性粒细胞比例升高;粪便检查显示潜血试验阳性或见白细胞。

3.影像学检查

疝嵌顿或绞窄时 X 线检查可见肠梗阻征象。

(六)治疗原则

除少数特殊情况外,腹股沟疝一般均应尽快施行手术治疗。腹股沟疝早期手术效果好、复发率低;若历时过久,疝块逐渐增大后,加重腹壁的损伤而影响劳动力,也使术后复发率增高;而斜疝又常可发生嵌顿或绞窄而威胁患者的生命。股疝因极易嵌顿、绞窄,确诊后应及时手术治疗。对于嵌顿性或绞窄性股疝,则应紧急手术。

1.非手术治疗

(1)棉线束带法或绷带压深环法:适用于 1 岁以下婴幼儿。因为婴幼儿腹肌可随躯体生长逐渐强壮,疝有自行消失的可能。可采用棉线束带或绷带压住腹股沟深环,防止疝块突出。

（2）医用疝带的使用：此方法适用于年老体弱或伴有其他严重疾病而禁忌手术者，可用疝带压迫阻止疝内容物外突。但长期使用疝带可使疝囊颈增厚，增加疝嵌顿的发病率，易与疝内容物粘连，形成难复性疝和嵌顿性疝。

（3）嵌顿性疝的复位：复位方法是将患者取头低足高位，注射吗啡或哌替啶以止痛、镇静并放松腹肌，后用手持续缓慢地将疝块推向腹腔，同时用左手轻轻按摩浅环和深环以协助疝内容物回纳。复位方法应轻柔，切忌粗暴，以防损伤肠管，手法复位后必须严密观察腹部体征，若有腹膜炎或肠梗阻的表现，应尽早手术探查。

2.手术治疗

手术是治疗腹外疝的有效方法，但术前必须处理慢性咳嗽、便秘、排尿困难、腹水、妊娠等腹内压增高因素，以免术后复发。常用的手术方式有以下几种。

（1）疝囊高位结扎术：暴露疝囊颈，予以高位结扎或是贯穿缝合，然后切去疝囊。单纯性疝囊高位结扎适用于婴幼儿或儿童，以及绞窄性斜疝因肠坏死而局部严重感染者。

（2）无张力疝修补术：将疝囊内翻入腹腔，无须高位结扎，而用合成纤维网片填充疝环的缺损，再用一个合成纤维片缝合于后壁，替代传统的张力缝合。传统的疝修补术是将不同层次的组织强行缝合在一起，可引起较大张力，局部有牵拉感、疼痛，不利于愈合。现代疝手术强调在无张力情况下，利用人工高分子修补材料进行缝合修补，具有创伤小、术后疼痛轻、无须制动、复发率低等优点。

（3）经腹腔镜疝修补术：其基本原理是从腹腔内部用网片加强腹壁缺损或用钉（缝线）使内环缩小，可同时检查双侧腹股沟疝和股疝，有助于发现亚临床的对侧疝并同时予以修补。该术式具有创伤小、痛苦少、恢复快、美观等特点，但对技术设备要求高，需全身麻醉，手术费用高，目前临床应用较少。

（4）嵌顿疝和绞窄性疝的手术处理：手术处理嵌顿或绞窄性疝时，关键在于准确判断肠管活力。若肠管坏死，应行肠切除术，不做疝修补，以防感染使修补失败；若嵌顿的肠襻较多，应警惕有无逆行性嵌顿，术中必须把腹腔内有关肠管牵出检查，以防隐匿于腹腔内坏死的中间肠襻被遗漏。

二、护理评估

（一）一般评估

1.生命体征（T、P、R、BP）

发生感染时可出现发热、脉搏细速、血压下降等征象。

2.患者主诉

突出于腹腔的疝块是否可回纳，有无压痛和坠胀感，有无肠梗阻和腹膜刺激征等。

3.相关记录

疝块的部位、大小、质地等；有无腹内压增高的因素等。

（二）身体评估

（1）视诊：腹壁有无肿块。

（2）触诊：疝块的部位、大小、质地、有无压痛，能否回纳，有无压痛、反跳痛、腹肌紧张等腹膜刺激征。

（3）叩诊：无特殊。

（4）听诊：无特殊。

（三）心理-社会评估

了解患者有无因疝块长期反复突出影响工作和生活并感到焦虑不安,对手术治疗有无思想顾虑。了解家庭经济承受能力,患者及家属对预防腹内压升高等相关知识的掌握程度。

（四）辅助检查阳性结果评估

了解阴囊透光试验是否阳性,血常规检查有无白细胞计数及中性粒细胞比例的升高,粪便潜血试验是否阳性等,腹部 X 线检查有无肠梗阻等。

（五）治疗效果的评估

1.非手术治疗评估要点

（1）有无病情变化：观察患者疼痛性状及病情有无变化,若出现明显腹痛,伴疝块突然增大、发硬且触痛明显,不能回纳腹腔,应高度警惕嵌顿疝发生的可能。

（2）有无引起腹内压升高的因素：患者是否戒烟,是否注意保暖防感冒,有无慢性咳嗽、腹水、便秘、排尿困难、妊娠等引起腹内压增高的因素。

（3）棉线束带或绷带压深环的患者：注意观察局部皮肤的血运情况;棉束带是否过松或过紧,过松达不到治疗作用,过紧则使患儿感到不适而哭闹;束带被粪尿污染等应及时更换,防止发生皮炎。

（4）使用医用疝带的患者：患者是否正确佩戴疝带,以防因疝带压迫错位而起不到效果;长期戴疝带的患者是否因疝带压迫有不舒适感而产生厌烦情绪,应详细说明戴疝带的作用,使其能配合治疗。

（5）行手法复位的患者：手法复位后 24 小时内严密观察患者的生命体征,尤其脉搏、血压的变化,注意观察腹部情况,注意有无腹膜炎或肠梗阻的表现。

2.手术治疗评估要点

（1）有无引起腹内压升高的因素：患者是否注意保暖防感冒,是否保持大小便通畅,有无慢性咳嗽、便秘、尿潴留等引起腹内压增高的因素。

（2）术中有无损伤肠管或膀胱：患者有急性腹膜炎或排尿困难、血尿、尿外渗等表现,应怀疑术中可能有肠管或膀胱损伤。

（3）局部切口的愈合情况：注意观察有无伤口渗血;有无发生切口感染,注意观察体温和脉搏的变化,切口有无红、肿、疼痛,阴囊部有无出血、血肿。术后 48 小时后,患者如仍有发热,并有切口处疼痛,则可能为切口感染。

（4）有无发生阴囊血肿：注意观察阴囊部有无水肿、出血、血肿。术后 24 小时内,阴囊肿胀,呈暗紫色,穿刺有陈旧血液,则可能为阴囊血肿。

三、主要护理诊断（问题）

（一）疼痛

与疝块嵌顿或绞窄、手术创伤有关。

（二）知识缺乏

与缺乏腹外疝成因、预防腹内压增高及促进术后康复的知识有关。

（三）有感染的危险

与手术、术中使用人工合成材料有关。

(四)潜在并发症

(1)切口感染:与术中无菌操作不严,止血不彻底,或全身抵抗力弱等有关。

(2)阴囊水肿:与阴囊比较松弛、位置低,容易引起渗血、渗液的积聚有关。

四、护理措施

(一)休息与活动

术后当天取平卧位,膝下垫一软枕,使髋关节微屈,以降低腹股沟区切口张力和减少腹腔内压力,利于切口愈合和减轻切口疼痛,次日可改为半卧位。术后卧床期间鼓励床上翻身及活动肢体。传统疝修补术后3～5天患者可离床活动,采用无张力疝修补术的患者一般术后次日即可下床活动,年老体弱、复发性疝、绞窄性疝、巨大疝等患者可适当推迟下床活动的时间。

(二)饮食护理

术后6～12小时,若无恶心、呕吐,可进流食,次日可进软食或普食,应多食粗纤维食物,利于排便。行肠切除、肠吻合术者应待肠功能恢复后方可进食。

(三)避免腹内压增高

术后注意保暖,防止受凉、咳嗽,若有咳嗽,教患者用手掌按压伤口处后再咳嗽。保持大小便通畅,以及时处理便秘,避免用力排便。术后有尿潴留者应及时处理。

(四)预防阴囊水肿

术后可用丁字带托起阴囊,防止渗血、渗液积聚阴囊。

(五)预防切口感染

术后切口一般不需加沙袋压迫,有切口血肿时应予适当加压。术后遵医嘱使用抗菌药物,并注意保持伤口敷料干燥、清洁,不被粪尿污染,发现敷料脱落或污染应及时更换。

(六)健康教育

1.活动指导

患者出院后生活要规律,避免过度紧张和劳累,应逐渐增加活动量,3个月内应避免重体力劳动或提举重物等。

2.饮食指导

调整饮食习惯,多饮水,多进食高纤维食物,养成定时大便习惯,保持排便通畅。

3.防止复发

减少和消除引起腹外疝复发的因素,并注意避免增加腹内压的动作,如剧烈咳嗽、用力排便等。防止感冒,若有咳嗽应尽早治疗。

4.定期随访

若疝复发,应及早诊治。

五、护理效果评估

(1)患者自述疼痛减轻,舒适感增强。

(2)患者能正确描述形成腹外疝的原因,预防腹内压升高及促进术后康复的有关知识。

(3)患者伤口愈合良好,使用人工合成材料无排斥、感染现象。

(4)患者未发生阴囊水肿、切口感染;若发生,得到及时发现和处理。

(魏秀艳)

第六节　肠　梗　阻

肠腔内容物不能正常运行或通过肠道发生障碍时,称为肠梗阻,是外科常见的急腹症之一。

一、病因和分类

(一)按梗阻发生的原因分类

(1)机械性肠梗阻:最常见,是由各种原因引起的肠腔变窄、肠内容物通过障碍。主要原因:①肠腔堵塞,如寄生虫、粪块、异物等;②肠管受压,如粘连带压迫、肠扭转、嵌顿性疝等;③肠壁病变,如先天性肠道闭锁、狭窄、肿瘤等。

(2)动力性肠梗阻:较机械性肠梗阻少见。肠管本身无病变,梗阻原因是神经反射和毒素刺激引起肠壁功能紊乱,致肠内容物不能正常运行。可分为:①麻痹性肠梗阻,常见于急性弥漫性腹膜炎、腹部大手术、腹膜后血肿或感染等;②痉挛性肠梗阻,由于肠壁肌肉异常收缩所致,常见于急性肠炎或慢性铅中毒。

(3)血运性肠梗阻:较少见。由于肠系膜血管栓塞或血栓形成,使肠管血运障碍,继而发生肠麻痹,肠内容物不能通过。

(二)按肠管血运有无障碍分类

(1)单纯性肠梗阻:无肠管血运障碍。

(2)绞窄性肠梗阻:有肠管血运障碍。

(三)按梗阻发生的部位分类

高位性肠梗阻(空肠上段)和低位性肠梗阻(回肠末段和结肠)。

(四)按梗阻的程度分类

完全性肠梗阻(肠内容物完全不能通过)和不完全性肠梗阻(肠内容物部分可通过)。

(五)按梗阻病情的缓急分类

急性肠梗阻和慢性肠梗阻。

二、病理生理

(一)肠管局部的病理生理变化

(1)肠蠕动增强:单纯性机械性肠梗阻,梗阻以上的肠蠕动增强,以克服肠内容物通过的障碍。

(2)肠管膨胀:肠腔内积气、积液所致。

(3)肠壁充血水肿、血运障碍,严重时可导致坏死和穿孔。

(二)全身性病理生理变化

(1)体液丢失和电解质、酸碱平衡失调。

(2)全身性感染和毒血症,甚至发生感染中毒性休克。

(3)呼吸和循环功能障碍。

三、临床表现

(一)症状

1.腹痛

单纯性机械性肠梗阻的特点是阵发性腹部绞痛;绞窄性肠梗阻表现为持续性剧烈腹痛伴阵发性加剧;麻痹性肠梗阻呈持续性胀痛。

2.呕吐

早期常为反射性,呕吐胃内容物,随后因梗阻部位不同,呕吐的性质各异。高位肠梗阻呕吐出现早且频繁,呕吐物主要为胃液、十二指肠液、胆汁;低位肠梗阻呕吐出现晚,呕吐物常为粪样物,若呕吐物为血性或棕褐色,常提示肠管有血运障碍;麻痹性肠梗阻呕吐多为溢出性。

3.腹胀

高位肠梗阻,腹胀不明显;低位肠梗阻及麻痹性肠梗阻则腹胀明显。

4.停止肛门排气排便

完全性肠梗阻时,患者多停止排气、排便,但在梗阻早期,梗阻以下肠管内尚存的气体或粪便仍可排出。

(二)体征

1.腹部

(1)视诊:单纯性机械性肠梗阻可见腹胀、肠型和异常蠕动波,肠扭转时腹胀多不对称。

(2)触诊:单纯性肠梗阻可有轻度压痛但无腹膜刺激征,绞窄性肠梗阻可有固定压痛和腹膜刺激征。

(3)叩诊:绞窄性肠梗阻时腹腔有渗液,可有移动性浊音。

(4)听诊:机械性肠梗阻肠鸣音亢进,可闻及气过水声或金属音,麻痹性肠梗阻肠鸣音减弱或消失。

2.全身

单纯性肠梗阻早期多无明显全身性改变,梗阻晚期可有口唇干燥、眼窝凹陷、皮肤弹性差、尿少等脱水征。严重脱水或绞窄性肠梗阻时,可出现脉搏细速、血压下降、面色苍白、四肢发冷等中毒和休克征象。

(三)辅助检查

(1)实验室检查:肠梗阻晚期,血红蛋白和血细胞比容升高,并有水、电解质及酸碱平衡失调。绞窄性肠梗阻时,白细胞计数和中性粒细胞比例明显升高。

(2)X 线检查:一般在肠梗阻发生 6 小时后,立位或侧卧位 X 线平片可见肠胀气及多个液气平面。

四、治疗原则

(一)一般治疗

(1)禁食。

(2)胃肠减压:是治疗肠梗阻的重要措施之一。通过胃肠减压,吸出胃肠道内的气体和液体,从而减轻腹胀,降低肠腔内压力,改善肠壁血运,减少肠腔内的细菌和毒素。

(3)纠正水、电解质及酸碱平衡紊乱。

(4)防治感染和中毒。

(5)其他：对症治疗。

(二)解除梗阻

解除梗阻分为非手术治疗和手术治疗两大类。

五、常见几种肠梗阻

(一)粘连性肠梗阻

粘连性肠梗阻是肠粘连或肠管被粘连带压迫所致的肠梗阻，较为常见。其主要由腹部手术、炎症、创伤、出血、异物等所致，以小肠梗阻为多见，多为单纯性不完全性梗阻。粘连性肠梗阻多采取非手术治疗，如无效或发生绞窄性肠梗阻时应及时手术治疗。

(二)肠扭转

肠扭转指一段肠管沿其系膜长轴旋转而形成的闭襻性肠梗阻，常发生于小肠，其次是乙状结肠。

(1)小肠扭转：多见于青壮年，常在饱餐后立即进行剧烈活动时发病。表现为突发腹部绞痛，呈持续性伴阵发性加剧，呕吐频繁，腹胀不明显。

(2)乙状结肠扭转：多见于老年人，常有便秘习惯，表现为腹部绞痛，明显腹胀，呕吐不明显。肠扭转是较严重的机械性肠梗阻，可在短时间内发生肠绞窄、坏死，一经诊断，应急症手术治疗。

(三)肠套叠

肠套叠指一段肠管套入与其相连的肠管内，以回结肠型(回肠末端套入结肠)最多见。肠套叠多见于2岁以下婴幼儿。典型表现为阵发性腹痛、果酱样血便和腊肠样肿块(多位于右上腹)，右下腹触诊有空虚感。X线空气或钡剂灌肠显示空气或钡剂在结肠内受阻，梗阻端的钡剂影像呈"杯口状"或"弹簧状"阴影。早期肠套叠可试行空气灌肠复位，无效者或病期超过48小时，怀疑有肠坏死或肠穿孔者，应行手术治疗。

(四)蛔虫性肠梗阻

蛔虫性肠梗阻由于蛔虫聚集成团并刺激肠管痉挛致肠腔堵塞，多见于2~10岁儿童，驱虫不当常为诱因。主要表现为阵发性脐部周围腹痛，伴呕吐，腹胀不明显。部分患者腹部可触及变形、变位的条索状团块。少数患者可并发肠扭转或肠壁坏死穿孔，蛔虫进入腹腔引起腹膜炎。单纯性蛔虫堵塞多采用非手术治疗，包括解痉止痛、禁食、酌情胃肠减压、输液、口服植物油驱虫等，若无效或并发肠扭转、腹膜炎时，应行手术取虫。

六、肠梗阻患者的护理

(一)护理诊断(问题)

1.疼痛

疼痛与肠内容物不能正常运行或通过障碍有关。

2.体液不足

体液不足与呕吐、禁食、胃肠减压、肠腔积液有关。

3.潜在并发症

肠坏死、腹腔感染、休克。

(二)护理措施

1.非手术治疗的护理

(1)饮食:禁食,梗阻缓解 12 小时后可进少量流质饮食,忌甜食和牛奶,48 小时后可进半流食。

(2)胃肠减压,做好相关护理。

(3)体位:生命体征稳定者可取半卧位。

(4)解痉挛、止痛:若无肠绞窄或肠麻痹,可用阿托品解除痉挛、缓解疼痛,禁用吗啡类止痛药,以免掩盖病情。

(5)输液:纠正水、电解质和酸碱失衡,记录 24 小时出入液量。

(6)防治感染和中毒:遵照医嘱应用抗生素。

(7)严密观察病情变化:出现下列情况时应考虑有绞窄性肠梗阻的可能,应及早采取手术治疗。①腹痛发作急骤,为持续性剧烈疼痛,或在阵发性加重之间仍有持续性腹痛,肠鸣音可不亢进。②早期出现休克。③呕吐早、剧烈而频繁。④腹胀不对称,腹部有局部隆起或触及有压痛的包块。⑤明显的腹膜刺激征,体温升高、脉快、白细胞计数和中性粒细胞比例增高。⑥呕吐物、胃肠减压抽出液、肛门排出物为血性或腹腔穿刺抽出血性液。⑦腹部 X 线检查可见孤立、固定的肠襻。⑧经积极非手术治疗后症状、体征无明显改善者。

2.手术前后的护理

(1)术前准备:除上述非手术护理措施外,按腹部外科常规行术前准备。

(2)术后护理:①病情观察,观察患者生命体征、腹部症状和体征的变化,伤口敷料及引流情况,以及早发现术后并发症;②卧位:麻醉清醒、血压平稳后取半卧位;③禁食、胃肠减压,待排气后,逐步恢复饮食;④防止感染:遵照医嘱应用抗生素;⑤鼓励患者早期活动。

(魏秀艳)

第七节 小 肠 破 裂

一、概述

小肠是消化管中最长的一段肌性管道,也是消化与吸收营养物质的重要场所。人类小肠全长为 3～9 m,大部分为 5～7 m,个体差异很大。其分为十二指肠、空肠和回肠三部分,十二指肠属上消化道,空肠及其以下肠段属下消化道。

各种外力的作用所致的小肠穿孔称为小肠破裂。小肠破裂在战时和平时均较常见,多见于交通事故、工矿事故、生活事故如坠落、挤压、刀伤和火器伤。小肠可因穿透性与闭合性损伤造成肠管破裂或肠系膜撕裂。小肠占满整个腹部,又无骨骼保护,因此易于受到损伤。由于小肠壁厚,血运丰富,故无论是穿孔修补或肠段切除吻合术,其成功率均较高,发生肠瘘的机会少。

二、护理评估

(一)健康史

了解患者腹部损伤的时间、地点及致伤源、伤情、就诊前的急救措施、受伤至就诊期间的病情变化,如果患者神志不清,应询问目击人员。

(二)临床表现

小肠破裂后在早期即产生明显的腹膜炎的体征,这是因为肠管破裂肠内容物溢出至腹腔所致。症状以腹痛为主,程度轻重不同,可伴有恶心及呕吐,腹部检查肠鸣音消失,腹膜刺激征明显。

小肠损伤初期一般均有轻重不等的休克症状,休克的深度除与损伤程度有关外,主要取决于内出血的多少,表现为面色苍白、烦躁不安、脉搏细速、血压下降、皮肤发冷等。若为多发性小肠损伤或肠系膜撕裂大出血,可迅速发生休克并进行性恶化。

(三)辅助检查

(1)实验室检查:白细胞计数升高说明腹腔炎症;血红蛋白含量取决于内出血的程度,内出血少时变化不大。

(2)X线检查:X线透视或摄片,检查有无气腹与肠麻痹的征象,因为一般情况下小肠内气体很少,且损伤后伤口很快被封闭,不但膈下游离气体少见,且使一部分患者早期症状隐匿。因此,阳性气腹有诊断价值,但阴性结果也不能排除小肠破裂。

(3)腹部B超检查:对小肠及肠系膜血肿、腹水均有重要的诊断价值。

(4)CT或磁共振检查:对小肠损伤有一定诊断价值,而且可对其他脏器进行检查,有时可能发现一些未曾预料的损伤,有助于减少漏诊。

(5)腹腔穿刺:有混浊的液体或胆汁色的液体,说明肠破裂,穿刺液中白细胞、淀粉酶含量均升高。

(四)治疗原则

小肠破裂一旦确诊,应立即进行手术治疗。手术方式以简单修补为主。肠管损伤严重时,则应做部分小肠切除吻合术。

(五)心理-社会评估

小肠损伤大多在意外情况下突然发生,加之伤口、出血及内脏脱出的视觉刺激和对预后的担忧,患者多表现为紧张、焦虑、恐惧。应了解其患病后的心理反应,对本病的认知程度和心理承受能力,家属及亲友对其支持情况、经济承受能力等。

三、护理问题

(一)有体液不足的危险
这与创伤致腹腔内出血、体液过量丢失、渗出及呕吐有关。

(二)焦虑、恐惧
这与意外创伤的刺激、疼痛、出血、内脏脱出的视觉刺激及担心疾病的预后等有关。

(三)体温过高
这与腹腔内感染毒素吸收和伤口感染等因素有关。

(四)疼痛
这与小肠破裂或手术有关。

(五)潜在并发症
腹腔感染、肠瘘、失血性休克。

(六)营养失调,低于机体需要量

这与消化道的吸收面积减少有关。

四、护理目标

(1)患者体液平衡得到维持,生命体征稳定。

(2)患者情绪稳定,焦虑或恐惧减轻,主动配合医护工作。

(3)患者体温维持正常。

(4)患者主诉疼痛有所缓解。

(5)护士密切观察病情变化,如发现异常,以及时报告医师,并配合处理。

(6)患者体重不下降。

五、护理措施

(一)一般护理

1.伤口处理

对开放性腹部损伤者,妥善处理伤口,以及时止血和包扎固定。若有肠管脱出,可用消毒或清洁器皿覆盖保护后再包扎,以免肠管受压、缺血而坏死。

2.病情观察

密切观察生命体征的变化,每15分钟测定脉搏、呼吸、血压一次。重视患者的主诉,若主诉心慌、脉快、出冷汗等,以及时报告医师。不注射止痛药(诊断明确者除外),以免掩盖伤情。不随意搬动伤者,以免加重病情。

3.腹部检查

每30分钟检查一次腹部体征,注意腹膜刺激征的程度和范围变化。

4.禁食和灌肠

禁食和灌肠可避免肠内容物进一步溢出,造成腹腔感染或加重病情。

5.补充液体和营养

注意纠正水、电解质及酸碱平衡失调,保证输液通畅,对伴有休克或重症腹膜炎的患者可进行中心静脉补液,这不仅可以保证及时大量的液体输入,而且有利于中心静脉压的监测,根据患者具体情况,适量补给全血、血浆或人血清蛋白,尽可能补给足够的热量和蛋白质、氨基酸及维生素等。

(二)心理护理

关心患者,加强交流,讲解相关病情、治疗方式及预后,使患者了解自己的病情,消除患者的焦虑和恐惧,保持良好的心理状态,并与其一起制定合适的应对机制,鼓励患者,增加治疗的信心。

(三)术后护理

1.妥善安置患者

麻醉清醒后取半卧位,有利于腹腔炎症的局限,改善呼吸状态。了解手术的过程,查看手术的部位,对引流管、输液管、胃管及氧气管等进行妥善固定,做好护理记录。

2.监测病情

观察患者血压、脉搏、呼吸、体温的变化。注意腹部体征的变化。适当应用止痛药,减轻患者的不适。若切口疼痛明显,应检查切口,排除感染。

3.引流管的护理

腹腔引流管保持通畅,准确记录引流液的性状及量。腹腔引流液应为少量血性液,若为绿色或褐色渣样物,应警惕腹腔内感染或肠瘘的发生。

4.饮食

继续禁食、胃肠减压,待肠功能逐渐恢复、肛门排气后,方可拔除胃肠减压管。拔除胃管当天可进清流食,第2天进流质饮食,第3天进半流食,逐渐过渡到普食。

5.营养支持

维持水、电解质和酸碱平衡,增加营养。维生素主要是在小肠被吸收,小肠部分切除后,要及时补充维生素C、维生素D、维生素K和复合维生素B等维生素和微量元素钙、镁等,可经静脉、肌内注射或口服进行补充,预防贫血,促进伤口愈合。

(四)健康教育

(1)注意饮食卫生,避免暴饮暴食,进易消化食物,少食刺激性食物,避免腹部受凉和饭后剧烈活动,保持排便通畅。

(2)注意适当休息,加强锻炼,增加营养,特别是回肠切除的患者要长期定时补充维生素 B_{12} 等营养素。

(3)定期门诊随访。若有腹痛、腹胀、停止排便及伤口红、肿、热、痛等不适,应及时就诊。

(4)加强社会宣传,增进劳动保护、安全生产、安全行车、遵守交通规则等知识,避免损伤等意外的发生。

(5)普及各种急救知识,在发生意外损伤时,能进行简单的自救或急救。

(6)无论腹部损伤的轻重,都应经专业医务人员检查,以免贻误诊治。

(魏秀艳)

第八节　结直肠息肉

凡从黏膜表面突出到肠腔的息肉状病变,在未确定病理性质前均称为息肉。分为腺瘤性息肉和非腺瘤性息肉两类,腺瘤性息肉上皮增生活跃,多伴有上皮内瘤变,可以恶变成腺癌;非腺瘤性息肉一般不恶变,但如伴有上皮内瘤变则也可恶变。结直肠息肉是一种癌前病变,近年来随着生活条件和饮食结构的改变,结直肠息肉发展为癌性病变的发病率也呈增高趋势。其发生率随年龄增加而上升,男性多见。临床上以结肠和直肠息肉为最多,小肠息肉较少,可分为单个或多个。小息肉一般无症状,大的息肉可有出血、黏液便及直肠刺激症状。息肉可采用经肠镜下切除,经腹或经肛门切除等多种方法进行治疗。

一、病因和发病机制

(一)感染

炎性息肉与肠道慢性炎症有关,腺瘤性息肉的发生可能与病毒感染有关。

(二)年龄

结直肠息肉的发病率随年龄增大而增高。

(三)胚胎异常

幼年性息肉病多为错构瘤,可能与胚胎发育异常有关。

(四)生活习惯

低食物纤维饮食与结直肠息肉有关,吸烟与腺瘤性息肉有密切关系。

(五)遗传

某些息肉病的发生与遗传有关,如家族性腺瘤性息肉病(FAP)。

二、临床表现

根据息肉生长的部位、大小、数量多少,临床表现不同。

(1)多数结直肠息肉患者无明显症状,部分患者可有间断性便血或大便表面带血,多为鲜红色;继发炎症感染可伴多量黏液或黏液血便;可有里急后重;便秘或便次增多。长蒂息肉较大时可引致肠套叠;息肉巨大或多发者可发生肠梗阻;长蒂且位置近肛门者息肉可脱出肛门。

(2)少数患者可有腹部闷胀不适、隐痛或腹痛症状。

(3)伴发出血者可出现贫血,出血量较大时可出现休克状态。

三、辅助检查

(1)直肠指诊可触及低位息肉。

(2)肛镜、直肠镜或纤维结肠镜可直视到息肉。

(3)钡灌肠可显示充盈缺损。

(4)病理检查明确息肉性质,排除癌变。

四、治疗要点

结直肠息肉是临床常见的、多发的一种疾病,因为其极易引起癌变,在临床诊疗过程中,一旦确诊就应及时切除。结直肠息肉完整的治疗方案应该包括正确选择首次治疗方法,确定是否需要追加肠切除,以及术后随访等三部分连续的过程。

(一)微创治疗(内镜摘除)

随着现代医疗技术的不断发展和进步,结肠镜检查和治疗结直肠息肉已经成为一种常见的诊疗手段,由于其方便、安全、有效,被越来越多的医护工作者和患者所接受。但内镜下治疗结直肠息肉依然存在着术后病情复发及穿孔、出血等手术并发症。符合内镜下治疗指征的息肉可行内镜下切除,并将切除标本送病理检查。直径<2 cm 的结直肠息肉,外观无恶性表现者,一律予以切除;<0.3 cm 息肉,以电凝器凝除;对于>0.3 cm 且<2 cm 的结直肠息肉,或息肉体积较大,但蒂部<2 cm 者可行圈套器高频电凝电切除术。

(二)手术治疗

息肉有恶变倾向或不符合内镜下治疗指征,或内镜切除后病理发现有残留病变或癌变,则需手术治疗。距肛门缘 8 cm 以下且直径≥2 cm 的单发直肠息肉可以经肛门摘除;距肛缘 8 cm 以上盆腹膜反折以下的直径≥2 cm 单发直肠息肉者可以经切断肛门括约肌入路或经骶尾入路直肠切开行息肉局部切除术;息肉直径≥2 cm 的长蒂、亚蒂或广基息肉,经结肠镜切除风险大,需行经腹息肉切除,术前钛夹定位或术中结肠镜定位。

(三)药物治疗

如有出血,给予止血,并根据出血量多少进行相应处置。

五、护理诊断

(一)焦虑与恐惧

与担忧预后有关。

(二)急性疼痛

与血栓形成、术后创伤等有关。

(三)便秘

与不良饮食、排便习惯等有关。

(四)潜在并发症

贫血、创面出血、感染等。

六、护理措施

(1)电子结肠镜检查及经电子结肠镜息肉电切前1天进半流质、少渣饮食,检查及治疗前4~5小时口服复方聚乙二醇电解质散行肠道准备,术前禁食。如患者检查前所排稀便为稀薄水样,说明肠道准备合格;如所排稀便为粪水,或混有大量粪渣,说明肠道准备差,可追加清洁灌肠或重新预约检查,待肠道准备合格后再行检查或治疗。

(2)肠镜下摘除息肉后应卧床休息,以减少出血并发症,息肉<1 cm的患者手术后卧床休息6小时,1周内避免紧张、情绪激动和过度活动,息肉>1 cm的患者应卧床休息4天,2周内避免过度体力活动和情绪激动。注意观察有无活动性出血、呕血、便血,有无腹胀、腹痛及腹膜刺激症状,有无血压、心率等生命体征的改变。

(3)结直肠息肉内镜下摘除术后即可进流质或半流质饮食,1周内忌食粗糙食物。禁烟酒及干硬刺激性食物,防止肠胀气和疼痛的发生。避免便秘摩擦使结痂过早脱落引起出血。

七、护理评价

通过治疗与护理,患者是否情绪稳定,能配合各项诊疗和护理;疼痛得到缓解;术后并发症得到预防,或被及时发现和处理。

八、健康教育

(一)饮食指导

多食新鲜蔬菜、水果等含膳食纤维高的食物,少吃油炸、烟熏和腌制的食物。

(二)生活指导

保持健康的生活方式;增加体育锻炼,增强免疫力,戒烟酒。

(三)随访

单个腺瘤性息肉切除,术后第1年随访复查,如检查阴性者则每3年随访复查一次。多个腺瘤切除或腺瘤>20 mm伴不典型增生,则术后6个月随访复查一次,阴性则以后每年随访复查一次,连续两次阴性者则改为3年随访复查一次,随访复查时间不少于15年。

（张　娟）

第九节 直肠脱垂

直肠脱垂可分为直肠外脱垂和直肠内脱垂。脱垂的直肠如果超出了肛缘即直肠外脱垂直肠内脱垂指直肠黏膜层或全层套入远端直肠腔或肛管内而未脱出肛门的一种疾病。直肠内脱垂又称不完全直肠脱垂、隐性直肠脱垂。由于直肠黏膜松弛脱垂,特别是全层脱垂,可导致直肠容量适应性下降,排便困难、大便失禁和直肠孤立性溃疡等。直肠内脱垂是出口梗阻型便秘的最常见临床类型,31%~40%的排便异常患者排便造影检查可发现直肠内脱垂。

一、病因和发病机制

解剖因素,腹压增高,其他内痔或直肠息肉经常脱出,向下牵拉直肠黏膜,造成直肠黏膜脱垂。影像学及临床观察结果等均表明直肠内脱垂和直肠外脱垂的变化相似,手术所见盆腔组织器官变化基本相似;因此,多数学者认为两者是同一疾病的不同阶段,直肠外脱垂是直肠内脱垂进一步发展的结果。

二、临床表现

排便梗阻感、肛门坠胀、排便次数增多、排便不尽感,排便时直肠由肛门脱出,严重时不仅排便时脱出,在腹压增高时均可脱出,大便失禁、肛门瘙痒。黏液血便、腹痛、腹泻及相应的排尿障碍症状等。

三、辅助检查

(一)肛门直肠指检
指检时可触及直肠壶腹部黏膜折叠堆积、柔软光滑、上下移动,内脱垂的部分与肠壁之间可有环状沟。典型病例在直肠指检时让患者做排便动作,可触及套叠环。

(二)肛门镜检查
了解直肠黏膜是否存在炎症或孤立性溃疡及痔疮。

(三)结肠镜及钡餐
排除大肠肿瘤、炎症等其他器质性疾病。

(四)排粪造影
排粪造影是诊断直肠内脱垂的主要手段,可以明确内脱垂的类型是直肠黏膜脱垂还是全层脱垂;明确内脱垂的部位是高位、中位或低位;并可显示黏膜脱垂的深度。排粪造影的典型表现是直肠壁向远侧肠腔脱垂,肠腔变窄,近侧直肠进入远端的直肠和肛管,而鞘部呈杯口状。并常伴有盆底下降、直肠前突和耻骨直肠肌痉挛等。典型的影像学改变:直肠前壁脱垂、直肠全环内脱垂、肛管内直肠脱垂。

(五)盆腔多重造影
能准确全面了解是否伴有复杂性盆底功能障碍及伴随盆底疝的直肠内脱垂。

(六)肌电图检查

肌电图是通过记录神经肌肉的生物电活动,从电生理角度来判断神经肌肉的功能变化,对判断括约肌、肛提肌的神经电活动情况有重要参考价值。

(七)直肠肛门测压

了解肛管的功能状态。

四、治疗要点

(一)非手术治疗

1.建立良好的排便习惯

让患者了解直肠脱垂发生、发展的原因,认识到过度用力排便会加重直肠脱垂和盆底肌肉神经的损伤。在排便困难时,应避免过度用力,避免排便时间过久。

2.提肛锻炼

直肠内脱垂多伴有盆底肌肉松弛,盆底下降,甚至阴部神经的牵拉损伤。坚持定期进行膝胸位下进行提肛锻炼,可增强盆底肌肉及肛门括约肌的力量。

3.饮食调节

多食富含纤维素的水果、蔬菜,多饮水,每天 2 000 mL 以上;必要时可口服润滑油或缓泻剂,使粪便软化易于排出。

(二)手术治疗

1.直肠黏膜下注射术

治疗部分脱垂的患者,按前后左右四点注射至直肠黏膜下,每点注药 1～2 mL。注射到直肠周围可治疗完全性脱垂,造成无菌炎症,使直肠固定。

2.脱垂黏膜切除术

对部分性黏膜脱垂患者,将脱出黏膜作切除缝合。

3.肛门环缩术

在肛门前后各切一小口,用血管钳在皮下绕肛门潜行分离,使两切口相通,置入金属线(或涤纶带)结成环状,使肛门容一指通过,以制止直肠脱垂。

4.直肠悬吊固定术

对重度的直肠完全性脱垂患者,经腹手术,游离直肠,用两条阔筋膜将直肠悬吊固定在骶骨岬筋膜上,抬高盆底,切除过长的乙状结肠。

5.脱垂肠管切除术

经会阴部切除直肠乙状结肠或经腹部游离直肠后,提高直肠,将直肠侧壁与骶骨骨膜固定,同时切除冗长的乙状结肠。

五、护理评估

(一)术前护理评估

(1)询问患者是否有慢性咳嗽、便秘、排便困难等腹压增高情况,既往是否有内痔或直肠息肉病史。

(2)了解排便情况,有无排便不尽感,排便时是否有肿物脱出,便后能否回纳。

(3)了解辅助检查结果及主要治疗方式。

(4)评估患者对疾病的病因、治疗和预防的认识水平,是否因疾病引起焦虑、不安等情绪。

(二)术后护理评估

(1)了解术中情况,包括手术、麻醉方式、术中用药、输血、出血等情况。

(2)了解患者的生命体征,伤口的渗血、出血情况,以及早发现出血;了解术后排尿情况,以及时处理尿潴留。

(3)了解血生化、血常规的检验结果。了解患者的饮食及排尿、排便情况。

(4)评估患者对术后饮食、活动、疾病预防的认知程度。

(5)对术后的肛门收缩训练是否配合,对术后的康复是否有信心,对出院后的继续肛门收缩训练是否清楚。

六、护理诊断

(一)急性疼痛

与直肠脱垂、排便梗阻有关。

(二)完整性受损

与肛周炎症、皮肤瘙痒等有关。

(三)潜在并发症

与出血、直肠脱垂有关。

(四)焦虑

与担心治疗效果有关。

七、护理措施

(一)术前护理措施

(1)观察患者排便情况,有无排便困难、排便不尽感,排便时是否有肿物脱出、便后能否回纳。

(2)是否有出血、肛门周围肿胀、疼痛、黏液、瘙痒,症状明显时,嘱其卧床休息,肛门局部给予热水坐浴,以减轻疼痛。

(3)鼓励患者进食高纤维的蔬菜、水果,如番薯叶、芹菜、韭菜、茼蒿及苹果、香蕉,主食以燕麦、麦皮、番薯等,以软化大便,缓解患者的排便困难。

(4)术前1天半流质饮食,术前晚进食流质,配合灌肠,以减少术后早期粪便排出。术前视手术和麻醉方式给予禁食禁饮。

(5)准备手术区域皮肤,保持肛门皮肤清洁。

(二)术后护理措施

(1)腰麻、硬膜外麻醉,术后需去枕平卧6小时,避免脑脊液从蛛网膜下腔针眼处漏出,致脑脊液压力降低引起头痛。监测脉搏、呼吸、血压至生命体征平稳。

(2)做好排便管理:术后给予轻泻软便药乳果糖或麻仁丸及纤维增加剂,使粪便松软,易于排出。排便后及时坐浴和换药,以保持肛门周围皮肤清洁。

(3)术后3～5天,指导患者肛门收缩训练。

八、护理评价

(1)能配合术前的饮食,灌肠,保证粪便的排出。

（2）能配合坐浴、换药，肛周皮肤清洁。

（3）能配合术后的饮食、盆底肌锻炼及肛门收缩训练技巧。

（4）掌握复诊指征。

九、健康教育

（1）饮食指导：术后 1～2 天少渣半流质饮食，之后正常饮食，忌辛辣刺激性食物如辣椒及烈性酒等，进食高纤维的蔬菜、水果，如番薯叶、芹菜、韭菜、茼蒿及苹果、香蕉，主食以燕麦、麦皮、番薯等为主，以软化大便，利于粪便排出。

（2）肛门伤口的清洁：每天排便后用 1∶5 000 高锰酸钾溶液或温水坐浴，坐浴时应将局部创面全部浸入药液中，药液温度适中。

（3）改变如厕的不良习惯：如长时间蹲厕或阅读，减少排便努挣和腹压。

（4）肛门收缩训练：具体做法包括以下内容。戴手套，示指涂石蜡油，轻轻插入患者肛内，嘱患者收缩会阴、肛门肌肉，感觉肛门收缩强劲有力为正确有效的收缩，嘱患者每次持续 30 秒以上。患者掌握正确方法后，嘱每天上午、中午、下午、睡前各锻炼 1 次，每次连续缩肛 100 下，每下 30 秒以上，术后早期锻炼次数依据患者耐受情况而定，要坚持，不可间断，至术后 3 个月。

（5）如发现排便困难、排便有肿物脱出，应及时就诊。

（张　娟）

第十节　肛　　裂

肛裂是指齿状线以下肛管皮肤层裂伤后形成的经久不愈的缺血性溃疡，多见于青、中年人。

一、病因

病因尚不清楚，可能与多种因素有关，但大多数肛裂形成的直接原因是长期便秘、粪便干结引起排便时机械性损伤。

二、临床表现

患者多有长期便秘史，临床典型表现为疼痛、便秘和出血。

（一）疼痛

为主要症状，一般较剧烈，有典型的周期性。由于排便时干硬粪便刺激裂口内神经末梢，肛门出现烧灼样或刀割样疼痛；便后数分钟可缓解；随后因肛门括约肌反射性痉挛，再次发生疼痛，时间较长，常持续半小时至数小时，直到括约肌疲劳、松弛后，疼痛缓解。

（二）便秘

肛裂形成后患者往往因惧怕疼痛而不愿排便，故而加重便秘，粪便更加干结，便秘又加重肛裂，形成恶性循环。

（三）出血

由于排便时粪便擦伤溃疡面或撑开肛管撕拉裂口，故创面常有少量出血，鲜血可见于粪便表面、便纸上或排便过程中滴出,大量出血少见。

三、治疗原则及要点

软化大便,保持大便通畅;解除肛门括约肌痉挛,缓解疼痛,促进局部创面愈合。

(一)非手术治疗

1.服用通便药物

口服缓泻剂或液状石蜡,润滑干硬的粪便;增加饮水和多纤维食物。

2.局部坐浴

排便后用1∶5 000高锰酸钾温水坐浴;保持局部清洁,改善局部血液循环,解除括约肌痉挛及其所致疼痛,促进炎症吸收消散。

3.扩肛疗法

局部麻醉后,用示指和中指循序渐进、持续地扩张肛管,使括约肌松弛、疼痛消失,创面扩大,促进溃疡愈合,但此法复发率高,可并发出血、肛周脓肿等。

(二)手术治疗

适用于经久不愈,经非手术治疗无效的且症状较重的陈旧性肛裂。

1.肛裂切除术

切除全部增殖的肛裂边缘及其周边纤维化组织、前哨痔及肥大乳头,术后创面敞开引流,保持引流畅通,更换敷料直至创面愈合。

2.肛管内括约肌切断术

肛管内括约肌为环形的不随意肌,其痉挛收缩是导致肛裂患者疼痛的主要原因。手术分离内括约肌后,予以部分切断,同时切除肥大乳头和前哨痔;肛裂在数周后可自行愈合。

四、护理评估

(一)健康史

患者是否常有长期便秘史,个人饮食习惯,有无家族史、既往史、过敏史。

(二)身体状况

评估肛裂的部位及外观,有无出血、水肿,询问患者疼痛情况。

(三)心理-社会状况

由于疼痛和便血,给患者带来痛苦和不适,而产生焦虑和恐惧心理。

五、护理措施

(一)一般护理

1.有效缓解疼痛

(1)保持肛门卫生:便后用1∶5 000高锰酸钾温水坐浴,水温40～46 ℃,每天2～3次,每次20～30分钟,松弛肛门括约肌,改善局部血液循环,缓解疼痛,促进愈合。

(2)镇痛:疼痛明显者,可遵医嘱给予应用镇痛药物,如肌内注射吗啡等。

2.保持大便通畅

(1)养成良好排便习惯:长期便秘是引起肛裂的最主要病因,指导患者养成每天定时排便的习惯,进行适当的户外锻炼。

(2)服用缓泻剂:如液状石蜡,也可选用中药大黄、蜂蜜、番泻叶等泡茶饮用,以润滑、松软大便并有利排便。

(二)饮食护理

多饮水,增加膳食中新鲜蔬菜、水果及粗纤维食物的摄入,少量或忌食辛辣和刺激饮食,以促进胃肠蠕动,防止便秘。

(三)手术治疗的护理

1.术前准备

术前3天少渣饮食,术前1天流食,术日前晚灌肠,尽量避免术后3天内排便,有利于切口愈合。

2.术后护理

保持创面清洁,定时更换敷料;注意观察切口局部情况,有无出血、感染及脓肿形成。

(四)并发症的预防及处理

1.切口出血

多发生于术后1～7天,原因多为术后便秘、剧烈咳嗽等,一旦发生切口大量渗血,紧急压迫止血并报告医师。

2.排便失禁

多因术中不慎切断肛管直肠环所致,若仅为肛门括约肌松弛,可于术后3天指导患者进行提肛运动。

3.肛门狭窄

术后5～10天内可用示指扩肛,每天1次。

六、健康教育

(一)疾病相关知识

向患者讲解疾病的发病原因及相应的治疗及护理配合要点,鼓励患者积极配合治疗;鼓励患者养成良好的饮食及排便习惯,预防便秘。

(二)出院后监测

患者出院后,注意观察有无感染、肛门狭窄或肛裂复发等,如有异常及时就诊。

(张　娟)

第六章 儿科护理

第一节 小 儿 惊 厥

惊厥的病理生理基础是脑神经元的异常放电和过度兴奋。惊厥是由多种原因所致的大脑神经元暂时性功能紊乱的一种表现。惊厥发作时全身或局部肌群突然发生阵挛或强直性收缩,多伴有不同程度的意识障碍。惊厥是小儿常见的急症,有5‰～6‰的小儿发生过高热惊厥。

一、病因

小儿惊厥可由众多因素引起,凡能造成脑神经元兴奋性功能紊乱的因素(如脑缺氧、缺血、低血糖、脑炎症、水肿、中毒变性、坏死)均可导致惊厥的发生。其病因可归纳为以下几类。

(一)感染性疾病

1.颅内感染性疾病

该类疾病包括细菌性脑膜炎、脑血管炎、颅内静脉窦炎、病毒性脑炎、脑膜脑炎、脑寄生虫病、各种真菌性脑膜炎。

2.颅外感染性疾病

该类疾病包括呼吸系统感染性疾病、消化系统感染性疾病、泌尿系统感染性疾病、全身性感染性疾病、某些传染病、感染性病毒性脑病、脑病合并内脏脂肪变性综合征。

(二)非感染性疾病

1.颅内非感染性疾病

该类疾病包括癫痫、颅内创伤、颅内出血、颅内占位性病变、中枢神经系统畸形、脑血管病、神经皮肤综合征、中枢神经系统脱髓鞘病和变性疾病。

2.颅外非感染性疾病

(1)中毒:如氰化钠、铅、汞中毒,急性乙醇中毒及各种药物中毒。

(2)缺氧:如新生儿窒息、溺水、麻醉意外、一氧化碳中毒、心源性脑缺血综合征等。

(3)先天性代谢异常疾病:如苯丙酮尿症、黏多糖病、半乳糖血症、肝豆状核变性、尼曼-匹克病。

(4)水电解质紊乱及酸碱失衡:如低钙血症、低钠血症、高钠血症及严重代谢性酸中毒。

(5)全身及其他系统疾病并发症:如系统性红斑狼疮、风湿病、肾性高血压脑病、尿毒症、肝昏迷、糖尿病、低血糖、胆红素脑病。

(6)维生素缺乏症：如维生素 B_6 缺乏症、维生素 B_6 依赖综合征、维生素 B_1 缺乏性脑病。

二、临床表现

(一)惊厥发作形式

1.强直-阵挛发作

患儿在惊厥发作时突然意识丧失,摔倒,全身强直,呼吸暂停,角弓反张,牙关紧闭,面色青紫,持续10～20秒,转入阵挛期;不同肌群交替收缩,致肢体及躯干有节律地抽动,口吐白沫(若咬破舌头可吐血沫)。患儿呼吸恢复,但不规则,数分钟后肌肉松弛而缓解,可有尿失禁,然后入睡,醒后可有头痛、疲乏,对发作不能回忆。

2.肌阵挛发作

肌阵挛发作是由肢体或躯干的某些肌群突然收缩(或称电击样抽动),表现为头、颈、躯干或某个肢体快速抽搐。

3.强直发作

强直发作表现为肌肉突然强直性收缩,肢体可固定在某种不自然的位置,持续数秒钟,躯干四肢姿势可不对称,有强直表情,眼及头偏向一侧,睁眼或闭眼,瞳孔散大,可伴呼吸暂停、意识丧失。发作后意识较快恢复,不出现发作后嗜睡。

4.阵挛性发作

阵挛性发作时全身性肌肉抽动,左右可不对称,肌张力可升高或降低,有短暂意识丧失。

5.限局性运动性发作

发作时无意识丧失,常表现为下列形式。

(1)某个肢体或面部抽搐:口、眼、手指对应的脑皮层运动区的面积大,因而这些部位易受累。

(2)杰克逊(Jackson)癫痫发作:发作时大脑皮层运动区异常放电灶逐渐扩展到相邻的皮层区。抽搐也按皮层运动区对躯干支配的顺序扩展:面部→手→前臂→上肢→躯干→下肢。若进一步发展,可成为全身性抽搐,此时可有意识丧失。杰克逊癫痫发作常提示颅内有器质性病变。

(3)旋转性发作:发作时头和眼转向一侧,躯干也随之强直性旋转,或一侧上肢上举,另一侧上肢伸直,躯干扭转等。

6.新生儿轻微惊厥

新生儿轻微惊厥是新生儿期常见的一种惊厥形式。发作时新生儿呼吸暂停,两眼斜视,眼睑抽搐,有频频的眨眼动作,伴流涎、吸吮或咀嚼样动作,有时还出现上肢下肢类似游泳或蹬自行车样的动作。

(二)惊厥的伴随症状及体征

1.发热

发热为小儿惊厥最常见的伴随症状。例如,单纯性或复杂性高热惊厥患儿,于惊厥发作前均有 38.5 ℃甚至 40 ℃以上高热。由上呼吸道感染引起者,还可有咳嗽、流涕、咽痛、咽部出血、扁桃体肿大等表现。如惊厥为其他器官或系统感染所致,绝大多数患儿有发热及其相关的症状和体征。

2.头痛及呕吐

头痛为小儿惊厥常见的伴随症状。年长儿能正确叙述头痛的部位、性质和程度,婴儿常表现为烦躁、哭闹、摇头、抓耳或拍打头部。患儿多伴有频繁的喷射状呕吐,常见于颅内疾病及全身性疾病,如各种脑膜炎、脑炎、中毒性脑病、瑞氏综合征,颅内占位性病变。患儿还可出现程度不等的意识障碍,颈项抵抗,前囟饱满,颅神经麻痹,肌张力升高或减弱,克氏征、布鲁津斯基征及巴宾斯基征呈阳性。

3.腹泻

重度腹泻病可导致水、电解质紊乱及酸碱失衡,出现严重低钠血症或高钠血症,低钙血症、低镁血症。补液不当造成水中毒,也可出现惊厥。

4.黄疸

当出现胆红素脑病时,不仅皮肤、巩膜高度黄染,还可有频繁性惊厥。重症肝炎患儿肝衰竭,出现惊厥前可见到明显黄疸。在瑞氏综合征、肝豆状核变性等的病程中,均可出现黄疸,此类疾病初期或中末期均能出现惊厥。

5.水肿、少尿

各类肾炎或肾病为儿童时期常见多发病。水肿、少尿为该类疾病的首起表现。当部分患儿出现急性、慢性肾衰竭或肾性高血压脑病时,可有惊厥。

6.智力低下

常见于新生儿窒息所致缺氧、缺血性脑病,颅内出血患儿,病初即有频繁惊厥,其后有不同程度的智力低下。智力低下亦见于先天性代谢异常疾病患儿,如未经及时、正确治疗的苯丙酮尿症、枫糖尿症患儿。

三、诊断依据

(一)病史

了解惊厥的发作形式、持续时间、伴随症状、诱发因素及有关的家族史,了解患儿有无意识丧失。

(二)体检

给患儿做全面的体格检查,尤其是神经系统的检查,检查神志、头颅、头围、囟门、颅缝、脑神经、瞳孔、眼底、颈抵抗、病理反射、肌力、肌张力、四肢活动等。

(三)实验室及其他检查

1.血、尿、大便常规

血白细胞数显著升高,通常提示细菌感染。血红蛋白含量很低,网织红细胞数升高,提示急性溶血。尿蛋白含量升高,提示肾炎或肾盂肾炎。粪便镜检可以排除痢疾。

2.血生化等检验

除常规查肝功能、肾功能、电解质外,还应根据病情选择有关检验。

3.脑脊液检查

对疑有颅内病变的惊厥患儿,应做脑脊液常规、脑脊液生化、脑脊液培养或有关的特殊化验。

4.脑电图检查

阳性率可达 $80\% \sim 90\%$。小儿惊厥患儿的脑电图上可表现为阵发性棘波、尖波、棘慢波、多棘慢波等多种波型。

5.CT 检查

对疑有颅内器质性病变的惊厥患儿,应做脑 CT 扫描。高密度影见于钙化灶、出血灶、血肿及某些肿瘤;低密度影常见于水肿、脑软化、脑脓肿、脱髓鞘病变及某些肿瘤。

6.MRI 检查

MRI 对脑、脊髓结构异常反映较 CT 更敏捷,能更准确地反映脑内病灶。

7.单光子反射计算机体层成像(SPECT)

SPECT 可显示脑内不同断面的核素分布图像,对癫痫病灶、肿瘤定位及脑血管疾病提供诊断依据。

四、治疗

(一)止惊治疗

1.地西泮

每次 0.25～0.50 mg/kg,最大剂量为 10 mg,缓慢静脉注射,1 分钟不多于 1 mg。必要时可在 15～30 分钟后重复静脉注射一次。之后可口服维持。

2.苯巴比妥钠

新生儿的首次剂量为 15～20 mg,给药方式为静脉注射。维持量为 3～5 mg/(kg·d)。婴儿、儿童的首次剂量为 5～10 mg/kg,给药方式为静脉注射或肌内注射,维持量为 5～8 mg/(kg·d)。

3.水合氯醛

每次 50 mg/kg,加水稀释成 5%～10% 的溶液,保留灌肠。惊厥停止后改用其他止惊药维持。

4.氯丙嗪

剂量为每次 1～2 mg/kg,静脉注射或肌内注射,2～3 小时后可重复 1 次。

5.苯妥英钠

每次 5～10 mg/kg,肌内注射或静脉注射。遇到癫痫持续状态时,可给予 15～20 mg/kg,速度不超过 1 mg/(kg·min)。

6.硫苯妥钠

该药有催眠作用,大剂量有麻醉作用。每次 10～20 mg/kg,稀释成 2.5% 的溶液,肌内注射。也可缓慢静脉注射,边注射边观察,惊厥停止即停止注射。

(二)降温处理

1.物理降温

可用 30%～50% 乙醇擦浴。在患儿的头部、颈、腋下、腹股沟等处放置冰袋,亦可用冷盐水灌肠。可用低于体温 3～4 ℃的温水擦浴。

2.药物降温

一般用安乃近,每次 5～10 mg/kg,肌内注射。亦可用其滴鼻,对大于 3 岁的患儿,每次滴2～4 滴。

(三)降低颅内压

惊厥持续发作引起脑缺氧、缺血,易导致脑水肿;如惊厥由颅内感染引起,疾病本身即有脑组织充血、水肿,颅内压增高,因而应及时降低颅内压。常用 20% 的甘露醇溶液,每次 5～10 mL/kg,静脉注射或快速静脉滴注(10 mL/min),6～8 小时重复使用。

(四)纠正酸中毒

惊厥频繁或持续发作过久,可导致代谢性酸中毒,如果血气分析发现血 pH<7.2,BE(碱剩

余)为 15 mmol/L,可用 5%碳酸氢钠 3～5 mL/kg,稀释成 1.4%的等张溶液,静脉滴注。

(五)病因治疗

对惊厥患儿应通过了解病史、全面体检及必要的化验检查,争取尽快地明确病因,给予相应治疗。对可能反复发作的病例,还应制定预防复发的措施。

五、护理

(一)护理诊断

(1)有窒息的危险。

(2)有受伤的危险。

(3)潜在并发症有脑水肿、酸中毒、呼吸系统衰竭、循环系统衰竭。

(4)患儿家长缺乏关于该病的知识。

(二)护理目标

(1)患儿不发生误吸或窒息。

(2)患儿未发生并发症。

(3)患儿家长情绪稳定,能掌握止痉、降温等应急措施。

(三)护理措施

1.一般护理

(1)护理人员应将患儿平放于床上,取头侧位。保持安静,治疗操作应尽量集中进行,动作轻柔、敏捷,禁止一切不必要的刺激。

(2)护理人员应把患儿的头侧向一边,以及时清除呼吸道分泌物;对发绀的患儿供给氧气;患儿窒息时施行人工呼吸。

(3)物理降温可用沾有温水或冷水的毛巾湿敷额头,每 5～10 分钟更换 1 次毛巾,必要时把冰袋放在额部或枕部。

(4)护理人员应注意患儿的安全,预防损伤,清理好周围物品,防止患儿坠床和碰伤。

(5)护理人员应协助做好各项检查,以及时明确病因;根据病情需要,于惊厥停止后,配合医师做血糖、血钙、腰椎穿刺、血气分析及血电解质等针对性检查。

(6)护理人员应保持患儿的皮肤清洁、干燥,衣、被、床单清洁、干燥、平整,以防皮肤感染及压疮的发生。

(7)护理人员应关心、体贴患儿,熟练、准确地操作,以取得患儿的信任,消除其恐惧心理;说服患儿及家长主动配合各项检查及治疗,使诊疗工作顺利进行。

2.临床观察内容

(1)惊厥发作时,护理人员应观察惊厥患儿抽搐的时间和部位,有无其他伴随症状。

(2)护理人员应观察病情变化,尤其随时观察呼吸、面色、脉搏、血压、心音、心率、瞳孔大小、对光反射等重要的生命体征,如发现异常,以及时通报医师,以便采取紧急抢救措施。

(3)护理人员应观察体温变化,如患儿有高热,以及时做好物理降温及药物降温;如体温正常,应注意为患儿保暖。

3.药物观察内容

(1)护理人员应观察止惊药物的疗效。

(2)使用地西泮、苯巴比妥钠等止惊药物时,护理人员应注意观察患儿呼吸及血压的变化。

4.预见性观察

若惊厥持续时间长,频繁发作,护理人员应警惕有脑水肿、颅内压增高。收缩压升高,脉率减慢,呼吸节律慢而不规则,则提示颅内压增高。如未及时处理,可进一步发生脑疝,表现为瞳孔不等大、对光反射消失、昏迷加重、呼吸节律不整甚至呼吸骤停。

六、康复与健康指导

(1)护理人员应做好患儿的病情观察,准备好急救物品,教会家长正确的退热方法,提高家长的急救技能。

(2)护理人员应加强患儿营养与体育锻炼,做好基础护理等。

(3)护理人员应向家长详细交代患儿的病情、惊厥的病因和诱因,指导家长掌握预防惊厥的方法。

(高瑞芳)

第二节　急性上呼吸道感染

一、概述

急性上呼吸道感染简称上感,俗称"感冒",包括流行性上感和一般类型上感,是小儿最常见的疾病。鼻咽感染常可出现并发症,涉及邻近器官如喉、气管、肺、口腔、鼻窦、中耳、眼及颈淋巴结等。而其并发症可迁延或加重,故应早期诊断,早期治疗(图 6-1)。

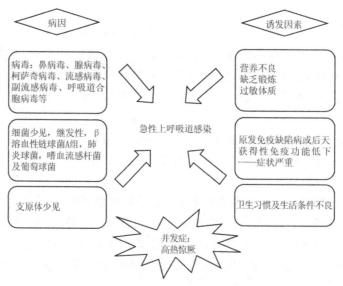

图 6-1　急性上呼吸道感染病因

(一)流行病学

在症状出现前数小时到症状出现后 1～2 天左右才有传染力,其传播途径为飞沫传染,潜伏期为12～72小时(平均24小时),易发生在6个月大以后的小孩,婴幼儿对上呼吸道感染较敏感,可视年龄、营养状况、疲倦、身体受凉程度,而有轻重之别。

(二)临床表现

根据病因不同,临床表现可有不同的类型:

1.普通感冒

俗称"伤风",又称急性鼻炎,以鼻咽部卡他症状为主要表现(卡他症状,上呼吸道卡他症状包括咳嗽、流涕、打喷嚏、鼻塞等上呼吸道症状,这是临床上常见的症状)。成人多数为鼻病毒引起,次为副流感病毒、呼吸道合胞病毒、埃可病毒、柯萨奇病毒等。起病较急,初期有咽干、咽痒或烧灼感,发病同时或数小时后,可有喷嚏、鼻塞、流清水样鼻涕,2～3天后变稠。可伴咽痛,有时由于耳咽管炎使听力减退,也可出现流泪、味觉迟钝、呼吸不畅、声嘶、少量咳嗽等。一般无发热及全身症状,或仅有低热、不适、轻度畏寒和头痛。检查可见鼻腔黏膜充血、水肿、有分泌物,咽部轻度充血。如无并发症,一般经5～7天痊愈(表6-1)。

表 6-1　几种特殊类型上感

类型	致病病菌	流行病学特点	症状特点
疱疹性咽峡炎	柯萨奇病毒A	多于夏季发作	咽痛、发热、咽充血、软腭、腭垂、咽及扁桃体表面有灰白色疱疹,有浅表溃疡
咽结膜热	腺病毒、柯萨奇病毒	常发生于夏季,游泳中传播	发热、咽痛、畏光、流泪,咽及结合膜明显充血
细菌性咽-扁桃体炎	溶血性链球菌,其次为流感嗜血杆菌、肺炎球菌、葡萄球菌等	多见于年长儿	咽痛、畏寒、咽部明显充血,扁桃体肿大、充血,表面有黄色点状渗出物,颌下淋巴结肿大、压痛

2.病毒性咽炎、喉炎和支气管炎

根据病毒对上、下呼吸道感染的解剖部位不同引起的炎症反应,临床可表现为咽炎、喉炎和支气管炎。

急性病毒性咽炎多由鼻病毒、腺病毒、流感病毒、副流感病毒及肠病毒、呼吸道合胞病毒等引起。临床特征为咽部发痒和灼热感,疼痛不持久,也不突出。当有咽下疼痛时,常提示有链球菌感染。咳嗽少见。流感病毒和腺病毒感染时可有发热和乏力。体检咽部明显充血和水肿。颌下淋巴结肿大且触痛。腺病毒咽炎可伴有眼结膜炎。

急性病毒性喉炎多由鼻病毒、流感病毒甲型、副流感病毒及腺病毒等引起。临床特征为声嘶、讲话困难、咳嗽时疼痛,常有发热、咽炎或咳嗽,体检可见喉部水肿、充血,局部淋巴结轻度肿大和触痛,可闻及喘息声(图6-2)。

急性病毒性支气管炎多由呼吸道合胞病毒、流感病毒、冠状病毒、副流感病毒、鼻病毒、腺病毒等引起。临床表现为咳嗽、无痰或痰呈黏液性,伴有发热和乏力。其他症状常有声嘶、非胸膜性胸骨下疼痛。可闻及干性或湿性音。X线胸片显示血管阴影增多、增强,但无肺浸润阴影。流感病毒或冠状病毒急性支气管炎常发生于慢性支气管炎的急性发作。

急性上呼吸道感染有典型症状如发热、鼻塞、咽痛、流涕、扁桃体肿大等,结合发病季节、流行病学特点,临床诊断并不困难。

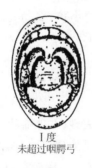 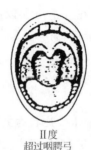 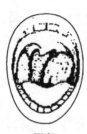

Ⅰ度　　　　　　　　Ⅱ度　　　　　　　Ⅲ度
未超过咽腭弓　　　超过咽腭弓　　　达到或超过
　　　　　　　　　　　　　　　　　　　咽后壁中线

图 6-2　扁桃体肿大的分度

病毒感染一般白细胞偏低或在正常范围内,早期白细胞总数和中性粒细胞百分数较高。细菌感染则白细胞总数大多增高。对病因的确定诊断需依靠病毒学与细菌学检查,咽拭子培养可有病原菌生长。

二、治疗原则

以支持疗法及对症治疗为主,注意预防并发症。

(一)药物疗法

分为去因疗法和对症处理。去因疗法对病毒感染多采用中药和抗病毒药物治疗。细菌感染则用青霉素或其他抗生素。高热时除用物理降温外可用药物如适量阿司匹林或用对乙酰氨基酚,根据病情可4～6小时重复1次,忌用量过大以免体温骤降、多汗发生虚脱。

(二)局部治疗

如有鼻炎,为保持呼吸道通畅可用滴鼻药 4～6 次/天,年长儿可用复方硼酸溶液和淡盐水漱口。

(三)中医治疗

常用解表法,以辛温解表治风寒型,以辛凉解表治风热型。

三、护理评估、诊断和措施

(一)家庭基本资料

导致小儿急性上呼吸道感染的病因和诱发有多种,通过询问患儿家庭和健康管理资料,有助于病因分析。

1.居住环境

气候季节变化、气温骤降、常住家庭环境卫生情况,通风是否良好。

2.个人病史

有无病毒感染史,例如鼻病毒、腺病毒等,有无自身免疫系统疾病,有无早产史。

3.用药史

有无使用免疫抑制药物,长期抗生素使用史。

(二)营养代谢

1.发热

发热为急性上呼吸道感染的常见症状。

(1)相关因素和临床表现:发热主要与上呼吸道德感染有关。轻度急性上感的发热热度往往不高,呼吸系统症状较为明显。重症患儿体温39～40 ℃或更高,伴有寒战、头痛、全身无力、食欲下降、睡眠不安等。

(2)护理诊断:体温过高

(3)护理措施。①物理降温:通常发热可用温水浴、局部冷敷等物理降温;T≥38.5 ℃,可遵医嘱使用对乙酰氨基酚、布洛芬等退热药,如果是肿瘤热,可遵医嘱使用消炎痛;多饮水;指导家长帮助患儿散热,以及时更换衣服,防止着凉。②活动和饮食:指导患儿减少活动,适当休息;进食清淡、易消化饮食,少量多餐。③保证患儿水分及营养的摄入:给予易消化、高维生素的清淡饮食,必要时可给予静脉补充水分及营养,以及时更换汗湿的衣服,保持皮肤干燥、清洁。

(4)护理目标:①患儿体温维持在正常范围,缓解躯体不适;②补充体液,维持机体代谢需要。

2.咳嗽、咳痰、咽痛

上呼吸道卡他症状为急性上感的典型症状,并可根据临床表现将其进一步分类。

(1)相关因素和临床表现:轻度急性上感常见临床表现以鼻部症状为主,如流涕、鼻塞、喷嚏等,也有流泪、微咳或咽部不适,在3～4天内自然痊愈。如感染涉及咽部及鼻咽部时可伴有发热、咽痛、扁桃体炎及咽后壁淋巴组织充血和增生,有时淋巴结可稍肿大。重症患儿可因鼻咽分泌物引起频繁咳嗽。有时咽部微红,发生疱疹和溃疡,称疱疹性咽炎。有时红肿明显,波及扁桃体出现滤泡性脓性渗出物,咽痛和全身症状加重,如颌下淋巴结肿大,压痛明显。

(2)护理诊断:舒适度的改变。

(3)护理措施:①保持口腔清洁,以及时清除鼻腔及咽喉分泌物,保证呼吸道通畅;②婴儿及年幼儿无法自主排痰者,可遵医嘱予以化痰药物或滴鼻液,同时进行拍背等物理治疗,痰液多且黏稠者予侧卧位或头偏向一侧防止窒息。

(4)护理目标:①患儿痰液等分泌物明显减少,能自主排出;②患儿家属掌握正确物理治疗的手法;③患儿自述舒适度增加。

(三)排泄

腹泻。婴幼儿容易引起呕吐及腹泻。

(1)相关因素:与病毒或细菌感染有关,与抗生素药物的使用有关。

(2)护理诊断:腹泻。

(3)护理措施:进食煮熟的干净、新鲜、易消化的高热量、高营养但低脂饮食,避免腌制、生冷、辛辣、粗纤维等饮食;多饮水;少量多餐,减轻胃肠道负担,严重腹泻时禁食;遵医嘱给予抗生素或止泻药,必要时遵医嘱补充水和电解质;便后及时清洗肛周,保持肛周黏膜清洁和完整;每班监测大便的次数、色、质、量,肠鸣音,出入量,脱水症状,腹痛、呕吐等消化道症状,肛周黏膜完整性;指导患儿和家长有关进食和营养知识,培养患儿和家长正确的洗手习惯。

(4)护理目标:①患儿未发生腹泻,或腹泻次数明显减少,每天<3次;②患儿发生红臀或肛周皮肤破损;③患儿家属掌握其饮食原则。

(刘晓嫚)

第三节 肺 炎

一、概述

肺炎指不同病原体或其他因素所致的肺部炎症。以发热、咳嗽、气促、呼吸困难和肺部固定湿音为共同临床表现。该病是儿科常见疾病中能威胁生命的疾病之一。

(一)病因

详见图 6-3。

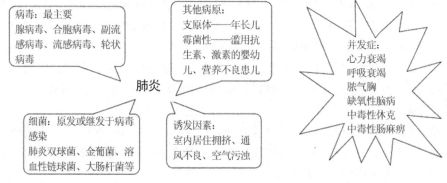

图 6-3　小儿肺炎的病因

(二)分类

目前,小儿肺炎的分类尚未统一,常用方法有 4 种,各肺炎可单独存在,也可两种同时存在(表 6-2)。

表 6-2　小儿肺炎的分类

病理分类	病因分类		病程分类	病情分类
支气管肺炎 大叶性肺炎 间质性肺炎等(图 6-4~7)	感染性:病毒性、细菌性、支原体、衣原体、真菌性、原虫性	非感染性肺炎如吸入性肺炎、坠积性肺炎	急性 迁延性 慢性	轻症 重症(其他器官系统受累)

注:临床上若病因明确,则按病因分类,否则按病理分类。

(三)疾病特点

几种不同病原体所致肺炎的特点如下。

1.呼吸道合胞病毒肺炎

由呼吸道合胞病毒感染引起,多见于婴幼儿,以 2~6 个月婴儿多见。常于上呼吸道感染后 2~3 天出现,干咳、低中度发热、喘憋为突出表现。以后病情逐渐加重,出现呼吸困难和缺氧症状。体温与病情无平行关系,喘憋严重时可合并心力衰竭、呼吸衰竭。

2.腺病毒肺炎

由腺病毒感染所致,主要病理改变为支气管和肺泡间质炎。临床特点为:多见于 6 个月至 2 岁小儿。起病急骤,呈稽留热,全身中毒症状明显,咳嗽较剧,可出现喘憋、呼吸困难、发绀等。肺部体征出现较晚,常在发热 4～5 天后出现湿音,以后病变融合而呈现肺实变体征。胸部 X 线改变的出现较肺部体征早,可见大小不等的片状阴影或融合成大病灶;肺气肿多见。

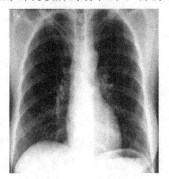

图 6-4　正常胸片

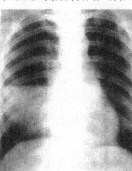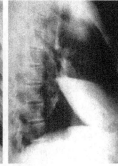

图 6-5　大叶性肺炎

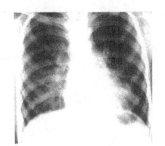

图 6-6　支气管肺炎

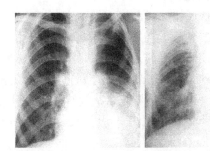

图 6-7　间质性肺炎

3.葡萄球菌肺炎

包括金黄色葡萄球菌及白色葡萄球菌所致的肺炎。在冬春季发病较多,多见于新生儿及婴幼儿。临床上起病急、病情重、发展快;多呈弛张热,中毒症状明显,面色苍白、咳嗽、呻吟、呼吸困难;皮肤可见一过性猩红热样或荨麻疹样皮疹,有时可找到化脓灶,如疖肿等。肺部体征出现早,双肺可闻及中、细湿音,易并发脓胸、脓气胸。

4.流感嗜血杆菌肺炎

由流感嗜血杆菌引起。近年来,由于广泛使用广谱抗生素、免疫抑制剂及院内感染等因素,流感嗜血杆菌感染有上升趋势。本病多见于 4 岁以下小儿,常并发于流感病毒或葡萄球菌感染的患儿。临床起病较缓,病情较重,全身中毒症状明显,有发热、痉挛性咳嗽、呼吸困难、鼻翼扇动、三凹征、发绀等,体检肺部有湿音或肺实变体征。本病易并发脓胸、脑膜炎、败血症、心包炎、中耳炎等。

5.肺炎支原体肺炎

由肺炎支原体引起,起病较缓慢,学龄期儿童多见,婴幼儿发病率也较高。以刺激性咳嗽为突出表现,有的酷似百日咳样咳嗽,咯出黏稠痰,甚至带血丝;常有发热,热程 1～3 周。年长儿可伴有咽痛、胸闷、胸痛等症状,肺部体征不明显,常有呼吸音粗糙,少数闻及干、湿音或实变体征。中毒症状一般不重,部分患儿出现全身多系统的临床表现,如心肌炎、心包炎、溶血性贫血、胸膜炎肝炎等。

6.衣原体肺炎

衣原体是一种介于病毒与细菌之间的微生物,寄生于细胞内。沙眼衣原体肺炎多见于 6 个月以下的婴儿,可于产时或产后感染,起病缓,先有鼻塞、流涕,后出现气促、频繁咳嗽,有的酷似百日咳样阵咳,但无回声,偶有呼吸暂停或呼气喘鸣,一般无发热。同时可患有结核膜炎或结核膜炎病史。

二、治疗

应采取综合措施,积极控制炎症,改善肺的通气功能,防止并发症。保持室内空气流通,室温以18～20 ℃为宜,相对湿度 60%。保持呼吸道通畅,以及时清除上呼吸道分泌物,变换体位,以利痰液排出。加强营养,饮食应富含蛋白质和维生素,少量多餐,重症不能进食者,可给予静脉营养。不同病原体肺炎患儿宜分室居住,以免交叉感染。

(一)一般治疗

按不同病原体选择药物。经肺穿刺研究资料证明,绝大多数重症肺炎是由细菌感染引起,或在病毒感染的基础上合并细菌感染,故需采用抗生素治疗。

抗生素使用的原则:①根据病原菌选用敏感药物;②早期治疗;③联合用药;④选用渗入下呼吸道浓度高的药物;⑤足量、足疗程,重症宜经静脉途径给药。

抗生素一般用至体温正常后 5～7 天,临床症状基本消失后 3 天。葡萄球菌性肺炎在体温正常后继续用药 2 周,总疗程 6 周。支原体肺炎用药 2～3 周。

(二)病原治疗

1.肺部革兰阳性球菌感染

肺炎链球菌肺炎,青霉素仍为首选。一般用大剂量青霉素静脉滴注,对青霉素过敏者改滴红霉素。葡萄球菌肺炎,首选耐酶(β-内酰胺酶)药物,如新的青霉素Ⅱ,先锋霉素Ⅰ或头孢菌素三代静脉滴注。厌氧菌肺炎用氟哌嗪青霉素及灭滴灵有效。

2.肺部革兰阴性杆菌感染

一般可用氨苄青霉素或氨基糖苷类抗生素。绿脓杆菌肺炎可用复达欣、菌必治等。

3.支原体肺炎

多采用红霉素,疗程 2 周为宜。

4.病毒感染者

可选用抗病毒药物如三氮唑核苷、干扰素等。

(三)对症治疗

止咳、止喘、保持呼吸道通畅;纠正低氧血症、水电解质与酸碱平衡紊乱;对于中毒性肠麻痹者,应禁食、胃肠减压,皮下注射新斯的明。对有心力衰竭、感染性休克、脑水肿、呼吸衰竭者,采取相应的治疗措施。

(四)肾上腺皮质激素的应用

若中毒症状明显,或严重喘憋,或伴有脑水肿、中毒性脑病、感染性休克、呼吸衰竭等,可应用肾上腺皮质激素,常用地塞米松,每天 2～3 次,每次 2 mg,疗程 3～5 天。

(五)防止并发症

对并发脓胸、脓气胸者应及时抽脓、抽气。遇到下述情况宜考虑胸腔闭式引流。

(1)年龄小,中毒症状重。

(2)黏液黏稠,经反复穿刺抽脓不畅者。

(3)张力性气胸。肺大疱一般可随炎症的控制而消失。

(六)氧疗

凡具有低氧血症者,有呼吸困难、喘憋、口唇发绀、面色苍灰等时应立即给氧。一般采取鼻导管给氧,氧流量为 0.5～1 L/min;氧浓度不超过 40%;氧气应湿化,以免损伤气道纤毛上皮细胞和痰液变黏稠。若出现呼吸衰竭,则应使用人工呼吸器。

(七)其他

(1)肺部理疗有促进炎症消散的作用。

(2)胸腺肽为细胞免疫调节剂,并能增强抗生素的作用。

(3)维生素 C、维生素 E 等氧自由基清除剂能清除氧自由基,有利于疾病康复。

三、护理评估、诊断和措施

(一)家庭基本资料

1.居住环境

不良的居住环境,如通风不良、吸入刺激性尘埃、潮湿等,家庭卫生习惯较差等。

2.个人病史

患儿有无过敏史,免疫系统疾病或抵抗力下降,原发性细菌或真菌感染者有无抗生素滥用史。

(二)营养与代谢

1.发热

(1)相关因素和临床表现:起病急骤或迟缓。在发病前可先有轻度上呼吸道感染数天,骤发者常有发热,早期体温在 38～39 ℃,亦可高达 40 ℃,多为弛张热或不规则热。体弱婴儿大都起病迟缓,发热不明显或体温低于正常。

(2)护理诊断:体温过高(hyperthermia)。

(3)护理措施:患儿体温逐渐恢复正常,未发生高热惊厥;患儿家属掌握小儿高热物理降温的方法。

物理降温方法需注意以下几点。①维持正常体温,促进舒适:呼吸系统疾病患儿常有发热,发热时帮患儿松解衣被,以及时更换汗湿衣服,并用热毛巾把汗液擦干,以免散热困难而出现高热惊厥;同时也避免汗液吸收、皮肤热量蒸发会引起受凉加重病情。②密切观察患儿的体温变化,体温超过38.5 ℃时给予物理降温,如酒精擦浴、冷水袋敷前额等,对营养不良、体弱的病儿,不宜服退热药或酒精擦浴,可用温水擦浴降温。必要时按医嘱给予退热药物,退热处置后30～60 分钟复测体温,高热时须 1～2 小时测量体温 1 次,以及时做好记录。并随时注意有无新的症状或体征出现,以防高热惊厥或体温骤降。③保证充足的水分及营养供给,保持口腔清洁,婴幼儿可在进食后喂适量开水,以清洁口腔;年长儿应在晨起、餐后、睡前漱口刷牙。

2.营养失调:低于机体需要量

(1)相关因素和临床表现:多见于新生儿或长期慢性肺炎或反复发作患儿。

(2)护理诊断:不均衡的营养,即低于机体需要量。

(3)护理措施:患儿维持适当的水分与营养。患儿营养失调得到改善,生长发育接近正常儿童;父母掌握肺炎患儿饮食护理的原则。①休息:保持并使环境清洁、舒适、宁静,空气新鲜,室温18～22 ℃,湿度55%～60%为宜,使患儿能安静卧床休息,以减少能量消耗。②营养和水分的补充:供给患儿高热量、高蛋白、高维生素而又较清淡、易消化的半流食、流食,防止蛋白质和热量不足而影响疾病的恢复,要多饮水,摄入足够的水分可防止发热导致的脱水并保证呼吸道黏膜的湿润和黏膜病变的修复,增加纤毛运动的能力,避免分泌物干结影响痰液排出。另一方面,静脉输液时应严格控制液体滴注速度,保持匀速滴入,防止加重心脏负担,诱发心力衰竭,对重症患儿应记录出入水量。

(三)排泄:腹泻

1.相关因素与临床表现

可出现食欲下降、呕吐、腹泻、腹胀等。重症肺炎常发生中毒性肠麻痹,出现明显腹胀,以致膈肌升高进一步加重呼吸困难。胃肠道出血可吐出咖啡样物、便血或柏油样便。中毒性肠麻痹:表现为高度腹胀、呕吐、便秘和肛管不排气。腹胀压迫心脏和肺脏,使呼吸困难更严重。此时,面色苍白发灰,腹部叩诊呈鼓音,肠鸣音消失,呕吐物可呈咖啡色或粪便样物,X线检查发现肠管扩张,壁变薄膈肌上升,肠腔内出现气液平面。

2.护理诊断

腹泻;潜在并发症:中毒性肠麻痹。

3.护理措施

患儿未发生腹泻,或腹泻次数明显减少,每天<3次,患儿未发生中毒性肠麻痹。

进食煮熟的干净、新鲜、易消化的高热量、高营养但低脂饮食,避免腌制、生冷、辛辣、粗纤维等饮食;多饮水;少量多餐,减轻胃肠道负担,严重腹泻时禁食;遵医嘱给予抗生素或止泻药,必要时遵医嘱补充水和电解质;便后及时清洗肛周,保持肛周黏膜清洁和完整;每班监测大便的次数、色、质、量,肠鸣音,出入量,脱水症状,腹痛、呕吐等消化道症状,肛周黏膜完整性;指导患儿和家长有关进食和营养知识,培养患儿和家长正确的洗手习惯。

观察腹胀、肠鸣音是否减弱或消失,是否有便血,以便及时发现中毒性肠麻痹,必要时给予禁食、胃肠减压,或使用新斯的明皮下注射。

(四)活动和运动

1.活动无耐力

轻者心率稍增快,重症者可出现不同程度的心功能不全或心肌炎。

(1)相关因素和临床表现:合并心衰者可参考以下诊断标准:①心率突然超过180次/分;②呼吸突然加快,超过60次/分;③突然极度烦躁不安,明显发绀,面色苍灰,指(趾)甲微循环再充盈时间延长;④肝脏迅速增大;⑤心音低钝,或有奔马律,颈静脉怒张;⑥尿少或无尿,颜面、眼睑或下肢水肿。具有前5项即可诊断心力衰竭。

若并发心肌炎者,则表现为面色苍白,心动过速、心音低钝、心律不齐,心电图表现为ST段下移和T波低平、双向和倒置。重症患儿可发生播散性血管内凝血,表现为血压下降,四肢凉,皮肤、黏膜出血等。

(2)护理诊断:活动无耐力;潜在并发症为心力衰竭。

(3)护理措施:住院期间未发生急性心衰;患儿活动耐力逐渐恢复,醒觉和游戏时间增加,能维持正常的睡眠形态和休息。

具体护理措施有以下几点。①饮食护理:给予营养丰富、易消化的流质、半流质饮食,宜少量多餐以减轻饱餐后由于膈肌上抬对心肺功能的影响,严重心衰者予以低盐饮食,每天钠盐摄入不超过 0.5～1.0 g,水肿明显的患儿可给予无盐饮食。②减轻心脏负荷:保持病室环境整洁、清洁、安静,光线柔和,重症患者宜单人病室,有利于患儿休息,治疗护理相对集中进行,尽量使用静脉留置针,避免反复穿刺,保证因治疗的需要随时用药。患儿可置头高脚低头侧位或抱卧位,年长儿可予以半坐卧位,必要时两腿下垂减少回心血量。保持大便通畅,避免用力排便引起的腹压增大而影响心功能。③氧疗:面罩吸氧,氧流量2～3 L/min,有急性肺水肿时,将氧气湿化瓶加入30%～50%酒精间歇吸入,病情严重者予以持续气道正压通气。④病情观察:出现心衰的患儿应予以心电监护,密切观察其各项生命体征。

2.气体交换障碍

(1)相关因素与临床表现:咳嗽较频,早期呈刺激性干咳,极期咳嗽反略减轻,恢复期转为湿咳。剧烈咳嗽常引起呕吐。呼吸急促,呼吸频率每分钟可达 40～80 次。重症患儿可出现口周、鼻唇沟、指趾端发绀、鼻翼扇动及三凹征。肺部体征早期不明显,可有呼吸音粗糙或减弱,以后可听到中细湿音,以两肺底及脊柱旁较多,于深吸气末更明显。由于多为散在性小病灶,叩诊一般正常,当病灶融合扩大,累及部分或整个肺叶时,可出现相应的实变体征。如发现一侧肺有叩诊浊音及(或)呼吸音减弱,应考虑胸腔积液或脓胸。重症肺炎患儿可出现呼吸衰竭。

(2)护理诊断:①气体交换障碍;②清理呼吸道无效;③自主呼吸受损。潜在并发症:呼吸衰竭;脓胸,脓气胸。

(3)护理措施:患儿住院期间未发生呼吸衰竭、脓胸、脓气胸等并发症;患儿咳嗽咳痰症状得到缓解,肺部音逐渐减少;显示呼吸困难程度减低,生命体征正常,皮肤颜色正常。

具体措施有以下几点。①保持改善呼吸功能:保持病室环境舒适,空气流通,温湿度适宜,尽量使患儿安静,以减少氧的消耗。不同病原体感染患儿应分室居住,以防交叉感染。置患儿于有利于肺扩张的体位并经常更换,或抱起患儿,以减少肺部瘀血和防止肺不张。正确留取标本,以指导临床用药;遵医嘱使用抗生素治疗,以消除呼吸道炎症,促进气体交换,注意观察治疗效果。②保持呼吸道通畅:及时清除患儿口鼻分泌物,经常协助患儿转换体位,同时轻拍背部,边拍边鼓励患儿咳嗽,以促进肺泡及呼吸道的分泌物借助重力和震动易于排出;病情许可的情况下可进行体位引流。给予超声雾化吸入,以稀释痰液,利于咳出;必要时予以吸痰。给予易消化、营养丰富的流质、半流质饮食,少食多餐,避免过饱影响呼吸;哺喂时应耐心,防止呛咳引起窒息,重症不能进食者,给予静脉营养。保证液体的摄入量,以湿润呼吸道黏膜,防止分泌物干结,利于痰液排出;同时可以防止发热导致的脱水。③密切观察病情:小儿在病程中热度逐渐下降,精神好转、呼吸平稳、食欲增加、咳嗽减轻、面色好转都提示疾病在好转中。若在治疗中突然出现剧烈的咳嗽、气急、口周发紫、神情萎靡、高热、烦躁不安,提示病情恶化,需及时向医师反映。由于新生儿病情变化很快,症状不典型,应格外注意。如患肺炎的新生儿吸吮不好、哭声低微、呼吸加快时注意脉搏及心率的变化,如有心率增快,每分钟 140～160 次以上,同时伴有呼吸困难加重、烦躁不安、肝脏肿大提示有心衰的可能,应积极配合。如患儿病情突然加重,出现剧烈咳嗽、烦躁不安、呼吸困难、胸痛、面色青紫、患侧呼吸运动受阻等,提示并发了脓胸或脓气胸,应及时配合进行胸穿或胸腔闭式引流。

(刘晓嫚)

第四节 支气管哮喘

一、概述

支气管哮喘简称哮喘,是由多种细胞(如嗜酸性粒细胞、肥大细胞、T淋巴细胞、中性粒细胞及气道细胞等)和细胞组分共同参与的气道慢性炎症性疾病。这种慢性炎症导致气道高反应性,当接触多种刺激因素时,气道发生阻塞和气流受限,出现反复发作的喘息、气促、胸闷、咳嗽等症状,常在夜间和/或清晨发作或加剧,多数患儿可经治疗缓解或自行缓解(图6-8、图6-9、表6-3、表6-4)。

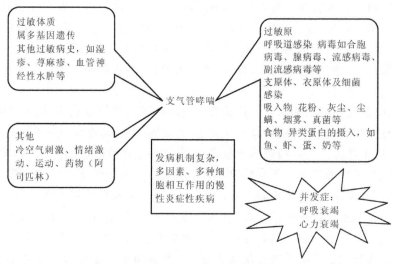

图6-8 支气管哮喘的病因

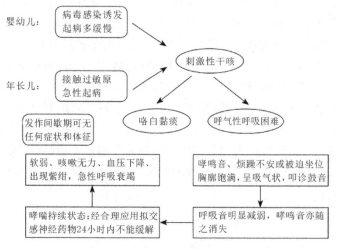

图6-9 支气管哮喘的常见表现

表 6-3 支气管哮喘的诊断标准

分型	诊断标准	
婴幼儿哮喘：年龄＜3岁，喘息反复发作者；总分≥5分者为婴幼儿哮喘；哮喘发作只2次或总分≤4分者初步诊断婴幼儿哮喘	喘息发作≥3次	3分
	肺部出现哮鸣音	2分
	喘息症状突然发作	1分
	有其他特异性病史	1分
	一二级亲属中有哮喘病史	1分
	1‰肾上腺素每次0.01 mL/kg皮下注射,15～20分钟后喘息缓解或哮鸣音明显减少	2分
	沙丁胺醇气雾剂或其水溶液雾化吸入,喘息或哮鸣音减少明显	2分
3岁以上儿童哮喘	喘息呈反复发作	
	发作时肺部出现哮鸣音	
	平喘治疗有显著疗效	
咳嗽变异性哮喘（过敏性咳嗽）	咳嗽持续或反复发作>1个月,常伴夜间或清晨发作性咳嗽,痰少,运动后加重	
	临床无感染症状,或经较长期抗生素治疗无效	
	用支气管扩张剂可使咳嗽发作缓解,是诊断本症的基本条件	
	有个人或家族过敏史,气道反应性测定,变应原检测可作辅助诊断	

表 6-4 急性发作期分度的诊断标准

临床特点	轻度	中度	重度	急性呼吸暂停
呼吸急促	走路时	稍事活动时	休息时	
体位	可平卧	喜坐位	前弓位	
谈话	能成句	成短语	单字	不能讲话
激惹状态	可能出现激惹	经常出现激惹	经常出现激惹	嗜睡意识模糊
出汗	无	有	大汗淋漓	
呼吸频率	轻度增加	增加	明显增加	呼吸可暂停
辅助呼吸肌活动及三凹征	一般没有	通常有	通常有	胸腹矛盾运动
哮鸣音	散在呼吸末期	响亮、弥漫	响亮、弥漫	减弱乃至无
使用β_2激动剂后,PEF占正常预计值或本人最佳值百分比	＞80%	60%～80%	＜60%或β_2激动剂作用持续时间<2小时	
PaO_2（非吸氧状态）(kPa)	正常通常不需要检查	8～10.5	＜8可能有发绀	
$PaCO_2$(kPa)	＜6	≤6	＞6可能出现呼吸衰竭	
SaO_2（非吸氧状态）(%)	＞95	91～95	≤90	
pH		降低		

二、治疗

　　治疗应越早越好,要坚持长期、持续、规范、个体化治疗原则,治疗包括发作期快速缓解症状,抗炎,平喘;缓解期防止症状加重或反复,抗炎,降低气道高反应性、防止气道重塑、避免触发因素、做好自我管理。

(一)祛除病因

避免接触变应原,祛除各种诱发因素,积极治疗和清除感染病灶。

(二)控制发作

解痉和抗感染治疗,用药物缓解支气管痉挛,减轻气道黏膜水肿和炎症,减少黏痰分泌。

1.支气管扩张剂

(1)β肾上腺素能受体兴奋剂:可刺激β肾上腺素能受体,诱发 cAMP 的产生,使支气管平滑肌松弛和肥大细胞膜稳定。常用药物有沙丁胺醇、特布他林、克仑特罗。可采用吸入、口服等方法给药,其中吸入治疗具有用量少、起效快、不良反应少等优点,则首选的药物治疗方法。

(2)茶碱类药物:具有解除支气管痉挛、抗炎、抑制肥大细胞和嗜碱细胞脱颗粒及刺激儿茶酚胺释放等作用,常用氨茶碱、缓释茶碱等。

(3)抗胆碱药物:抑制迷走神经释入乙酰胆碱,使呼吸道平滑肌松弛。常用异丙托溴铵。

2.肾上腺皮激素

能增 cAMP 的合成,阻止白三烯等介质的释放,预防和抑制气道炎症反应,降低气道反应性,是目前治疗哮喘最有效的药物。因长期使用可产生众多不良反应,故应尽可能用吸入疗法,对重症,或持续发作,或其他平喘药物难以控制的反复发作的患儿,可给予泼尼松口服,症状缓解后即停药。

3.抗生素

疑伴呼吸道细菌感染时,同时选用抗生素。

(三)处理哮喘持续状态

1.吸氧、补液、纠正酸中毒

可用 1/5 张含钠液纠正失水,防止痰液过黏成栓;用碳酸氢钠纠正酸中毒。

2.静脉滴注糖皮质激素

早期、较大剂量应用氢化可的松或地塞米松等静脉滴注。

3.应用支气管扩张剂

可通知沙丁胺雾化吸入,氨茶碱静脉滴注,无效时给予沙丁胺静脉注射。

4.静脉滴注异丙肾上腺素

经上述治疗无效时,试用异丙肾上腺素静脉滴注,直至 PaO_2 及通气功能改善,或心率达 180~200 次/分时停用。

5.机械呼吸

指征:①严重的持续呼吸困难;②呼吸音减弱,随之呼吸音消失;③呼吸肌过度疲劳而使胸部活动受限;④意识障碍,甚至昏迷;⑤吸入 40% 氧气而发绀仍无改善,$PaCO_2 \geqslant 8.6$ kPa ($\geqslant 65$ mmHg)。

三、护理评估、诊断和措施

(一)家庭基本资料

1.健康史

询问患儿发病情况,既往有无反复呼吸道感染史、过敏史、遗传史等。

2.身体状况

观察患儿有无刺激性干咳、气促、哮鸣音、吸气困难等症状和体征。观察有无循环、神经、系统受累的临床表现。了解 X 线、病原学及外周血检结果和肺功能检测报告，PEF 值。

3.社会状况

了解患儿及家长的心理状况、对本病病因、性质、护理、预后知识的了解程度。

(二)活动和运动

1.低效性呼吸形态

与气道梗阻、支气管痉挛有关。一般在哮喘发作前 1～2 天由呼吸道感染，年长儿起病急，常在夜间发作。发作时烦躁不安，出现呼吸困难，以呼气时困难为主，不能平卧，坐起耸肩喘息，面色苍白，鼻翼扇动，口唇指甲发绀，出冷汗，面容非常惶恐。咳嗽剧烈，干咳后排出黏痰液。听诊有干、湿音。白细胞总数增多等。发作初期无呼吸困难，自觉胸部不适，不易深呼吸、哮鸣音有或无。慢性病症状为身材矮小而瘦弱，显示肺气肿的病态。

(1)相关因素：在哮喘发作时，黏液性分泌物增多，并形成黏液栓子加上呼吸道黏膜苍白、水肿；小支气管和毛细支气管的平滑肌发生痉挛，使管腔变小，气道阻力增加出现哮喘。近年来观察到在哮喘发作时，肺动脉压力增高，伴有血管狭窄，可能与肺内微循环障碍有关。

(2)护理诊断：①清理呼吸道无效；②气体交换受损。

(3)护理措施：①消除呼吸困难和维持气道通畅。患儿多有氧气吸入，发作时应给予吸氧，以减少无氧代谢，预防酸中毒。因给氧时间较长，氧气浓度以不超过 40％为宜，用面罩雾化吸入氧气更为合适。有条件时应监测动脉血气分析，作为治疗效果的评价依据。可采取半卧位或坐位，使肺部扩张。还可采取体位引流以协助患儿排痰；②药物治疗的护理。药物治疗对缓解呼吸困难和缺氧有重要意义，常使用支气管扩张剂，如拟肾上腺素类、茶碱类和抗胆碱类药物。可采用吸入疗法，吸入治疗用量少、起效快、不良反应小，应是首选的治疗方法。吸入治疗时可嘱患儿在按压喷药于咽喉部的同时深吸气，然后闭口屏气 10 秒可获较好效果。也可采用口服、皮下注射和静脉滴注等方式给药。使用肾上腺素能 β$_2$ 受体激动剂时注意有无恶心、呕吐、心率加快等不良反应。使用氨茶碱应注意有无心悸、惊厥、血压剧降等严重反应；③哮喘持续状态的护理。哮喘持续状态危险性极大，应积极配合医师做好治疗工作。及时给予吸氧，保证液体入量，纠正酸碱平衡，还应迅速解除支气管平滑肌痉挛，可静脉给予肾上腺皮质激素、氨茶碱、β$_2$ 受体激动剂吸入困难者静脉给药，如舒喘灵。若无药可给予异丙肾上腺素，稀释后以初速每分 0.1 μg/kg 滴入，每15～20 分钟加倍，直到每分 6 μg/kg，症状仍不缓解时，则可考虑气管切开机械通气。

2.活动无耐力

活动后出现呼吸加快或呼吸困难；心率增加，节律改变或在活动停止 3 分钟后仍未恢复；血压有异常改变。自诉疲乏或软弱无力。

(1)相关因素：与缺氧有关。

(2)护理诊断：活动无耐力。

(3)护理措施：①保证休息。过度的呼吸运动和低氧血症使患儿感到极度的疲乏，应保证病室安静、舒适清洁，尽可能集中进行护理以利于休息。哮喘发作时患儿会出现焦虑不安，护士应关心、安慰患儿、给予心理支持，尽量避免情绪激动。及时执行治疗措施，以缓解症状，解除恐惧心理，确保患儿安全、放松。护士应协助患儿的日常生活，患儿活动时如有气促、心率加快应让其卧床休息并给予持续吸氧。根据患儿逐渐增加活动量；②密切观察病情。观察患儿的哮喘情况，如呼气性呼吸困难程度、呼吸加快和哮鸣音的情况,有无大量出汗、疲倦、发绀,患儿是否有烦躁不安、气喘加剧、心率加快,肝脏在短时间内急剧增大等情况,警惕心力衰竭和呼吸骤停等并发症的发生,还应警惕发生哮喘持续状态,若发生应立即吸氧并给予半卧位,协助医师共同抢救;③哮喘间歇期的护理。协助医师制定和实施个体化治疗方案,通过各种方式宣教哮喘的基本知识,提高患儿经常就诊的自觉性及坚持长期治疗的依从性,从而减少严重哮喘的发生。

（刘晓嫚）

第五节　房间隔缺损

房间隔缺损是最常见的成人先天性心脏病,女性多于男性,且有家族遗传倾向。房间隔缺损一般分为原发孔缺损和继发孔缺损,前者实际上属于部分心内膜垫缺损,常同时合并二尖瓣和三尖瓣发育不良。后者为单纯房间隔缺损。

一、临床表现

(一)症状

取决于缺损的大小、部位、年龄、分流量及是否合并其他畸形等。分流量小,极少患儿有不适表现,学龄前儿童体检时可闻及一柔和杂音。分流量大者,由于左向右分流使肺循环血流增加出现活动后心慌气短,并表现乏力、气急,反复发作严重的肺部感染、心律失常及心力衰竭。随年龄增长肺循环阻力增加,右心负荷过重,出现右向左分流,临床上出现发绀,应禁忌手术。

(二)体征

主要体征为胸骨左缘第2、3肋间可闻及Ⅱ～Ⅲ级柔和的收缩期杂音,肺动脉瓣第二音亢进及固定性分裂。

二、辅助检查

(一)胸部 X 线检查

可显示肺充血、肺动脉段突出、右房右室增大等表现。透视下可见肺动脉段及肺门动脉搏动增强,称为肺门舞蹈症。

(二)心电图检查

多见电轴右偏,右心室肥大和不完全右束支传导阻滞。

(三)超声心动图

检查右心房内径增大,主肺动脉增宽,房间隔部分回声脱失,并能直接测量缺损直径大小,彩色多普勒成像提示心房水平左向右分流信号。多普勒超声心动图、超声心动声学造影二者相结合几乎能检测出所有缺损的分流并对肺动脉压力有较高的测量价值。

(四)心导管检查

对疑难病例或出现肺高压,行右心导管或左房造影检查,可明确诊断及合并畸形,又可测量肺动脉压力,估计病程和预后。

三、治疗原则

(一)介入治疗

可以对大部分患者,结合超声心动图检查结果,在超声心动图和 X 线血管造影机器的引导下进行封堵治疗。

(二)外科治疗

在开展非手术介入治疗以前,对所有单纯房间隔缺损已引起血流动力学改变,即已有肺血增多征象、房室增大及心电图相应表现者均应手术治疗。患者年龄太大已有严重肺动脉高压者手术治疗应慎重。

四、护理诊断

(1)活动无耐力:与心脏畸形导致的心排血量下降有关。

(2)营养失调(低于机体需要量):与疾病导致的生长发育迟缓有关。

(3)潜在并发症:心力衰竭、肺部感染、感染性心内膜炎。

(4)焦虑:与自幼患病,症状长期反复存在有关。

(5)知识缺乏:缺乏疾病相关知识。

五、护理目标

(1)患者活动耐力有所增加。

(2)患者营养状况得到改善或维持。

(3)未发生相关并发症,或并发症发生后能得到及时治疗与处理。

(4)患者焦虑减轻或消除,情绪良好。

(5)患者或家属能说出有关疾病的自我保健方面的知识。

六、护理措施

(一)术前护理

1.心理护理

患者及家属均对心脏手术有恐惧感,担心预后,针对患者的心态,护士应详细了解疾病治疗的有关知识,说明治疗目的、方法及其效果,对封堵患者讲解微创手术创伤小,成功率高,消除其恐惧焦虑心理,增强信心,使其能配合治疗。

2.术前准备

入院后及时完成心外科各项常规检查,并在超声心动图下测量 ASD 的横径和长径、上残边、下残边等数值,以确定手术方式。

(二)术后护理

1.观察术后是否有空气栓塞的并发症存在

因修补房间隔缺损时,左心房排气不好,术中易出现空气栓塞,多见于冠状动脉和脑动脉空气栓塞。因而应保持患者术后平卧 4 小时,严密观察患者的反应,并记录血压、脉搏、呼吸、瞳孔及意识状态等。当冠状血管栓塞则出现心室纤颤,脑动脉栓塞则出现瞳孔不等大、头痛、烦躁等症状,此时应立即对症处理。

2.严密观察心率、心律的变化

少数上腔型 ASD 右房切口太靠近窦房结或上腔静脉阻断带太靠近根部而损伤窦房结,都将产生窦性或交界性心动过缓,这种心律失常需要安置心脏起搏器治疗。密切观察心律变化,维护好起搏器的功能。术后如出现心房颤动、房性或室性期前收缩,注意观察并保护好输入抗心律失常药物的静脉通路。

3.观察有无残余漏

常有闭合不严密或组织缝线撕脱而引起。听诊有无残余分流的心脏杂音,一经确诊房缺再通,如无手术禁忌证,应尽早再次手术。

4.预防并发症

对封堵患者术后早期在不限制正常肢体功能锻炼的前提下指导患者掌握正确有效的咳嗽方法,咳嗽频繁者适当应用镇咳药物,避免患者剧烈咳嗽,打喷嚏及用力过猛等危险动作,防止闭合伞脱落和移位,同时监测体温变化,应用抗生素,预防感染。

5.抗凝指导

ASD 封堵术后为防止血栓形成,均予以抗凝治疗,术后 24 小时内静脉注射肝素 0.2 mg/(kg·d)或皮下注射低分子肝素 0.2 mg/(kg·d),24 小时后改口服阿司匹林 5 mg/(kg·d),连服 3 个月。

(三)出院指导

(1)术后 3～4 天复查超声心动图,无残余分流,血常规、凝血机制正常即可出院。

(2)出院后患者避免劳累,防止受凉,预防感染,注意自我保健。

(3)必要时服用吲哚美辛 3～5 天,术后 1、3、6 个月复查超声心动图,以确保长期疗效。

(4)封堵患者术后口服阿司匹林 5 mg/(kg·d),连服 3 个月。

(刘晓嫚)

第六节　室间隔缺损

室间隔缺损是胚胎间隔发育不全而形成的单个或多个缺损,由此产生左右两心室的异常交通,在心室水平产生异常血流分流的先天性心脏病。室间隔缺损可以单独存在或是构成多种复杂心脏畸形,如法洛四联征、矫正性大动脉转位、主动脉弓离断,完全性心内膜垫缺损、三尖瓣闭锁等畸形中的一个组成部分。室间隔缺损可以称得上是临床最常见的先天性心脏病之一。

一、临床表现

(一)症状

缺损小,一般并无症状。大室间隔缺损及大量分流者,婴儿期易反复发生呼吸道感染,喂养困难,发育不良,甚至左心衰竭。较大分流量的儿童或青少年患者,劳累后常有气促和心悸,发育不良。随着肺动脉高压的发展,左向右分流量逐渐减少,造成双向分流或右向左分流,患者将出现明显的发绀、杵状指、活动耐力下降、咯血等症状及腹胀、下肢水肿等右心衰竭表现。

(二)体征

心前区常有轻度隆起,胸骨左缘第三、四肋间能扪及收缩期震颤,并听到3~4级全收缩期杂音,高位漏斗部缺损杂音则位于第2肋间。肺动脉瓣区第二音亢进。分流量大者,心尖部尚可听到柔和的功能性舒张中期杂音。肺动脉高压导致分流量减少的病例,收缩期杂音逐步减轻,甚至消失,而肺动脉瓣区第二音则明显亢进、分裂,并可伴有肺动脉瓣关闭不全的舒张期杂音。

二、辅助检查

(一)心电图检查

缺损小,心电图正常或电轴左偏。缺损较大,随分流量和肺动脉压力增大而示左心室高电压、肥大或左右心室肥大。严重肺动脉高压者,则提示右心大或伴劳损。

(二)X线检查

中度以上缺损心影轻度到中度扩大,左心缘向左向下延长,肺动脉圆锥隆出,主动脉结变小,肺门充血。重度阻塞性肺动脉高压心影扩大反而不显著,右肺动脉粗大,远端突变小,分支呈鼠尾状,肺野外周纹理稀疏。

(三)超声心动图

检查左心房、左心室内径增大。二维切面可示缺损的部位和大小。彩色多普勒可显示左心室向右心室分流。

三、治疗原则

(一)介入治疗

部分肌部室间隔缺损和膜周部室间隔缺损可以行介入封堵治疗。

(二)外科手术治疗

在开展非手术介入治疗以前,成人小室间隔缺损 $Qp/Qs<1.3$ 者一般不考虑手术,但应随访观察;中度室间隔缺损者应考虑手术,此类患者在成人中少见;Qp/Qs 为 $1.3\sim1.5$ 者可根据患者总体情况决定是否手术,除非年龄过大有其他疾病不能耐受手术者仍应考虑手术治疗;大室间隔缺损伴重度肺动脉压增高,肺血管阻力 >7 wood 单位者不宜手术治疗。

四、护理诊断

(1)活动无耐力:与心脏畸形导致的心排血量下降有关。

(2)营养失调(低于机体需要量):与疾病导致的生长发育迟缓有关。

(3)潜在并发症:心力衰竭、肺部感染、感染性心内膜炎。

(4)焦虑:与自幼患病,症状长期反复存在有关。

(5)知识缺乏:缺乏疾病相关知识。

五、护理目标

(1)患者活动耐力有所增加。

(2)患者营养状况得到改善或维持。

(3)未发生相关并发症,或并发症发生后能得到及时治疗与处理。

(4)患者焦虑减轻或消除,情绪良好。

(5)患者或家属能说出有关疾病的自我保健方面的知识。

六、护理措施

(一)术前护理

(1)婴幼儿有大室间隔缺损,大量分流及肺功脉高压发展迅速者,按医嘱积极纠正心力衰竭、缺氧、积极补充营养,增强体质,尽早实施手术治疗。

(2)术前患儿多汗,常感冒及患肺炎,故予以多饮水、勤换洗衣服,减少人员流动。预防感冒,有心力衰竭者应定期服用地高辛,并注意观察不良反应。

(二)术后护理

1.保持呼吸道通畅,预防发生肺高压危象

中小型室间隔缺损手术后一般恢复较顺利。对大型缺损伴有肺动脉高压患者,由于术前大量血液涌向肺部,患儿有反复发作肺炎史,并且由于肺毛细血管床的病理性改变,使气体交换发生困难,在此基础上又加上体外循环对肺部的损害,使手术后呼吸道分泌物多,不易咳出,影响气体交换,重者可造成术后严重呼吸衰竭,慢性缺氧加重心功能损害。尤其是婴幼儿,术后多出现呼吸系统并发症,往往手术尚满意,却常因呼吸道并发症而死亡,因此术后呼吸道的管理更为重要。

(1)术后常规使用呼吸机辅助呼吸,对于肺动脉高压患者,术后必须较长时间辅助通气及充分供氧。

(2)肺动脉高压者,在辅助通气期间,提供适当的过度通气,使 pH 为 7.50～7.55、$PaCO_2$ 为 0.7～4.7 kPa(5～35 mmHg)、PaO_2>13.3 kPa(100 mmHg),有利于降低肺动脉压。辅助通气要设置 PEEP,小儿常规应用 0.39 kPa(4 cmH_2O),增加功能残气量,防止肺泡萎陷。

(3)随时注意呼吸机同步情况、潮气量、呼吸频率等是否适宜,定期做血气分析,根据结果及时调整呼吸机参数。

(4)肺动脉高压患者吸痰的时间间隔应相对延长,尽可能减少刺激,以防躁动加重缺氧,使肺动脉压力进一步升高,加重心脏负担及引起肺高压危象。

(5)气管插管拔除后应加强体疗,协助排痰,保证充分给氧。密切观察患者呼吸情况并连续监测血氧饱和度。

2.维持良好的循环功能

及时补充血容量密切观察血压、脉搏、静脉充盈度、末梢温度及尿量。心源性低血压应给升压药,如多巴胺、间羟胺等维持收缩压在 12.0 kPa(90 mmHg)以上。术后早期应控制静脉输入晶体液,以 1 mL/(kg·h)为宜,并注意观察及保持左房压不高于中心静脉压。

3.保持引流通畅

保持胸腔引流管通畅,观察有无术后大出血密切观察引流量,若每小时每千克体重超过 4 mL 表示有活动性出血的征象,连续观察 3～4 小时,用止血药无效,应立即开胸止血。

(三)出院指导

(1)逐步增加活动量,在术后 3 个月内不可过度劳累,以免发生心力衰竭。

(2)儿童术后应加强营养供给,多进高蛋白、高热量、高维生素饮食,以利生长发育。

(3)注意气候变化,尽量避免到公共场所,避免呼吸道感染。

(4)定期门诊随访。

(刘晓嫚)

第七节 肺动脉狭窄

肺动脉狭窄是指由于右室先天发育不良而与肺动脉之间的血流通道产生狭窄。狭窄发生于从三尖瓣至肺动脉的任何水平,其可各自独立存在,也可合并存在。该病占先天性心脏病的25%~30%。

一、临床表现

(一)症状

肺动脉狭窄严重的新生儿,出生后即有发绀。重症病儿表现气急、躁动及进行性低氧血症。轻症或无症状的患儿可随着年龄的增长出现劳累后心悸、气促、胸痛或晕厥,严重者可有发绀和右心衰竭。

(二)体征

胸骨左缘第二肋间闻及粗糙收缩期喷射样杂音,向左颈根部传导,可触及震颤,肺动脉瓣第二心音减弱或消失。严重或病程长的患儿有发绀及杵状指(趾)及面颊潮红等缺氧表现。

二、辅助检查

(一)心电图

电轴右偏,P波高尖,右心室肥厚。

(二)X线检查

右心室扩大,肺动脉圆锥隆出,肺门血管阴影减少及纤细。

(三)彩色多普勒超声心动图检查

右心室增大,确定狭窄的解剖学位置及程度。

(四)心导管检查

可测定右心室压力是否显著高于肺动脉压力,并连续描记肺动脉至右心室压力曲线;鉴别狭窄的类型(瓣膜型或漏斗型);测定心腔和大血管血氧含量;注意有无其他先天性异常。疑为漏斗部狭窄或法洛三联症者,可行右心导管造影。

(五)选择性右心室造影

可确定病变的类型及范围,瓣膜型狭窄,可显示瓣膜交界融合的圆顶状征象。若为肺动脉瓣发育不良,在心动周期中可显示瓣膜活动度不良,瓣环窄小及瓣窦发育不良,则无瓣膜交界融合的圆顶状征象。

三、治疗原则

(一)介入治疗

绝大多数这类患者可以进行介入治疗,包括肺动脉瓣球囊扩张、经皮肺动脉瓣置入及肺动脉分支狭窄的支架置入。

(二)外科手术治疗

球囊扩张不成功或不宜行球囊扩张者,如狭窄上下压力阶差>5.3 kPa(40 mmHg)应采取手术治疗。

四、护理诊断

(1)活动无耐力:与心脏畸形导致的心排血量下降有关。

(2)营养失调(低于机体需要量):与疾病导致的生长发育迟缓有关。

(3)潜在并发症:心力衰竭、肺部感染、感染性心内膜炎。

(4)焦虑:与自幼患病,症状长期反复存在有关。

(5)知识缺乏:缺乏疾病相关知识。

五、护理目标

(1)患者活动耐力有所增加。

(2)患者营养状况得到改善或维持。

(3)未发生相关并发症,或并发症发生后能得到及时治疗与处理。

(4)患者焦虑减轻或消除,情绪良好。

(5)患者或家属能说出有关疾病的自我保健方面的知识。

六、护理措施

(一)手术前护理

(1)重症肺动脉瓣狭窄伴有重度发绀的新生儿,术前应静脉给予前列腺素 E,以延缓动脉导管闭合。

(2)休息:由于肺动脉瓣狭窄,右心室排血受阻,致右心室压力增高,负荷加重,患者可出现发绀和右心衰竭情况,故应卧床休息,减轻心脏负担。

(3)氧气吸入:发绀明显者或有心力衰竭的患者,术前均应给予氧气吸入,每天 2 次,每次半小时,改善心脏功能,必要时给予强心、利尿药物。

(二)手术后护理

1.循环系统

(1)建立有创血压监测,持续观察血压变化。对于较重患者,用微量泵泵入升压药物,并根据血压的变化随时进行调整,使血压保持稳定,切勿忽高忽低。

(2)注意中心静脉压的变化,以便了解右心有无衰竭和调节补液速度,必要时应用强心药物。此类患者由于狭窄解除后,短时间内心排血量增多,如心脏不能代偿容易造成心力衰竭。

(3)注意末梢循环的变化,如周身皮肤、口唇、指甲颜色、温度及表浅动脉搏动情况。

(4)维持成人尿量>0.5 mL/(kg·h),儿童尿量>1 mL/(kg·h)以上。

2.呼吸系统

(1)术后使用呼吸机辅助呼吸,保持呼吸道通畅,以及时吸痰。用脉搏血氧监测仪观察氧饱和度的变化并监测 PaO_2,如稳定在 10.7 kPa(80 mmHg),可在术后早期停用呼吸机。如发生低氧血症[PaO_2<10.7 kPa(80 mmHg)]应及时向医师报告,如明确存在残余狭窄,以及时做好再次手术的准备。

(2)协助患者排痰和翻身,听诊双肺呼吸音,必要时雾化吸入。

3.婴幼儿及较大的肺动脉狭窄患儿术后

婴幼儿及较大的肺动脉狭窄患儿,术后早期右心室压力及肺血管阻力可能仍较高,术后注意观察高压是否继续下降,如有异常表现,以及时报告医师,必要时作进一步检查及处理。

(三)出院指导

(1)患儿出院后需要较长期的随诊,如发现残余狭窄导致右室压力逐渐增加,或肺动脉瓣环更加变窄,均应再入院检查,可能需要再次手术,进一步切开狭窄或用补片加宽。

(2)逐步增加活动量,在术后3个月内不可过度劳累,以免发生心力衰竭。

(3)儿童术后应加强营养供给,多进高蛋白、高热量、高维生素饮食,以利生长发育。

(4)注意气候变化,尽量避免到公共场所,避免呼吸道感染。

（刘晓嫚）

第八节 法洛四联症

法洛四联症是一种最为常见的发绀型复杂先天性心脏病,占整个先天性心脏病的12%～14%。法洛四联症包括室间隔缺损、肺动脉狭窄、主动脉骑跨、右心室肥厚四种畸形或病变。

一、临床表现

主要是自幼出现的进行性发绀和呼吸困难,易疲乏,劳累后常取蹲踞位休息。严重缺氧时可引起晕厥,常伴有杵状指(趾),心脏听诊肺动脉瓣第二心音减弱以致消失,胸骨左缘常可闻及收缩期喷射性杂音。脑血管意外(如脑梗死)、感染性心内膜炎、肺部感染为本病常见并发症。

二、辅助检查

(一)血常规检查
可显示红细胞、血红蛋白及红细胞比容均显著增高。

(二)心电图检查
可见电轴右偏、右室肥厚。

(三)X线检查
主要为右室肥厚表现,肺动脉段凹陷,形成木靴状外形,肺血管纹理减少。

(四)超声心动图
可显示右室肥厚、室间隔缺损及主动脉骑跨。右室流出道狭窄及肺动脉瓣的情况也可以显示。

(五)磁共振检查
对于各种解剖结构异常可进一步清晰显示。

(六)心导管检查
对拟行手术治疗的患者应行心导管和心血管造影检查,根据血流动力学改变,血氧饱和度变化及分流情况进一步确定畸形的性质和程度,以及有无其他合并畸形,为制定手术方案提供依据。

三、治疗原则

未经姑息手术而存活至成年的本症患者,唯一可选择的治疗方法为手术纠正畸形,手术危险性较儿童期手术为大,但仍应争取手术治疗。

四、护理诊断

(1)活动无耐力:与心脏畸形导致的心排血量下降有关。

(2)营养失调(低于机体需要量):与疾病导致的生长发育迟缓有关。

(3)潜在并发症:心力衰竭、肺部感染、感染性心内膜炎。

(4)焦虑:与自幼患病,症状长期反复存在有关。

(5)知识缺乏:缺乏疾病相关知识。

五、护理目标

(1)患者活动耐力有所增加。

(2)患者营养状况得到改善或维持。

(3)未发生相关并发症,或并发症发生后能得到及时治疗与处理。

(4)患者焦虑减轻或消除,情绪良好。

(5)患者或家属能说出有关疾病的自我保健方面的知识。

六、护理措施

(一)术前护理

(1)贫血的处理:大多数法洛四联症患者的血红蛋白、红细胞计数和红细胞比积都升高,升高程度与发绀程度成正比。发绀明显的患儿,如血红蛋白、红细胞计数和红细胞比积都正常,应视为贫血,术前应给予铁剂治疗。

(2)进一步明确诊断:术前对患者做全面复查,确认诊断无误,且对疾病的特点搞清楚如肺动脉、肺动脉瓣、右室流出道狭窄的部位及程度;主动脉右移骑跨的程度;左室发育情况,是否合并动脉导管未闭、左上腔静脉、房间隔缺损等。

(3)入院后每天吸氧两次,每次30分钟;发绀严重者鼓励患者多饮水,预防缺氧发作;缺氧性昏厥发作时,给予充分供氧的同时,屈膝屈胯,可增加外周阻力,减少左向右的分流,增加回心血量,增加氧合;肌肉或皮下注射吗啡(0.2 mg/kg);幼儿静脉注射 β 受体阻滞剂有缓解效应;静脉滴注碳酸氢钠或输液扩容;使用增加体循环阻力的药物如去氧肾上腺素等。

(4)预防感染性心内膜炎:术前应注意扁桃体炎、牙龈炎、气管炎等感染病灶的治疗。

(5)完成术前一般准备。

(二)术后护理

(1)术后应输血或血浆使胶体渗透压达正常值 2.3～2.7 kPa(17～20 mmHg),血红蛋白达 120 g/L以上。一般四联症术后中心静脉压仍偏高,稍高的静脉压有利于右心排血到肺动脉。

(2)术后当天应用洋地黄类药物,力争达到洋地黄化,儿童心率维持在 100 次/分,成人 80 次/分左右。

（3）术后当天开始加强利尿，呋塞米效果较好，尿量维持＞1 mL/(kg·h)，利尿不充分时肝脏肿大，每天触诊肝脏两次，记录出入水量，出量应略多于入量。

（4）术后收缩压维持 12.0 kPa(90 mmHg)左右，舒张压维持 8.0～9.3 kPa(60～70 mmHg)，必要时用微泵输入多巴胺或多巴酚丁胺，以增强心肌收缩力，增加心脏的兴奋性。

（5）术后左房压与右房压大致相等，维持在 1.18～1.47 kPa(12～15 cmH₂O)。若左房压比右房高0.49～0.98 kPa(5～10 cmH₂O)，左室发育不良、左室收缩及舒张功能的严重损害，或有左向右残余分流，预后不良；若右房压比左房压高 0.49～0.98 kPa(5～10 cmH₂O)，表明血容量过多或右室流出道或肺动脉仍有狭窄，负荷过重，远端肺血管发育不良，或右室功能严重受损。

（6）呼吸机辅助通气，当患者出现灌注肺时，延长机械通气时间，采用小潮气量通气，避免肺损伤。用呼气末正压促进肺间质及肺泡水肿的消退，从而改善肺的顺应性和肺泡通气，提高血氧分压。

（7）术后加强呼吸功能监测，检查有无气胸，肺不张。肺不张左侧较易出现，往往因气管插管过深至右支气管所致，摄胸片可协助诊断。如不能及时摄片，必要时可根据气管插管的深度拔出1～2 cm。再听呼吸音以判断效果。术中损伤肺组织或放锁骨下静脉穿刺管时刺破肺组织，可致术后张力性气胸。

（8）拔出气管插管后雾化吸氧，注意呼吸道护理，以防肺不张及肺炎的发生。

（9）每天摄床头片一张，注意有无灌注肺、肺不张或胸腔积液征象。

（三）出院指导

（1）遵医嘱服用强心利尿剂，并注意观察尿量。

（2）逐步增加活动量，在术后 3 个月内不可过度劳累，以免发生心力衰竭。

（3）儿童术后应加强营养供给，多进高蛋白、高热量、高维生素饮食，以利生长发育。

（4）注意气候变化，尽量避免到公共场所，避免呼吸道感染。

（5）三个月门诊复查。

（刘晓嫚）

第九节　动脉导管未闭

动脉导管是胎儿时期连接肺动脉与主动脉的生理性血流通道。多于生后 24 小时内导管功能丧失，出生后 4 周内形成组织学闭塞，成为动脉韧带。各种原因造成婴儿时期的动脉导管未能正常闭塞，称为动脉导管未闭(PDA)。未闭的动脉导管位于左锁骨下动脉远侧的降主动脉与左肺动脉根部之间。动脉导管未闭是最常见的先天心脏病之一，占先天性心脏病的 12％～15％，女性多见，男女之比为 1.0∶(1.4～3.0)。

一、临床表现

（一）症状

导管细、分流量少者，平时可无症状或仅有轻微症状。导管粗、分流量大者，临床常见反复上呼吸道感染，剧烈活动后心悸、气急、乏力。小儿则有发育不良、消瘦，活动受限等。重症患者，有肺动脉高压和逆向分流者,可以出现发绀和心力衰竭的表现。

(二)体征

胸骨左缘第 2 肋间有连续性机械样杂音,收缩期增强,舒张期减弱,并向左锁骨下传导,局部可触及震颤,肺动脉第二音增强。分流量大的患者,因二尖瓣相对狭窄,常在心尖部听到柔和的舒张期杂音。分流量大者,收缩压往往升高,舒张压下降,因而出现周围血管征象,主要表现为脉压增大、颈动脉搏动增强、脉搏宏大、水冲脉,指甲床或皮肤内有毛细血管搏动现象,并可听到枪击音。

二、辅助检查

(一)心电图检查

一般心电图正常或电轴左偏。分流量较大者。肺动脉压明显增高者,则显示左右心室肥大或右心室肥大。

(二)X 线检查

导管较细,血液分流量小者,可无明显表现。典型的为肺充血,心脏中度扩大。左心缘向下向外延长,主动脉突出,呈漏斗征,肺动脉圆锥隆出。

(三)超声心动图检查

二维超声心动图可在主、肺动脉之间探及异常通道,彩色多普勒血流成像显示血流通过导管的方向,并可测出流速与压差。

(四)心导管检查

绝大多数患者根据超声心动图即可确诊,合并重度肺动脉高压者,右心导管可评估肺血管病变程度,作为选择手术适应证的重要参考。

三、治疗原则

因本病易并发感染性心内膜炎,故即使分流量不大亦应及早争取介入或手术治疗。手术安全成功率高,任何年龄均可进行手术治疗,但对已有明显重度肺动脉高压,出现右向左分流者则禁忌手术。

四、护理诊断

(1)活动无耐力:与心脏畸形导致的心排血量下降有关。

(2)营养失调(低于机体需要量):与疾病导致的生长发育迟缓有关。

(3)潜在并发症:心力衰竭、肺部感染、感染性心内膜炎。

(4)焦虑:与自幼患病、症状长期反复存在有关。

(5)知识缺乏:缺乏疾病相关知识。

五、护理目标

(1)患者活动耐力有所增加。

(2)患者营养状况得到改善或维持。

(3)未发生相关并发症,或并发症发生后能得到及时治疗与处理。

(4)患者焦虑减轻或消除,情绪良好。

(5)患者或家属能说出有关疾病的自我保健方面的知识。

六、护理措施

(一)术前护理

(1)主动和患者交谈,尽快消除陌生感,生活上给予关怀和帮助,介绍恢复期的病例,增强患者战胜疾病的信心。

(2)做好生活护理,避免受凉,患感冒、发热要及时用药或用抗生素,控制感染。

(3)术前准确测量心率,血压,以供术后对比。

(4)测量患者体重,为术中、术后确定用药剂量提供依据。

(5)观察心脏杂音的性质。

(二)术后护理

(1)注意血压和出血情况:因导管结扎后阻断了分流到肺循环的血液,使体循环血容量较术前增加,导致术后患者血压较术前增高。术后严密监测血压变化,维持成人收缩压在 18.7 kPa(140 mmHg)以下,儿童收缩压维持在 16.0 kPa(120 mmHg)以下。若血压持续增高不降者,应用降压药物如硝普钠、硝酸甘油等,防止因血压过高引起导管缝合处渗血或导管再通,故术后要观察血压及有无出血征象。

(2)保持呼吸道通畅:有的患者术前肺动脉内压力增高,肺内血流量过多,肺脏长期处于充血状态,肺小血管纤维化使患者的呼吸功能受限,虽手术后能减轻一些肺血管的负担,但在短时间内,肺功能仍不健全;其次是由于麻醉的影响,气管内分泌物较多且不易咳出,易并发肺炎、肺不张。因此术后必须保持呼吸道通畅,轻症患者机械辅助通气 1～2 小时,但合并肺动脉高压者要适当延长辅助通气,协助咳嗽、排痰、雾化吸入,使痰排出。

(3)观察有无喉返神经损伤:因术中喉返神经牵拉,水肿或手术损伤,可出现声音嘶哑,以及进流质时引起呛咳。全麻清醒后同患者对话,观察有无声音嘶哑、进水呛咳现象。如发现声音嘶哑、进水呛咳应根据医嘱给予营养神经的药物,并防止患者饮水时误吸,诱发肺内感染。若出现上述症状,应给予普食或半流质。

(4)观察有无导管再通:注意心脏听诊,如再次闻及杂音,应考虑为导管再通,确诊后应尽快再次手术。

(5)观察有无假性动脉瘤形成:按医嘱合理应用抗生素,注意体温变化。如术后发热持续不退,伴咳嗽、声音嘶哑、咯血,有收缩期杂音出现,胸片示上纵隔增宽,肺动脉端突出呈现块状影,应考虑是否为假性动脉瘤,嘱患者卧床休息,避免活动,并给予祛痰药、缓泻药,以免因剧烈咳嗽或排便用力而使胸内压剧烈升高,导致假性动脉瘤的破裂。一旦确诊,尽早行手术治疗。

(6)胸腔引流液的观察:留置胸腔引流管的患者,注意观察胸腔引流液的性质和量,若引流速度过快,管壁发热,持续两小时引流量都超过 4 mL/(kg·h),应考虑胸腔内有活动性出血,积极准备二次开胸止血。

(7)术前有细菌性心内膜炎的患者,术后应观察体温和脉搏的变化,注意皮肤有无出血点,有无腹痛等,必要时做血培养。

(8)避免废用综合征:积极进行左上肢功能锻炼。

(三)出院指导

(1)进行左上肢的功能锻炼,避免废用综合征。

（2）逐步增加活动量，在术后3个月内不可过度劳累，以免发生心衰。

（3）儿童术后应加强营养供给，多进高蛋白、高热量、高维生素饮食，以利生长发育。

（4）注意气候变化，尽量避免到公共场所，避免呼吸道感染。

（李晓涵）

第十节　完全性大动脉错位

完全性大动脉错位（D-transposition of great arteries，D-TGA）是常见的发绀型先天性心脏病，其发病率占先天性心脏病的7%～9%，本病是指主动脉与肺动脉干位置互换，主动脉接受体循环的静脉血，而肺动脉干接受肺静脉的动脉血即氧合血，大多伴VSD、ASD、PDA或其他复杂畸形，使体循环血液在心脏内相互混合，否则患儿难以存活。如不接受手术治疗80%～90%的患儿将于1岁内死亡。

一、临床特点

（一）缺氧及酸中毒

多属单纯性D-TGA，两个循环系统之间缺乏足够的交通。无VSD或仅有小的VSD存在，两个循环间血液混合不充分，出生后不久即出现发绀和呼吸困难，吸氧后并无改善。

（二）充血性心力衰竭

多为D-TGA伴有较大的VSD。由于循环间有较大的交通，血液混合较充分，发绀及酸中毒不明显，症状出现较晚，出生后数周或数月内可有心力衰竭表现，易发生肺部感染。

（三）肺血减少

多为D-TGA伴有VSD及肺动脉瓣狭窄或解剖左心室（功能右心室）流出道狭窄的病例，症状出现迟，发绀较轻，出现心力衰竭及肺充血的症状较少，自然生存时间最长。

（四）辅助检查

1.超声心动图检查

大动脉短轴可见主动脉瓣口移至右前方与右心室相连，肺动脉瓣口在左后方与左心室相连。四腔切面可显示房间隔或室间隔连续性中断，胸骨上主动脉长轴和胸骨旁主动脉长轴可发现未闭动脉导管。

2.右心导管及造影

右心导管检查显示右心室压力增高，收缩压与主动脉收缩压相似，右心室血氧含量增高，心导管可自右心室进入主动脉，导管也可从右心室经室间隔缺损进入左心室而进入肺动脉，肺动脉压力和血氧含量显著增高。心室造影可显示主动脉起源于右心室，肺动脉起源于左心室。主动脉瓣位置高于肺动脉，与正常相反，主动脉位于正常时的肺动脉处，而肺动脉位于右后侧接近脊柱。

二、护理评估

（一）健康史

了解母亲妊娠史，询问患儿发绀出现的时间及进展情况，有无气促及气促程度，询问家族中有无类似疾病发生。

(二)症状、体征

评估发绀、呼吸困难的程度,有无心力衰竭。

(三)心理-社会评估

了解家长对疾病知识的认识程度和经济支持能力,了解家长对患儿的关爱程度和对手术效果的认知水平。评估较大患儿是否有自卑心理,有无因住院和手术而感到恐惧。

(四)辅助检查

了解 X 线检查及心电图、超声心动图、心导管及造影结果,了解血气分析及电解质测定结果。

三、常见护理问题

(一)气体交换功能受损

与大血管起源的异常,使肺循环的氧合血不能有效地进入体循环有关。

(二)有发生心力衰竭的危险

与心脏长期负荷过重有关。

(三)有低心排血量的危险

与手术致心肌损害使心肌收缩力减弱,术后严重心律失常有关。

(四)有出血的危险

与大血管吻合口渗血、术中止血不彻底、肝素中和不良有关。

(五)有感染的危险

与手术切口、各种引流管及深静脉置管、机体抵抗力下降有关。

(六)合作性问题

切口感染。

四、护理措施

(一)术前

(1)密切观察生命体征、面色、口唇的发绀情况及 SpO_2。

(2)对伴有 PDA 的患儿,为了防止导管关闭,遵医嘱微泵内泵入前列腺素 E,以保持动脉导管的通畅。

(3)吸氧的观察:对伴有 PDA 的患儿,术前仅靠 PDA 分流含氧量高的血到体循环以维持生命,因此应予低流量吸氧,流速为 $0.5\sim1.0$ L/min,用呼吸机辅助呼吸时选择 21% 氧浓度,使 SpO_2 维持在 $60\%\sim70\%$ 即可。

(4)根据血气分析的结果,遵医嘱及时纠正酸中毒。

(5)做好术前禁食、备皮、皮试等各项术前准备。

(二)术后

(1)患儿回监护室后,取平卧位,接人工呼吸机辅助呼吸,按呼吸机护理常规进行。

(2)持续心肺监护:密切监测心率、心律、血压、各种心内压。收缩压和左心房压应维持在正常低限水平,并观察是否有良好的末梢循环。术后常规做床边全导联心电图,注意 ST 段、T 波、Q 波的改变,并与术前心电图比较。

（3）严格控制出入液量：手术当天，严格控制输液速度，以 5 mL/（kg·h）泵入，密切注意各心内压力、血压、心率的情况，以及时调整。同时密切注意早期的出血量，如术后连续 3 小时＞3 mL/（kg·h）或任何1 小时＞5 mL/kg，应及时报告医师。维持尿量 1 mL/（kg·h）。每小时总结一次出入液量，保持其平衡。

（4）正确应用血管活性药物：术后常规静脉泵入血管活性药物，根据心率、血压和心内压调节输入量。在更换药物时动作要快，同时具备两条升压药物静脉通路，并密切观察血压、心率的变化。药物必须从中心静脉内输入，以防外渗。

（5）加强呼吸道管理：每 2 小时翻身、拍背（未关胸者除外）及气管内吸痰，动作轻，保持无菌，加强对通气回路的消毒，每 48 小时更换呼吸机管道。

（6）观察切口有无渗血、渗液和红肿，保持切口敷料清洁、干燥，以防切口感染。

（7）饮食：呼吸机使用期间，禁食 24～48 小时，待肠蠕动恢复、无腹胀情况时予鼻饲牛奶。呼吸机撤离后 12～24 小时无腹胀者予鼻饲牛奶，从少到多，从稀到浓，并密切观察有无腹胀、呕吐及大便的性状。指导家长合理喂养，喂奶时注意患儿体位以防窒息。

（三）健康教育

（1）护理人员应热情、耐心介绍疾病的发生、发展过程及主要的治疗方法、手术目的及必要性，排除家长顾虑，给予心理支持，使其积极配合治疗。

（2）认真做好各项术前准备，向患儿及其家长讲解备皮、禁食、皮试、术前用药的目的及注意事项，取得家长的理解和配合。

（3）在术后康复过程中，指导家长加强饮食管理，掌握正确的喂养方法。

五、出院指导

（1）合理喂养：少量多餐，不宜过饱。多吃含蛋白质和维生素丰富的食物。

（2）适当活动：避免上下举逗孩子，术后 3 个月内要限制剧烈活动，小学生 6 个月内不宜参加剧烈的体育活动。

（3）切口护理：保持切口清洁，1 周内保持干燥，2 周后方可淋浴，避免用力摩擦。

（4）防止交叉感染：因手术后体质较弱，抵抗力差，故不宜去公共场所。

（5）出院时如有药物带回，应按医嘱定时服用，不得擅自停服或加服。

（6）按医嘱定期复查。

（李晓涵）

第十一节　病毒性心肌炎

一、概述

病毒性心肌炎是由病毒感染引起的心肌间质炎症细胞浸润和邻近的心肌细胞坏死、变形，有时病变也可累及心包或心内膜。该病可导致心肌损伤、心功能障碍、心律失常和周身症状。该病可发生于任何年龄，是儿科常见的心脏疾病之一，近年来发生率有增大的趋势。

(一)病因

近年来病毒学及免疫病理学迅速发展,通过大量动物实验及临床观察,证明多种病毒可引起心肌炎。其中柯萨奇病毒 B6(1~6 型)常见,其他病毒(如柯萨奇病毒 A、埃可病毒、脊髓灰质炎病毒、流感病毒、副流感病毒、腮腺炎病毒、水痘病毒、单纯疱疹病毒、带状疱疹病毒及肝炎病毒)也可能致病。柯萨奇病毒具有高度亲心肌性和流行性,据报道很多原因不明的心肌炎和心包炎由柯萨奇病毒 B 所致。

病毒性心肌炎在一定条件下才发病。例如,当机体继发细菌感染(特别是链球菌感染)、发热、缺氧、营养不良、接受类固醇或放射治疗而抵抗力低下时,可发病。

医师对病毒性心肌炎的发病原理至今未完全了解,目前提出病毒学说、免疫学说等几种学说。

(二)病理

病毒性心肌炎病理改变轻重不等。轻者常以局灶性病变为主,而重者则多呈弥漫性病变。局灶性病变者的心肌外观正常,而弥漫性病变者的心肌苍白、松软,心脏呈不同程度的扩大、增重。镜检可见病变部位的心肌纤维变性或断裂,心肌细胞溶解、水肿、坏死。心肌间质有不同程度的水肿,淋巴细胞、单核细胞和少数多核细胞浸润。左室及室间隔的病变显著。病变可波及心包、心内膜及心脏传导系统。

慢性病例的心脏扩大,心肌间质炎症浸润,心肌纤维化,有瘢痕组织形成,心内膜呈弥漫性或局限性增厚,血管内皮肿胀。

二、临床表现

病情轻重悬殊。轻者可无明显自觉症状,仅有心电图改变。重者可出现严重的心律失常、充血性心力衰竭、心源性休克,甚至死亡。大约 1/3 以上的病例在发病前 1~3 周或发病的同时有呼吸道或消化道病毒感染,伴有发热、咳嗽、咽痛、周身不适、腹泻、皮疹等症状,继而出现心脏症状,如年长儿常诉心悸、气短、胸部及心前区不适或疼痛、有疲乏感。发病初期患儿常有腹痛、食欲缺乏、恶心、呕吐、头晕、头痛等表现。3 个月以内婴儿有拒乳、苍白、发绀、四肢凉、两眼凝视等症状。心力衰竭者呼吸急促,突然腹痛,发绀,水肿。心源性休克者烦躁不安,面色苍白、皮肤发花、四肢厥冷或末梢发绀。发生窦性停搏或心室纤颤时患儿可突然死亡。如病情拖延至慢性期,常表现为进行性充血心力衰竭、全心扩大,可伴有各种心律失常。

体格检查:多数心尖区第一音低钝。一般无器质性杂音,仅在胸前或心尖区闻及Ⅰ~Ⅱ级吹风样收缩期杂音。有时可闻及奔马律或心包摩擦音。该病严重者心脏扩大,脉细数,颈静脉怒张,肝大并有压痛,有肺部啰音,面色苍白,四肢厥冷,皮肤发花,指(趾)发绀,血压下降。

三、辅助检查

(一)实验室检查

(1)白细胞总数为$(10.0\sim20.0)\times10^9/L$,中性粒细胞数偏高。血沉、抗链"O"大多正常。

(2)血清肌酸磷酸激酶、乳酸脱氢酶及其同工酶、谷草转氨酶的含量在病程早期可升高。超氧化歧化酶在急性期降低。

(3)若从心包、心肌或心内膜中分离到病毒,或用免疫荧光抗体检查找到心肌中特异的病毒抗原,电镜检查心肌发现有病毒颗粒,可以确定诊断。

(4)测定补体结合抗体及用分子杂交法或聚合酶链式反应检测心肌细胞内的病毒核酸也有助于病原诊断。部分病毒性心肌炎患儿有抗心肌抗体，一般于短期内恢复，如抗体量持续提高，表示心肌炎病变处于活动期。

(二)心电图检查

心电图在急性期有多变与易变的特点，对可疑病例应反复检查，以助于诊断。其主要变化为ST-T改变，有各种心律失常和传导阻滞。恢复期多见各种类型的期前收缩。少数慢性期患儿可有房室肥厚的改变。

(三)X线检查

心影正常或不同程度地增大，多数为轻度增大。若该病迁延不愈或合并心力衰竭，则心脏扩大明显。该病合并心力衰竭可见心搏动减弱，伴肺淤血、肺水肿或胸腔少量积液。有心包炎时，有积液征。

(四)心内膜心肌活检

心内膜心肌活检在成人患者中早已开展，该检查用于小儿患者是近年才有报道的，这为心肌炎的诊断提供了病理学依据。据报道，心内膜心肌活检证明约40%原因不明的心律失常、充血性心力衰竭患者患有心肌炎。该检查的临床表现和组织学相关性较差，原因是取材很小且局限，取材时不一定是最佳机会；心内膜心肌活检本身可导致心肌细胞收缩，而出现一些病理性伪迹。因此，心内膜心肌活检无心肌炎表现者不一定无心肌炎，临床医师不能忽视临床诊断。此项检查在一般医院尚难开展，不作为常规检查项目。

四、诊断与鉴别诊断

(一)诊断要点

1.病原学诊断依据

(1)确诊指标：检查患儿的心内膜、心肌、心包或心包穿刺液，发现以下之一者可确诊心肌炎由病毒引起。①分离到病毒。②用病毒核酸探针查到病毒核酸。③特异性病毒抗体呈阳性。

(2)参考依据：有以下之一者结合临床表现可考虑心肌炎由病毒引起。①从患儿的粪便、咽拭子或血液中分离到病毒，并且恢复期血清同型抗体滴度是患儿入院检测的第一份血清的5倍或比患儿入院检测的第一份血清同型抗体滴度降低25%以上。②病程早期患儿血中特异性IgM抗体呈阳性。③用病毒核酸探针从患儿的血中查到病毒核酸。

2.临床诊断依据

(1)患儿有心功能不全、心源性休克或心脑综合征。

(2)心脏扩大。

(3)心电图改变，以R波为主的2个或2个以上主要导联(Ⅰ、Ⅱ、aVF、V_5)的ST-T改变持续4天以上伴动态变化，窦房传导阻滞，房室传导阻滞，完全性右束支或左束支阻滞，成联律、多型、多源、成对或并行性期前收缩，非房室结及房室折返引起异位性心动过速，有低电压(新生儿除外)及异常Q波。

(4)CK-MB(肌酸肌酶同工酶)含量升高或心肌肌钙蛋白(cTnI或cTnT)呈阳性。

3.确诊依据

(1)具备2项临床诊断依据，可临床诊断为心肌炎。发病的同时或发病前1～3周有病毒感染的证据支持诊断。

(2)同时具备病原学诊断依据之一,可确诊为病毒性心肌炎,具备病原学参考依据之一,可临床诊断为病毒性心肌炎。

(3)不具备确诊依据,应给予必要的治疗或随诊,根据病情变化,确诊或排除心肌炎。

(4)应排除风湿性心肌炎、中毒性心肌炎、先天性心脏病、结缔组织病、代谢性疾病的心肌损害、甲状腺功能亢进症、原发性心肌病、原发性心内膜弹力纤维增生症、先天性房室传导阻滞、心脏自主神经功能异常、β受体功能亢进及药物引起的心电图改变。

4.临床分期

(1)急性期:新发病,症状及检查的阳性发现明显且多变,一般病程为半年以内。

(2)迁延期:临床症状反复出现,客观检查指标迁延不愈,病程多为半年以上。

(3)慢性期:进行性心脏增大,反复心力衰竭或心律失常,病情时轻时重,病程为1年以上。

(二)鉴别诊断

在考虑九省市心肌炎协作组制定的心肌炎诊断标准时,应首先排除其他疾病,包括风湿性心肌炎、中毒性心肌炎,结核性心包炎、先天性心脏病、结缔组织病、代谢性疾病、代谢性疾病的心肌损害、原发性心肌病、先天性房室传导阻滞、高原性心脏病、克山病、川崎病、良性期前收缩、神经功能紊乱、电解质紊乱及药物等引起的心电图改变。

五、治疗、预防、预后

该病尚无特殊治疗方法。应结合患儿的病情采取有效的综合措施。

(一)一般治疗

1.休息

急性期患儿应至少卧床休息至热退3~4周;心功能不全或心脏扩大的患儿,更应绝对卧床休息,以减轻心脏负荷及减少心肌耗氧量。

2.抗生素

抗生素虽对引起心肌炎的病毒无直接作用,但因细菌感染是病毒性心肌炎的重要条件,故在开始治疗时,应适当使用抗生素。一般肌内注射青霉素1~2周,以清除链球菌和其他敏感细菌。

3.保护心肌

大剂量维生素C具有增加冠状血管血流量、心肌糖原、心肌收缩力,改善心功能,清除自由基,修复心肌损伤的作用。剂量为100~200 mg/(kg·d),溶于10~30 mL10%~25%的葡萄糖注射液,静脉注射,每天1次,15~30天为1个疗程;抢救心源性休克患儿时,第1天可用3~4次。

极化液、能量合剂及ATP因难进入心肌细胞内,故疗效差。近年来多推荐以下几种药物:①辅酶Q_{10},1 mg/(kg·d),口服,可连用1~3个月。②1,6-二磷酸果糖,0.7~1.6 mL/kg,静脉注射,最大量不超过2.5 mL/kg,静脉注射速度为10 mL/min,每天1次,10~15天为1个疗程。

(二)激素治疗

肾上腺皮质激素可用于抢救危重病例及其他治疗无效的病例。口服泼尼松1~1.5 mg/(kg·d),用3~4周,症状缓解后逐渐减量停药。对反复发作或病情迁延者,可考虑较长期的激素治疗,疗程不少于半年。对于急重抢救病例可采用大剂量,如地塞米松0.3~0.6 mg/(kg·d),或氢化可的松15~20 mg/(kg·d),静脉滴注。

(三)免疫治疗

动物实验及临床研究均发现丙种球蛋白对心肌有保护作用。从 1990 年开始,在美国波士顿及洛杉矶的儿童医院已将丙种球蛋白作为病毒性心肌炎治疗的常规用药。

(四)抗病毒治疗

动物实验中联合应用利巴韦林和干扰素可提高生存率,目前欧洲正在进行干扰素治疗心肌炎的临床试验,其疗效尚待确定。环孢霉素 A、环磷酰胺目前尚无肯定疗效。

(五)控制心力衰竭

心肌炎患儿对洋地黄类药物耐受性差,易出现中毒而发生心律失常,故应选用快速作用的洋地黄类药物,如毛花苷 C(西地兰)或地高辛。病重者静脉滴注地高辛,一般病例口服地高辛,饱和量为常规量的 $1/2 \sim 2/3$,心力衰竭不重、发展不快者可每天口服维持量。应早用和少用利尿剂,同时注意补钾,否则易导致心律失常。注意供氧,保持安静。若患儿烦躁不安,可给镇静剂。患儿发生急性左心功能不全时,除短期内并用毛花苷 C(西地兰)、利尿剂、镇静剂、吸入氧气外,应给予血管扩张剂(如酚妥拉明 $0.5 \sim 1$ mg/kg 加入 $50 \sim 100$ mL10％的葡萄糖注射液内),快速静脉滴注。紧急情况下,可先用半量,以 10％的葡萄糖注射液稀释,静脉缓慢注射,然后静脉滴注其余半量。

(六)抢救心源性休克

抢救心源性休克需要吸氧、扩容,使用大剂量维生素 C、激素、升压药,改善心功能及心肌代谢等。

近年来,应用血管扩张剂——硝普钠取得良好疗效,常用剂量为 $5 \sim 10$ mg,溶于 100 mL 5％的葡萄糖注射液中,开始时以 0.2 $\mu g/(kg \cdot min)$ 滴注,以后每隔 5 分钟增加 0.1 $\mu g/kg$,直到获得疗效或血压降低,最大剂量不超过 $4 \sim 5$ $\mu g/(kg \cdot min)$。

(七)纠正严重心律失常

对轻度心律失常(如期前收缩、一度房室传导阻滞),多不用药物纠正,而主要是针对心肌炎本身进行综合治疗。若发生严重心律失常(如快速心律失常、严重传导阻滞),应迅速、及时地纠正,否则威胁生命。

六、护理

(一)护理诊断

(1)活动无耐力与心肌功能受损、组织器官供血不足有关。

(2)胸闷与心肌炎症有关。

(3)潜在并发症包括心力衰竭、心律失常、心源性休克。

(二)护理目标

(1)患儿的活动量得到适当控制,休息得到保证。

(2)患儿的胸闷缓解或消失。

(3)患儿无并发症或有并发症,但能被及时发现和适当处理。

(三)护理措施

1.休息

(1)急性期患儿要卧床休息至热退后 $3 \sim 4$ 周,以后根据心功能恢复情况逐渐增加活动量。

(2)心功能不全的患儿或心脏扩大的患儿应绝对卧床休息。

（3）总的休息时间为 3～6 个月。

（4）护理人员应创造良好的休息环境,合理安排患儿的休息时间,保证患儿的睡眠时间。

（5）护理人员应主动提供服务,满足患儿的生活需要。

2.胸闷的观察与护理

（1）护理人员应观察患儿的胸闷情况,注意诱发和缓解因素,必要时给予吸氧。

（2）护理人员应遵医嘱给予心肌营养药,促进患儿的心肌恢复正常。

（3）患儿要保证休息,减少活动。

（4）护理人员应控制输液的速度和输液总量,减轻患儿的心肌负担。

3.并发症的观察与护理

（1）护理人员应密切注意患儿的心率、心律、呼吸、血压和面色改变,有心力衰竭时给予吸氧、镇静、强心等处理,应用洋地黄类药物时要密切观察患儿有无洋地黄中毒表现,如出现新的心律失常、心动过缓。

（2）护理人员应注意有无心律失常,一旦心律失常发生,需及时通知医师并给予相应处理。例如,对高度房室传导阻滞者给异丙肾上腺素和阿托品来提升心率。

（3）护理人员应警惕心源性休克,注意血压、脉搏、尿量、面色等的变化,一旦出现心源性休克,立即给患儿取平卧位,配合医师给予大剂量维生素 C 或肾上腺皮质激素来治疗。

（四）康复与健康指导

（1）护理人员应给患儿家长讲解病毒性心肌炎的病因、病理、发病机制、临床特点及诊断、治疗措施。

（2）护理人员应强调休息的重要性,指导患儿控制活动量,建立合理的休息制度。

（3）护理人员应讲解该病的预防知识,如预防上呼吸道感染和肠道感染。

（4）护理人员应对有高度房室传导阻滞者讲解安装心脏起搏器的必要性。

七、展望

近年来,心肌炎已成为常见心脏病之一,对人类健康构成了威胁,因而对该病的诊治研究也日益受到重视。心脏扩大、心律失常或心力衰竭为心脏明显受损的表现,心电图 ST-T 改变与异位心律或传导阻滞反映心肌病变的存在。但对于怀疑为病毒性心肌炎的患者,提倡进行心脏活检,行病理学检查。

但分离病毒检查或特异性荧光抗体检查存在以下几个问题。

（1）患儿不易接受。

（2）炎性组织在心肌中呈灶状分布,活检标本小而致病灶标本不一定取得到。

（3）提取 RNA 的质量和检测方法的敏感性不同。

（4）心脏中有病毒,而从血液中不一定检出抗原或抗体;心脏中无病毒,而从心脏中检出抗原或抗体;即使抗原或抗体呈阳性反应,也不足以证实有病毒性心肌炎;只有当感染某种病毒并引起相应的心脏损害时,心脏和血液检查呈阳性反应才有意义。在检查血液中抗原或抗体时,因检测试剂、检查方法、操作技术不同而结果迥异。

因此,病毒性心肌炎的确诊相当困难。由于抗病毒药物的疗效不显著,目前建议采用中西医结合疗法。有人用以黄芪、牛磺酸及一般抗心律失常药物为主的中西医结合方法治疗病毒性心肌炎,取得了比较满意的效果。中药黄芪除具有抗病毒、免疫调节、保护心肌的作用,还可以抑制内向钠-钙交换电流,改善部分心电活动,清除氧自由基,而广泛应用于临床。牛磺酸是心肌游离氨基酸的重要成分,也可通过抑制病毒复制,抑制病毒感染心肌细胞引起的钙电流增大,使受感染而降低的最大钙电流膜电压及外向钾电流趋于正常,使心肌细胞钙内流减少,在病毒性心肌炎动物模型及临床病毒性心肌炎患者中,具有保护心肌、改善临床症状等作用。

(辛艳超)

第十二节 心 律 失 常

正常心律起源于窦房结,心激动按一定的频率、速度及顺序传导到结间束、房室束、左右束支及普肯耶纤维网而达心室肌。心激动的频率、起搏点或传导不正常都可造成心律失常。

一、期前收缩

期前收缩是由心脏异位兴奋灶发放的冲动所引起的,为小儿时期最常见的心律失常。异位起搏点可位于心房、房室交界或心室组织,分别引起房性、交界性及室性期前收缩,其中室性期前收缩多见。

(一)病因

期前收缩常见于无器质性心脏病的小儿,可由疲劳、精神紧张、自主神经功能不稳定引起,但也可发生于病毒性心肌炎、先天性心脏病或风湿性心脏病。另外,洋地黄、奎尼丁、锑剂中毒,缺氧,酸碱平衡失调,电解质紊乱,心导管检查,心脏手术等均可引起期前收缩。1‰~2‰的健康学龄儿童的有期前收缩。

(二)症状

年长儿可诉述心悸、胸闷、不适。听诊可发现心律不齐,心搏提前,其后常有一定时间的代偿间歇,心音强弱也不一致。期前收缩常使脉律不齐,若期前收缩发生得过早,可使脉搏短绌。期前收缩的次数因人而异,且同一患儿在不同时期亦可有较大出入。某些患儿于运动后心率加快时期前收缩减少,但也有些患儿运动后期前收缩反而增多,前者常提示无器质性心脏病,后者可能有器质性心脏病。为了明确诊断,了解期前收缩的性质,必须做心电图检查。根据心电图上有无 P 波、P 波形态、P-R 间期的长短及 QRS 波的形态,来判断期前收缩属于何种类型。

1.房性期前收缩的心电图特征

(1)P 波提前,可与前一心动周期的 T 波重叠,形态与窦性 P 波稍有差异,但方向一致。

(2)P-R 间期大于 0.10 秒。

(3)期前收缩后的代偿间歇往往不完全。

(4)一般 P 波、QRS-T 波正常,若不继以 QRS-T 波,称为阻滞性期前收缩;若继以畸形的 QRS-T 波,此为心室差异传导所致。

2.交界性期前收缩的心电图特征

(1)QRS-T 波提前,形态、时限与正常窦性 QRS 波基本相同。

(2)期前收缩所产生的 QRS 波前或后有逆行 P 波,P-R 间期小于 0.10 秒,如果 P 波在 QRS 波之后,则 R-P 间期小于 0.20 秒,有时 P 波可与 QRS 波重叠,辨认不清。

(3)代偿间歇往往不完全。

3.室性期前收缩的心电图特征

(1)QRS波提前,形态异常、宽大,QRS波时间＞0.10秒,T波的方向与主波的方向相反。

(2)QRS波前多无P波。

(3)代偿间歇完全。

(4)有时在同一导联上出现形态不一、配对时间不等的室性期前收缩,称为多源性期前收缩。

(三)治疗

必须针对基该病因治疗原发病。一般认为期前收缩次数不多、无自觉症状者可不必用药。若患儿期前收缩次数多于每分钟10次,有自觉症状,或在心电图上呈多源性,则应治疗。可选用普罗帕酮(心律平),口服,每次5～7 mg/kg,每6～8小时1次。亦可服用β受体阻滞剂——普萘洛尔(心得安),每天1 mg/kg,分2～3次服;房性期前收缩患儿若用之无效可改用洋地黄类药物。室性期前收缩患儿必要时可每天应用苯妥英钠5～10 mg/kg,分3次口服;胺腆酮5～10 mg/kg,分3次口服;普鲁卡因胺50 mg/kg,分4次口服;奎尼丁30 mg/kg,分4～5次口服。后者可引起心室内传导阻滞,需心电图随访,在住院观察下应用为妥。对洋地黄过量或引起低血钾者,除停用洋地黄外,应给予氯化钾,口服或静脉滴注。

(四)预后

其预后取决于原发病。有些无器质性心脏病的患儿期前收缩可持续多年,不少患儿的期前收缩最后终于消失;个别患儿可发展为更严重的心律失常,如室性心动过速。

二、阵发性心动过速

阵发性心动过速是异位心动过速的一种,按其发源部位分室上性(房性或房室结性)和室性两种,绝大多数病例属于室上性心动过速。

(一)室上性阵发性心动过速

室上性阵发性心动过速是由心房或房室交界处异位兴奋灶快速释放冲动所产生的一种心律失常。该病虽非常见,但属于对药物反应良好、可以完全治愈的儿科急症之一,若不及时治疗易致心力衰竭。该病可发生于任何年龄,容易反复发作,但初次发病多发生于婴儿时期,个别可发生于胎儿末期(由胎儿心电图证实)。

1.病因

其可在先天性心脏病、预激综合征、心肌炎、心内膜弹力纤维增生症等疾病基础上发生,但多数患儿无器质性心脏病。感染为常见的诱因。该病也可由疲劳、精神紧张、过度换气、心脏手术、心导管检查等诱发。

2.临床表现

临床表现小儿常突然烦躁不安,面色青灰或灰白,皮肤湿冷,呼吸加快,脉搏细弱,常伴有干咳,有时呕吐,年长儿还可自诉心悸、心前区不适、头晕等。发作时心率突然加快,为每分钟160～300次,多数患儿的心率大于每分钟200次,一次发作可持续数秒钟至数天。发作停止时心率突然减慢,恢复正常。此外,听诊时第一心音强度完全一致,发作时心率较固定而规则等为该病的特征。发作持续超过24小时者容易发生心力衰竭。若同时有感染,则可有发热、外周血白细胞数升高等表现。

3.X线检查

X线检查取决于原来有无心脏器质性病变和心力衰竭,透视下见心脏搏动减弱。

4.心电图检查

心电图检查中P波形态异常,往往较正常时小,常与前一心动周期的T波重叠,以致无法辨认。如能见到P波,则P-R间期常为0.08～0.13秒。虽然根据P波和P-R间期长短可以区分房性或交界性期前收缩,但临床上常有困难。QRS波的形态与窦性QRS波的形态相同,发作时间持久者,可有暂时ST段及T波改变。部分患儿在发作间歇期可有预激综合征。

5.诊断

发作的突然起止提示这是心律失常,以往的发作史对诊断很有帮助。通过体格检查发现,心律绝对规律,心音强度一致,心率往往超出一般窦性心律范围,再结合上述心电图特征,诊断不太困难,但需与窦性心动过速及室性心动过速区别。

6.治疗

可先采用物理方法以提高迷走神经张力,如无效或当时有效但很快复发,需用药物治疗。

(1)物理方法:①用浸透冰水的毛巾敷面对新生儿和小婴儿效果较好。用毛巾在4～5 ℃水中浸湿后,敷在患儿面部,可强烈兴奋迷走神经,每次10～15秒。如1次无效,可隔3～5分钟再用,一般不超过3次;②可使用压迫颈动脉窦法,在甲状软骨水平扪得右侧颈动脉搏动后,用大拇指向颈椎方向压迫,以按摩为主,每次时间不超过5～10秒,一旦转律,便停止压迫。如无效,可用同法再试压左侧,但禁止两侧同时压迫;③以压舌板或手指刺激患儿咽部使之产生恶心、呕吐。

(2)药物治疗:①对病情较重,发作持续24小时以上,有心力衰竭表现者,宜首选洋地黄类药物。此类药物能增强迷走神经张力,减慢房室交界处传导,使室上性阵发性心动过速转为窦性心律,并能增强心肌收缩力,控制心力衰竭。发生室性心动过速或洋地黄引起室上性心动过速,则禁用此药。低钾、有心肌炎、室上性阵发性心动过速伴房室传导阻滞或肾功能减退者慎用此类药物。常用制剂有地高辛(口服、静脉注射)或毛花苷C(静脉注射),一般采用快速饱和法。②β受体阻滞剂:可试用普萘洛尔,小儿静脉注射剂量为每次0.05～0.15 mg/kg,以5%的葡萄糖溶液稀释后缓慢推注,推注5～10分钟,必要时每6～8小时重复1次。重度房室传导阻滞,伴有哮喘症及心力衰竭者禁用此类药物。③维拉帕米(异搏定):此药为选择性钙离子拮抗剂,抑制Ca^{2+}进入细胞内,疗效显著。不良反应为血压下降,并能加重房室传导阻滞。剂量:每次0.1 mg/kg,静脉滴注或缓注,每分钟不超过1 mg。④普罗帕酮:有明显延长传导作用,能抑制旁路传导。剂量为每次1～3 mg/kg,溶于10 mL葡萄糖注射液中,静脉缓注10～15分钟;无效者可于20分钟后重复1～2次;有效时可改为口服维持,剂量与治疗期前收缩的剂量相同。⑤奎尼丁或普鲁卡因胺:这两种药能延长心房肌的不应期和降低异位起搏点的自律性,恢复窦性节律。奎尼丁口服剂量开始为每天30 mg/kg,分4～5次服,每2～3小时口服1次,转律后改用维持量;普鲁卡因胺口服剂量为每天50 mg/kg,分4～6次服;肌内注射用量为每次6 mg/kg,每6小时1次,至心动过速为止或出现中毒反应为止。

(3)其他:对个别药物疗效不佳者可考虑用直流电同步电击转复心律,或经静脉将起搏导管插入右心房行超速抑制治疗。近年来对发作频繁、药物难以满意控制的室上性阵发性心动过速采用射频消融治疗取得成功。

7.预防

发作终止后可以维持量口服地高辛 1 个月,如有复发,则于发作控制后再服 1 个月。奎尼丁对预激综合征患儿预防复发的效果较好,可持续用半年至 1 年,也可口服普萘洛尔。

(二)室性心动过速

发生连续 3 次或 3 次以上的室性期前收缩,临床上称为室性心动过速。它在小儿时期较少见。

1.病因

室性心动过速可由心脏手术、心导管检查、严重心肌炎、先天性心脏病、感染、缺氧、电解质紊乱等原因引起,但不少病例的病因不易确定。

2.临床表现

临床表现与室上性阵发性心动过速相似,唯症状较严重。小儿烦躁不安、苍白、呼吸急促,年长儿可诉心悸、心前区痛,严重病例可有晕厥、休克、充血性心力衰竭等。发作短暂者血流动力学的改变较轻,发作持续 24 小时以上者则可发生显著的血流动力学改变,且很少有自动恢复的可能。体检发现心率加快,常高于每分钟 150 次,节律整齐,心音可有强弱不等现象。

3.心电图检查

心电图中心室率常为每分钟 150~250 次。R-R 间期可略有变异,QRS 波畸形,时限增宽(0.10 秒),P 波与 QRS 波之间无固定关系,心房率较心室率缓慢,有时可见到室性融合波或心室夺获现象。

4.诊断

心电图是诊断室性心动过速的重要手段。有时区别室性心动过速与室上性心动过速伴心室差异传导比较困难,必须结合病史、体检、心电图特点、对治疗的反应等仔细加以区别。

5.治疗

药物治疗可应用利多卡因 0.5~1.0 mg/kg,静脉滴注或缓慢推注,必要时可每 10~30 分钟重复,总量不超过 5 mg/kg。此药能控制心动过速,但作用时间很短,剂量过大能引起惊厥、传导阻滞等毒性反应,少数患儿对此药有过敏现象。静脉滴注普鲁卡因胺也有效,剂量为 1.4 mg/kg,以 5% 的葡萄糖注射液将其稀释成 1% 的溶液,在心电图监测下以每分钟 0.5~1.0 mg/kg 的速度滴入,如出现心率明显改变或 QRS 波增宽,应停药。此药的不良反应较利多卡因大,可引起低血压,抑制心肌收缩力。口服美西律,每次 100~150 mg,每 8 小时 1 次,对某些利多卡因无效者可能有效;若无心力衰竭,禁用洋地黄类药物。对病情危重、药物治疗无效者,可应用直流电同步电击转复心律。个别患儿采用射频消融治疗后痊愈。

6.预后

该病的预后比室上性阵发性心动过速严重。同时有心脏病存在者病死率可达 50% 以上,原无心脏病者也可发展为心室颤动,甚至死亡,所以必须及时诊断,适当处理。

三、房室传导阻滞

心脏的传导系统包括窦房结、结间束、房室结、房室束、左右束支及普肯耶纤维。心脏的传导阻滞可发生在传导系统的任何部位,当阻滞发生于窦房结与房室结之间,便称为房室传导阻滞。阻滞可以是部分性的(第一度或第二度),也可能为完全性的(第三度)。

（一）第一度房室传导阻滞

其在小儿中比较常见，大都由急性风湿性心肌炎引起，但也可发生于个别正常小儿。由希氏束心电图证实阻滞可发生于心房、房室交界或希氏束，房室交界阻滞最常见。第一度房室传导阻滞本身对血流动力学并无不良影响。临床听诊除第一心音较低钝外，无其他特殊体征。诊断主要通过心电图检查，心电图表现为 P-R 间期延长，但小儿 P-R 间期的正常值随年龄、心率不同而不同。部分正常小儿静卧后，P-R 间期延长，直立或运动后，P-R 间期缩短至正常，此种情况说明 P-R 间期延长与迷走神经的张力过高有关。对第一度房室传导阻滞应着重病因治疗。其本身无须治疗，预后较好。部分第一度房室传导阻滞可发展为更严重的房室传导阻滞。

（二）第二度房室传导阻滞

发生第二度房室传导阻滞时窦房结的冲动不能全部传到心室，因而造成不同程度的漏搏。

1.病因

产生原因有风湿性心脏病，各种原因引起的心肌炎、严重缺氧、心脏手术及先天性心脏病（尤其是大动脉错位）等。

2.临床表现及分型

临床表现取决于基本心脏病变及由传导阻滞引起的血流动力学改变。心室率过缓可引起胸闷、心悸，甚至产生眩晕和昏厥。听诊时除原有心脏疾病所产生的改变外，尚可发现心律不齐、脱漏搏动。心电图改变可分为两种类型：①第Ⅰ型（文氏型），R-R 间期逐步延长，终于 P 波后不出现 QRS 波；在 P-R 间期延长的同时，R-R 间期往往逐步缩短，而且脱落的前、后两个 P 波的时间小于最短的 P-R 间期的两倍。②第Ⅱ型（莫氏Ⅱ型），此型 P-R 间期固定不变，但心室搏动呈规律地脱漏，而且常伴有 QRS 波增宽。近年来，对希氏束心电图的研究发现第Ⅰ型比第Ⅱ型常见，但第Ⅱ型的预后比较严重，容易发展为完全性房室传导阻滞，导致阿-斯综合征。

3.治疗

第二度房室传导阻滞的治疗应针对原发病。当心室率过缓，心脏搏出量减少时可用阿托品、异丙肾上腺素治疗。病情轻者可以口服阿托品，舌下含用异丙肾上腺素，情况严重时则以静脉输药为宜，有时甚至需要安装起搏器。

4.预后

预后与心脏的基该病变有关。由心肌炎引起者最后多完全恢复；当阻滞位于房室束远端，有 QRS 波增宽者预后较严重，可能发展为完全性房室传导阻滞。

（三）第三度房室传导阻滞

其又称完全性房室传导阻滞，在小儿中较少见。发生完全性房室传导阻滞时心房与心室各自独立活动，彼此无关，此时心室率比心房率慢。

1.病因

病因可分为获得性和先天性两种。心脏手术引起的获得性第三度房室传导阻滞最为常见。心肌炎引起的获得性第三度房室传导阻滞也常见。新生儿低血钙与酸中毒也可引起暂时性第三度房室传导阻滞。约有 50% 的先天性房室传导阻滞患儿的心脏无形态学改变，部分患儿合并先天性心脏病或心内膜弹力纤维增生症等。

2.临床表现

临床表现不一，部分小儿并无主诉，获得性第三度房室传导阻滞者和伴有先天性心脏病者病情较重。患儿因心搏出量减少而自觉乏力、眩晕、活动时气短。最严重的表现为阿-斯综合征。

小儿检查时脉率缓慢而规则,婴儿脉率小于每分钟 80 次,儿童脉率小于每分钟 60 次,运动后仅有轻度或中度增加;脉搏多有力,颈静脉可有显著搏动,此搏动与心室收缩无关;第一心音强弱不一,有时可闻及第三心音或第四心音;绝大多数患儿心底部可听到Ⅰ~Ⅱ级喷射性杂音,为心脏每次搏出量增加引起的半月瓣相对狭窄所致。因为经过房室瓣的血量也增加,所以可闻及舒张中期杂音。可有心力衰竭及其他先天性、获得性心脏病的体征。在不伴有其他心脏疾病的第三度房室传导阻滞患儿中,X 线检查可发现 60% 的患儿有心脏增大。

3.诊断

心电图是重要的诊断方法。因为心房与心室都以其本身的节律活动,所以 P 波与 QRS 波无关。心房率较心室率快,R-R 间期基本规则。心室波形有两种形式:①QRS 波的形态、时限正常,表示阻滞在房室束之上。②QRS 波有切迹,时限延长,说明起搏点在心室内或者伴有束支传导阻滞,常为外科手术所引起。

4.治疗

凡有低心排血量症状或阿-斯综合征表现者需进行治疗。少数患儿无症状,心室率又不太缓慢,可以不必治疗,但需随访观察。纠正缺氧与酸中毒可改善传导功能。由心肌炎或手术暂时性损伤引起者,肾上腺皮质激素可消除局部水肿,恢复传导功能。起搏点位于希氏束近端者,应用阿托品可使心率加快。人工心脏起搏器是一种有效的治疗方法,可分为临时性与永久性两种。对急性获得性第三度房室传导阻滞者临时性起搏效果很好;对第三度房室传导阻滞持续存在,并有阿-斯综合征者需应用埋藏式永久性心脏起搏器。有心力衰竭者,尤其是应用人工心脏起搏器后尚有心力衰竭者,需继续应用洋地黄制剂。

5.预后

非手术引起的获得性第三度房室传导阻滞可能完全恢复,手术引起的获得性第三度房室传导阻滞预后较差。先天性第三度房室传导阻滞,尤其是不伴有其他先天性心脏病者,则预后较好。

四、心律失常的护理

(一)护理评估

1.健康史

(1)了解既往史,对患儿情绪、心慌、气急、头晕等表现进行评估。

(2)应注意评估可能存在的诱发心律失常的因素,如情绪激动、紧张、疲劳、消化不良、饱餐、用力过猛、普鲁卡因胺等的毒性作用、低血钾、心脏手术或心导管检查。

2.身体状况

(1)主要表现:①窦性心律失常。窦性心动过速患儿可无症状或有心悸感。窦性心动过缓,心率过慢可引起头晕、乏力、胸痛等;②期前收缩。患儿可无症状,亦可有心悸或心跳暂停感,频发室性期前收缩可致心悸、胸闷、乏力、头晕,甚至晕厥。室性期前收缩持续时间过长,可诱发或加重心绞痛、心力衰竭;③异位性心动过速。室上性阵发性心动过速发作时,患儿大多有心悸、胸闷、乏力。室性阵发性心动过速发作时,患儿多有晕厥、呼吸困难、低血压,甚至抽搐、心绞痛等;④心房颤动。患儿多有心悸、胸闷、乏力,严重者发生心力衰竭、休克、晕厥及心绞痛发作;⑤心室颤动。心室颤动一旦发生,患儿立即出现阿-斯综合征,表现为意识丧失、抽搐、心跳和呼吸停止。

(2)症状、体征。护理人员应重点检查脉搏频率及节律是否正常,结合心脏听诊可发现:①期前收缩时心律不规则,期前收缩后有较长的代偿间歇,第一心音增强,第二心音减弱,桡动脉触诊有脉搏缺如。②室上性阵发性心动过速心律规则,第一心音强度一致;室性阵发性心动过速心律略不规则,第一心音强度不一致。③心房颤动时心音强弱不等,心律绝对不规则,脉搏短绌,脉率小于心率。④心室颤动患儿神志丧失,摸不到大动脉搏动,继而呼吸停止、瞳孔散大、发绀。⑤第一度房室传导阻滞,听诊时第一心音减弱;第二度Ⅰ型者听诊有心搏脱漏,第二度Ⅱ型者听诊时,心律可慢而整齐或不齐;第三度房室传导阻滞,听诊心律慢而不规则,第一心音强弱不等,收缩压升高,脉压增大。

3.社会、心理评估

患儿可因心律失常引起的胸闷、乏力、心悸等而紧张、不安。期前收缩患儿易过于注意自己的脉搏,思虑过度。心房颤动患儿可能因栓塞致残而忧伤、焦虑。心动过速发作时病情重,患儿有恐惧感。严重房室传导阻滞患儿不能自理生活。需使用人工起搏器的患儿对手术及自我护理缺乏认识,因而情绪低落、信心不足。

(二)护理诊断

1.心排血量减少

患儿心排血量减少与严重心律失常有关。

2.焦虑

患儿因发生心绞痛、晕厥、抽搐而焦虑。

3.活动无耐力

活动无耐力与心律失常导致心排血量减少有关。

4.并发症

并发症有晕厥、心绞痛,与严重心律失常导致心排血量降低,脑和心肌血供减少有关。

5.潜在并发症

其包括心搏骤停,与心室颤动、缓慢心律失常、心室停搏、持续性室性心动过速使心脏射血功能突然中止有关。

(三)预期目标

(1)血压稳定,呼吸平稳,心慌、乏力减轻或消失。

(2)忧虑、恐惧情绪减轻或消除。

(3)保健意识增强,病情稳定。

(四)护理措施

1.减轻心脏负荷,缓解不适

(1)对功能性心律失常患儿,护理人员应鼓励其正常生活,注意劳逸结合。频发期前收缩、室性阵发性心动过速或第二度Ⅱ型及第三度房室传导阻滞患儿,应绝对卧床休息。护理人员应为患儿创造良好的安静休息环境,协助做好生活护理,关心患儿,减少和避免任何不良刺激。

(2)护理人员应遵医嘱给予患儿抗心律失常药物。

(3)患儿心悸、呼吸困难、血压下降、晕厥时,护理人员应及时做好对症护理。

(4)终止室上性阵发性心动过速发作,可试用兴奋迷走神经的方法:①护理人员用压舌板刺激患儿的腭垂,诱发恶心、呕吐。②患儿深吸气后屏气,再用力做呼气动作。③颈动脉窦按摩:患儿取仰卧位,护理人员先给患儿按摩右侧颈动脉窦5～10秒,如无效再按摩左侧颈动脉窦,不可同时按摩两侧。按摩的同时听诊心率,当心率减慢时,立即停止按摩。④患儿平卧,闭眼并使眼球向下,护理人员用拇指按摩在患儿一侧眼眶下压迫眼球,每次 10 秒。对有青光眼或高度近视者禁用此法。

(5)护理人员应嘱患儿当心律失常发作导致胸闷、心悸、头晕等不适时采取高枕卧位、半卧位或其他舒适体位,尽量避免左侧卧位,因左侧卧位时患儿常能感受到心脏的搏动而使不适感加重。

(6)患儿伴有气促、发绀等缺氧指征时,护理人员应给予氧气持续吸入。

(7)护理人员应评估患儿活动受限的原因和体力活动类型,与患儿及其家长共同制定活动计划,告诉他们限制最大活动量的指征。对无器质性心脏病的心律失常患儿,鼓励其正常学习和生活,建立健康的生活方式,避免过度劳累。

(8)保持环境安静,保证患儿充分的休息。患儿应进食高蛋白、高维生素、低钠的食物,多吃新鲜蔬菜和水果,少食多餐,避免刺激性食物。

(9)护理人员应监测生命体征、皮肤颜色及温度、尿量;监测心律、心率、心电图,判断心律失常的类型;评估患儿有无头晕、晕厥、气急、疲劳、胸痛、烦躁不安等表现;严密心电监护,发现频发、多源性、第二度Ⅱ型房室传导阻滞,尤其是室性阵发性心动过速、第三度房室传导阻滞等,应立即报告医师,协助采取积极的处理措施;监测血气分析结果、电解质及酸碱平衡情况;密切观察患儿的意识状态、脉率、心率、血压等。一旦患儿发生意识突然丧失、抽搐、大动脉搏动消失、呼吸停止等猝死表现,立即进行抢救,如心脏按压、人工呼吸、非同步直流电复律或配合临时起搏等。

2.调整情绪

患儿焦虑、烦躁和恐惧,不仅加重心脏负荷,还易诱发心律失常。护理人员应向患儿及其家长说明心律失常的可治性,稳定的情绪和平静的心态对心律失常的治疗是必不可少的,以消除患儿的思想顾虑和悲观情绪,使其乐于接受和配合各种治疗。

3.协助完成各项检查及治疗

(1)心电监护:对严重心律失常患儿必须进行心电监护。护理人员应熟悉监护仪的性能、使用方法,特别要密切注意有无引起猝死的危险征兆。

(2)特殊检查护理:心律失常的心脏电学检查除常规心电图、动态心电图记录外,还有经食管心脏调搏术等。护理人员应了解这些检查具有无创性、安全、可靠、易操作、有实用性。护理人员应向患儿解释其作用、目的和注意事项,鼓励患儿配合检查。

(3)特殊治疗的护理配合:电复律为利用适当强度的高压直流电刺激,使全部心肌纤维瞬间同时除极,消除异位心律,转变为窦性心律,与抗心律失常药物联合应用,效果更佳。人工心脏起搏器已广泛应用于临床,它能按一定的频率发放脉冲电流,引起心脏兴奋和收缩;安置起搏器后可能发生感染、出血、皮肤压迫坏死等不良反应,护理人员应熟悉起搏器的性能并做好相应护理。介入性导管消融术是使用高频电磁波的射频电流直接作用于病灶区,治疗快速心律失常,不需开胸及全身麻醉。护理人员可告知患儿及其家长大致过程、需要配合的事项及疗效。术前准备除一般基本要求外,需注意检查患儿足背动脉搏动情况,以便与术中、术后的搏动情况相对照;术中、术后加强心电监护,仔细观察患儿有无心慌、气急、恶心、胸痛等症状,以及时发现心脏穿孔和心包填塞等严重并发症的早期征象;术后注意预防股动脉穿刺处出血,局部压迫止血 20 分钟,再以压力绷带包扎,观察 15 分钟,然后用沙袋压迫 12 小时,将患儿术侧肢体伸直制动,并观察足背动脉和足温情况,利于早期发现栓塞症状及时做溶栓处理,常规应用抗生素和清洁伤口,预防感染。患儿卧床 24 小时后如无并发症可下地活动。

五、健康教育

(1)患儿应积极防治原发病,避免各种诱发因素,如发热、疼痛、寒冷、饮食不当、睡眠不足。患儿应用某些药物后产生不良反应及时就医。

(2)患儿应适当休息与活动。无器质性心脏病患儿应积极参加体育锻炼,调整自主神经功能;器质性心脏病患儿可根据心功能情况适当活动,注意劳逸结合。

(3)护理人员应教会患儿或患儿家长检查脉搏和听心律的方法(每天至少检查1次);向患儿或患儿家长讲解心律失常的常见病因、诱因及防治知识。

(4)护理人员应指导患儿或患儿家长正确选择食谱。饱食、刺激性饮料均可诱发心律失常,应选择低脂、易消化、清淡、富含营养的饮食。合并心力衰竭及使用利尿剂时应限制钠盐摄入及多进含钾的食物。应多食纤维素丰富的食物,保持大便通畅,心动过缓患儿避免排便时屏气,以免兴奋迷走神经而加重心动过缓,以减轻心脏负荷和防止低钾血症诱发心律失常。

(5)护理人员应让患儿或患儿家长认识服药的重要性,患儿要按医嘱继续服用抗心律失常药物,不可自行减量或撤换药物,如有不良反应及时就医。

(6)护理人员应教给患儿或患儿家长自测脉搏的方法,以利于监测病情;教会家长心肺复苏术以备急用;定期随访,经常复查心电图,以及早发现病情变化。

(辛艳超)

第十三节　心源性休克

心源性休克是心排血量减少所致的全身微循环障碍,是某些原因使心排血量过少、血压下降,导致各重要器官和外周组织灌注不足而产生的休克综合征。小儿心源性休克多见于急性重症病毒性心肌炎,严重的心律失常如室上性心动过速或室性心动过速和急性克山病。

一、临床特点

(一)原发病症状

症状因原发病不同而异。病毒性心肌炎往往在感染的急性期发病,重症者可突然发生心源性休克,表现为烦躁不安、面色灰白、四肢湿冷和末梢发绀。如该病因室上性阵发性心动过速而产生,可有阵发性发作病史并诉心前区不适,表现胸闷、心悸、头晕、乏力,听诊时心律绝对规则,心音低钝,有奔马律,并有典型的心电图改变。

(二)休克症状

症状因病期早晚而不同。

1.休克早期(代偿期)

患儿的血压及重要器官的血液灌注尚能维持,患儿的神志清楚,但烦躁不安,面色苍白,四肢湿冷,脉搏细弱,心动过速,血压正常或出现直立性低血压,脉压缩小,尿量正常或稍减少。

2.休克期(失代偿期)

出现间断平卧位低血压,收缩压降至10.7 kPa(80 mmHg)以下,脉压在2.7 kPa(20 mmHg)

以下,患儿的神志尚清楚,但反应迟钝,意识模糊,皮肤湿冷,出现花纹,心率更快,脉搏细速,呼吸稍快,尿量减少或无尿,婴儿的尿量少于 2 mL/(kg·h),儿童的尿量少于 1 mL/(kg·h)。

3.休克晚期

重要器官严重受累,血液灌注不足,血压降低且固定不变或测不到。患儿昏迷,肢冷发绀,脉搏弱或触不到,呼吸急促或缓慢,尿量明显减少[<1 mL/(kg·h)],甚至无尿,出现弥散性血管内凝血和多脏器功能损伤。

二、护理评估

(一)健康史
了解患儿发病前有无病毒或细菌感染史,有无心律失常、先天性心脏病等基础疾病。

(二)症状、体征
测量心率、心律、呼吸、血压,评估患儿的神志、周围循环情况及尿量。评估疾病的严重程度。

(三)社会、心理状况
了解患儿及其家长对疾病的严重性、预后的认识程度和家庭、社会支持系统的状况。

(四)辅助检查
了解患儿的心功能、肺功能各参数的动态变化。

三、常见护理问题

(一)组织灌注改变
组织灌注改变与肾、脑、心肺、胃肠及外周血管灌注减少有关。

(二)恐惧
恐惧与休克所致的濒死感及对疾病预后的担心有关。

四、护理措施

(一)卧床休息
患儿采取平卧位或中凹位,头偏向一侧,保持安静,注意保暖,避免受凉而加重病情。一切治疗、护理集中进行,避免过多地搬动患儿。对烦躁不安的患儿,护理人员要遵医嘱给镇静剂。

(二)吸氧
护理人员应根据病情选择适当的吸氧方式,保持患儿的呼吸道通畅,使氧分压维持在 9.3 kPa(70 mmHg)以上。

(三)建立静脉通路
护理人员应建立两条以上静脉通路,保证扩容有效地进行;遵医嘱补生理盐水、平衡盐溶液等晶体溶液和血浆、右旋糖酐等胶体溶液。

(四)详细记录出入液量
护理人员应注意保持患儿的出入量平衡,如果发现患儿少尿或无尿,应立即报告医师。

(五)皮肤护理
护理人员应根据病情适时为患儿翻身,对骨骼突出部位可采用气圈。患儿翻身活动后护理人员应观察患儿的血压、心率及中心静脉压的变化。

(六)病情观察

(1)护理人员应监测生命体征变化,注意患儿的神志状态、皮肤色泽及末梢循环状况。

(2)护理人员应观察输液反应,因输液过快、过量可加重心脏负担,一般输液速度要小于 $5 \, mL/(kg \cdot h)$。

(3)护理人员应观察药物的疗效及不良反应,应用血管活性药物时避免药液外渗,引起组织坏死。

(4)护理人员应观察周围血管灌注,由于血管收缩,首先表现在皮肤和皮下组织,良好的周围灌注表示周围血管阻力正常。皮肤红润且温暖表示小动脉阻力降低;皮肤湿冷、苍白表示血管收缩,小动脉阻力升高。

(七)维持正常的体温

护理人员应注意为患儿保暖,但不宜体外加温,因为加温可使末梢血管扩张而影响休克最初的代偿机制——末梢血管收缩,影响重要器官的血流灌注,还会加速新陈代谢,增加氧耗,加重心脏负担。

(八)保护患儿的安全

休克时患儿往往烦躁不安、意识模糊,护理人员应给予适当的约束,以防患儿坠床或牵拉、拔脱仪器和各治疗管道。

(九)心理护理

(1)医务人员在抢救过程中做到有条不紊,让患儿信任,从而减少恐惧。

(2)护理人员应经常巡视病房,给予患儿关心、鼓励,让患儿最亲近的人陪伴患儿,增加患儿的安全感。

(3)护理人员应及时跟患儿及其家长进行沟通,使他们对疾病有正确的认识,增强患儿战胜疾病的信心。

(4)护理人员应适时给患儿听音乐、讲故事,以分散患儿的注意力。

(十)健康教育

(1)护理人员应向家长说明疾病的严重性,并要求配合抢救,不要在床旁大声哭泣和喧哗。

(2)护理人员应要求家长协助做好保暖和安全护理,在患儿神志模糊时适当做好肢体约束和各种管道的固定。

(3)护理人员应嘱家长不要随意给患儿喂水、喂食,以免窒息。

(4)护理人员应教会家长给患儿的肢体做些被动按摩,以保证肢体功能。

五、出院指导

(1)患儿应注意休息。例如,重症病毒性心肌炎患儿的总休息时间为 3~6 个月。

(2)护理人员应嘱家长为患儿加强营养,提高患儿的免疫力。

(3)护理人员应告知预防呼吸道疾病的方法,冬、春季节及时增、减衣服,少去人多的公共场所。

(4)对带药回家的患儿护理人员应让其家长了解药物的名称、剂量、用药方法和不良反应。

(5)定期门诊随访。

(辛艳超)

第十四节 心 包 炎

心包炎可分感染性和非感染性两类,且多为其他疾病(婴儿常见于败血症、肺炎、脓胸,学龄儿童多见于结核病、风湿病)的一种表现。

一、临床特点

(一)症状

较大儿童常有心前区刺痛,平卧时加重,取坐位或前倾位时可减轻,疼痛可向肩背及腹部放射。婴儿表现为烦躁不安。患儿同时有原发病的症状表现,常有呼吸困难、咳嗽、发热等。

(二)体征

早期可听到心包摩擦音,多在胸骨左缘第 3~4 肋间最清晰,但多为一过性。有心包积液时心音遥远、低钝,出现奇脉。当心包积液达一定量时,心包舒张受限,出现颈静脉怒张、肝脏增大、肝颈反流征阳性、下肢水肿、心动过速、脉压变小。

(三)辅助检查

1.X 线检查

心影呈烧瓶样增大,肺血大多正常。

2.心电图

心电图显示窦性心动过速,低电压,广泛 ST 段、T 波改变。

3.超声心动图

超声心动图能提示心包积液的部位、量。

4.实验室检查

血沉加快。CRP(C 反应蛋白)含量升高。血常规结果显示白细胞、中性粒细胞含量升高。

二、护理评估

(一)病史

了解患儿近期有无感染性疾病及有无结核、风湿热病史。

(二)症状、体征

评估患儿有无发热、胸痛,胸痛与体位的关系。评估有无心包填塞症状,如呼吸困难、心率加快、颈静脉怒张、肝大、水肿、心音遥远及奇脉。听诊心脏,注意有无心包摩擦音。

(三)社会、心理状况

评估家长对疾病的了解程度和态度。

(四)辅助检查

了解并分析胸片、心电图、超声心动图等检查结果。

三、常见护理问题

(一)疼痛

疼痛与心包炎性渗出有关。

(二)体温异常

体温异常与炎症有关。

(三)气体交换受损

气体交换受损与心包积液、心脏受压有关。

(四)合作性问题

合作性问题是急性心脏压塞。

四、护理措施

(一)休息与卧位

患儿应卧床休息,宜取半卧位。

(二)饮食

护理人员应给予患儿高热量、高蛋白、高维生素、易消化的半流质或软食,限制患儿的钠盐摄入,嘱其少食易产气的食物(如薯类),多食芹菜、海带等富含纤维素的食物,以防止肠内产气过多而引起腹胀及便秘,导致膈肌上抬。

(三)高热护理

护理人员应及时做好降温处理,测定体温并及时记录体温。

(四)吸氧

护理人员应对胸闷、气急严重者给予氧气吸入。

(五)对症护理

对有心包积液的患儿,护理人员应做好解释工作,协助医师进行心包穿刺。在操作过程中护理人员应仔细观察生命体征的变化,记录抽出液体的性质和量,穿刺完毕,局部加压数分钟后无菌包扎。把患儿送回病床后,护理人员应继续观察有无渗液、渗血,必要时给局部用沙袋加压。

(六)病情观察

(1)呼吸困难为急性心包炎和慢性缩窄性心包炎主要的突出症状,护理人员应密切观察患儿的呼吸频率和节律。

(2)当患儿静脉压升高,面色苍白、发绀,烦躁不安,肝脏在短期内增大时,护理人员应及时报告医师并做好心包穿刺准备。

(七)心理护理

护理人员应肯定患儿对疼痛的描述,并设法分散其注意力,减轻其不适感觉。

(八)健康教育

(1)护理人员应向家长讲解舒适的体位、休息和充足的营养供给是治疗该病的良好措施。

(2)若需要进行心包穿刺时,护理人员应向家长说明必须配合和注意的事宜。

五、出院指导

(1)护理人员应遵医嘱及时、准确地使用药物并定期随访。

(2)由于心包炎患儿的抵抗力减弱,出院后患儿应坚持休息半年左右,并加强营养,以利于心功能的恢复。

(李晓涵)

第十五节 充血性心力衰竭

充血性心力衰竭(congestive heart failure,CHF)是指在回心血量充足的前提下,心搏出量不能满足周身循环和组织代谢的需要而出现的一种病理生理状态。小儿时期 1 岁内发病率最高,尤以先天性心脏病引起者最多见。病毒性或中毒性心肌炎、心内膜弹力纤维增生症、心肌糖原累积症为重要原因。只要能积极治疗病因,大部分该病患儿能得到根治,但如果多次发作,则预后极差。

一、临床特点

(一)症状和体征

(1)安静时心率加快,婴儿的心率大于每分钟 180 次,幼儿的心率大于每分钟 160 次,这不能用发热或缺氧来解释。

(2)患儿呼吸困难,面色青紫突然加重,安静时呼吸频率大于每分钟 60 次。

(3)肝脏肿大超过肋下 2 cm 以上,或在短时间内较之前增大 1.5 cm 以上,而不能以横膈下移等原因解释。

(4)心音明显低钝或出现奔马律。

(5)患儿突然烦躁不安、面色苍白或发灰,而不能用原有疾病解释。

(6)患儿尿少,下肢水肿,已排除营养不良、肾炎、B 族维生素缺乏等病因。

(二)心功能分级与心力衰竭分度

Ⅰ级:患儿的体力活动不受限制。

Ⅱ级:进行较重劳动时患儿出现症状。

Ⅲ级:进行轻微劳动时患儿即有明显症状,活动明显受限。

Ⅳ级:在休息状态患儿往往呼吸困难或肝脏肿大,完全丧失活动能力。

Ⅰ级无心力衰竭,Ⅱ级、Ⅲ级、Ⅳ级分别有Ⅰ、Ⅱ、Ⅲ度心力衰竭。

(三)辅助检查

(1)X 线检查:心影多呈普遍性扩大,搏动减弱,肺纹理增多,肺部淤血。

(2)心电图:左心室和右心室肥厚、劳损。

(3)超声心电图:可见心房和心室腔扩大,M 型超声显示心室收缩时间延长,射血分数降低。

二、护理评估

(一)健康史

询问患儿的基础疾病及发病的过程(诱因,症状出现的时间、程度等)。

(二)症状、体征

测量生命体征,观察患儿的面色,听诊心率、心律,评估患儿左心和右心衰竭的程度、心功能级别。

(三)社会、心理状况

评估家长及年长儿对疾病的了解程度及心理活动类型。

(四)辅助检查

了解 X 线、心电图、超声心动图、血气分析等检查的结果。

三、常见护理问题

(一)心排血量减少

心排血量减少与心肌收缩力降低有关。

(二)气体交换受损

气体交换受损与肺循环淤血有关。

(三)体液过多

体液过多与心功能降低、微循环淤血、肾灌注不足、排尿减少有关。

(四)恐惧

恐惧与疾病的危险程度及环境改变有关。

四、护理措施

(一)休息

护理人员应保持病房安静舒适;宜给患儿取半坐卧位或怀抱患儿,使横膈下降,有利于呼吸运动。休息以心力衰竭程度而定:Ⅰ度心力衰竭的患儿可起床活动,增加休息时间;Ⅱ度心力衰竭的患儿其应限制活动,延长卧床休息时间;Ⅲ度心力衰竭的患儿须绝对卧床休息。避免婴儿剧烈哭闹,以免加重其心脏负担。

(二)饮食

患儿应进食高维生素、高热量、少油、富含钾和镁、含有适量纤维素的食物,少食多餐,避免进食刺激性食物。轻者可进少盐饮食(指每天饮食中钠盐不超过 0.5 g)。重者进无盐饮食(即在烹调食物时不加食盐或其他含盐食物)。保持大便通畅。

(三)吸氧

护理人员应给呼吸困难、发绀、有低氧血症者供氧;患儿有急性肺水肿时,可用 20%～30% 乙醇替代湿化瓶中的水,让患儿间歇吸入,每次 10～20 分钟,间隔 15～30 分钟,重复 1～2 次。

(四)病情观察

(1)护理人员应及时发现早期心力衰竭的临床表现,如发现患儿心率加快、乏力、尿量减少、心尖部闻及奔马律,应及时与医师联系;患儿一旦出现急性肺水肿征兆,应及时抢救。

(2)护理人员应监测患儿的心率、心律、呼吸、血压。

(3)护理人员应控制输液速度和浓度。静脉输液的速度以小于 5 mL/(kg·h)为宜。

(4)护理人员应记录患儿的 24 小时出入量,按时测量体重。

(五)合理用药,观察药物作用

(1)给患儿服用洋地黄类药物前两人核对姓名、药物、剂量、用法、时间,并测心率,如新生儿的心率小于每分钟 120 次,婴儿的心率小于每分钟 100 次,幼儿的心率小于每分钟 80 次,学龄儿童的心率小于每分钟 60 次,应停用该类药物并报告医师。

(2)护理人员应观察洋地黄类药物的毒性反应。患儿服药期间如果有恶心、呕吐、食欲减退、心率减慢、心律失常、嗜睡等，护理人员应报告医师，以及时停用洋地黄类药物。

（3）如果用洋地黄制剂的同时需要应用钙剂，二者的使用应间隔4～6小时。

（六）心理护理

护理人员应根据患儿的心理特点采用相应的对策，主动与患儿沟通，给予安慰、鼓励，取得合作，避免患儿抗拒哭闹，加重心脏负担。

（七）健康教育

（1）护理人员应宣传有关疾病的防治与急救知识。

（2）护理人员应鼓励患儿积极治疗原发病，避免诱因（如感染、劳累、情绪激动）。

（3）护理人员应教患儿家长使用洋地黄制剂期间不能用钙剂；若患儿出现胃肠道反应、头晕应立即告诉护理人员；应用利尿剂期间应给患儿补充含钾丰富的食物（如香蕉）。

五、出院指导

（1）给患儿适当安排休息，避免其情绪激动和过度活动。

（2）给患儿提供高维生素、高热量、低盐、易消化的食物。让患儿少食多餐。耐心喂养，给小婴儿选择大小适宜的奶嘴。

（3）根据气候变化及时给患儿增、减衣服，防止其受凉、感冒。

（4）如果患儿需使用洋地黄制剂、血管扩张剂、利尿剂，护理人员应向家长详细介绍所用药物的名称、剂量、给药时间和方法，并使其掌握疗效和不良反应。患儿出现不良反应时应及时就医。

（5）带患儿定期复查。

（李晓涵）

第十六节　胃食管反流

胃食管反流（gastroesophageal reflux,GER）是指胃内容物反流入食管。分生理性和病理性两种，后者主要是由于食管下端括约肌本身功能障碍和/或与其功能有关的组织结构异常而导致压力低下出现的反流。本病可引起一系列症状和严重并发症。

一、临床特点

（一）消化道症状

1.呕吐

呕吐是小婴儿GER的主要临床表现。可为溢乳或呈喷射状，多发生在进食后及夜间。并发食管炎时呕吐物可为血性或咖啡样物。

2.反胃

反胃是年长儿GER的主要症状。空腹时反胃为酸性胃液反流，称为"反酸"。发生在睡眠时反胃，常不被患儿察觉，醒来可见枕上遗有胃液或胆汁痕迹。

3.胃灼热

胃灼热是年长儿最常见的症状。多为上腹部或胸骨后的一种温热感或烧灼感，多出现于饭后 1~2 小时。

4.胸痛

见于年长儿。疼痛位于胸骨后、剑突下或上腹部。

5.吞咽困难

早期间歇性发作,情绪波动可致症状加重。婴儿可表现为烦躁、拒食。

(二)消化道外症状

1.呼吸系统的症状

GER 可引起反复呼吸道感染,慢性咳嗽,吸入性肺炎,哮喘,窒息,早产儿呼吸暂停,喉喘鸣等呼吸系统疾病。

2.咽喉部症状

反流物损伤咽喉部,产生咽部异物感、咽痛、咳嗽、发声困难、声音嘶哑等。

3.口腔症状

反复口腔溃疡、龋齿、多涎。

4.全身症状

多为贫血、营养不良。

(三)辅助检查

(1)食管钡餐造影:能观察到钡剂自胃反流入食管。

(2)食管动态 pH 监测:综合评分＞11.99,定义为异常胃酸反流。

(3)食管动力功能检查:食管下端括约肌压力低下,食管蠕动波压力过高。

(4)食管内镜检查及黏膜活检:引起食管炎者可有相应的病理改变及其病变程度。

二、护理评估

(一)健康史

询问患儿的喂养史、饮食习惯及生长发育情况。发病以来呕吐的次数、量、呕吐物的性质及伴随症状。

(二)症状、体征

评估患儿有无消化道及消化道以外的症状,黏膜、皮肤弹性,精神状态,测量体重、身长及皮下脂肪的厚度。

(三)社会、心理状况

了解家长及较大患儿对疾病的认识和焦虑程度。

(四)辅助检查

了解血气分析结果,评估有无水、电解质、酸碱失衡情况。了解食管钡餐造影,食管动态 pH 监测等检查结果。

三、常见护理问题

(一)体液不足

与呕吐、摄入不足有关。

(二)营养失调:低于机体需要量

与呕吐、喂养困难有关。

（三）有窒息的危险

与呕吐物吸入有关。

（四）合作性问题

上消化道出血。

四、护理措施

（1）饮食管理：婴儿稠食喂养，儿童给予低脂、高碳水化合物饮食。少量多餐。小婴儿喂奶后予侧卧位或头偏向一侧，必要时给予半卧位以免反流物吸入。年长儿睡前2小时不宜进食。

（2）喂养困难或呕吐频繁者按医嘱正确给予静脉营养。

（3）注意观察呕吐的次数、性状、量、颜色并做记录，评估有无脱水症状。严密监测血压、心率、尿量、末梢循环情况，以及时发现消化道出血。

（4）保持口腔清洁，呕吐后及时清洁口腔、更换衣物。

（5）24小时食管pH检查时妥善固定导管，受检时照常进食，忌酸性食物和饮料。指导家长正确记录，多安抚患儿，分散其注意力，减少因插管引起的不适感。

（6）健康教育：①向家长介绍本病的基本知识，如疾病的病因、相关检查、一般护理知识等，减轻家长及年长儿的紧张情绪，增加对医护人员的信任，积极配合治疗；②各项辅助检查前，认真介绍检查前的准备以得到家长的配合；③解释各种用药的目的和注意事项；④对小婴儿家长要告知本病可能引起窒息、呼吸暂停，故喂奶后患儿应侧卧或头偏向一侧或半卧位，以免反流物吸入。

五、出院指导

（1）饮食指导：以稠厚饮食为主，少量多餐。婴儿可增加喂奶次数，缩短喂奶时间，人工喂养儿可在牛奶中加入米粉。避免食用增加胃酸分泌的食物如酸性饮料、咖啡、巧克力、辛辣食品和高脂饮食。睡前2小时不予进食，保持胃处于非充盈状态，以防反流。

（2）体位：小婴儿喂奶后排出胃内空气，给予前倾俯卧位即上身抬高30°。年长儿在清醒状态下可采取直立位或坐位，睡眠时可予右侧卧位，将床头抬高15°～20°，以促进胃排空，减少反流频率及反流物吸入。

（3）按时服用药物，注意药物服用方法，如奥美拉唑宜清晨空腹服用、雷尼替丁宜在餐后及睡前服用。

（4）鼓励患儿进行适当的户外活动，避免情绪过度紧张。

（5）如患儿呕吐物有血性或咖啡色样物及时就诊。

（李晓涵）

第十七节　先天性肥厚性幽门狭窄

先天性肥厚性幽门狭窄是由于幽门环肌增生肥厚使幽门管腔狭窄引起的不全梗阻，一般生后2～4周发病。

一、临床特点

(一)呕吐

呕吐是该病早期的主要症状,每次喂奶后数分钟即有喷射性呕吐,呈进行性加重。呕吐物常有奶凝块,不含有胆汁,少数患儿因呕吐频繁致胃黏膜渗血而使呕吐物呈咖啡色。呕吐后即有饥饿感。

(二)进行性消瘦

因呕吐、摄入量少和脱水,患儿消瘦,出现老人貌、皮肤松弛、体重下降。

(三)上腹部膨隆

偶可见上腹部膨隆,有自左向右移动的胃蠕动波,右上腹可触及橄榄样肿块,是幽门狭窄的特有体征。

(四)辅助检查

(1)X线钡餐检查:透视下可见胃扩张,胃蠕动波亢进,钡剂经过幽门排出时间延长,胃排空时间也延长,幽门前区呈鸟嘴状。

(2)B超:其典型声源图改变为幽门环肌增厚,>4 mm。

(3)血气分析及电解质测定:可表现为低氯、低钾性碱中毒。晚期脱水加重,可表现代谢性酸中毒。

二、护理评估

(一)健康史

了解患儿呕吐出现时间、呕吐的程度及进展情况。评估患儿的营养状况及生长发育情况,了解家族中有无类似疾病发生。

(二)症状、体征

了解呕吐的次数、性质、量,大小便次数、量。评估营养状况,有无脱水及其程度。

(三)社会、心理状况

了解家长对患儿手术的认识水平及对治疗护理的需求。

(四)辅助检查

了解 X 线钡餐检查及 B 超检查结果,了解血气分析及电解质测定结果。

三、常见的护理问题

(1)有窒息的危险:与呕吐有关。

(2)营养失调:低于机体需要量;与频繁呕吐,摄入量少有关。

(3)体液不足:与呕吐、禁食、术中失血失液、胃肠减压有关。

(4)组织完整性受损:与手术切口、营养状态差有关。

(5)合作性问题:切口感染、裂开或延期愈合。

四、护理措施

(一)术前

(1)监测生命体征变化,观察呕吐的情况,了解呕吐方式、呕吐物性质和量,并及时清除呕吐物。

（2）喂奶应少量多餐，喂奶后应竖抱并轻拍婴儿背部，促使胃内的空气排出，待打嗝后再平抱，以预防和减少呕吐的发生。睡眠时应尽量右侧卧，防止呕吐物误吸引起窒息。

（3）做好禁食、备皮、皮试等术前准备。

（二）术后

（1）术后应去枕平卧位，头偏向一侧，保持呼吸道通畅，监测血氧饱和度，清醒后可取侧卧位。

（2）监测体温变化，如体温不升，需采取保暖措施。

（3）监测血压、心率、尿量，评估黏膜和皮肤弹性。

（4）术后大多数患儿呕吐还可持续数天才能逐渐好转，评估呕吐的量、性质、颜色，以及时清除呕吐物，防止误吸。

（5）进腹的幽门环肌切开术一般需禁食 24～48 小时、胃肠减压、做好口腔护理，并保持胃管引流通畅，观察引流液的量、颜色及性质。腹腔镜下幽门环肌切开术 6 小时后即可进食。奶量应由少到多，耐心喂养。

（6）保持伤口敷料清洁干燥，观察伤口有无红肿、渗血、渗液，避免剧烈哭闹，防止切口裂开。

（三）健康教育

（1）应该热情接待，耐心向家长介绍疾病发生、发展过程和手术治疗的必要性等。讲解该疾病的近、远期治疗效果是良好的，不会影响孩子的生长发育。

（2）向患儿家长仔细讲解术前准备的主要内容、注意事项、用药目的，充分与其沟通，取得家长积极配合。

（3）对家长进行喂奶的技术指导，注意喂乳方法，预防和减少呕吐的发生，防止窒息。

五、出院指导

（1）饮食指导：少量多餐，合理喂养。介绍母乳喂养的优点，提倡母乳喂养。4 个月后可逐渐添加辅食。

（2）伤口护理：保持伤口敷料清洁，切口未愈合时禁止浸水沐浴，小婴儿的双手要套上干净的手套，避免用手抓伤口导致发炎。如发现伤口红肿及时去医院诊治。

（3）按医嘱定期复查。

（李晓涵）

第十八节 急 性 胃 炎

急性胃炎是由不同病因引起的胃黏膜急性炎症。常见病因有进食刺激性、粗糙食物，服用刺激性药物，误服腐蚀剂，细菌、病毒感染及蛋白质过敏等。

一、临床特点

（一）腹痛

大多为急性起病，腹痛突然发生，位于上腹部，疼痛明显。

（二）消化道不适症状

上腹饱胀、嗳气、恶心、呕吐。

（三）消化道出血

严重者可有消化道出血，呕吐物呈咖啡样，出血多时可呕血及黑便。有的首发表现就是呕血及黑便，如应激性胃炎、阿司匹林引起的胃炎。

（四）其他

有的患儿可伴发热等感染中毒症状。呕吐严重可引起脱水、酸中毒。

（五）胃镜检查

可见胃黏膜水肿、充血、糜烂。

二、护理评估

（一）健康史

了解消化道不适感开始的时间，与进食的关系。有无呕血、黑便。病前饮食、口服用药情况，有否进食刺激性食物、药物或其他可疑异物。

（二）症状、体征

评估腹痛部位、程度、性质，大便的颜色和性状等。

（三）社会、心理状况

评估家庭功能状态，患儿及父母对疾病的认识、态度及应对能力。

（四）辅助检查

了解胃镜检查情况。

三、常见护理问题

（1）舒适改变：与胃黏膜受损有关。

（2）焦虑：与呕血有关。

（3）合作性问题：消化道出血、电解质紊乱。

四、护理措施

（1）保证患儿休息。

（2）饮食：暂停原饮食，给予清淡、易消化流质或半流质饮食，少量多餐，必要时可停食1～2餐。停服刺激性药物。

（3）对症护理：呕吐后做好口腔清洁护理。腹痛时给予心理支持，手握患儿，轻轻按摩腹部或听音乐，以分散注意力，减轻疼痛。有脱水者纠正水、电解质失衡。出血严重时按上消化道出血护理。

（4）根据不同病因给予相应的护理：如应激性胃炎所致的休克按休克护理。

（5）病情观察：注意观察腹痛程度、部位，有无呕血、便血，有消化道出血者应严密监测血压、脉搏、呼吸、末梢循环，注意观察出血量，警惕失血性休克的发生。

（6）心理护理：剧烈腹痛和呕血都使患儿和家长紧张，耐心解释症状与疾病的关系，减轻患儿和家长的恐慌，同时给予心理支持。

（7）健康教育：①简要介绍本病发病原因和发病机制；②讲解疾病与饮食的关系，饮食治疗的意义;③饮食指导:介绍流质、半流质饮食的分辨和制作方法,告之保证饮食清洁卫生的意义。

五、出院指导

(一)饮食指导

出院初期给予清淡易消化半流质饮食、软食,少量多餐,逐渐过渡到正常饮食。避免食用浓茶、咖啡、过冷过热等刺激性食物。饮食的配置既要减少对胃黏膜的刺激,又要不失营养。牛奶是一种既有营养,又具有保护胃黏膜的流质,可以每天供给。同时由于孩子正处于生长发育阶段,食物种类要多元化。

(二)注意饮食卫生

保证食物新鲜,存留食物必须经过煮沸才能食用,凉拌食物要注意制作过程的卫生,饭前便后注意洗手。

(三)避免滥用口服药物

药物可刺激胃黏膜,破坏黏膜的保护屏障,不可滥用。某些药物还可引起胃黏膜充血、水肿、糜烂甚至出血,如阿司匹林、吲哚美辛、肾上腺皮质激素、氯化钾、铁剂、抗肿瘤药等。若疾病治疗需要则应饭后服,以减少对胃黏膜的损害。

(四)避免误服

强酸、强碱等腐蚀性物品应放置孩子取不到的地方。

(李晓涵)

第十九节　慢性胃炎

慢性胃炎是由多种致病因素长期作用而引起的胃黏膜炎症性病变。主要与幽门螺杆菌(helicobacter pylori,HP)感染、十二指肠-胃反流、不良饮食习惯、某些药物应用等因素有关。小儿慢性胃炎比急性胃炎多见。

一、临床特点

(1)腹痛:上腹部或脐周反复疼痛,往往伴有恶心、呕吐、餐后饱胀、食欲缺乏,严重时影响活动及睡眠。

(2)胃不适:多在饭后感到不适,进食不多但觉过饱,常因进食冷、硬、辛辣或其他刺激性食物引起症状或使症状加重。

(3)合并胃黏膜糜烂者可反复少量出血,表现为呕血、黑便。

(4)小婴儿还可以表现为慢性腹泻和营养不良。

(5)给予抗酸剂及解痉剂症状不易缓解。

(6)辅助检查:胃镜检查可见炎性改变,以胃窦部炎症多见。病原学检查幽门螺杆菌阳性率高。胃黏膜糜烂者大便潜血阳性。

二、护理评估

(一)健康史

了解有无不良的饮食习惯,是否患过急性胃炎,有无胃痛史,有无鼻腔、口腔、咽部慢性炎症,近期胃纳有无改变,腹痛与饮食的关系,有无恶心、呕吐、腹泻等其他胃肠道不适表现。

(二)症状、体征

评估腹痛部位、程度,是否有恶心、呕吐、餐后饱胀等情况,大便颜色有否改变,有无营养不良、贫血貌。

(三)社会、心理状况

评估家庭饮食和生活习惯,父母及患儿对疾病的认识和态度、对患病和住院的应对能力。

(四)辅助检查

了解胃镜检查情况,实验室检查有无幽门螺杆菌感染。

三、常见护理问题

(1)舒适的改变:与胃黏膜受损,腹痛有关。

(2)营养失调:低于机体需要量,与食欲缺乏、胃出血有关。

(3)知识缺乏:缺乏饮食健康知识。

四、护理措施

(一)饮食

给予易消化、富营养、温热软食,少量多餐,定时定量,避免过饥过饱,忌食生、冷和刺激性食物。

(二)腹痛的护理

通过音乐、游戏、讲故事等转移患儿的注意力,以减轻疼痛。腹痛明显者遵医嘱给予抗胆碱能药。

(三)注意观察

观察腹痛的部位、性质、程度,大便的颜色、性状。

(四)健康教育

(1)简要介绍该病的病因、发病机制、相关检查的意义,疾病对生长发育的影响。

(2)讲述疾病与饮食的关系:饮食没有规律,挑食,偏食,常食生冷、辛辣的食物对胃肠道黏膜是一种刺激。

(3)讲解饮食治疗的意义:温热柔软、少量多餐、定时定量的饮食可避免对胃黏膜的刺激,有利于胃黏膜的修复。而生冷、辛辣、油炸、粗糙的食物可使疾病反复。

五、出院指导

(一)食物的选择与配置

根据不同年龄给予不同的饮食指导,原则是食物温、软,营养丰富。

(二)培养良好的饮食习惯

进食要少量多餐,忌挑食、偏食,饱一顿饿一顿。忌食生冷、辛辣、油炸、粗糙等对胃黏膜有害的食物。不要喝浓茶、咖啡,少喝饮料,饮料中往往含有咖啡因,浓茶和咖啡对胃黏膜都具有刺激性。

(三)用药指导

(1)有幽门螺杆菌感染者,要遵医嘱联合用药,坚持完成疗程。

(2)慎用刺激性药物:阿司匹林、激素、红霉素、水杨酸类药物,对胃黏膜有一定的刺激作用,要慎用。

(李晓涵)

第二十节　消化性溃疡

消化性溃疡主要指胃、十二指肠黏膜及其深层组织被胃消化液所消化(自身消化)而造成的局限性组织丧失。小儿各年龄组均可发病,以学龄儿童为主。根据病变部位可分为胃溃疡、十二指肠溃疡,复合性溃疡(胃和十二指肠溃疡并存)。因儿童时期黏膜再生能力强,故病变一般能较快痊愈。

一、临床特点

(一)症状

(1)腹痛:幼儿为反复脐周疼痛,时间不固定,不愿进食。年长儿疼痛局限于上腹部,有时达后背和肩胛部。胃溃疡大多在进食后疼痛,十二指肠溃疡大多在饭前和夜间疼痛,进食后常可缓解。

(2)腹胀不适或食欲缺乏,体重增加不理想。

(3)婴幼儿呈反复进食后呕吐。

(4)部分患儿可突然发生吐血、血便甚至昏厥、休克。也有表现为慢性贫血伴大便潜血阳性。

(二)体征

(1)腹部压痛,大多在上腹部。

(2)突然剧烈腹痛、腹胀、腹肌紧张、压痛及反跳痛,须考虑胃肠穿孔。

(三)辅助检查

(1)纤维胃镜检查:溃疡多呈圆形、椭圆形,少数呈线形,不规则形。十二指肠溃疡有时表现为一片充血黏膜上散在的小白苔,形如霜斑,称"霜斑样溃疡"。必要时行活检。

(2)X线钡餐检查:若有壁龛或龛影征象可确诊溃疡。

(3)幽门螺杆菌的检测:幽门螺杆菌是慢性胃炎的主要致病因子,与消化性溃疡密切相关。

(4)粪便潜血试验:胃及十二指肠溃疡常有少量渗血,使大便潜血试验呈阳性。

二、护理评估

(一)健康史

询问患儿的饮食习惯,既往史及其他家庭成员健康史,有无患同类疾病史,评估患儿的生长发育情况。

（二）症状、体征

评估腹部症状和体征,呕吐物及大便性质。了解腹痛的节律和特点。

（三）社会、心理状况

评估患儿及家长对本病的认知和焦虑程度。

（四）辅助检查

了解胃镜、钡餐检查、大便潜血试验、病理切片结果。

三、常见护理问题

（1）疼痛:与胃、十二指肠溃疡有关。

（2）营养失调:低于机体需要量,与胃十二指肠溃疡影响食物的消化吸收、胃肠道急慢性失血有关。

（3）合作性问题:消化道出血、穿孔、幽门梗阻。

四、护理措施

（1）观察腹痛出现的时间,疼痛的部位、范围、性质、程度。

（2）卧床休息,腹痛时予屈膝侧卧位或半卧位,多与患儿交谈、讲故事等,分散患儿注意力。

（3）饮食调整溃疡出血期间饮食以流质,易消化软食为主;恢复期在抗酸治疗同时不必过分限制饮食,以清淡为主,避免暴饮暴食。

（4）做好胃镜等检查的术前准备,告知术前术后禁食时间,检查中如何配合及注意事项。

（5）按医嘱正确使用制酸剂,解痉剂及胃黏膜保护剂。

（6）并发症护理。①消化道出血:是本病最常见的并发症。如为少量出血症状,一般不需禁食,以免引起饥饿及不安,胃肠蠕动增加而加重出血;对于大量出血要绝对安静、平卧、禁食,监测生命体征变化,观察呕吐物、大便的性质和颜色,呕血后应做好口腔护理,清除血迹,避免恶心诱发再出血,迅速开放静脉通道,尽快补充血容量,必要时输血。②穿孔:急性穿孔是消化性溃疡最严重的并发症,临床表现为突然发生上腹剧痛,继而出现腹膜炎的症状、体征,甚至出现休克状态。应立即禁食、胃肠减压、补液、备血、迅速做好急症术前准备。同时做好患儿的心理护理,消除患儿的紧张情绪。③幽门梗阻:是十二指肠球部溃疡常见的并发症,儿科比较少见。表现为上腹部疼痛于餐后加剧,呕吐大量宿食,呕吐后症状缓解。轻者可进流质食物,重者应禁食,补充液体,纠正水与电解质紊乱,维持酸碱平衡,保证输入足够的液体量。

（7）健康教育。①通俗易懂地介绍本病的基础知识,如疾病的病因,一般护理知识等。②向患儿讲解胃镜、钡餐、呼气试验等检查的基本过程及注意事项,取得患儿及家长配合,胃镜后暂禁食2小时,以免由于麻醉药影响导致误吸窒息。

五、出院指导

（一）饮食

养成定时进食的良好习惯,细嚼慢咽,避免急食;少量多餐,餐间不加零食,避免过饱过饥。禁食酸辣、生冷、油炸、浓茶、咖啡、酒、汽水等刺激性食物。

（二）休息

养成有规律的生活起居,鼓励适度活动。避免过分紧张,疲劳过度。合理安排学习。父母、老师不要轻易责骂孩子,减轻小儿心理压力,保证患儿充分的睡眠和休息。

(三)个人卫生

尤其是幽门螺杆菌阳性者,患儿大小便要解在固定容器内,饭前便后要洗手,用过的餐具,要定期消毒,家庭成员之间实行分餐制。家庭成员有幽门螺杆菌感染者应一起治疗,避免交叉感染。

(四)合理用药

让家长及患儿了解药物的用法、作用及不良反应,如奥美拉唑胶囊宜清晨顿服;制酸剂应在饭后1~2小时服用;H₂受体拮抗剂每12小时一次或睡前服;谷氨酰胺呱仑酸钠颗粒宜饭前直接嚼服等。抗幽门螺杆菌治疗需用二联、三联疗法。

(五)定期复查

定期复查,以免复发。当出现黑便、头晕等不适时及时去医院就诊。

(李晓涵)

第二十一节 腹 泻 病

腹泻病是一种多病原多因素引起的消化道疾病,以大便次数增多,大便性状改变为特点,是小儿时期的常见病。腹泻病多见于<2岁的婴幼儿。严重腹泻者除有较重的胃肠道症状外,还伴有水、电解质、酸碱平衡紊乱和全身中毒症状。

一、临床特点

(一)一般症状

(1)轻型腹泻:大便次数5~10次/天,呈黄色或绿色稀水样,食欲减退,伴有轻度的恶心、呕吐、溢乳、腹痛等症状,临床上无明显脱水症状或仅有轻度脱水,体液丢失约<50 mL/kg。

(2)重型腹泻:大便次数>10次/天,甚至达数十次。大便水样、量多、少量黏液、腥臭,伴有不规则的发热,并伴呕吐,严重的可吐咖啡样物,体液丢失>100~120 mL/kg,有明显的水和电解质紊乱症状。

(二)水和电解质紊乱症状

(1)脱水:根据腹泻的轻重,失水量多少可分为轻、中、重度脱水。由于腹泻时水和电解质两者丧失的比例不同,从而引起体液渗透压的变化,临床上以等渗性脱水最常见。

(2)代谢性酸中毒:中、重度脱水多有不同程度的酸中毒,主要表现精神萎靡、嗜睡、呼吸深快、口唇樱桃红色,严重者可意识不清,呼气有酮味。<6月龄婴儿呼吸代偿功能差,呼吸节律改变不明显,应加以注意,尤其当pH下降<7.0时,患儿往往有生命危险。

(3)低钾血症:当血钾<3.5 mmol/L时,患儿表现为精神萎靡,四肢无力,腱反射减弱,腹胀,肠鸣音减弱,心音低钝,重者可出现肠麻痹、呼吸肌麻痹、腱反射消失、心脏扩大、心律不齐,而危及生命。

(4)低钙、低镁血症:当脱水酸中毒被纠正时,原有佝偻病的患儿,大多有低钙血症,甚至出现手足搐搦等低钙症状。

（三）几种常见不同病原体所致腹泻的临床特点

（1）轮状病毒肠炎：又称秋季腹泻，多发生于 6～24 个月婴幼儿。起病急，常伴发热和上呼吸道感染症状；病初即有呕吐，常先于腹泻；大便次数多、量多、水分多，为黄色水样或蛋花汤样，无腥臭味；常并发脱水和酸中毒。本病为自限性疾病，病程约 3～8 天。

（2）致病性大肠埃希菌肠炎：大便每天 5～15 次，为稀水样带有黏液，无脓血，但有腥味。可伴发热、恶心、呕吐或腹痛。病程 1 周左右，体弱者病程迁延。

（3）鼠伤寒沙门菌肠炎：近年有上升趋势，可占沙门菌感染中的 40%～80%。全年均有发生，夏季发病率高，绝大多数患儿为小于 2 岁的婴幼儿，新生儿和婴儿尤易感染。临床表现多种多样，轻重不一，胃肠型表现为：呕吐、腹泻、腹痛、腹胀、发热等，大便稀糊状，带有黏液甚至脓血，性状多变，有特殊臭味，易并发脱水、酸中毒。重症可呈菌血症或败血症，可出现局部感染灶，病程常迁延。

（4）空肠弯曲菌肠炎：全年均可发病，以 7～9 月份多见，可散发或暴发流行，常伴发热，继而腹泻、腹痛、呕吐，大便为水样、黏液或典型菌痢样脓血便。

（四）辅助检查

（1）大便常规：病毒、非侵袭性细菌性及非感染性腹泻大便无或偶见少量白细胞；侵袭性细菌感染性腹泻大便有较多白细胞或脓细胞、红细胞。

（2）大便 pH 和还原糖测定：乳糖酶缺乏大便 pH<5.5，还原糖>（++）。

（3）血生化检查：可有电解质紊乱。

二、护理评估

（一）健康史

询问喂养史，有无饮食不当及肠道内、外感染表现，询问患儿腹泻开始时间，大便次数、颜色、性状、量，有无发热、呕吐、腹胀、腹痛、里急后重等不适。

（二）症状、体征

评估患儿生命体征、脱水程度，有无电解质紊乱，检查肛周皮肤有无发红、破损。

（三）社会、心理状况

评估家长对疾病的了解程度和紧张、恐惧心理。

（四）辅助检查

了解大便常规、大便致病菌培养、血气分析等化验结果。

三、护理问题

（一）体液量不足

与排泄过多及摄入减少有关。

（二）腹泻

与肠道内、外感染，饮食不当导致肠道功能紊乱有关。

（三）有皮肤完整性受损的危险

与大便次数增多刺激臀部皮肤有关。

（四）营养失调：低于机体需要量

与摄入减少及腹泻呕吐丢失营养物质过多有关。

（五）知识缺乏

家长缺乏饮食卫生及腹泻患儿护理知识。

四、护理措施

（一）补充体液，纠正脱水

（1）口服补液：适用于轻度脱水及无呕吐、能口服的患儿。世界卫生组织推荐用口服补液盐溶液（oral rehydration salts，ORS）。①补液量：累积损失量 50 mL/kg（轻度脱水）；继续损失量一般可按估计大便量的 1/2 补给。②补液方法：2 岁以下患儿每 1～2 分钟喂 5 mL，稍大患儿可用杯少量多次喂，也可随意口服，若出现呕吐，停 10 分钟后再喂，每 2～5 分钟喂 5 mL。累积损失量于 8～12 小时内补完。

（2）静脉补液：适用于中度以上脱水和呕吐较重的患儿。迅速建立静脉通道，保证液体按计划输入，对重度脱水伴有周围循环衰竭的患儿必须尽快（30～60 分钟）补充血容量，补液时按先盐后糖、先浓后淡、先快后慢、见尿补钾的原则补液，严禁直接静脉推注含钾溶液。密切观察输液速度，准确记录输液量，根据病情调整输液速度，并了解补液后第一次排尿的时间。

（二）合理喂养，调整饮食

腹泻患儿存在消化功能紊乱，应根据病情合理安排饮食，以达到减轻消化道负担的目的。原则上腹泻患儿不主张禁食，母乳喂养者，可继续母乳喂养，暂停辅食；人工喂养者应将牛奶稀释或喂以豆制代乳品或发酵奶、去乳糖奶。已断奶者喂以稠粥、面条加一些熟植物油、蔬菜末、精肉末等，少量多餐。腹泻停止后，继续给予营养丰富的饮食，并每天加餐一次，共 2 周，以赶上其正常生长发育。

（三）严密观察病情

（1）监测体温变化：体温过高者应采取适当的降温措施，做好口腔及皮肤护理。鼓励患儿增加口服液体的摄入，提供患儿喜爱的饮料，尤其是含钾、钠高的饮料。

（2）判断脱水程度：通过观察患儿的神志、精神、皮肤弹性、前囟及眼眶有无凹陷、尿量等临床表现，估计患儿脱水程度。同时观察经过补液后脱水症状是否得到改善。

（3）观察代谢性酸中毒：当患儿呼吸深快、精神萎靡、口唇樱红、血 pH 下降时积极准备碱性液体，配合医师抢救。

（4）观察低钾血症表现：低血钾常发生在输液脱水纠正时，当患儿出现精神萎靡、吃奶乏力、腹胀、肌张力低、呼吸频率不规则等临床表现，以及时报告医师，做血生化测定及心电图检查。

（5）注意大便的变化：观察记录大便的次数、颜色、性状，若出现脓血便，伴有里急后重的症状，考虑是否有细菌性痢疾的可能，立即送检大便化验，为输液和治疗方案提供可靠的依据。

（四）注意口腔清洁、加强皮肤护理

（1）口腔黏膜干燥的患儿，每天至少 2 次口腔护理，以保持口腔黏膜的湿润和清洁。如口腔黏膜有白色分泌物附着考虑为鹅口疮，可涂制霉菌素甘油。

（2）保持床单位清洁、干燥、平整，以及时更换衣裤。每次便后及时更换尿布，用温水冲洗臀部并擦干，保持肛周皮肤清洁、干燥，臀部涂呋锌油或宝婴药膏。

（3）严重的尿布疹给予红外线照射臀部，每天 2 次；或 1∶5 000 高锰酸钾溶液坐浴，每天 2 次；也可用 5% 聚维酮碘（PVP-Ⅰ）溶液外涂，每天 1～2 次。

(五)做好消毒隔离,防止交叉感染

做好床边隔离,护理患儿前后要彻底洗手,食具、衣物、尿布应专用。对传染性较强的感染患儿用后的尿布要焚烧。

(六)健康教育

(1)评估患儿家长文化程度,对知识的接受能力,选择适当的教育方案,教给家长腹泻的病因和预防方法,讲述调整饮食的目的、方法及步骤,示范配置和服用 ORS 的方法,示范食具的清洁消毒方法,讲述观察及处理呕吐物和大便的方法。

(2)合理喂养,宣传母乳喂养的优点,如何合理调整饮食,双糖酶缺乏者不宜用蔗糖,并暂时停喂含双糖的乳类。

(3)急性腹泻患儿出院无需带药,迁延性或慢性腹泻患儿可遵医嘱继续服药,如微生态制剂、蒙脱石散、多种维生素、消化酶等,以改善消化功能。告知家长微生态制剂应温水冲服,水温小于37 ℃,以免杀伤有关的活菌。蒙脱石散最好在空腹时服用(尤其是小婴儿)以免服用该药呕吐误吸入气道,每次至少用30～50 mL温开水冲服有利于药物更好地覆盖肠黏膜。具体剂量:1 岁以下,每天 1 袋;1～2 岁,每天1～2 袋;2 岁以上,每天 2～3 袋,每天 3 次口服。

五、出院指导

(一)指导合理喂养

宣传母乳喂养的优点,避免在夏季断奶,按时逐步添加辅食,切忌几种辅食同时添加,防止过食、偏食及饮食结构突然变动。

(二)注意饮食卫生

培养良好的卫生习惯。注意食物新鲜、清洁及食具消毒,避免肠道内感染,教育儿童饭前便后洗手,勤剪指甲。

(三)增强体质

适当户外运动,以及早治疗营养不良、佝偻病。

(四)注意气候变化

防止受凉或过热,冬天注意保暖,夏季多喂水。

(五)防止脱水

可选用以下效果较好的口服补液方法。

(1)米汤加盐溶液:米汤 500 mL＋细盐 1.75 g,或炒米粉 25 g＋细盐 1.75 g ＋水 500 mL,煮2～3分钟。此液体为 1/3 张,且不含糖,口感好。

用法:20～40 mL/kg,4 小时内服完,以后随意口服。

(2)糖盐水:饮用水 500 mL＋白糖 10 g ＋细盐 1.75 g,煮沸后备用,用法用量同上。

(3)口服补液盐(ORS):此液体为 2/3 张,用于预防脱水时张力过高,可用白开水稀释降低张力。

用法:每次腹泻后,2 岁以下服 50～100 mL;2～10 岁服 100～200 mL;大于 10 岁的能喂多少就给多少,也可按 40～60 mL/kg 预防脱水,腹泻开始即服用。

(李晓涵)

第二十二节 肠 套 叠

肠套叠是指肠管的一部分及其相邻的肠系膜套入邻近肠腔内的一种肠梗阻。以4月龄至2岁以内小儿多见,冬春季发病率较高。

一、临床特点

(1)腹痛:表现为阵发性哭闹,20～30分钟发作一次,发作时脸色发白、拒奶、手足乱动、呈异常痛苦的表情。

(2)呕吐:在阵发性哭闹开始不久,即出现呕吐,开始时呕吐物为奶汁或其他食物,呕吐次数增多后可含有胆汁。

(3)血便:血便是肠套叠的重要症状,一般多在套叠后8～12小时排血便,多为果酱色黏液血便。

(4)腹部肿块:在右侧腹或右上腹季肋下可触及一腊肠样肿块,但腹胀明显时肿块不明显。

(5)右下腹空虚感:右下腹空虚感是因回盲部套叠使结肠上移,故右下腹较左侧空虚,不饱满。

(6)肛门指诊:指套上染有果酱样血便,若套叠在直肠,可触到子宫颈样套叠头部。

(7)其他:晚期患儿一般情况差,精神萎靡,反应迟钝,嗜睡甚至休克。若伴有肠穿孔则情况更差,腹胀明显,有压痛、肠鸣音减弱,腹壁水肿,发红。

(8)辅助检查。①空气灌肠:对高度怀疑肠套者,可选此检查,确诊后,可直接行空气灌肠整复。②腹部B超:套叠肠管肿块的横切面似靶心样同心圆。③腹部立位片:腹部见多个液平面的肠梗阻征象。

二、护理评估

(一)健康史
了解患儿发病前有无感冒、突然饮食改变及腹泻、高热等症状。询问以前有无肠套史。

(二)症状、体征
询问腹痛性质、程度、时间、发作规律和伴随症状及诱发因素,有无腹部肿块及血便。评估呕吐情况,有无发热及脱水症状。

(三)社会、心理状况
评估家长对小儿喂养的认知水平和对疾病的了解程度,以及对预后是否担心。

(四)辅助检查
分析辅助检查结果,了解腹部B超、腹部X线立位片等结果。

三、常见护理问题

(1)体温过高:与肠道内毒素吸收有关。

(2)体液不足:与呕吐、禁食、胃肠减压、高热、术中失血失液有关。

(3)舒适的改变:与腹痛、腹胀有关。

(4)合作性问题:肠坏死、切口感染、粘连性肠梗阻。

四、护理措施

(一)术前

(1)监测生命体征,严密观察患儿精神、意识状态、有无脱水症状及腹痛性质、部位、程度,观察呕吐次数、量及性质。呕吐时头侧向一边,防止窒息,以及时清除呕吐物。

(2)开放静脉通路,遵医嘱使用抗生素,纠正水、电解质紊乱。

(3)术前做好禁食、备皮、皮试等准备,禁用止痛剂,以免掩盖病情。

(二)术后

(1)术后患儿回病房,去枕平卧4～6小时,头侧向一边,保持呼吸道通畅,麻醉清醒后可取平卧位或半卧位。

(2)监测血压、心率、尿量,评估皮肤弹性和黏膜湿润情况。

(3)监测体温变化,由于肠套整复后毒素的吸收,应特别注意高热的发生,观察热型及伴随症状,以及早控制体温,防止高热惊厥。出汗过多时,以及时更换衣服,以免受凉。发热患儿每4小时一次监测体温,给予物理降温或药物降温,并观察降温效果,保持室内通风。

(4)观察肠套整复术后有无阵发性哭闹、呕吐、便血,以防再次肠套。

(5)禁食期间,做好口腔护理,根据医嘱补充水分和电解质溶液。

(6)密切观察腹部症状,有无呕吐、腹胀、肛门排气,观察排便情况并记录,保持胃肠减压引流通畅,观察引流液量、颜色、性质。

(7)肠蠕动恢复后,饮食以少量多餐为宜,逐步过渡,避免进食产气、胀气的食物,并观察进食后有无恶心、呕吐、腹胀情况。

(8)观察伤口有无渗血、渗液、红肿,保持伤口敷料清洁、干燥,防止大小便污染伤口。

(9)指导家长多安抚患儿、分散注意力,避免哭闹。

(三)健康教育

(1)陌生的环境,对疾病相关知识的缺乏及担心手术预后,患儿及家长易产生恐惧、焦虑,护理人员应热情、耐心介绍疾病的发生、发展过程及主要的治疗方法、手术目的及必要性,排除顾虑,给予心理支持,使其积极配合治疗。

(2)认真做好各项术前准备,向患儿及家长讲解备皮、禁食、皮试、术前用药的目的及注意事项,取得家长的理解和配合。

(3)术后康复过程中,指导家长加强饮食管理,防止再次发生肠套叠。

(四)出院指导

(1)饮食:合理喂养,添加辅食应由稀到稠,从少量到多量,从一种到多种,循序渐进。注意饮食卫生,预防腹泻,以免再次发生肠套叠。

(2)伤口护理:保持伤口清洁、干燥,勤换内衣,伤口未愈合前禁止沐浴,忌用手抓伤口。

(3)适当活动,避免上下举逗孩子。

(4)如患儿出现阵发性哭闹、呕吐、便血或腹痛、腹胀,伤口红肿等情况及时去医院就诊。

(杨肖燕)

第二十三节 先天性巨结肠

先天性巨结肠又称赫希施普龙病(Hirschsprung's disease,HD),是一种较为多见的肠道发育畸形。主要是因结肠的肌层、黏膜下层神经丛内神经节细胞缺如,引起该肠段平滑肌持续收缩,呈痉挛状态,形成功能性肠梗阻。而近端正常肠段因粪便滞积,剧烈蠕动而逐渐代偿性扩张、肥厚形成巨大的扩张段。

一、临床特点

(1)新生儿首次排胎粪时间延迟,一般于生后48～72小时才开始排便,或需扩肛、开塞露通便后才能排便。

(2)顽固性便秘:大便几天一次,甚至每次都需开塞露塞肛或灌肠后才能排便。

(3)呕吐、腹胀:由于是低位性、不全性、功能性肠梗阻,故呕吐、腹胀出现较迟,腹部逐渐膨隆呈蛙腹状,一般为中度腹胀,可见肠型、肠鸣音亢进,儿童巨结肠左下腹有时可触及粪石块。

(4)全身营养状况:病程长者可见消瘦、贫血貌。

(5)直肠指检:直肠壶腹部空虚感,在新生儿期,拔出手指后有爆发性肛门排气、排便。

(6)辅助检查。①钡剂灌肠造影:显示狭窄的直肠、乙状结肠、扩张的近段结肠、若肠腔内呈鱼刺或边缘呈锯齿状,表明伴有小肠结肠炎。②腹部X线立位平片:结肠低位肠梗阻征象,近段结肠扩张。③直肠黏膜活检:切取一小块直肠黏膜及肌层作活检,先天性巨结肠者神经节细胞缺如,异常增生的胆碱能神经纤维增多、增粗。④肛管直肠测压法或下消化道动力测定:当直肠壶腹内括约肌处受压后正常小儿和功能性便秘小儿,其内括约肌会立即出现松弛反应。但巨结肠患儿未见松弛反应,甚至可见压力增高,但对两周内的新生儿此法可出现假阴性结果。

二、护理评估

(一)健康史

了解患儿出现便秘腹胀的时间、进展情况及家长对患儿排便异常的应对措施。评估患儿生长发育有无落后,询问家族中有无类似疾病发生。

(二)症状、体征

询问有无胎便延迟排出,顽固性便秘时间;有无呕吐及呕吐的时间、性质、量;腹胀程度,有无消瘦、贫血貌。

(三)社会、心理状况

评估较大患儿是否有自卑心理、有无因住院和手术而感到恐惧,了解家长对疾病知识的认识程度和经济支持能力,了解家长对患儿的关爱程度和对手术效果的认知水平。

(四)辅助检查

直肠黏膜活检神经节细胞缺如支持本病诊断。了解钡剂灌肠造影、腹部立位X线平片、肛管直肠测压、下消化道动力测定结果。

三、常见护理问题

(1)舒适的改变:与腹胀、便秘有关。

(2)营养失调:低于机体需要量,与食欲缺乏、肠道吸收功能障碍有关。

(3)有感染的危险:与手术切口、机体抵抗力下降有关。

(4)体液不足:与术中失血失液、禁食、胃肠减压有关。

(5)合作性问题:巨结肠危象。

四、护理措施

(一)术前

(1)给予高热量、高蛋白质、高维生素和易消化的无渣饮食,禁食有渣的水果及食物,以利于灌肠。

(2)巨结肠灌肠的护理彻底灌净肠道积聚的粪便,为手术做好准备。在灌肠过程中,操作应轻柔、肛管应插过痉挛段,同时注意观察患儿的反应,洗出液的颜色,保持出入液量平衡,灌流量每次 100 mL/kg 左右。

(3)肠道准备手术晨灌肠排出液必须无粪渣。手术前日、手术日晨予甲硝唑口服或保留灌肠。

(4)做好术前禁食、备皮、皮试、用药等术前准备。

(二)术后

(1)患儿回病房后,去枕平卧 4～6 小时,头侧向一边,保持呼吸道通畅,防止术后呕吐或舌后坠引起窒息。

(2)监测心率、血压、尿量,评估黏膜和皮肤弹性,根据医嘱补充水分和电解质溶液。

(3)让患儿取仰卧位,两大腿分开略外展,向家长讲明肛门夹钳固定的重要性,必要时用约束带约束四肢,使之基本制动,防止肛门夹钳戳伤肠管或过早脱落。

(4)术后需禁食 3～5 天和胃肠减压,禁食期间,做好口腔护理,每天 2 次,并保持胃肠减压引流通畅,观察引流液的量、颜色和性质,待肠蠕动恢复后可进流质并逐步过渡为半流质饮食,限制粗糙食物,饮食宜少量多餐。

(5)观察腹部体征变化,注意有无腹胀、呕吐、伤口有无渗出,肛周有无渗血、渗液,随时用无菌生理盐水棉球或 PVP 碘棉球清洁肛周及肛门夹钳,动作应轻柔。清洁用具需每天更换。

(6)指导家长如何保持患儿肛门夹钳的正确位置,使夹钳位置悬空、平衡。更换尿布时要轻抬臀部,避免牵拉夹钳。

(7)肛门夹钳常在术后 7～10 天自然脱落,脱落时观察钳子上夹带的坏死组织是否完整,局部有无出血。

(8)对留置肛管者,以及时清除从肛管内流出的粪便,保护好臀部皮肤,防止破损。

(9)观察患儿排便情况,肛门狭窄时指导家长定时扩肛。

(10)观察有无夹钳提早或延迟脱落、有无结肠小肠炎,闸门综合征等并发症的发生。

(三)健康教育

(1)耐心介绍疾病的发生、发展过程,手术的必要性及预后等,以排除患儿及家长的顾虑。

(2)向患儿及家长讲解各项术前准备(备皮、禁食、皮试、术前用药)的目的和注意事项,以取得患儿及家长的配合。

（3）向患儿及家长讲解巨结肠灌肠的目的，灌肠时间及注意事项，以及进食无渣饮食的目的。

（4）解释术后注意保持肛管和肛门夹钳位置固定的重要性，随时清除粪便，保持肛门区清洁及各引流管引流通畅，以促使患儿早日康复。

（四）出院指导

（1）饮食适当增加营养，3～6个月内给予高蛋白、高热量、低脂、低纤维、易消化饮食，以促进患儿的康复。限制粗糙食物。

（2）伤口护理保持伤口清洁，敷料干燥。小婴儿忌用手抓伤口。如发现伤口红肿及时就诊。

（3）出院后密切观察排便情况，若出现果酱样伴恶臭大便，则提示可能发生小肠结肠炎，应及时去医院诊治。

（4）肛门狭窄者要定时扩肛，教会家长正确的扩肛方法，并定期到医院复查。

（杨肖燕）

第二十四节　脐　膨　出

脐膨出是一种先天性腹壁发育不全，胚胎期腹壁未能在脐部完成汇合，使脐带周围发生缺损，致使腹膜及内脏脱出体外的畸形。

一、临床特点

（1）出生后脐部隆起一肿块，大小不一，巨大的肿块直径可超过 5 cm，表面有一厚薄不一的膜，可见内脏在其下方突出，如肝脏、小肠。生后 24 小时囊膜渐浑浊、脆弱最后坏死，几天后出现裂缝，引起腹腔感染。

（2）少数囊膜已破裂，内脏突出，但腹壁裂隙在脐部，在肠管间可找到残余的囊膜。

（3）辅助检查。①染色体检查：必要时选做，因此病常伴有染色体异常，如 13,18,21 三体综合征。②胸、腹部 X 线片：可能合并膈疝，肠闭锁等畸形。

二、护理评估

（一）健康史

脐膨出可有家族史，询问患儿有无家族史、是否顺产。

（二）症状、体征

评估肿块大小，有无突出内脏及囊膜有无破裂，有无合并其他畸形。

（三）社会、心理状况

了解家长对急诊手术的心理准备及承受能力。评估家长是否得到脐膨出疾病的健康指导。

（四）辅助检查

了解膨出物为哪种内脏，有无合并畸形，有无染色体异常。

三、常见护理问题

（1）低效性呼吸型态：与腹胀使横膈抬高、切口加压包扎有关。

（2）有组织完整性受损的危险：与术前腹内脏器突出腹壁、术后腹压增高、营养状况差有关。

（3）体温过低：与新生儿体温调节中枢发育不完善、皮下脂肪薄，术中身体暴露致散热增加有关。

四、护理措施

（一）术前

保持膨出组织的完整，完善术前各项准备以备急诊手术，禁止喂水、喂奶致胃肠胀气，腹压增高使内脏复位困难。

（二）术后

（1）监测呼吸频率、深浅度及经皮测血氧饱和度，观察面色。

（2）保持呼吸道通畅，以及时清除呼吸道分泌物。

（3）给予鼻导管或面罩吸氧。如有呼吸频率快、呼吸困难、发绀表现，可使用呼吸机。

（4）为防止发生低温，并发硬肿症，患儿可置于保温箱内，密切观察体温变化。

（5）保持胃肠减压通畅，记录胃肠减压液量、颜色。

（6）保持患儿安静，尽量避免哭闹，防止腹压增高。

（7）饮食护理因进食过早可引起术后腹腔高压，术后常规禁食、胃肠减压，必要时采用胃肠外营养，禁食时间较长，待肠蠕动恢复后经口进食，宜少量多餐。对新生儿，向家长讲述母乳喂养知识。

（8）伤口护理观察腹部切口有无渗血、渗液，有污染及时更换敷料。

（三）健康教育

（1）患儿入院后向家长解释立即禁食的必要性及患儿体温不稳的原因和处理措施，讲授术前准备内容及相关注意事项。

（2）向家长讲明术后进食过早可引起术后腹腔高压，因此需要禁食，留置胃管，但可通过静脉途径保证患儿的营养供给。

（3）指导家长注意喂食时应少量多餐。对新生儿，则向家长讲述母乳喂养的优点，尽可能保持母乳喂养。

五、出院指导

（1）指导家长喂养知识，宜少量多餐，喂奶后抬高头位或多竖抱，以减少吐奶。

（2）保持伤口敷料清洁干燥，患儿的双手可用干净的无指手套约束，以防抓伤创口。尽量避免患儿剧烈哭闹，防止伤口裂开。

（3）出院后患儿如出现呕吐、腹胀等情况，应及时就诊。

（杨肖燕）

第二十五节　急性阑尾炎

急性阑尾炎是儿童常见的急腹症，可发生于任何年龄，新生儿及婴幼儿阑尾炎也有报道。临床表现多变易被误诊,若能正确处理,绝大多数患儿可以治愈,但如延误诊断治疗,可引起严重并发症,甚至造成死亡。

一、临床特点

(1)腹痛:多起于脐周或上腹部,呈阵发性加剧,数小时后腹痛转移至右下腹,右下腹压痛是急性阑尾炎最重要的体征,压痛点常在脐与右髂前上棘连线中、外 1/3 交界处,也称麦氏点,需反复三次测得阳性体征才能确诊。盆腔阑尾炎、腹膜后阑尾炎及肥胖小儿压痛不明显。穿孔时腹痛突然加剧。

(2)呕吐:早期常伴有呕吐,吐出胃内容物。

(3)发热:早期体温正常,数小时后渐发热,一般在 38 ℃左右,阑尾穿孔后呈弛张型高热。

(4)局部肌紧张及反跳痛:肌紧张和反跳痛是壁层腹膜受到炎性刺激的一种防御反应,提示阑尾炎已到化脓、坏疽阶段。右下腹甚至全腹肌紧张及反跳痛,提示伴有腹膜炎。阑尾坏疽或穿孔引起腹膜炎时,患儿行走时喜弯腰,卧床时爱双腿卷曲。阑尾脓肿时除高热外,炎症刺激直肠可引起里急后重、腹泻等直肠刺激症状。并发弥散性腹膜炎时可出现腹胀。

(5)腹部肿块:腹壁薄的消瘦患儿可在右下腹触及索条状的炎性肥厚的阑尾。阑尾脓肿时可在右下腹触及一包块。

(6)直肠指检:阑尾脓肿时直肠前壁触及一痛性肿块,右侧尤为明显。

(7)辅助检查。①血常规:多数有白细胞总数及中性粒细胞比例升高。②末梢血 C 反应蛋白(CRP)测定>8 mg/L。③腹部 B 超:有时可见水肿的阑尾、腹腔渗出液、阑尾脓肿包块。

二、护理评估

(一)健康史

了解患儿有无慢性阑尾炎史及胃肠道疾病史,询问腹痛出现的时间、部位,有无呕吐、发热等。

(二)症状、体征

评估腹部疼痛的部位、性质、程度及伴随症状,有无反跳痛及阵发性加剧,麦氏点有无压痛,有无恶心、呕吐及发热。

(三)社会、心理状况

评估患儿及家长对突然患病并需立即进行急诊手术的认知程度及心理反应。

(四)辅助检查

根据血常规、C 反应蛋白、腹部 B 超结果评估疾病的严重程度。

三、常见护理问题

(1)疼痛:与阑尾的炎性刺激及手术创伤有关。

(2)体温过高:与阑尾的急性炎症有关。

(3)体液不足:与禁食、呕吐、高热及术中失血、失液有关。

(4)合作性问题:感染、粘连性肠梗阻。

四、护理措施

(一)术前

(1)监测体温、心率、血压,评估疼痛的部位、程度、性质、持续时间及伴随症状。

(2)患儿取半卧位,在诊断未明确前禁用止痛剂,以免掩盖病情。

(3)开放静脉通路,遵医嘱及时补液、应用抗生素,并做好各项术前准备。

(4)与患儿及家长进行交谈,消除或减轻对疾病和手术恐惧、紧张、焦虑的心情。

(二)术后

(1)术后麻醉清醒、血压稳定后取半卧位,以促进腹部肌肉放松,有助于减轻疼痛,同时使腹膜炎性渗出物流至盆腔,使炎症局限。

(2)咳嗽、深呼吸时用手轻按压伤口。遵医嘱准确使用止痛剂后需观察止痛药物的效果。

(3)指导家长多安抚患儿,讲故事、唱儿歌,以分散患儿注意力。

(4)监测体温,体温>39 ℃时给物理降温或药物降温,并观察降温的效果。

(5)监测血压、心率、尿量,评估黏膜和皮肤弹性,观察有无口渴。

(6)肠蠕动恢复后,开始进少量水,若无呕吐再进流质饮食、软食,并逐渐过渡到普通饮食。

(7)保持伤口敷料清洁、干燥,观察伤口有无红肿、渗出,疼痛有无加重。

(8)观察肠蠕动恢复情况及腹部体征有无变化,鼓励并协助患儿床上活动,术后24小时后视病情鼓励早期下床活动,以防止肠粘连。若患儿术后体温升高或体温一度下降后又趋上升,并伴有腹痛、里急后重、大便伴脓液或黏液,应考虑为盆腔脓肿的可能。

(三)健康教育

(1)患儿及家长对手术易产生恐惧、忧虑,并担心手术预后,护理人员应热情接待患儿,耐心讲解疾病的发生、发展过程及主要治疗手段等,以减轻患儿及家长的顾虑,积极配合医护人员。

(2)在术前准备阶段,认真向患儿及家长讲解术前各项准备的内容如备皮、皮试、禁食、禁水、术前用药的目的、注意事项,以取得患儿及家长配合。

(3)术后康复过程中,护理人员应始终将各项术后护理的目的、方法向患儿及家长说明,共同实施护理措施,以取得良好的康复效果。

五、出院指导

(1)饮食适当增加营养,指导家长注意饮食卫生,给易消化的食物如稀饭、面条、肉末、鱼、蛋、新鲜蔬菜、水果等,饮食要定时定量,避免过饱。

(2)伤口护理保持伤口的清洁干燥,勤换内衣,伤口发痒时忌用手抓,以防破损、发炎。

(3)鼓励适度的活动,以促进伤口愈合,预防肠粘连,但应避免剧烈活动,以防止伤口裂开。

(4)注意个人卫生,保持室内通风、清洁,防止感冒、腹泻等疾病的发生。

(5)如患儿出现腹痛、腹胀、发热、呕吐或伤口红、肿、痛等情况需及时去医院就诊。

(杨肖燕)

第二十六节 溃疡性结肠炎

溃疡性结肠炎(ulcerative colitis,UC)是一种病因不明的,与自身免疫有关的直肠和结肠慢性疾病,属非特异性炎性肠病,病变主要限于结肠的黏膜和黏膜下层,且以溃疡为主。临床主要表现为腹泻、黏液脓血便、腹痛等。溃疡性结肠炎是儿童和青少年主要的慢性肠道病变。

一、临床特点

(一)消化道症状

腹泻、黏液脓血便,病变局限于直肠,则其鲜血附于粪便表面,伴里急后重;病变范围广泛,则血、黏液与粪便混合。轻型者,稀便、黏液便＜10 次/天;重型者,大便次数达 20～30 次/天,呈血水样便,伴脱水、电解质紊乱及酸碱失衡。年长儿腹部体征较明显,左下腹有触痛,肌紧张,可触及管状结肠。

(二)全身症状

发热、厌食、乏力、贫血、低蛋白血症,体重不增或减轻,生长发育迟缓。也可见有关节痛、关节炎、结节性红斑、慢性活动性肝炎等。

(三)辅助检查

1.大便常规镜检

镜下大量红细胞,白细胞,但多次大便细菌培养阴性。

2.血常规

外周血白细胞增高,血红蛋白降低,血沉加快。

3.X 线征象

气钡双重造影显示肠黏膜细小病变,肠管边缘模糊。典型病例黏膜毛刷状,呈锯齿状改变,溃疡大小不一,呈小龛影。慢性持续型,结肠袋消失,肠管僵硬,缩短呈管状,肠腔狭窄。

4.肠镜检查

急性期黏膜充血水肿,粗糙呈细颗粒状,脆性增高,易出血,溃疡浅,大小不一,肠腔内有脓性分泌物。晚期见到肠壁纤维组织增生、僵硬及假性息肉等。

二、护理评估

(一)健康史

详细询问患儿既往史及其他家庭成员的健康史,有无患同类疾病史;了解患儿的饮食习惯,有无饮食过敏史。

(二)症状、体征

了解大便的性质、量、次数、颜色;评估患儿的生长发育情况。

(三)社会、心理状况

评估患儿与家长的心理状况和情绪反应,评估家长对疾病相关知识的了解程度。

（四）辅助检查

了解大便常规、培养、潜血试验、血生化、X线钡灌肠及肠镜检查结果。

三、常见护理问题

（一）排便异常

与结肠、直肠黏膜非特异性炎症有关。

（二）营养失调：低于机体需要量

与长期腹泻、便血、食欲缺乏有关。

（三）焦虑

与疾病病因不明、病程长、易复发等有关。

（四）皮肤完整性受损危险

与大便对臀部皮肤反复刺激有关。

（五）潜在并发症

中毒性巨结肠、肠穿孔、大出血、肠梗阻、恶变。

四、护理措施

（一）观察病情

观察大便的次数、量、性状、颜色并做记录,便血者要监测 T、P、R、BP 的变化,观察患儿的意识、面色及肢端皮肤温湿度,以及时发现早期休克。

（二）药物治疗

根据医嘱给予正确的药物治疗,密切观察药物不良反应。

（1）柳氮磺胺嘧啶（SASP）：SASP 是减少 UC 复发唯一有效药物,用药期间注意观察药物的疗效与不良反应,常见的不良反应有恶心、呕吐、皮疹、血小板减少、叶酸吸收降低,可适当补充叶酸制剂。

（2）肾上腺糖皮质激素：做到送药到口,避免漏服,服药期间注意有无消化道出血、水肿、眼压升高、血压升高等情况发生,以及时补钙,防止骨质疏松。

（3）免疫抑制剂：较少应用,适用于对 SASP、激素治疗无效或激素依赖型患儿。观察有无继发性高血压和高血压脑病发生,定期监测肝肾功能和免疫抑制剂的血药浓度。

（三）药物保留灌肠

药物保留灌肠是治疗 UC 常用的护理措施之一,利用肠黏膜直接吸收药物来达到治疗目的,常用的灌肠药物有：蒙脱石散、琥珀氢化可的松、SASP、甲硝唑等。

（1）灌肠前药物完全碾碎、混匀、加热至合适温度 34～36 ℃,灌肠前嘱患儿排空大便,选择在睡眠前保留灌肠,利于延长保留时间。

（2）患儿取左侧卧位或平卧位,抬高臀部 10 cm 左右,肛管要用液状石蜡润滑,插管时动作轻柔,插入深度为 15～20 cm（也可根据肠镜检查结果确定插入深度）。缓慢灌入药物,尽可能减少对肠黏膜的损伤。在灌肠过程中随时注意观察病情,发现脉速、面色苍白、出冷汗、剧烈腹痛、心慌气急,应立即停止灌肠,并与医师联系,以及时处理。

（3）灌肠后嘱患儿卧床 2 小时以上,尽量延长药物保留时间。

（四）饮食指导

发作期给予无渣流质、半流质饮食，必要时禁食。发作期过后给予易消化、质软、低脂肪、高蛋白质、高热量、低纤维素食物。

（五）评估患儿的营养状况

评估患儿的营养状况，给予支持疗法，必要时予以静脉营养以维持儿童正常的生长发育。

（六）心理护理

由于此病病因未明，病程长，预后欠佳，患儿及家长大多较敏感，顾虑重重。护士多与患儿沟通，向家长介绍治疗的进展，帮助家长和患儿树立战胜疾病的信心，促进患儿主动配合治疗。

（七）基础护理

保护肛门及周围皮肤清洁干燥，每次便后用温水冲洗干净，减少排泄物与皮肤的接触，减少局部刺激与不适。

（八）健康教育

（1）向患儿及家长通俗易懂地介绍本病的基础知识，如疾病的病因、一般护理知识，向家长做好各种治疗、用药的宣教及可以采取的应对措施等。

（2）向患儿讲解肠镜、钡灌肠检查的基本过程，注意事项，取得患儿及家长配合。

五、出院指导

（一）饮食指导

少量多餐，避免食用刺激性食物，禁食生冷食物。给予易消化的切成丝状或肉末的纯瘦肉，蔬菜宜选用含纤维素较少的瓜果、茄类。

（二）养成有规律的生活习惯

指导家长合理安排患儿休息，避免参加剧烈体育运动，避免责骂孩子，以减轻小儿心理压力。

（三）指导患儿正确用药

由于病程长，用药疗程长，须把药物的性能，每天服用剂量、用法、药物的不良反应等向患儿及家长讲解清楚，确保出院后用药正确。

（四）定期复查

每年至少做一次肠镜检查以监测疾病进展情况，以及早发现恶变。

（杨肖燕）

第二十七节　腹股沟斜疝

小儿腹股沟疝均是斜疝，几乎没有直疝，在腹股沟或阴囊有一可复性肿块，它与腹膜鞘状突未完全闭合或腹股沟解剖结构薄弱有关，而腹内压增高是其诱发因素，如剧烈哭闹、长期咳嗽、便秘和排尿困难。可发生在任何年龄，右侧多于左侧。

一、临床特点

（1）腹股沟部有弹性的可复性不痛肿物，哭闹或用力排便时明显，安静平卧或轻轻挤压肿块能消失,随着腹压的增大,肿块逐渐增大并渐坠入阴囊。

(2)斜疝嵌顿时,肿块变硬、疼痛,伴呕吐、哭闹不安,无肛门排气排便。晚期则有发热、肿块表皮红肿、便血及触痛加剧。

(3)局部无肿块时指检可感皮下环宽松,可触到增粗的精索,咳嗽时手指可在内环感到冲动感。

(4)辅助检查。①B超:可鉴别腹股沟肿块为肠管或液体。②骨盆部立位X线片:阴囊部肿块有气体或液平面可诊断为斜疝,在鉴别嵌顿疝时有诊断价值。

二、护理评估

(1)健康史:了解腹股沟部第一次出现肿块的时间、肿块的性状及和腹内压增高的关系,询问出现肿块的频率,有无疝嵌顿史。

(2)症状、体征:评估腹股沟部有无肿块,肿块的大小及导致肿块改变的相关因素。观察肿块表皮有无红肿、触痛。评估有否疝嵌顿的表现。

(3)社会、心理评估:评估较大患儿是否因手术而感到情绪紧张,评估家长对此疾病知识和治疗的了解程度和心理反应。

(4)辅助检查:了解B超和骨盆部X线立位片的检查结果。

三、常见护理问题

(1)焦虑:与环境改变、害怕手术有关。

(2)疼痛:与疝嵌顿、腹部切口有关。

(3)合作性问题:阴囊血肿或水肿。

(4)知识缺乏:缺乏本病相关知识。

四、护理措施

(一)术前

(1)避免哭闹和剧烈咳嗽,哭闹或剧烈咳嗽时可抬高臀部。保持大便通畅,防止斜疝嵌顿。

(2)注意冷暖及饮食卫生,防止感冒及腹泻。

(3)做好禁食、备皮、皮试等术前准备。

(二)术后

(1)术后去枕平卧4～6小时,头侧向一边,防止呕吐引起窒息。

(2)监测生命体征,保持呼吸道通畅。

(3)给予高蛋白、高热量、高维生素、适当纤维素、易消化饮食,保持大便通畅。

(4)观察切口有无渗血、渗液、红肿,保持切口敷料清洁干燥,防止婴儿大小便污染。注意观察腹股沟、阴囊有无血肿、水肿及其消退情况。

(5)指导家长多安抚小患儿,分散其注意力,避免哭闹。

(三)健康教育

(1)对陌生的环境,疾病相关知识的缺乏及担心,患儿及家长易产生恐惧、焦虑心理,护理人员应耐心介绍疾病的发展过程、治疗方法和手术的目的及重要性,以排除顾虑,给予心理支持,使其积极配合。

（2）认真做好各项术前准备,向患儿及家长讲解备皮、禁食、皮试、术前用药的目的及注意事项,以取得理解和配合。

（3）避免哭闹和剧烈咳嗽,保持大便通畅,避免增加腹压,防止术侧斜疝复发嵌顿。单侧斜疝术后需注意另一侧腹股沟有无斜疝发生。

五、出院指导

（1）饮食:适当增加营养,给易消化的饮食,多吃新鲜水果蔬菜。

（2）伤口护理:保持伤口的清洁、干燥,小婴儿的双手用干净的手套套住或予以约束,伤口痒时切忌用手抓伤口,以防伤口发炎,伤口未愈合前忌过早浸水洗浴。

（3）注意观察腹股沟、阴囊红肿消退情况,观察腹股沟有无肿物突出。

（杨肖燕）

第二十八节　急性肾小球肾炎

一、概述

急性肾小球肾炎(acute glomerulonephritis,AGN)简称急性肾炎,是一组不同病因所致的感染后免疫反应引起的急性弥漫性肾小球炎性病变。其特点为急性起病,患儿出现血尿、蛋白尿、水肿和高血压,并可伴有一过性氮质血症,多发生于 5～10 岁儿童,小于 2 岁者少见(原因是其免疫系统未发育完全)。男孩发病率是女孩的 2 倍。本病为自限性疾病,发病率为 10%～12%。绝大多数为 A 组 β 溶血性链球菌感染后所致,称为急性链球菌感染后肾炎(APSGN);较少见的病原体有肺炎链球菌、支原体和腮腺炎病毒等,称为急性非链球菌感染后肾炎。

(一)病因

最常见的病因是 A 组 β-溶血性链球菌感染后引起的,冬季常继发于呼吸道感染(尤其是咽扁桃体炎),夏季继发于皮肤感染。

(二)发病机制

发病机制详见图 6-10。

(三)原发性肾小球肾炎的主要类型

（1）肾小球轻微病变。

（2）局灶性序段性肾小球硬化。

（3）局灶性序段性肾小球肾炎

（4）弥漫性肾小球肾炎:①膜性肾小球肾炎(膜性肾病);②系膜增生性肾小球肾炎;③毛细血管内增生性肾小球肾炎;④膜性增生性肾小球肾炎(系膜毛细血管性肾小球肾炎)I型及III型;⑤致密沉积物性肾小球肾炎(致密沉积物病;膜性增生性肾小球肾炎II型);⑥新月体性(毛细血管外增生性)肾小球肾炎。

（5）未分类肾小球肾炎。

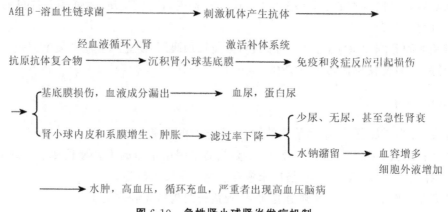

图 6-10　急性肾小球肾炎发病机制

二、治疗

本病治疗以休息及对症为主,少数急性肾衰竭病例应予透析,待其自然恢复。不宜用激素及细胞毒素药物。

(一)一般治疗

急性肾炎卧床休息十分重要。卧床能增加肾血流量,可改善尿异常改变。预防和减轻并发症,防止再感染。当肉眼血尿消失、水肿消退,血压下降可作适量散步,逐渐增加轻度活动,防止骤然增加活动量。予低盐(<3 g/d)饮食,尤其有水肿及高血压时。肾功能正常者蛋白质入量应保持正常(每天每公斤体重1 g),但氮质血症时应限制蛋白质摄入,并予高质量蛋白(富含必需氨基酸的动物蛋白)。仅明显少尿的急性肾衰竭病例才限制液体入量。

(二)感染灶治疗

肾炎急性期在有感染灶的情况下要给以足够抗感染治疗,无感染灶时,一般以不用为妥。使用抗生素来预防本病的再发往往无效。首选青霉素。

(三)对症治疗

利尿、消肿、降血压。

1.利尿

利尿是治疗本病的关键。经控制水盐入量后仍有水肿少尿或高血压者给予利尿剂,一般用氢氯噻嗪每天 1～2 mg/kg,口服;重症者用呋塞米(速尿)每次 1～2 mg/kg,每天 1～2 次,肌内注射或静脉注射。应用利尿剂前后注意观察体重、尿量、水肿变化并做好记录,氢氯噻嗪饭后服,减轻胃肠道反应,利尿酸深部肌内注射或静脉滴注,尤其是静脉注射呋塞米后要注意有无大量利尿、脱水和电解质紊乱等现象,常见的有低血容量、低钾血症、低钠血症等。

2.降压

经上述处理血压仍持续升高,舒张压>12.0 kPa(90 mmHg)时应给予降压药,首选硝苯地平(心痛定)每天 0.25～0.50 mg/kg,分 3 次口服;卡托普利,初始剂量每天 0.3～0.5 mg/kg,最大剂量每天 5～6 mg/kg,分 3 次口服,与硝苯地平交替使用效果好。

3.高血压脑病

首选硝普钠,5～20 mg 加入 5% 葡萄糖注射液 100 mL 中,以 1 $\mu g/(kg \cdot min)$ 速度静脉滴注,最快不得超过 8 $\mu g/(kg \cdot min)$,同时,给予地西泮止痉及呋塞米利尿脱水等。应用硝普钠应新鲜配制,放置4小时后即不能再用,整个输液系统须用黑纸或铝箔包裹遮光。快速降压时必须严密监测血压、心率和药物不良反应(恶心、呕吐、情绪不安定、头痛和肌痉挛)。

4.严重循环充血

应严格限制水、钠入量和应用强利尿剂(如呋塞米)促进液体排出,表现有发生肺水肿者可用硝普钠扩张血管降压;对难治病例可采用腹膜透析或血液滤过治疗。

5.急性肾衰竭

维持水电解质平衡,以及时观察和处理水过多、低钠血症、高钾血症(乏力、心率减慢、心律失常)、氮质血症(恶心、呕吐、疲乏、意识障碍)、酸中毒(呼吸深快、樱桃嘴)。

(四)中医治疗

本病多属实证。根据辨证可分为风寒、风热、湿热,分别予以宣肺利尿,凉血解毒等疗法。

(五)抗凝疗法

根据发病机制,肾小球内凝血是个重要病理改变,主要为纤维素沉积及血小板聚集。因此,在治疗时,可采用抗凝疗法,将有助于肾炎缓解。具体方法:①肝素按0.8~1.0 mg/kg体重加入5%葡萄糖注射液250 mL,静脉滴注,每天1次,10~14次为1个疗程,间隔3~5天再行下1个疗程,共2~3个疗程;②双嘧达莫50~100 mg每天3次;③丹参20~30 g静脉滴注,亦可用尿激酶2~6万U加入5%葡萄糖注射液250 mL静脉滴注,每天1次,10天为1个疗程,根据病情进行2~3个疗程。但宜注意肝素与尿激酶不可同时应用。

(六)抗氧化剂应用

可应用超氧歧化酶(SOD)、含硒谷胱甘肽过氧化酶及维生素E。①超氧歧化酶可使O_2转变成H_2O_2。②含硒谷胱甘肽过氧化物酶(SeGsHPx),使H_2O_2还原为H_2O。③维生素E是体内血浆及红细胞膜上脂溶性清除剂,维生素E及辅酶Q_{10}可清除自由基,阻断由自由基触发的脂质过氧化的连锁反应,保护肾细胞,减轻肾内炎症过程。

三、护理评估

(一)健康史

询问患儿病前1~3周有无上呼吸道或皮肤感染史,目前有无发热、乏力、头痛、呕吐及食欲下降等全身症状;若主要症状为水肿或血尿,应了解水肿开始时间、持续时间、发生部位、发展顺序及程度。了解患儿24小时排尿次数及尿量、尿色。询问目前药物治疗情况,用药的种类、剂量、疗效及不良反应等。

(二)身体状况

重点评估患儿目前的症状、体征,包括一般状态,如神志、体位、呼吸、脉搏、血压及体重等。

1.一般病例

均有以下四项表现。①水肿:水肿的出现率约为70%~90%初始于眼睑和颜面,渐下行至四肢及全身,多为轻度或中度水肿,合并浆膜腔积液者少见。水肿一般为非凹陷性,与肾病性水肿明显不同。②尿少:尿量减少,可有少尿或无尿。尿量越少则水肿越重。③血尿:100%患儿有血尿,多为镜下血尿,约1/3病例可有肉眼血尿,此时尿呈鲜红色或洗肉水样(中性或弱碱性尿者),也可呈浓茶色、茶褐色或烟灰样(酸性尿者)。④高血压:70%病例有高血压,患儿可有头晕、头痛、恶心、呕吐和食欲缺乏等,此因水钠潴留,血容量扩大所致。

2.严重病例

多在病程1～2周内发生,除上述一般病例的表现外,有以下一项或多项表现:①严重循环充血:表现有尿少加剧、心慌气促、频咳、烦躁、不能平卧、呼吸深大、发绀、两肺湿音、心率增快,可有奔马律和肝脏进行性增大。②高血压脑病:表现有剧烈头痛、频繁呕吐、视力模糊、一过性失明、嗜睡、惊厥和昏迷。此时血压可高达21.3～26.7/14.7～18.7 kPa(160～200/110～140 mmHg)。③急性肾功能不全:表现有少尿或无尿、水肿加剧、氮质血症、代谢性酸中毒和电解质紊乱。

3.非典型病例

(1)无症状性APSGN:无急性肾炎的临床表现,但有相应的实验室检查异常,但较轻微,故又称为亚临床型急性肾炎。

(2)肾外症状性APSGN:患儿有水肿和/或高血压,但尿改变轻微,多呈一过性尿异常或尿检始终正常,故又称为尿轻微异常或无异常的急性肾炎。

(3)具肾病表现的APSGN:以急性肾炎起病,但水肿和蛋白尿似肾病,可有低蛋白血症,以至于误诊为肾炎性肾病综合征,故又称为肾病综合征性急性肾炎。

(三)社会、心理状况

了解患儿及家长的心态及对本病的认识程度。患儿多为年长儿,心理压力来源较多,除因疾病和治疗对活动及饮食严格限制的压力外,还有来自家庭和社会的压力,如中断了日常与同伴的玩耍或不能上学而担心学习成绩下降等,会产生紧张、忧虑、抱怨等心理,表现为情绪低落、烦躁易怒等。家长因缺乏本病的有关知识,担心转为慢性肾炎影响患儿将来的健康,可产生焦虑、失望等心理,渴望寻求治疗方法,愿意接受健康指导并与医务人员合作。学龄期患儿的老师及同学因缺乏本病的有关知识,会表现出过度关心和怜悯,会忽略对患儿的心理支持,使患儿产生自卑心理。

(四)辅助检查指标

(1)尿液检查:血尿为急性肾炎重要所见,或肉眼血尿或镜下血尿,尿中红细胞多为严重变形红细胞,此外还可见红细胞管型,提示肾小球有出血渗出性炎症,是急性肾炎的重要特点。尿沉渣还常见肾小管上皮细胞、白细胞、大量透明和颗粒管型。尿蛋白通常为(＋)～(＋＋),尿蛋白多属非选择性,尿中纤维蛋白降解产物(FDP)增多。尿常规一般在4～8周内大致恢复正常。残余镜下血尿(或爱迪计数异常)或少量蛋白尿(可表现为起立性蛋白尿)可持续半年或更长。

红细胞计数及血红蛋白可稍低,系因血容量扩大,血液稀释所致。白细胞计数可正常或增高,此与原发感染灶是否继续存在有关。血沉增快,2～3个月内恢复正常。

(2)血常规:肾小球滤过率(GFR)呈不同程度下降,但肾血浆流量仍可正常,因而滤过分数常减少。与肾小球功能受累相较,肾小管功能相对良好,肾浓缩功能多能保持。临床常见一过性氮质血症,血中尿素氮、肌酐增高。不限水量的患儿,可有一轻度稀释性低钠血症。此外病儿还可有高血钾及代谢性酸中毒。血浆蛋白可因血液稀释而轻度下降,在蛋白尿达肾病水平者,血清蛋白下降明显,并可伴一定程度的高脂血症。

(3)血化学及肾功能检查。

(4)细胞学和血清学检查:急性肾炎发病后自咽部或皮肤感染灶培养出β溶血性链球菌的阳性率约30％左右,抗链球菌溶血素O抗体(ASO),其阳性率达50％～80％,通常于链球菌感染后2～3周出现,3～5周滴度达高峰,半年内恢复正常。判断其临床意义时应注意,其滴度升高仅表示近期有过链球菌感染,与急性肾炎的严重性无直接相关性;尚可检测抗脱氧核糖核酸酶B

及抗透明质酸酶,并应注意应于2~3周后复查,如滴度升高,则更具诊断价值。

(5)血补体测定:除个别病例外,肾炎病程早期血总补体及C_3均明显下降,6~8周后恢复正常。此规律性变化为本症的典型表现。血补体下降程度与急性肾炎病情轻重无明显相关,但低补体血症持续8周以上,应考虑有其他类型肾炎之可能,如膜增生性肾炎、冷球蛋白血症或狼疮肾炎等。

(6)肾活检:肾活检将展示急性间质性肾炎或肾小球肾炎的特征性病理变化。肾小球囊内可见广泛的新月体形成。

(7)其他检查:部分病例急性期可测得循环免疫复合物及冷球蛋白。通常典型病例不需肾活检,但如与急进性肾炎鉴别困难;或病后3个月仍有高血压、持续低补体血症或肾功能损害者可行肾活检检查。

四、护理措施

(1)急性期应绝对卧床休息2周,待水肿和肉眼血尿消失,血压正常,可逐渐恢复活动。

(2)严格执行饮食管理,急性期高度水肿、少尿时给予低蛋白、低盐、高糖饮食,适当限制水分,待尿量增加,水肿消退,可改为普通饮食,鼓励患儿多吃水果及糖类食物。

(3)详细记录尿液颜色、性质、次数,每周送检尿常规2次。

(4)急性期每天测血压2次,有条件给予血压监测,以及时记录。

(5)每周测体重2次,并积极应用抗生素控制感染灶,勿选用对肾有损害的抗生素。

(6)严密观察并发症的发生,发现问题及时报告医师处理。①心力衰竭:患儿烦躁不安、发绀、端坐呼吸、胸闷、心率增快、尿少、肝急骤增大、呼吸急促、咳泡沫样痰,应立即安置患儿半坐卧位,吸氧,报告医师并做好抢救准备。②高血压脑病:患儿出现血压增高、头痛、呕吐、烦躁、惊厥等,应立即报告医师并保持患儿安静,给产吸氧,神志不清按昏迷常规护理。③急性肾功能不全:患儿出现少尿或无尿、头痛、呕吐、呼吸深长,立即报告医师,按急性肾功能不全护理。

(杨肖燕)

第二十九节 肾盂肾炎

一、概述

肾盂肾炎是尿路感染中的一种重要临床类型,是由细菌(极少数为真菌、病毒、原虫等)直接引起的肾盂肾盏和肾实质的感染性炎症。本病好发于女性,女∶男约为10∶1,临床上将本病分为急性或慢性两期。

(一)病因

本病为细菌直接引起的感染性肾脏病变,近年也有认为细菌抗原激起的免疫反应可能参与慢性肾盂肾炎的发生和发展过程。致病菌以肠道细菌为最多,大肠埃希菌占60%~80%,其次依次是副大肠埃希菌、变形杆菌、葡萄球菌、粪链球菌、产碱杆菌、绿脓杆菌等,偶见厌氧菌、真菌、病毒和原虫感染。感染途径以上行感染最常见。

(二)发病机制

细菌侵入肾脏后,血液循环与肾脏感染局部均可产生抗体,与细菌结合,引起免疫反应。另外,细菌毒力在发病机制中起重要作用,某些大肠埃希菌对尿路上皮细胞有特殊亲和力,可黏附在尿路上皮细胞的相应受体上引起感染。

二、治疗

治疗原则:控制症状,消除病原体,去除诱发因素,预防复发。

(一)急性肾盂肾炎

1.轻型急性肾盂肾炎

经单剂或 3 天疗法治疗失败的尿路感染或轻度发热和/或肋脊角叩痛的肾盂肾炎,应口服有效抗菌药物 14 天,一般用药 72 小时显效,如无效,则应根据药物敏感试验结果更改药物。

2.较严重急性肾盂肾炎

发热体温 $>38.5\ ℃$,血白细胞升高等全身感染中毒症状明显者,静脉输注抗菌药物。无药敏结果前,暂用环丙沙星 0.25 g,每 12 小时 1 次,或氧氟沙星 0.2 g,每 12 小时 1 次,或庆大霉素 1 mg/kg,每 8 小时 1 次,必要时改用头孢噻肟 2 g,每 8 小时 1 次。获得药敏报告后,酌情使用肾毒性小而便宜的抗菌药。静脉用药至退热 72 小时后,改用口服有效抗菌药,完成 2 周疗程。

3.重型急性肾盂肾炎

寒战、高热、血白细胞显著增高、核左移等严重感染中毒症状,甚至低血压、呼吸性碱中毒,疑为革兰阴性败血症者,多是复杂性肾盂肾炎,无药敏结果前,可选用下述抗菌药联合治疗:①半合成的广谱青霉素(如哌拉西林 3 g,每 6 小时静脉滴注 1 次),毒性低,价格较第 3 代头孢菌素便宜;②氨基糖苷类抗生素(如妥布霉素或庆大霉素 1 mg/kg,每 8 小时静脉滴注 1 次);③第 3 代头孢菌素类(如头孢曲松钠 1 g,每 12 小时静脉滴注 1 次,或头孢哌酮钠 2 g,每 8 小时静脉滴注1 次)。通常使用一种氨基糖苷类抗生素加上一种广谱青霉素或头孢菌素类联用起协同作用。退热 72 小时后,改用口服有效抗菌药,完成 2 周疗程。肾盂肾炎患儿在病情允许时,应尽快做影像学检查。以确定有无尿路梗阻(尤其是结石),如尿液引流不畅未能纠正,炎症很难彻底治好;④碱化尿液:口服碳酸氢钠片,每次1 g,每天 3 次,增强上述抗生素的疗效,减轻尿路刺激症状及减少磺胺结晶所致结石等。

(二)慢性肾盂肾炎

1.一般治疗

寻找并去除导致发病的易感因素,尤其是解除尿流不畅、尿路梗阻,纠正肾和尿路畸形,提高机体免疫力等。多饮水、勤排尿,增加营养。

2.抗菌药物治疗

药物与急性肾盂肾炎相似,但治疗较困难。抗菌治疗原则:①常需两类药物联合应用,必要时中西医结合治疗;②疗程宜适当延长,选用敏感药物;③抗菌治疗同时,寻找并去除易感因素;④急性发作期用药同急性肾盂肾炎。

三、护理评估

(一)健康史

询问患儿有无寒战、高热、全身不适、疲乏无力等全身症状及尿液外观有无浑浊、脓尿或血尿等。

（二）身体状况

评估患儿有无尿频、尿急、尿痛、耻骨弓上不适等尿路刺激征，是否伴腰痛或肾区不适、肋脊角有压痛和/或叩击痛或腹部上、中输尿管点和耻骨上膀胱区有压痛。

1.急性肾盂肾炎

临床表现为患儿起病急，常有寒战、高热（体温可达 40 ℃以上）、全身不适、疲乏无力、食欲减退、恶心呕吐等，泌尿系症状患儿有腰痛，多为钝痛或酸痛，程度不一，少数有腹部绞痛，沿输尿管向膀胱方向放射，体检时在上输尿管点（腹直肌外缘与脐平线交叉点）或肋腰点（腰大肌外缘与十二肋交叉点）有压痛，肾叩痛阳性。患儿常有尿频、尿急、尿痛等膀胱刺激症状。

2.慢性肾盂肾炎

症状较急性期轻，有时可表现为无症状性尿。半数以上患儿有急性肾盂肾炎既往史，其后有乏力、低热、厌食及腰酸腰痛等症状，并伴有尿频、尿急、尿痛等下尿路刺激症状。急性发作表现也时有出现。肾盂肾炎病程超过半年，同时伴有以下情况之一者，可诊断为慢性肾盂肾炎：①在静脉肾盂造影片上可见肾盂肾盏变形、狭窄；②肾外形凹凸不平（有局灶粗糙的肾皮质瘢痕），且两肾大小不等；③肾功能有持续性损害。

（三）社会、心理状况

了解患儿及家长的生活环境，以及对本病的认识程度。

（四）辅助检查指标

1.尿常规和细胞计数

镜检尿白细胞明显增多，见白细胞管型。红细胞增多，可有肉眼血尿。白细胞最常见 >5 个/HP。尿蛋白常为阴性或微量，一般<2.0 g/d。

2.血常规

急性肾盂肾炎血白细胞和中性粒细胞增高，并有中性粒细胞核左移。血沉可增快。慢性期红细胞计数和血红蛋白可轻度降低。

3.尿细菌学检查

临床意义为尿含菌量≥10^5/mL，即为有意义的细菌尿。$10^4 \sim 10^5$/mL 为可疑阳性，<10^4/mL则可能是污染。膀胱穿刺尿定性培养有细菌生长也提示菌尿。

4.尿沉渣镜检细菌

清洁中段尿的未染色的沉渣用高倍镜找细菌，如平均每视野≥20 个细菌，即为有意义的细菌尿。

5.肾功能检查

尿渗透浓度下降，肌酐清除率降低，血尿素氮、肌酐增高。

6.影像学检查

肾盂造影、B超等。

四、护理措施

（1）密切观察患儿的生命体征，尤其是体温的变化，对高热患儿可采用冰敷等物理降温措施，并注意观察和记录降温的效果。

（2）进食清淡而富于营养的饮食，指导患儿尽量多摄入水分，以使尿量增加达到冲洗膀胱、尿道的目的,减轻尿路刺激征。

(3)急性发作期患儿应注意卧床休息,各项护理操作最好集中进行,避免过多打扰患儿,加重患儿的不适,应做好生活护理。

(4)按医嘱使用抗生素药物,让患儿及家属了解药物的作用、用法、疗程的长短。尤其是慢性肾盂肾炎患儿治疗较复杂。

(5)向患儿及家属解释各种检查的意义和方法,正确采集化验标本,以指导临床选用抗生素药物。

(6)认真观察病情变化,如腰痛的性质、部位、程度变化及有无伴随症状、急性肾盂肾炎患者若高热等全身症状加重或持续不缓解,且出现腰痛加剧等时,应考虑是否出现肾周脓肿、肾乳头坏死等并发症,应及时通知医师处理。

(7)肾疼痛明显应卧床休息,嘱其尽量不要弯腰,应站立或坐直,以减少对肾包膜的牵拉力,利于疼痛减轻。

(8)加强卫生宣教,注意个人清洁,尤其是注意会阴部及肛周皮肤的清洁。避免过度劳累,多饮水、勤排尿是最简单而有效的预防尿路感染的措施。

(杨肖燕)

第三十节　肾病综合征

一、概述

肾病综合征(nephrotic syndrome,NS)是由于多种病因造成肾小球基底膜通透性增高,大量血浆蛋白从尿中丢失引起的一组临床综合征。

NS在小儿肾脏疾病中发病率仅次于急性肾炎。1982年我国的调查结果NS占同期住院泌尿系疾病患儿的21％。男女比例为3.7∶1。发病年龄多为学龄前儿童,3～5岁为发病高峰,按病因分为原发性、继发性和先天性3种类型。小儿时期绝大多数＞90％以上为原发性肾病综合征,本节主要叙述原发性肾病综合征。

原发性肾病综合征分为单纯性肾病和肾炎性肾病,单纯性肾病多见2～7岁,临床上具有四大特征,水肿非常重,可伴有胸腔积液、腹水及阴囊水肿,重者有少尿。病理多见微小病变。肾炎性肾病多见7岁以上儿童,水肿不如单纯性肾病重,但伴有持续性高血压或血尿或血补体下降,肾功能不全。病理多见微小病变。

(一)病因

目前病因尚未明确,多认为与机体的免疫功能异常有关(如急性肾炎引起肾小球滤过膜损伤等)患儿起病或复发前常有前驱期的感染症状,尤其是呼吸道感染,McDonald曾做前瞻性研究发现近70％复发前有上呼吸道感染。

(二)发病机制

发病机制详见图6-11。

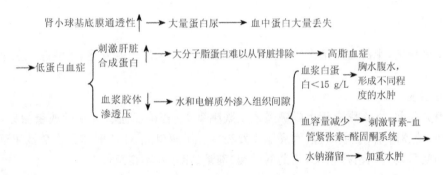

图 6-11　肾病综合征发病机制

二、治疗

治疗原则：利尿、激素治疗、免疫抑制剂治疗、抗凝治疗、中药治疗。

(一)利尿药物

一般不用利尿剂治疗，只有高度水肿、严重胸腔积液、腹水等时使用，以改善全身症状，如速尿和氢氯噻嗪等，以及右旋糖酐-40(提高血浆胶体渗透压)。必要时按医嘱用清蛋白。

(二)激素治疗

应用激素尽管有某些不良反应、且尚未解决复发问题，临床实践证明仍是目前能诱导蛋白消失的有效药物，并作为肾病治疗的首选药。故肾上腺皮质激素为治疗肾病综合征较有效的首选药物。常用泼尼松，口服给药。在尿蛋白消失以前每天 2 mg/kg，分 3~4 次服用；尿蛋白转阴后改为隔天给药一次，早餐后一次顿服、不能擅自停药。

1.泼尼松中长程疗法

国内较多采用。

2.泼尼松短程治疗

欧美等国多采用此法。

3.疗效判断

用药后 8 周进行评价，评价的要点是水肿情况，尿蛋白 2 项指标。激素分泌有晨高夜低昼夜波动规律，护理要点是正确准时执行药疗，并注意观察激素的不良反应。

4.复发

尿蛋白转阴，停用激素 4 周以上，尿蛋白≥(＋＋)。①反复：治疗过程中尿蛋白转阴后出现同复发蛋白尿变化。②频繁复发：初次反应后 6 月内 2 次，1 年内＞3 次。③激素依赖：皮质激素停用或减量 2 周内复发或反复且重复＞3 次。④激素耐药：治疗满 8 周尿蛋白(＋＋)以上。⑤激素敏感：正规治疗 8 周内尿蛋白转阴，水肿消退。⑥激素部分敏感：治疗 8 周内水肿消退，尿蛋白(＋)~(＋＋)。

(三)免疫抑制剂治疗

适应证：难治性肾病和/或激素不良反应严重者，可加用或换用免疫抑制剂，用药有环磷酰胺、雷公藤多苷等。

(四)抗凝治疗

如肝素、双嘧达莫、活血化瘀中药丹参等。

三、护理评估

询问感染病史、水肿血尿情况、尿量情况，观察患儿有无严重并发症，了解患儿及家长对本病的认识程度。

(一)健康史

询问患儿病前1~3周有无上呼吸道或皮肤感染史;若主要症状为水肿或蛋白尿,应了解水肿开始时间、持续时间、发生部位、发展顺序及程度。了解患儿24小时排尿次数及尿量、尿色,有无泡沫。询问目前药物治疗情况,用药的种类、剂量、疗效及不良反应等。

(二)身体状况

重点评估患儿目前的体征及有无并发症发生,检查水肿的部位、程度及指压迹,是否为凹陷性水肿,有无凝状态和血栓形成(如最常见的肾静脉血栓形成发生突然腰痛或腹痛)、感染、电解质紊乱、生长延迟等并发症。

临床四大特点:水肿(常为主诉,最常见)、大量蛋白尿[尿蛋白定性>(+++),24小时定量>50 mg/kg,最根本的病理生理改变,是引起其他三大症的基本原因]、低清蛋白血症和高胆固醇血症。

1.全身水肿

几乎所有肾病综合征患儿均出现程度不同的凹陷性水肿,水肿可持续数周或数月,或于整个病程中时肿时消。检查水肿的部位、程度及指压迹,是否为凹陷性水肿。在肾病综合征患儿感染(特别是链球菌感染)后,常使水肿复发或加重,甚至可出现氮质血症。

2.消化道症状

因胃肠道水肿,肾病综合征患儿常有不思饮食、恶心、呕吐、腹胀等消化道功能紊乱症状。当肾病综合征患儿出现有氮质血症时,上述症状加重。

3.高血压

非肾病综合征的重要症状,但有水、钠潴溜及血容量增多,可出现一时性高血压,而Ⅱ型原发性肾病综合征可伴有高血压症状。

4.蛋白尿

大量蛋白尿是诊断肾病综合征最主要症状。

5.低蛋白血症

主要是肾病综合征患儿血浆蛋白下降,其程度与蛋白尿的程度有明显关系。

6.高脂血症

肾病综合征患儿血中三酰甘油明显增高。

(三)社会、心理状况

了解患儿及家长的心态及对本病的认识程度。年长儿因来自医院、家庭、社会多方面的压力而产生抑郁、焦虑、烦躁、隐瞒、否认等情绪,再加之患儿应用激素关系引起的体型改变产生自卑心理;而年龄小患儿会因医院检查治疗及医疗性限制等造成患儿情绪异常。

(四)辅助检查指标

1.尿

尿常规镜下可见大量的红细胞,白细胞和多种细胞或颗粒管型。在过敏性间质性肾炎患儿尿中可见嗜酸性细胞。尿钠浓度10~40 meq/L。尿蛋白明显增多,定性(+++)~(+++

＋),24 小时尿蛋白定量≥0.05～0.10 g/kg。

2.血常规

血浆总蛋白和清蛋白明显减少,血清胆固醇明显增高。在免疫复合物沉积期间,血清补体成分减少。在某些条件下,可检出循环免疫复合物。其他测定可发现红斑狼疮和血栓性血小板减少性紫癜等全身性疾病。

3.X 线检查

静脉尿路造影或同位素肾扫描可以表现为显影不良。因为造影剂有肾毒性作用,因此应避免进行常规的静脉尿路造影。超声检查是排除尿路梗阻的最佳手段。

四、护理措施

(1)执行儿科一般护理常规。

(2)适当休息,无高度水肿、低血容量及感染的患儿无须卧床,即使卧床也应在床上经常变换体位,以防血管栓塞等并发症,但不要过劳,以防复发,严重水肿或高血压须卧床休息,并遵医嘱使用利尿剂及降压药,一般无须严格限制活动。

(3)饮食治疗目的是保证营养供应,减轻肾的工作负担,减少钠、水潴留及代谢产物的积聚。严格按照医嘱给予必要的饮食治疗,有高血压、水肿时应限制盐的摄入。肾功能减退、明显少尿时,严格限水;氮质血症时应限制患儿蛋白质的入量,并给予含有必需氨基酸的优质蛋白;激素治疗阶段,适当增加蛋白质、钙剂和维生素 D。

(4)与感染性疾病患儿分室居住,防止交叉感染。病室温度适宜,注意随气候变化增减衣服,防止受凉感冒使病情加重或复发。

(5)准确记录出入量,观察尿色、性质、尿量等。

(6)及时收集尿标本,收集早晨第 1 次尿做尿常规,每周送检 2 次。留取尿培养标本时遵守无菌操作,争取于治疗前送检。留 24 小时或 12 小时尿标本,在尿盆内加入 0.8％硼酸 10 mL。尿标本内不要混入大便,准确测量尿量并做记录。

(7)每周测体重 2 次(每周二、周六早餐前),水肿严重、少尿患儿每天测体重 1 次。

(8)加强皮肤护理,保持皮肤清洁、干燥,预防皮肤感染及褥疮。阴囊肿大时,可用阴囊托带托起。

(9)密切观察生命体征及病情变化,如发现烦躁、头痛、心律失常等及时报告医师。①肾衰竭:少尿或无尿、恶心、呕吐、食欲缺乏、头痛、呼吸深长等。②高血压脑病:血压增高、头痛眼花、呕吐、呼吸急促、烦躁、神志不清、惊厥等。③心力衰竭:患儿烦躁不安、胸闷、气促、咳嗽、脉快、尿少、肝大等。

(10)注意观察水、电解质平衡紊乱症状,以及时报告医师处置。①低钾血症:心律减慢、心音低钝、无力。②低钠血症:面色苍白、无力、食欲低下、水肿加重。③低钙血症:出现手足抽搐。

(11)血压高者,根据病情每天测量血压 1～3 次。

(12)肾病患儿用激素治疗时,易有骨质疏松,要避免剧烈活动,防止发生骨折。

(杨肖燕)

第三十一节 尿 道 下 裂

尿道下裂是一种外生殖器畸形,因胚胎发育过程障碍,尿道沟不能完全融合到龟头的远端,尿道口位于冠状沟至会阴之间的任何部位,可同时伴有阴茎下曲畸形。

一、临床特点

(一)临床类型

(1)阴茎头、冠状沟型:尿道外口位于冠状沟腹侧,系带缺如,包皮位于龟头的背侧呈帽状,阴茎发育正常,龟头轻度下曲。

(2)阴茎体型:尿道外口位于阴茎体腹侧,阴茎可向腹侧弯曲。

(3)阴茎、阴囊型:尿道外口位于阴茎、阴囊交界处,阴茎严重向腹侧弯曲,不能站立排尿。

(4)会阴型:尿道外口位于会阴,阴茎海绵体发育不良,严重下曲,阴囊对裂,伴阴茎阴囊转位,外生殖器酷似女性。

(二)辅助检查

染色体检查核型为(46,XY);影像学、腹腔镜检查可见男性性器官。

二、护理评估

(一)健康史

询问有无尿道下裂的家族史。母亲孕期有无外源性雌激素接触和应用史。了解患儿对排尿方式改变的适应能力。

(二)症状、体征

评估患儿尿道开口的位置高低,阴茎发育情况及有无阴茎下弯存在。是否合并单、双侧隐睾。

(三)社会、心理状况

评估患儿及家长对手术的心理反应,有无担心阴茎外观及成年后的性生活和生育能力。

三、常见护理问题

(1)焦虑:与患儿年幼、幻想阴茎被切除、双亲因患儿性别不明或担心成年后无法婚育有关。

(2)有阴茎血循环障碍的危险:与手术后阴茎肿胀、伤口出血、弹力绷带包扎过紧有关。

(3)感染的危险:与手术切口及引流管有关。

(4)疼痛:与手术损伤、术后局部水肿有关。

(5)合作性问题:伤口出血、尿瘘、尿道狭窄。

四、护理措施

(一)术前护理

(1)心理护理了解患儿及家长焦虑的程度,主动听取患儿及家长对有关疾病的述说,了解其对疾病认识程度,保护患儿及家长的隐私。利用图片、玩偶,简单地告知患儿手术后尿道开口会移向前面,避免用"切""割开"等字眼。

(2)强调术前阴茎包皮清洗的重要性,皮肤皱褶处展开清洗,防止术后感染。

(3)术前训练在床上排便。

(二)术后护理

1.卧位

麻醉清醒前去枕头侧位,防止呕吐物吸入引起窒息。密切观察生命体征变化。清醒后取平卧位或平侧卧位,四肢适当约束,尽量少翻动,避免伤口出血,使用护架,避免盖被直接压迫阴茎。

2.导尿管护理

(1)妥善固定导尿管并保持引流通畅,避免折叠、扭曲、过度牵拉,适当约束患儿四肢,防止因烦躁、哭闹而拔管。

(2)由于导尿管的放置容易刺激膀胱引起尿意,嘱患儿不要用力排尿,以免引起尿液自尿道口外溢及导尿管滑出。

(3)定时更换引流袋并观察记录引流液的性质及量。

(4)如发现尿袋内尿量较长时间未见增加,膀胱区膨隆,且孩子有哭叫、疼痛、想排尿等症状,则提示引流不畅,须及时处理,必要时给予膀胱冲洗。

(5)留置导尿管放置7~12天,拔管后第一次排尿可能会有疼痛,应鼓励患儿多饮水、增加排尿次数,保持排尿通畅。拔管后注意观察尿线粗细及有无尿瘘发生。

3.伤口护理

评估局部切口敷料渗出情况及是否被尿液污染,观察龟头色泽、阴茎血液循环,如有发紫、肿胀等情况,应立即报告医师处理。术后伤口有渗血时可用消毒干棉签轻轻擦去。阴茎外露部分涂上抗生素软膏。

4.饮食护理

鼓励多饮水,限制各种饮料的摄入,防止尿酸结晶形成阻塞导尿管。多食粗纤维及高蛋白、高维生素的食物,保持大便通畅,如有排便困难,可用开塞露通便,避免因用力排便引起伤口出血及尿液自尿道口外溢。

5.疼痛的护理

观察疼痛发生的时间、性质,倾听其对疼痛的描述,根据疼痛脸谱分级图评估患儿疼痛的程度,如疼痛较轻时鼓励家长给孩子讲故事、听音乐、用有吸引力的玩具分散其注意力,必要时给予药物止痛并观察效果,如夜间阴茎勃起引起疼痛,可每晚睡前口服乙酚。

6.皮肤护理

加强背部皮肤清洁,每天用温水清洗,臀、背部可垫柔软毛巾。如术后肛周皮肤瘙痒,可用PVP-I棉签擦拭。

(三)健康教育

(1)向家长讲解疾病的相关知识及手术后可能发生的并发症,如尿瘘、尿道狭窄等。

(2)向家长解释约束患儿四肢的重要性,防止意外拔管。

五、出院指导

(1)伤口:保持阴茎伤口清洁干燥,避免搔抓。局部用PVP-I、红霉素软膏涂抹至完全愈合。

（2）饮食：加强营养，给予易消化、刺激性小的食物，多喝开水，多吃蔬菜和水果，避免吃含激素类补品。

（3）活动：避免剧烈活动及骑跨动作。

（4）复查：观察尿线粗细，有无排尿困难，如有排尿困难及叶来院就诊。出院后2周可回院检查一次，如有尿道狭窄应定期扩张至术后3个月，以后可间隔1年、3年、6年分别随访检查一次。有尿瘘患儿应定期复查，如半年后仍未愈合需手术修补。

（5）阴茎发育差的患儿可遵医嘱在手术后一年酌情使用绒毛膜促性腺激素注射治疗，以刺激阴茎发育。

（杨肖燕）

第三十二节　尿路结石

小儿尿路结石的病因有：①代谢性疾病；②感染因素；③先天性畸形；④生活环境因素等。小儿泌尿系统结石的发生率远较成年人低，在小儿尿石症中，遗传及解剖原因引起的居重要地位。

一、临床特点

（一）血尿
多为镜下血尿，有时为肉眼血尿。多于剧烈活动后出现。

（二）疼痛
腰部钝痛，也可绞痛，小儿可表现为哭闹、呕吐、面色苍白、出冷汗。

（三）体检
肾区叩痛。如肾积水可触及包块。

（四）急性尿闭
一侧肾结石导致梗阻时，可反射性引起对侧上段输尿管水肿，出现尿闭。

（五）泌尿系感染
可出现发热、脓尿及膀胱刺激症状。

（六）辅助检查
（1）B超检查：可判断结石大小和部位。

（2）X线平片检查：可发现大多数肾结石。

（3）静脉肾盂造影可有肾积水。

（4）尿常规可有血尿。

二、护理评估

（一）健康史
了解患儿的生活环境、饮食习惯（有无喜甜食、肉食及少饮水等）。有无遗传、代谢、局部解剖异常及感染因素，有无某些药物服用史（如磺胺类药物），患儿血尿、疼痛的发生时间，既往有无肾绞痛发作及泌尿系统感染史，有无经过治疗及治疗效果。

(二)症状、体征

评估血尿的量及疼痛的严重程度,疼痛是否与活动有关,有无尿路感染症状。

(三)社会、心理状况

了解患儿及家长对疾病的认知程度,评估家长对患儿手术的支持能力。

(四)辅助检查

了解患儿实验室检查结果及重要脏器功能,尤其是肾功能。

三、常见护理问题

(1)疼痛:与结石梗阻有关。

(2)血尿:与结石摩擦损伤黏膜及手术有关。

(3)感染:与结石梗阻,手术后引流管放置及机体抵抗力下降有关。

(4)知识缺乏:家长缺乏疾病预防知识。

(5)合作性问题:出血。

四、护理措施

(一)非手术治疗护理

1.疼痛的护理

向患儿及家长解释疼痛与活动的关系,要求尽可能避免大运动量的活动。根据疼痛脸谱分级评估患儿疼痛的程度,倾听其对疼痛的描述。鼓励家长给孩子讲故事,听音乐,分散其注意力。有剧烈疼痛者,遵医嘱应用解痉止痛药并注意观察止痛效果。

2.鼓励患儿多饮水,增加尿量

观察尿量、尿色,注意有无结石排出。口服中药排石冲剂有促进排石作用,服药过程中更需加强观察。尿闭患儿要控制液体入量。

3.泌尿系感染的护理

观察患儿有无发热、呕吐、腹痛、尿频、尿急、尿痛,正确留取尿标本检验。保持会阴部清洁,可予1∶5 000 PP溶液坐浴,每天2次,同时也应鼓励患儿增加饮水量。遵医嘱及时应用抗生素。

4.监测血气、电解质及肾功能

监测血气、电解质及肾功能如肌酐、尿素氮持续升高,少尿或无尿,血钾升高等,应警惕肾衰竭,以及时向医师报告,以决定治疗方案,必要时行腹膜或血液透析治疗。

5.密切观察

密切观察患儿有无剧烈腹痛、严重血尿、少尿或无尿等急性梗阻症状,如有变化需及时告知医师。

(二)手术治疗护理

1.术前

(1)按医嘱给抗生素控制感染,鼓励患儿多饮水,起到内冲洗作用。

(2)做好术前准备工作,手术前晚及术晨分别给予开塞露灌肠,以利手术前X线摄片或B超对结石的准确定位。

(3)心理护理给予疾病相关知识的宣教及心理支持。

2.术后

(1)体位肾实质切开取石后应取平卧位,少翻动,绝对卧床1~2周,防止出血。

（2）保持呼吸道通畅，做好麻醉清醒前护理。

（3）饮食术后禁食，待肠功能恢复后进流质、半流质，逐渐向普食过渡，避免刺激性食物，保持大便通畅，鼓励多饮水。

（4）严密观察生命体征变化，观察肾功能各项（如肌酐、尿素氮）指标，观察切口有无渗血及尿色的变化，以及时发现继发性出血。

（5）引流管护理将各引流管明确标记并妥善固定，保持引流通畅，避免折叠、扭曲、过度牵拉。适当约束患儿四肢，防止因烦躁、哭闹而拔管。定时更换引流袋并记录引流液的色、量及性质。

肾周引流管一般放置3天左右，保持周围敷料清洁干燥，注意有无尿漏。如有尿漏，适当延长引流管放置时间。

肾盂引流管内如发现可凝固的血性液时及时报告医师，术后10～12天试夹闭引流管，如无梗阻可拔管。小儿一般不作肾盂冲洗。

（三）健康教育

（1）向患儿及家长宣教术前准备的内容及注意事项，使之能够密切配合。

（2）向患儿及家长讲解术后引流管放置及保持通畅的重要性，告之家长妥善固定引流管的方法，防止过早脱管。

（3）给予家长有关肾结石原因及预防复发的健康知识指导。

五、出院指导

（一）活动

适当活动，肾实质切开取石术后3个月不参加体力活动及剧烈运动。

（二）饮水

告诉家长给患儿多饮水，增加尿量，是预防结石形成和增大最有效的方法。

（三）饮食

动物性蛋白摄入过多会增加钙、草酸、尿酸3种成石危险，平时多吃含纤维素丰富的食物，少吃糖、饮料及菠菜，高尿酸者限制动物内脏和豆制品等含嘌呤较多的食物，高钙尿者忌高钙饮食。

（四）复查

发现有下列情况应及时就诊：剧烈肾绞痛，伴有恶心呕吐、寒战、发热、尿液性质和气味改变。代谢性和感染性结石要积极治疗原发病。还可根据体内代谢异常的情况适当口服一些药物来预防结石复发。告诉家长要定期随访和复查，了解肾脏功能及肾结石有否复发。

（杨肖燕）

第三十三节　膀胱输尿管反流

膀胱输尿管反流可分为原发性和继发性，前者是由于膀胱输尿管连接部活瓣作用不全，后者是继发于尿路梗阻及神经性膀胱功能障碍。反流本身并不引起临床症状，常因并发尿路感染在进行X线检查时而被发现。它最严重的后果是因反复的肾内反流和感染引起的肾盂肾炎性瘢痕，导致继发性高血压及慢性肾功能不全。

一、临床特点

(1)反复发作的急性尿路感染。

(2)双侧反流损害肾实质,有肾瘢痕时可出现高血压和尿毒症。

(3)严重反流和反复尿路感染可导致肾功能受损和生长发育障碍。

(4)反流分度如下。

Ⅰ度:反流仅达下段输尿管。

Ⅱ度:反流至肾盂、肾盏,但无肾盂、输尿管扩张。

Ⅲ度:输尿管轻度扩张和/或弯曲,肾盂、肾盏轻度扩张和轻度穹隆变钝。

Ⅳ度:输尿管中度扩张和/或弯曲,肾盂、肾盏中度扩张,但多数肾盏仍维持乳头形状。

Ⅴ度:输尿管严重扩张和弯曲,肾盂、肾盏严重扩张,多数肾盏失去乳头形状。

(5)辅助检查如下。①排尿性膀胱尿道造影:可见造影剂反流至输尿管和肾盂内。②膀胱镜检查:了解膀胱内双侧输尿管开口的形态和位置,有反流的输尿管口呈马蹄形、高尔夫球洞形或运动场形,部分可有输尿管口旁憩室、异位输尿管开口等。③IVU:可显示肾盂、肾盏和输尿管的扩张情况。④肾核素扫描:可显示肾瘢痕情况。

二、护理评估

(一)健康史

了解有无家族遗传史,反复尿路感染史及治疗经过,有无高血压等。

(二)症状、体征

评估生长发育情况,有无发热、恶心呕吐、腰痛、尿频、尿急、尿痛等情况。

(三)社会、心理状况

了解家长的心理状态,对治疗、服药的依从性等。

(四)辅助检查

了解 B 超、膀胱镜检查结果,反流分度和肾功能情况。

三、常见护理问题

(1)感染:与尿液反流及插管、手术等有关。

(2)有脱管的危险:与患儿自控能力差,多根引流管放置时间长有关。

(3)合作性问题:出血、感染。

四、护理措施

(一)术前

(1)心理护理:由于反复尿路感染,家长多有焦躁心理,担心疾病能否治愈。护士应向家长讲解疾病有关常识,使其正确对待,配合治疗。

(2)尿路感染护理:观察患儿有无发热、腰痛、尿频、尿急、尿痛,保持会阴部清洁,遵医嘱给1:5 000高锰酸钾溶液坐浴,每天 2 次,同时鼓励患儿增加饮水量,应用有效抗生素治疗。训练"三次排尿"法:排尿后行走或活动 2～3 分钟,待反流至肾内的尿液回至膀胱后第二次排尿,再过2～3 分钟后第三次排尿,使反流至上尿路的尿液尽量排空,减少感染机会。

(3)正确留取尿标本检验,了解尿常规、尿培养和药物敏感试验结果。

(二)术后

1.卧位

麻醉清醒前去枕头侧平卧位,防止呕吐物吸入呼吸道引起窒息。清醒后取半卧位或平侧卧位。带管期间绝对卧床休息,四肢适当约束,尽量少翻动,避免伤口疼痛和出血。使用护架,避免盖被直接压迫伤口及引流管。

2.病情观察

密切观察生命体征变化,定时测量 T、P、R、BP。评估局部伤口敷料渗出情况。监测输尿管支撑管、膀胱造瘘管、留置导尿管等引流管内的总引流液量,发现出血较多或尿量减少时,报告医师及时处理。

3.饮食

鼓励多饮水,限制各种饮料的摄入,防止尿酸结晶形成阻塞引流管。多食粗纤维食物,保持大便通畅。

4.引流管护理

(1)妥善固定每根引流管并保持引流通畅,避免折叠、扭曲、过度牵拉,防止因烦躁、哭闹而拔管。

(2)输尿管支撑管保留 10 天左右予以拔管。留置导尿管放置 10～14 天,如术后放置膀胱造瘘管则保留 2 周左右。

(3)定时更换引流袋,并观察引流液的性质及量。

(4)拔管后观察排尿情况,有无排尿困难及尿痛。

5.经输尿管引流管留取标本

进行细菌培养及药物敏感试验时应严格无菌操作。

6.皮肤护理

保持床单位清洁干燥,臀背部可垫光滑草席或柔软毛巾,加强背部皮肤护理,每天温水擦洗,每班检查皮肤完整性。

(三)健康教育

(1)加强卫生意识,指导家长给婴儿勤换尿布,幼儿不穿开裆裤,勤换内裤,教会家长正确清洗孩子会阴部的方法。

(2)指导家长给患儿多喂开水,坚持按医嘱服药。

(3)向家长讲解疾病的相关知识及手术后可能发生的并发症。

(4)告知家长引流袋不能高于体位,解释约束患儿四肢的重要性,防止意外拔管。

五、出院指导

(一)伤口

保持伤口清洁干燥,伤口发痒时避免用手抓挠,可用干净手套约束双手。发现红肿及时就诊。

(二)休息

注意休息,避免剧烈活动,保持会阴部清洁,防止尿路感染。

(三)饮食

加强营养,给予易消化、刺激性小的食物,多喝开水,多吃蔬菜和水果。

(四)复查

术后进行各项随访检查,特别是尿常规和 B 超检查,以及时了解泌尿系统感染情况及肾盂、输尿管恢复程度。术后应用抗生素 4～6 周,尿培养转阴后改为小剂量维持。出现发热、腹痛、尿频、尿急、尿痛等情况及时来院就诊。对有肾瘢痕的反流患儿,需长期监测血压、肾功能。

(杨肖燕)

第三十四节　甲状腺疾病

一、先天性甲状腺功能减低症

(一)概述

先天性甲状腺功能减低症简称甲减,根据病因可以分为两类,散发性和地方性。它是由于患儿甲状腺先天性缺陷或因为母亲在怀孕期间饮食中缺碘所致的小儿时期的最常见的内分泌疾病。

1.病因和危险因素

病因和危险因素具体参见表 6-5。

表 6-5　散发性和地方性甲状腺功能低下的病因和危险因素

散发性甲状腺功能低下	先天性甲状腺发育障碍及甲状腺激素合成途径缺陷所致。这种情况约占甲状腺功能低下的 90%
	甲状腺不发育或发育不全,亦称原发性甲低;母体服用抗甲状腺药物或母体存在抗甲状腺抗体,亦称暂时性甲低;甲状腺激素合成途径障碍,亦称家族性甲状腺激素合成障碍;促甲状腺激素缺乏,亦称下丘脑-垂体性甲低甲状腺或靶器官反应低下
地方性甲状腺功能低下	胚胎期缺碘,使甲状腺素合成不足造成中枢神经系统和骨骼系统不可逆的严重损害。随着我们广泛使用碘化食盐作为预防措施其发病率已明显下降。

2.病理生理

甲状腺的合成与释放受下丘脑的 TRH 和垂体的 TSH 控制,T_3、T_4 对其有负反馈作用。甲状腺素促进新陈代谢、促进蛋白质合成,增加酶活力促进糖吸收和利用,促进脂肪分解和利用,对小儿生长发育极为重要,促进组织细胞的生长发育和成熟,促进骨、软骨的生长,促进神经系统的生长发育(图 6-12)。

3.临床症状和体征

散发性甲状腺功能低下者因为在胎内受母亲甲状腺激素的影响,出生时多无症状,症状出现的早晚与轻重程度同患儿甲状腺组织多少及功能低下程度有关。无甲状腺组织的患儿,出生后1～3 个月内出现症状,有少量甲状腺组织的患儿多于出生后 6 个月症状渐显。

新生儿期就会与正常幼儿不同:患儿常超过预产期才出生,出生时体重比正常新生儿大,一般大于 4 000 g;出生后出现的生理性黄疸比正常新生儿消退的慢;不会吸奶,吞咽缓慢,母亲常觉得喂养困难;很乖,很少哭,即使饥饿、大小便前后都不哭闹;哭声低哑;体温低,皮肤感觉比较凉、比较粗糙;心跳、呼吸较慢;腹胀明显,常有便秘。

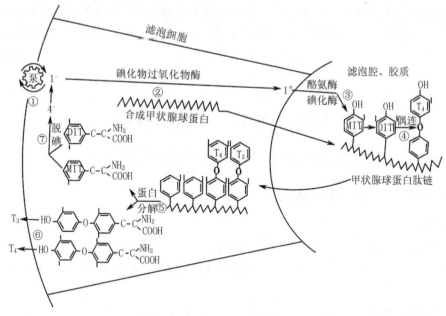

图 6-12　甲状腺激素的合成及释放示意图

婴幼儿期患儿可表现为比较特殊的面容:头大、颈短、鼻梁低,眼裂小,眼距宽,唇厚,舌大且常伸出口外,经常流口水,毛发稀少、干枯。患儿的生长发育迟缓:由于生长缓慢,身长低于同龄正常婴儿;四肢粗短;囟门大且闭合晚;出牙迟,牙小而稀;神经系统方面:动作发育迟缓,抬头、坐、爬、站、走路均比正常婴儿慢;随着患儿年龄的增长,智能低下表现得越来越明显,发声、区别熟人与生人、说话等均延迟;表情呆板,对周围环境漠不关心,叫也没反应,总是一个人待在一边,不与人交往,学习能力差。

地方性甲状腺功能低下者因为胎儿时期缺碘而不能合成足量的甲状腺激素,严重影响中枢神经系统的发育。临床表现为两种,一种为神经系统症状为主,出现共济失调、痉挛性瘫痪、聋哑和智力低下,而甲状腺功能低下的其他表现不明显。另一种以黏液性水肿为主,有特殊面容和体态,智力发育落后而神经系统检查正常,这两种症状有时会有交叉重叠。

(二)治疗

1.一般治疗

(1)甲状腺片:每片 40 mg。小量开始,一般每周增加 1 次剂量,每次增加 5～10 mg,根据血清 T_4 水平监测治疗。维持剂量:6 个月以下 15～30 mg/d,1 岁以内 30～60 mg/d;3 岁以下 60～90 mg/d;7 岁以下 90～150 mg/d;14 岁以内 120～180 mg/d。治疗前 2 年每 3～6 个月复查 1 次,以后每 6～12 月复查 1 次。

(2)左旋甲状腺素钠(L-T_4):人工合成,系治疗本病最可靠、有效的药物。每 100 μg(L-T_4)相当于 60 mg 干甲状腺片的作用,剂型有每片 25 μg、50 μg、100 μg、200 μg、300 μg 及 500 μg 几种。是治疗本病最可靠、最有效的药物。

(3)左旋三碘甲状腺原氨酸钠(L-T_3):作用较 L-T_4 更强、更迅速,但代谢及排出也较快,主要适用于甲状腺功能减低危象紧急状态。

2.并发症治疗

(1)本病患儿由于黏液性水肿,约半数存在心包积液,1/4 的患儿出现心室扩大、心肌酶谱升高等心肌受累的表现。用甲状腺素治疗后,随着临床症状的好转,一般在 1～2 个月后心脏改变恢复正常。但对重症病例,特别是心脏受累明显的患儿,甲状腺素应从小剂量开始,逐渐谨慎加量,使心脏功能逐渐恢复。洋地黄、利尿剂及低盐饮食并无明显的治疗作用,如确实需用洋地黄,应从小剂量开始。

(2)治疗后患儿代谢增强,生理功能改善,生长发育加速,应及时补充蛋白质,钙剂及维生素类。

(三)护理评估、诊断和措施

1.基本资料

(1)生长发育情况:①体温有无过低而怕冷;②脉搏、呼吸有无缓慢;③甲状腺有无重大或发育不全;④动作发育有无迟缓;⑤身材有无矮小、躯干长而四肢短小。

(2)有无特殊面容:有无头大、颈短。

(3)有无特殊体态:腹部膨隆,有无脐疝。

(4)家族史:此病可能为家族性甲状腺激素生成障碍,此为常染色体隐性遗传病。

(5)接触史:有无去过甲状腺流行的山区。

2.活动和运动

生长发育改变:胎儿时期缺碘而不能合成足量的甲状腺激素,严重影响中枢神经系统的发育。

(1)相关因素:与甲状腺合成不足有关。

(2)护理诊断:生长发育迟缓

(3)护理措施:患儿能正确对待疾病,积极配合治疗。①加强训练,促进生长发育:做好日常生活护理患儿智力发育差,缺乏生活自理能力。②加强患儿日常生活护理,防止意外伤害发生。③通过各种方法加强智力。④体力训练,以促进生长发育,使其掌握基本生活技能。⑤对患儿多鼓励,不应歧视。

3.营养代谢

(1)体温过低:由于基础代谢低下导致体温低于正常范围。①相关因素:与代谢率低有关。②护理诊断:体温过低。③护理措施:患儿体温保持在正常范围内。a.保暖:患儿因基础代谢低下,活动量少致体温低而怕冷。b.防止感染:因机体抵抗力低,易患感染性疾病。注意室内温度,适时增减衣服,避免受凉。勤洗澡,防止皮肤感染。避免与感染性或传染性疾病患儿接触。

(2)营养失调:由于摄入过少或消耗过多导致营养无法满足机体需要。①相关因素:与喂养困难、食欲差有关。②护理诊断:营养失调:低于机体需要量。③护理措施:患儿在住院期间营养均衡,体重增加。保证营养供应,对吸吮困难、吞咽缓慢者要耐心喂养,提供充足的进餐时间,必要时用滴管喂奶或鼻饲。经病因治疗后,患儿代谢增强,生长发育加速,故必须供给高蛋白、高维生素、富含钙及铁剂的易消化食物,保证生长发育需要。向家长介绍病情,指导喂养方法。

4.排泄

便秘:大便次数少,且大便硬结。

(1)相关因素:与肌张力低下、肠蠕动减慢、活动量少有关。

(2)护理诊断:便秘。

（3）护理措施：患儿在住院期间大便保持通畅。①保持大便通畅：早餐前半小时喝1杯热开水，可刺激排便。②每天顺肠蠕动方向按摩腹部数次，增加肠蠕动。③适当引导患儿增加活动量，促进肠蠕动。④养成定时排便习惯，必要时使用大便软化剂、缓泻剂或灌肠。

5.药物管理

（1）注意观察药物的反应。对治疗开始较晚者，虽智力不能改善，但可变得活泼，改善生理功能低下的症状。

（2）甲状腺制剂作用较慢，用药1周左右方达最佳效力，故服药后要密切观察患儿食欲、活动量及排便情况，定期测体温、脉搏、体重及身高。

（3）用药剂量随小儿年龄加大而增加。用量小疗效不佳，过大导致甲亢，消耗多，造成负氮平衡，并促使骨骼成熟过快，致生长障碍。

（4）药物发生不良反应时，轻者发热、多汗、体重减轻、神经兴奋性增高。重者呕吐、腹泻、脱水、高热、脉速、甚至痉挛及心力衰竭。此时应立即报告并及时酌情减量，给予退热、镇静、供氧、保护心功能等急救护理。

二、先天性甲状腺功能亢进症

（一）概述

儿童甲状腺功能亢进症主要指 Grave 病，由甲状腺分泌过多的甲状腺激素所致，临床上表现为消瘦、甲亢、突眼、甲状腺弥漫性肿大。可发生于任何年龄的儿童，但以学龄期为多，尤其是青春期女性较多见。其病因和发病机制有家族和遗传因素，与白细胞相关抗原（HLA）有关。有自身免疫系统异常，感染、精神刺激、情绪紧张可能是诱因。

1.病理生理

Grave 病是一种自身免疫性疾病，本病与 HLA-Ⅱ类抗原的某些等位基因有密切关联。本病起始于 T 细胞抑制细胞功能缺陷，以致 T 辅助细胞受到 TSH 抗原激活后促使 B 细胞向浆细胞转化，后者产生的促甲状腺素受体刺激性抗体与甲状腺细胞上的受体结合后，通过 cAMP 第二信号系统最终使甲状腺素大量分泌；在 TRSAb 分泌的同时也会有促甲状腺受体阻断性抗体产生，患儿的临床症状和过程即取决于这两种抗体的比值。甲状腺细胞遭受破坏后释放出更多抗原，使免疫系统进一步产生各种抗体，以致病情更加严重。这类抗体还可以与眼外肌和眼眶内具有类似抗原的组织结合，刺激其中的成纤维细胞合成大量氨基葡聚糖类，临床即出现突眼症状（图 6-13）。

2.临床表现

（1）儿童甲状腺功能亢进症多为慢性起病，一般 3～6 个月，常以情绪改变、记忆力差、学习成绩下降为首要症状。

（2）基础代谢率增高表现：食欲亢进、易饥饿、消瘦、乏力；心悸、心率增快、脉压大、可有心律失常；多汗、怕热、脾气急躁。

（3）突眼：多为轻、中度。

（4）甲状腺肿大：多为轻中度弥漫性肿大，质地柔软，表面光滑，可闻血管杂音。

（5）新生儿甲亢：突眼、甲状腺肿大、极度烦躁不安、易激惹，皮肤潮红，心率增快，呼吸次数增多，血中 T_4 浓度增高。

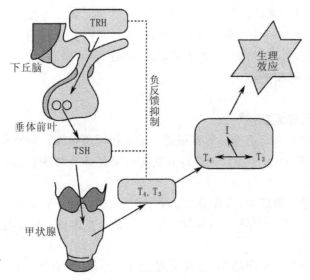

图 6-13　甲状腺激素的反馈性调节

(二)治疗

1.急性期

患儿应充分休息,减少活动,避免体力过度及情绪激动,严重者宜住院治疗。

2.抗甲状腺药物治疗

常用药有甲咪唑、卡比马唑、丙基硫脲嘧啶(PTU),可阻断 T_3、T_4 的生物合成。在使用药物期间,要定期监测血清 T_3、T_4,不良反应有白细胞计数减少及皮疹。抗甲状腺药物服用至少需维持1~2年。如甲状腺持续肿大,停药后复发机会较大。待甲亢症状获得改善时,可加用甲状腺片,以防甲减。心速者加用心得安(表 6-6)。

表 6-6　抗甲状腺药物剂量

病情	BMR	心率/分	甲(丙)硫氧嘧啶(mg/d)	甲咪唑或卡比马唑(mg/d)
轻	<+30	<100	100~150	10~15
中	30~60	100~120	150~300	15~30
重	>60	>120	300~400	30~40
维持量			50~150	5~15

3.手术治疗

对抗甲状腺药物严重过敏或效果不佳者反复复发或重度甲状腺肿大影响呼吸者,结节性甲状腺肿大者,可考虑使用手术治疗,采用次全切除法。

4.突眼治疗

保护眼球,防止感染可使用眼罩。强的松口服,仅对充血水肿期有效,对已纤维化效果差。

5.甲亢危象处理

甲亢危象多在感染、手术、过度疲劳等应激情况下发生。临床为高热、烦躁、心动过速、呕吐、腹泻、多汗,甚至休克。主要是因为大量甲状腺激素与其结合的蛋白质解离,使血液循环中游离的甲状腺激素迅速增高,而组织摄取的甲状腺激素明显增加所致。起病突然且进展迅速,进行性高热、烦躁不安、心动过速、多汗、呕吐、腹泻,甚至发生休克。病死率很高。治疗应首先给予抗甲状腺药物,并加服卢戈液1～5滴,每6小时1次,口服。心得安1mg/kg静脉滴注可迅速控制症状。此外加强对症处理:降温、镇静、抗心力衰竭、抗休克、抗感染。

(三)护理评估、诊断和措施

1.基本资料

(1)家庭社会背景:有无精神刺激。

(2)家族史:甲亢常有家族遗传。曾有报道一家4代同患甲亢。同卵双胎先后患甲亢的可达30％～60％,异卵双胎仅为3％～9％。遗传方式有常染色体显性遗传、常染色体隐性遗传或多基因遗传等。

(3)个人史:有无罕见疾病史:毒性单结节甲状腺肿、甲亢性甲状腺癌、亚急性甲状腺炎等。

(4)年龄与性别:小儿甲亢约占甲亢总数的5％,学龄儿童多见。男性与女性之比为1.0：5.1,以女孩多见。

(5)生长发育:身高多高于同龄儿,但有消瘦、多汗、怕热、低热等。食欲多增加,大便次数多但为稠便,心悸、心率增快,心尖部可闻及收缩期杂音,脉压大,可有高血压、心脏扩大及心律失常等。心力衰竭及房颤在小儿较少见。手与舌震颤,肌肉乏力,周期性瘫痪少见,骨质疏松,可伴有骨痛。性发育迟缓,可有月经紊乱、闭经或月经过少。

(6)眼部表现:突眼占30％～50％,可表现为一侧或两侧突眼,睑裂增宽,少瞬目、常作凝视状,上眼睑挛缩,眼向下看时上眼睑不能随眼球下落,上眼睑外翻困难,闭眼时睑缘颤动,辐辏力弱,眼向上看时前额皮肤不能皱起,眼皮有色素沉着,可有眼肌麻痹。

2.健康管理

甲状腺危象:甲状腺危象的发生,是甲状腺功能亢进恶化时一系列症状的总和,高热达40℃持续不降,同时出现大汗、腹痛、腹泻、神情焦虑、烦躁不安,最后休克、昏迷甚至死亡。

(1)相关因素:多见于未经治疗的重症甲状腺功能亢进者。

(2)护理诊断:潜在并发症——甲亢危象。

(3)护理措施:家属或患儿知道避免应激的措施,并且一旦发生甲亢危象可被及时发现与处理。①病情监测原有甲亢症状加重,出现严重乏力、烦躁、发热(39℃以上)、多汗、心悸、心率达120次/分以上,伴纳减、恶心、腹泻等应警惕发生甲亢危象。②甲亢危象紧急护理措施:保证病室环境安静;严格按规定的时间和剂量给予抢救药物;密切观察生命体征和意识状态并记录;昏迷者加强皮肤、口腔护理,定时翻身,以预防压疮、肺炎的发生。③病情许可时,教育患者及家属知道感染、严重精神刺激、创伤等是诱发甲亢的重要因素,应学会避免诱因,患者学会进行自我心理调节,增强应对能力,家属病友要理解患者现状,应多关心、爱护患者。

3.营养代谢

营养失调:蛋白质分解加速导致营养低于机体正常需要量。

(1)相关因素:与基础代谢率增高有关。

(2)护理诊断:营养失调:低于机体需要量。

(3)护理措施:患儿在住院期间恢复并维持正常体重。①饮食:高碳水化合物、高蛋白、高维生素饮食,提供足够热量和营养以补充消耗,满足高代谢需要。膳食中可以各种形式增加奶类、蛋类、瘦肉类等优质蛋白以纠正体内的负氮平衡。餐次以1天六餐或1天三餐间辅以点心为宜。主食应足量。忌食生冷食物,减少食物中粗纤维的摄入,调味清淡可改善排便次数增多等消化道症状。慎用卷心菜、花椰菜、甘蓝等致甲状腺肿食物。②药物护理：有效治疗可使体重增加，应指导患者按时按量规则服药，不可自行减量或停服。③定期监测体重、血 BUN 值。

4.认知和感知

自我形象紊乱：突眼、甲状腺肿大等外部体征异于常人。

(1)相关因素：与甲亢所致突眼，甲状腺肿大等形体改变有关。

(2)护理诊断：自我形象紊乱。

(3)护理措施：患儿了解身体变化的原因，积极配合治疗。①患儿常易情绪激动，烦躁易怒，多虑，因此要避免不良的环境和语言的刺激。②要主动关心和体贴患儿，多给予鼓励，树立治疗信心。③帮助其正确看待自我形象的改变，树立正向的自我概念。

5.药物管理

(1)抗甲状腺药物治疗，不可过早减量，应坚持不断服药，有半数轻、中度患儿能获得长期缓解以至痊愈，其余多在停药后一年内复发，须重复治疗或改用其他治疗。

(2)千万不能自觉症状好转，自动停药，造成"甲亢"复发。

(3)服用硫脲类抗"甲亢"药物时，注意观察有无药物反应，如发热、皮疹、咽痛、牙龈肿、中性白细胞减少等。若药物治疗效果不好，根据病情，可听取医师意见，行手术治疗或进行放射性[131]I 治疗。

（杨肖燕）

第三十五节　儿童糖尿病

一、概述

糖尿病是一种以高血糖为主要生化特征的全身慢性代谢性疾病，儿童时期的糖尿病主要是指在 15 岁以前发生的糖尿病。

(一)病因和危险因素

目前广泛接受的观点认为 IDDM(胰岛素依赖型糖尿病)是在遗传易感性基因的基础上，导致 β 细胞的损伤和破坏，最终致胰岛 β 细胞功能衰竭而起病。但是，在以上各因素中还有许多未能完全解释的问题。根据目前的研究成果概述如下。

1.遗传因素

IDDM 和 NIDDM(非胰岛素依赖型糖尿病)的遗传性不同。根据同卵双胎的研究，证明 NIDDM 的患病一致性为 100%，而 IDDM 的仅为 50%，说明 IDDM 是除遗传因素外还有环境因素作用的多基因遗传病。

2.环境因素

多年来不断有报告 IDDM 的发病与多种病毒的感染有关，如风疹病毒、腮腺炎病毒、柯萨奇病毒等感染后发生 IDDM 的报告。动物实验表明有遗传敏感性的动物仅用喂养方法即可使发生糖尿病。总之环境因素可能包括病毒感染、环境中化学毒物、营养中的某些成分等都可能对带有易感性基因者产生 β 细胞毒性作用，激发体内免疫功能的变化，最后导致 IDDM 的发生。严重的精神和身体压力,应激也能使 IDDM 的发病率增加。

3.免疫因素

最早发现新起病 IDDM 患者死后尸检见胰岛有急性淋巴细胞和慢性淋巴细胞浸润性胰小岛炎改变,继之发现 IDDM 患者血中有抗胰岛细胞抗体(ICA),抗胰岛细胞表面抗体(ICSA)、抗胰岛素抗体等多种自身抗体,现在倾向于认为 ICA 抗体等是胰岛细胞破坏的结果。还发现患者的淋巴细胞可抑制胰岛 β 细胞释放胰岛素。辅助 T 细胞/抑制 T 细胞的比值增大,K 杀伤细胞增多等。另外还证明了患者体内 T 淋巴细胞表面有一系列的有功能性的受体,以及有 I a 抗原的 T 细胞增多等免疫功能的改变。对免疫功能变化的机制也提出不同的学说。总之 IDDM 患者免疫功能的改变在发病中是一个重要的环节。

(二)病理生理和分类

1.病理生理

IDDM 主要为胰岛 β 细胞破坏,分泌胰岛素减少引起代谢紊乱。胰岛素对能量代谢有广泛的作用,激活靶细胞表面受体,促进细胞内葡萄糖的转运,使葡萄糖直接供给能量,转变为糖原,促进脂肪合成,抑制脂肪的动员。胰岛素还加强蛋白质的合成,促进细胞的增长和分化。促进糖酵解,抑制糖异生。IDDM 患者胰岛素缺乏,进餐后缺少胰岛素分泌的增高,餐后血糖增高后不能下降,高血糖超过肾糖阈值而出现尿糖,体内能量丢失,动员脂肪分解代谢增加,酮体产生增多(图 6-14)。

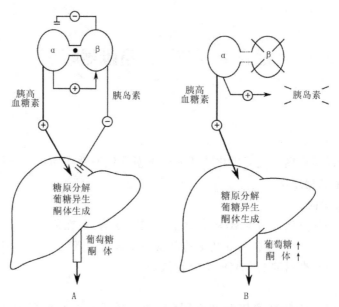

图 6-14 胰岛素和胰高糖素与能量代谢的关系

另外糖尿病时反调节激素如胰高糖素、肾上腺素、生长激素的增多,加重了代谢的紊乱,使糖尿病发展为失代偿状态。反调节激素促进糖原分解、糖异生增加,脂肪分解旺盛,产生各种脂肪中间代谢的产物和酮体。由于高血糖、高血脂和高酮体血症引起渗透性利尿,而发生多尿、脱水、酸中毒。由于血浆渗透压增高而产生口渴多饮,体重明显减低。

酮症酮中毒时大脑功能受损伤,氧利用减低,逐渐出现嗜睡、意识障碍而渐进入昏迷。酸中毒严重时 CO_2 潴留,为了排出较多的 CO_2,呼吸中枢兴奋而出现不规则的呼吸深快(Kussmaul

呼吸）。呼吸中的丙酮产生特异的气味（腐烂水果味）。

2.分类

具体分类详见表 6-7 和表 6-8。

表 6-7 儿童糖尿病的分类

胰岛素依赖型糖尿病（1 型糖尿病）（insulin dependant diabetes mellitus，IDDM）	ⅠA 型是指由于因遗传基因、免疫因素和环境因素共同参与起病的，是 IDDM 的代表
	ⅠB 型是指家族性自身免疫性疾病中的 IDDM，是自身免疫疾病的一部分
非胰岛素依赖型糖尿（2 型糖尿病）（noninsulin dependant diabetes mellitus，NIDDM）	有肥胖型和大肥胖型之分，过去 NIDDM 发生在儿童期时称为儿童（青少年）开始的成人糖尿病（maturity onset diabetes mellitus of youny，MODY），MODY 一词未完全舍弃。这是属于常染色体显性遗传。但儿童期 2 型糖尿病也有散发病例
营养不良有关的糖尿病（rralnutrition related diabetes mellitus，MRDM）	可见有胰腺纤维钙化或胰岛钙化并有蛋白质缺乏的病史
其他型	包括胰腺疾病、内分泌病、药物或化学物直接引起的糖尿病，以及某些遗传综合征、胰岛素受体异常等引起的糖尿病
葡萄糖耐量损伤（inparial glucose tdarance，IGT）	儿童时期所患糖尿病绝大多数（90% 以上）是胰岛素依赖型糖尿病ⅠA 型（IDDM，ⅠA 型），ⅠA 依赖是指患者必须用注射胰岛素治疗才能防止发生糖尿病酮症酸中毒昏迷和死亡

表 6-8 1 型糖尿病与 2 型糖尿病的区别

项目	1 型	2 型
发病原因	免疫与遗传	遗传与生活方式
发病年龄	青少年	中老年
发病方式	急	缓慢或无症状
体重情况	多偏瘦	多偏胖
胰岛素分泌	绝对缺乏	相对缺乏或胰岛素抵抗
酮症酸中毒	容易发生	不易发生
一般治疗	注射胰岛素	口服降糖药
胰岛素释放试验	空腹血胰岛素及 C 肽低于正常，且进食后不增高者	空腹血胰岛素及 C 肽正常、增高或稍低，进食后有增高但高峰值延迟

（三）临床症状和体征

IDDM 常为比较急性起病，多数患者可由于感染、情绪激惹或饮食不当等诱因起病，出现多饮、多尿、多食和体重减轻的症状，全称为 IDDM 的"三多一少"症状。但是，婴儿多尿多饮不易被发觉，很快发生脱水和酮症酸中毒症状。幼年儿童因夜尿增多可发生遗尿。多食并非患者必然出现的症状，部分儿童食欲正常或减低，体重减轻或消瘦很快，疲乏无力，精神萎靡亦常见。如果有多饮、多尿又出现呕吐、恶心、厌食或腹痛、腹泻和腿痛等症状则应考虑并发糖尿病酮症酸中毒。糖尿病酮症酸中毒重者表现为严重脱水、昏迷、皮肤弹性差、口干舌燥、口唇樱红、眼眶深陷、呼吸深快、呼出气有烂水果的丙酮味。病情严重时出现休克，表现为脉快而弱、肢凉、血压下降。

发热、咳嗽等呼吸道感染或皮肤感染、阴道瘙痒和结核病可与糖尿病并存。病程较久,对糖尿病控制不好时可发生生长落后、身矮,智能发育迟缓,肝大称为糖尿病侏儒(Mauhiac 综合征)。晚期可出现白内障、视力障碍、视网膜病变,甚至双目失明。还可有蛋白尿、高血压等糖尿病肾病,最后致肾衰竭。

(四)常见并发症

1.急性并发症

(1)酮症酸中毒:IDDM 患者在发生急性感染、延误诊断、过食或中断胰岛素治疗时均可发生酮症酸中毒,临床表现如前述。年龄越小酮症状中毒的发生率越高。新的 IDDM 患者以酮症酸中毒起病时可误诊为肺炎、哮喘、败血症、急腹症和脑膜炎等,应予以鉴别。酮症酸中毒血糖增高可 >28.0 mmol/L(500 mg/dL),血酮体可 >10 mmol/L(200 mg/dL),血酮体中不仅有乙酰乙酸,β-羟丁酸和丙酮,还有多种脂肪酸代谢的中间产物的许多酮体,如 α-戊酮,3-戊烯-2 酮等大分子酮体及脂肪酸如己二酸,癸二酸等均明显增高。糖尿病患者酮症酸中毒时的脂肪代谢紊乱较为复杂。酮症酸中毒时血 pH 下降,HCO_3^- 减低,血钠、钾、氯亦低于正常,有的治疗前血钾不低,用胰岛素治疗血钾迅速降低。尿酮体定性试验阳性反应可较弱或(一),经初步治疗后乙酰乙酸产生增多,尿酮体反应反而增强。

(2)低血糖:糖尿病用胰岛素治疗后发生低血糖是由于胰岛素用量过多或注射胰岛素后未能按时进餐,出现心悸、出汗、饥饿感、头晕和震颤等,严重时可发生低血糖昏迷甚至惊厥;抢救不及时可引起死亡。反复低血糖发作可产生脑功能障碍或发生癫痫。

(3)感染:IDDM 为终身疾病,随时可发生各种感染的可能,包括呼吸道、泌尿系及皮肤等急慢性感染。每当有轻度感冒时亦可使病情加重,严重感染时可发生中毒性休克,如果只注重感染的治疗,忽视对糖尿病的诊断和治疗,可造成严重后果应予以警惕。

(4)糖尿病高渗性非酮症性昏迷:儿童 IDDM 时少见,患者多数先有神经系统的疾病。高血糖非酮症性昏迷诊断为糖尿病高渗性非酮症昏迷时必须是发生在原患有糖尿病的患者,应与医源性由于注射高张葡萄糖盐水等引起的高血糖渗性昏迷相鉴别。糖尿病高渗性昏迷时血糖常 $>28\sim54$ mmol/L(500$\sim$1 000 mg/dL),血 $Na^+>145$ mmol/L,血浆渗透压 >310 mmol/L,有时可达 >370 mmol/L,有脱水及昏迷,但血、尿酮体不明显增高,无酸中毒、治疗需用等渗液或低于血浆渗透压 40 mmol/L(20 mOsm/L)的高渗液体,如血浆渗透液 >370 mmol/L(370 mOsm/ng)时用 >330 mmol/L 的高渗液。胰岛素用量应小、血糖降低速度应慢,防止血糖迅速下降使血浆渗透压降低太快引起脑水肿。本症病死率较高。

2.慢性并发症

糖尿病的慢性并发症有:牙周脓肿;肺结核;肾病;麻木、神经痛;脑梗塞、脑出血;白内障、视网膜病变出血;心肌梗塞、心绞痛、高血压症;便秘、腹泻;感染;坏疽、截肢等。

二、治疗

IDDM 是终身的内分泌代谢性疾病,治疗的目标是使患者达到最佳的"健康"状态。IDDM 的治疗是综合性的,包括胰岛素、饮食管理和身体的适应能力,还应加强精神心理的治疗。

在 IDDM 的治疗过程中应定期(出院后 1~2 周一次,稳定后 2~3 个月一次)复诊,复诊前检查当天餐后 2 小时血糖,前 1 天留 24 小时尿测尿糖定量,有条件的每次应测糖基化血红蛋白(HbA1c 或 HbA1)使 HbA1<10.5%,平均血糖<11.1 mmol/L(200 mg/dL)。患者备有自动血

糖仪时每天应测血糖 4 次,至少测 2 次,无血糖仪者每次餐前及睡前测尿糖共 4 次。每次复诊应测血压。每年检查眼底一次。

(一)胰岛素的治疗

胰岛素是治疗 IDDM 能否成功的关键。胰岛素的种类、剂量、注射方法都影响疗效,胰岛素的制剂近年来有许多新产品,注射方法也有多样。

1.胰岛素制剂和作用

世界各国胰岛素的产品共有数十种,从作用时间上分为短效、中效和长效三类。从制剂成分上分由猪或牛胰岛提取的胰岛素,基因工程重组 DNA 合成的纯人胰岛素和半人工合成的,改造猪胰岛素为人胰岛素(置换胰岛素结构中的一个氨基酸)4 类。中国目前只有短效的正规胰岛素(rogular insulin,RI)和长效的鱼精蛋白锌胰岛素(protamine zinc insulin,PZI),近年来常有进口的中效胰岛素 NPH(neutral pratamine Hagedorn,NPH)和其他纯品人胰岛素。

2.胰岛素开始治疗时的用量和调整

IDDM 患儿每天胰岛素的需要量一般为 0.4～1.0 U/(kg·d),治疗开始的第 1 天以 0.5～0.6 U/kg 计算较安全。将全日量平均分为 4 次于每餐前及睡前加餐前 30 分钟注射。每天的胰岛素总量分配:早餐前 30%～40%,中餐前 20%～30%,晚餐前 30%,临睡前 10%。糖尿病初患者一开始也用 NPH 60% 和 RI 40% 的量分二次注射,早餐前用全日量的 2/3,晚餐前用 1/3 量。早餐前注射的胰岛素提供早餐和午餐后的胰岛素,晚餐前注射的胰岛素提供晚餐后及睡前点心直至次日晨的胰岛素。根据用药日的血糖或尿糖结果调整次日的胰岛素。RI 分 3～4 次注射时胰岛素用量的调节应根据前 1 天上午第一段尿糖及午餐前尿糖或血糖调节次日早餐前 RI 量或调整早餐;根据前 1 天晚餐后一段尿糖及睡前尿糖或血糖调节晚餐前 RI 剂量或调整晚餐。病情稳定后有波动时应从饮食、感染、气候和情绪的变化先找原因,再调整胰岛素和病因治疗(表 6-9)。

表 6-9　常用注射胰岛素剂型及作用时间

剂型	作用类别	注射途径	作用时间(h)		
			开始	最强	持续
普通速效胰岛素(RI)	速效	皮下	0.5	3～6	6～8
		静脉	即刻	0.5	1～2
中效胰岛素(NPH)	中效	皮下	2	8～12	18～24
鱼精蛋白锌胰岛素(PZI)	长效	皮下	4～6	14～20	24～36
混合(RI+PZI)		皮下	0.5～1.0	2～8	24～36
混合(RI+NPH)		皮下	0.5～1.0	2～8	18～24

3.胰岛素注射笔或注射泵强化胰岛素的治疗

胰岛素注射笔是普通注射器的改良,用喷嘴压力和极细针头推进胰岛素注入皮下,可减少皮肤损伤和注射的精神压力,此法方便和无痛,所用胰岛素 RI 和长效胰岛素(与注射笔相适用的包装),以普通注射器改用胰岛素笔时应减少原胰岛素用量的 15%～20%,仔细监测血糖和尿糖进行调整。连续皮下输入胰岛素(continuous subcatanous insulin infusion,CSⅡ)是用胰岛素泵持续的输入基础量的胰岛素,用 RI 和 NPH 较稳定,于每餐前加注 RI。CSⅡ可能使血糖维持在正常水平,开始应住院观察,调整剂量,用量一般为平常量的 80%,基础输入量为总量的 40%,早餐前加量 20％，午餐和晚餐前各加 15％，睡前加餐时为 10％。餐前加量应在进餐前 20～30 分钟输入，应特别注意晨 3 时和 7 时的血糖，以及时发现 Somogy 现象及黎明现象。

(二)饮食治疗

IDDM 的饮食治疗目的也是为了使血糖能稳定的控制在接近正常水平，以减少并发症的发生，糖尿病儿童的饮食应是有一定限度的计划饮食，并与胰岛素治疗同步。

每天总热卡以糖占 55％～60％，蛋白质 10％～20％，脂肪 30％～35％的比例计算出所需的糖、蛋白质和脂肪的量(克)。脂肪应是植物油(不饱和脂肪)避免肥肉和动物油。全日热卡分为三餐和三次点心，早餐为每天总热卡的 25％，午餐 25％，晚餐 30％，三餐间 2 次点心各 5％，睡前点心(加餐)10％。每餐中糖类是决定血糖和胰岛素需要量的关键。

(三)运动治疗

运动是儿童正常生长和发育所需要的生活内容的一部分，运动对糖尿病患儿更有重要意义。运动可使热量平衡并能控制体重，运动能促进心血管功能，改进血浆中脂蛋白的成分，有利于对抗冠心病的发生。运动时肌肉消耗能量比安静时增加 7～40 倍。能量的来源主要是由脂肪代谢所提供和肌糖原的分解；运动使肌肉对胰岛素的敏感性增高，从而增强葡萄糖的利用，有利于血糖的控制。运动的种类和剧烈的程度应根据年龄和运动能力进行安排，有人主张 IDDM 的学龄儿童每天都应参加 1 小时以上的适当运动。运动时必须做好胰岛素用量和饮食的调节，运动前减少胰岛素用量或加餐。糖尿病患者应每天固定时间运动，并易于掌握食入热量、胰岛素的用量和运动量之间的关系。

三、护理评估、诊断和措施

(一)家庭基本资料

1.家族史

遗传因素。

2.家庭经济状况

对糖尿病长期治疗过程有参考价值。

3.体重的变化情况

糖尿病对体重有严重的影响，尤其是 1 型糖尿病患儿发病前体重多为正常或偏低，发病后体重明显下降，合理治疗后体重可恢复正常。

4.用药史

了解求医过程，用药情况，做好药物管理。

(1)指导患儿正确服药，并尽量避免或纠正药物的不良反应。

(2)正确抽吸胰岛素，采用 1 mL OT 针筒，以保证剂量绝对准确。长、短效胰岛素混合使用时，应先抽吸短效胰岛素，再抽吸长效胰岛素，然后混匀。切不可逆行操作，以免将长效胰岛素混入短效内，影响其速效性。

(3)掌握胰岛素的注射时间：普通胰岛素于饭前半小时皮下注射，鱼精蛋白锌胰岛素在早餐前1 小时皮下注射。根据病情变化，以及时调整胰岛素的用量。

5.不典型症状

(1)日渐消瘦：由于胰岛素缺乏，葡萄糖氧化生能减少，组织分解代谢加强，动用体内脂肪及蛋白质，因此病儿日见消瘦，经胰岛素治疗后，能很快恢复正常。

(2)不易纠正的酸中毒:小婴儿发病常误诊为消化不良、脱水及酸中毒,输入大量碳酸氢钠、葡萄糖及盐水等,不但酸中毒未能纠正,还可能出现高钠、高血糖昏迷。有的病儿酸中毒出现呼吸深长,误诊为肺炎而输入抗生素及葡萄糖而延误诊治。

(3)酷似急腹症:急性感染诱发糖尿病酮症酸中毒(DKA)时可伴有呕吐、腹痛、发热、白细胞增多,易误诊为急性阑尾炎等急腹症。文献上曾有误诊而行手术者。

(二)健康管理

1.有感染的危险

接触有感染性疾病的患儿,包括呼吸道、泌尿系统、皮肤感染等,避免不同病种交叉感染,定期查血常规,以免感染导致酮症酸中毒等并发症的发生。

(1)相关因素:与抵抗力下降有关。

(2)护理诊断:有感染的危险。

(3)护理措施:预防感染,患儿在住院期间无感染的症状和体征。①定期为患儿洗头,洗澡,勤剪指甲。注重患儿的日常清洁。②保持患儿的口腔清洁,指导患儿做到睡前、早起要刷牙,必要时可给予口腔护理。③每天为患儿清洗外阴部,并根据瘙痒的程度,酌情增加清洗次数。做好会阴部护理,预防泌尿道感染。④预防外伤:告知患儿不可赤脚走路,不可穿拖鞋外出。要求患儿尽量不使用热水袋,以防烫伤。做好瘙痒部位的护理,以防抓伤。⑤做好保暖工作,预防上呼吸道感染。对于已发生感染的患儿,应积极治疗。而对未发生感染的患儿,可预防性地使用抗生素,预防感染。

2.潜在并发症:酮症酸中毒

患儿发生急性感染、延误诊断、过食或中断胰岛素治疗时均可发生酮症酸中毒。

(1)相关因素:酮症酸中毒与过食导致酸性代谢产物在体内堆积有关。

(2)护理诊断:潜在并发症——酮症酸中毒。

(3)护理措施:患儿在住院期间未发生酮症酸中毒;患儿发生酮症酸中毒后及时发现并处理。①病情观察:密切观察患儿血糖、尿糖、尿量和体重的变化。必要时通知医师,予以处理。监测并记录患儿的生命体征,24小时液体出入量,血糖,尿糖,血酮,尿酮及动脉血气分析和电解质变化,防止酮症酸中毒发生。②确诊酮症酸中毒后,绝对卧床休息,应立即配合抢救治疗。③快速建立2条静脉通路,1条为纠正水、电解质及酸碱平衡失调,纠正酮症症状,常用生理盐水20 mL/kg,在30分钟到1小时内输入,随后根据患儿的脱水程度继续输液。另1条静脉通路遵医嘱输入小剂量胰岛素降血糖,应用时抽吸剂量要正确,最好采用微泵调节滴速,保证胰岛素均匀输入。在输液过程中随酸中毒的纠正、胰岛素的输入,钾从细胞外进入细胞内,此时可出现致死性的低血钾,因此在补液排尿后应立即补钾。对严重酸中毒患儿(pH<7.1)可给予等渗碳酸氢钠溶液静脉滴注。静脉输液量及速度应根据患儿年龄及需要调节并详细记录出入水量,防止输液不当引起的低血糖、低血钾、脑水肿的发生。④协助处理诱发病和并发症,严密观察生命体征、神志、瞳孔(见昏迷护理常规),协助做好血糖的测定和记录。每次排尿均应检查尿糖和尿酮。⑤饮食护理:禁食,待昏迷缓解后改糖尿病半流质或糖尿病饮食。⑥预防感染:必须做好口腔及皮肤护理,保持皮肤清洁,预防压疮和继发感染,女性患者应保持外阴部的清洁。

3.潜在并发症

主要是低血糖。患儿主诉头晕,面色苍白、心悸、出冷汗等低血糖反应,胰岛素注射过量或注射胰岛素后未按时进食所导致。

（1）相关因素：低血糖或低血糖昏迷与胰岛素过量或注射后进食过少有关。胰岛素注射剂量准确，注射后需按时进食。

（2）护理诊断：潜在并发症——低血糖。

（3）护理措施：患儿在住院期间未发生低血糖，患儿发生低血糖后及时发现并处理，教会患儿及家属处理低血糖的急救方法。

病情监测：低血糖发生时患儿常有饥饿感，伴软弱无力、出汗、恶心、心悸、面色苍白，重者可昏迷。睡眠中发生低血糖时，患儿可突然觉醒，皮肤潮湿多汗，部分患儿有饥饿感。

预防：应按时按剂量服用口服降糖药或注射胰岛素，生活规律化，定时定量进餐，延迟进餐时，餐前应少量进食饼干或水果。运动保持恒定，运动前适量进食或适当减少降糖药物的用量。经常测试血糖，尤其注射胰岛素者及常发生夜间低血糖者。

低血糖的紧急护理措施包括：①进食含糖食物：大多数低血糖患儿通过进食含糖食物后15分钟内可很快缓解，含糖食物可为2～4块糖果或方糖，5～6块饼干，一匙蜂蜜，半杯果汁或含糖饮料等。②补充葡萄糖：静脉推注50％葡萄糖40～60 mL是紧急处理低血糖最常用和有效的方法。胰高血糖素及1 mg肌内注射，适用于一时难以建立静脉通道的院外急救或自救。

（4）健康教育：教育患儿及家长知道发生低血糖的常见诱因，其一是胰岛素应用不当，其中胰岛素用量过大是最常见的原因。低血糖多发生在胰岛素最大作用时间内，如短效胰岛素所致低血糖常发生在餐后3小时左右；晚餐前应用中、长效胰岛素者易发生夜间低血糖。此外还见于注射胰岛素同时合用口服降糖药，或因运动使血循环加速致注射部位胰岛素吸收加快，或胰岛素种类调换如从动物胰岛素转为人胰岛素时，或胰岛素注射方法不当，如中、长效胰岛素注射前未充分混匀，剂量错误等。其二是磺脲类口服降糖药剂量过大。其三是饮食不当，包括忘记或延迟进餐、进食量不足或食物中碳水化合物过低，运动量增大的同时未相应增加食物量、减少胰岛素或口服降糖药物的剂量及空腹时饮酒过量等。

4.有体液不足的危险

患儿多尿，且消耗较高，易有体液不足。

（1）相关因素：与血糖升高致渗透性利尿有关。

（2）护理诊断：有体液不足的危险。

（3）护理措施：患儿在住院期间体液平衡。①检测血糖和血电解质。②关心患儿主诉。③尤其是运动过后，必须及时补充水分，以防意外。

（三）营养代谢：营养不良

食物偏好，食欲的变化。

（1）相关因素：与胰岛素缺乏致体内代谢紊乱有关。

（2）护理诊断：营养失调：低于机体需要量。

（3）护理措施：患儿饮食均衡，尽早治疗使获得适当的生长与发育。①用计划饮食来代替控制饮食。以能保持正常体重，减少血糖波动，维持血脂正常为原则，指导患儿合理饮食。②多食富含蛋白质和纤维素的食物，限制纯糖和饱和脂肪酸。鼓励患儿多食用粗制米，面和杂粮。饮食需定时定量。③为患儿计算每天所需的总热量，儿童糖尿病患者热量用下列公式进行计算：全日热量＝1 000＋年龄×（80～100），热量略低于正常儿童，不要限制太严，避免影响儿童生长发育，并予以合理分配。全日量分三餐，1/5、2/5、2/5，每餐留少量食物作为餐间点心。详细记录患儿饮食情况，游戏、运动多时给少量加餐（加20 g碳水化合物）或减少胰岛素用量。

(四)排泄:排尿异常

病儿夜尿多,有的尿床,有些家长发现尿甜、尿黏度增高。女孩可出现外阴瘙痒。皮肤疖、痈等感染亦可能为首发症状。

(1)相关因素:与渗透性利尿有关。

(2)护理诊断:排尿异常与渗透性利尿有关。

(3)护理措施:未发生排尿异常。①观察有无多尿、晚间有无遗尿。②了解尿液的色、质、量及尿常规的变化并做相应记录。

(五)感知和认知:焦虑

糖尿病是需要长期坚持治疗,易产生心理负担。

(1)相关因素:执行治疗方案无效,担心预后。

(2)护理诊断:焦虑,与担心预后有关。

执行治疗方案无效,与知识缺乏及患儿的自控能力差有关。

(3)护理措施:能接受和适应此疾病,积极配合检查和治疗。

心理护理:关心患儿,耐心讲解疾病相关知识,认真解答患儿提出的问题,帮助患儿树立起生活的信心。教会患儿随身携带糖块及卡片,写上姓名、住址、病名、膳食治疗量、胰岛素注射量,以便救治。

做好健康教育:①告知患儿父母糖尿病是一终生疾病,目前尚不能根治。但若血糖控制良好,则可减少或延迟并发症的发生和发展,生长发育也多可不受影响。②正确饮食。正确饮食是控制血糖的关键,与疾病的发展有密切的关系。要教会父母为患儿计算每天饮食总量并合理安排。每餐中糖类是决定血糖和胰岛素需要量的关键。不同食物的血糖指数分为低、中、高三类。注意食物的色、香、味及合理搭配,督促患儿饮食定时定量。当患儿运动多时,应给予少量加餐或减少胰岛素用量。③注意防寒保暖,以及时为孩子添加衣服。注重孩子的日常清洁,勤洗澡,勤洗头,勤换衣,勤剪指甲。预防外伤,避免孩子赤脚走路,以免刺伤;避免孩子穿拖鞋外出,以免踢伤。使用电热毯或热水袋时,应避免孩子烫伤。若孩子已有感染,则应积极治疗。④监督并指导孩子正确使用药物。抽吸胰岛素时应采用 1 mL 注射器以保证剂量绝对准确。根据不同病期调整胰岛素的用量,并有计划的选择注射部位进行注射。注射时防止注入皮内致组织坏死。每次注射需更换部位,注射点至少相隔 1~2 cm,以免局部皮下脂肪萎缩硬化。注射后应及时进食,防止低血糖。⑤若备有自动血糖仪,则应每天测血糖 4 次,至少测 2 次,无血糖仪者每次餐前及睡前测尿糖共 4 次。24 小时尿糖理想应<5 g/24 小时,最多不应超过 20 g/24 小时,每年检测血脂 1 次包括胆固醇、三酰甘油、HDL、LDL,血脂增高时改进治疗。每次复诊应测血压。每年检查眼底一次。⑥应定期(出院后 1~2 周一次,稳定后 2~3 个月一次)带孩子去医院复诊,复诊前检查当天餐后 2 小时血糖,前 1 天留 24 小时尿测尿糖定量,有条件的每次应测糖基化血红蛋白(HbA1c 或 HbA1)使 HbA1<10.5%,平均血糖<11.2 mmol/L(200 mg/dL)。⑦学会用斑氏试剂或试纸法作尿糖检测。每周为孩子测一次重量,若体重改变>2 kg,应及时去医院就诊。⑧指导孩子健康生活,让孩子进行适量的运动,例如步行,以利于降低血糖,增加胰岛素分泌,降低血脂。⑨教会观察低血糖和酮症酸中毒的表现,以便及时发现孩子的异常,同时掌握自救的方法,并给予积极的处理。⑩为孩子制作一张身份识别卡,并随时提醒孩子携带糖块和卡片外出。给予孩子足够的关心,帮助孩子树立生活的信心,使孩子能正确面对疾病,并积极配合治疗。

(杨肖燕)

第三十六节　单纯性肥胖症

单纯性肥胖症是指全身脂肪组织异常增加,主要是由于营养过剩造成的。一般以体重超过同年龄、同身高小儿正常标准的20%,或超过同年龄、同性别健康儿童平均体重2个标准差称为肥胖。小儿时期的肥胖症是成人肥胖症、冠心病、高血压、糖尿病等的先驱症,故应引起社会和家庭的重视,以及早加以预防。

一、临床特点

单纯性肥胖在任何年龄的小儿均可发生,尤以婴儿期、5～6岁及青春期最为常见。肥胖儿体重超过正常,平时食欲旺盛、皮下脂肪厚、少动(与肥胖形成恶性循环)。

(一)症状

外表和同龄儿比较,高大、肥胖,皮下脂肪分布均匀,面颊、乳部、肩部、四肢肥大,尤以上臂和腹部特别明显。男童因外阴部脂肪堆积,将外生殖器遮盖,显得阴茎短小,常被误认为外生殖器发育不良,腹部皮肤可见粉红色或紫色线纹。

(二)体征

胸廓与膈肌运动受损,可致呼吸浅快,肺泡换气量减少,少数严重病例可有低氧血症、红细胞增多症,甚至心脏增大,充血性心力衰竭。

(三)社会、心理状况

由于外形肥胖不好动,性情孤僻,有自卑感。

(四)辅助检查

血清三酰甘油、胆固醇增高,血尿酸水平增高,男孩雄激素水平下降,女孩雌激素水平增高,血生长激素水平下降。

二、护理评估

(一)健康史

询问患儿每天进食状况,食物种类、数量、烹饪方式,主食是什么;家族成员中有无肥胖或糖尿病史;生活习惯。

(二)症状、体征

测量小儿的身高与体重、皮下脂肪的厚度,评估体重超标情况,有无活动后感到胸闷、气促、面色发绀等情况。

(三)社会、心理状况

评估家长和小儿对疾病、减肥的认知程度。

(四)辅助检查

了解血生化中脂肪代谢,如胆固醇、三酰甘油、血细胞比容等结果。

三、常见护理问题

(一)营养失调:高于机体需要量

与过量进食或消耗减少使皮下脂肪过多积聚有关。

(二)自我形象紊乱

与体态异常有关。

(三)焦虑

与控制饮食困难有关。

(四)知识缺乏

家长对合理营养的认识不足。

四、护理措施

(一)限制饮食，缓慢减轻体重

改变不良的饮食习惯，供给低热能膳食，避免过度过快进食。少进食糖类、软饮料及快餐，避免暴饮暴食。为使食后有饱满感，不使小儿短时间内产生饥饿，可多食蔬菜、水果。少吃油炸食品，尽量少食动物脂肪。培养良好的饮食习惯，提倡少量多餐，杜绝过饱，不吃夜宵和零食。鼓励患儿坚持饮食疗法。

(二)增加活动量

肥胖小儿平时少动，应鼓励小儿坚持长期锻炼，通过运动增加机体热量消耗，例如饭后散步、小跑走或竞走，也可跳绳、爬楼梯、游泳、踢球等。每天坚持运动 1 小时，运动量根据患儿耐受力而定，以运动后感轻松愉快、不感到疲劳为原则，如运动后出现疲惫不堪、心慌、气促，以及食欲大增，提示活动过度。

(三)消除顾虑，改变心理状态

让患儿多参加集体活动，改变孤僻、怕羞的心理状态，避免因家长对子女的肥胖过分忧虑而到处求医，对患儿进食的习惯经常指责而引起患儿精神紧张。让患儿积极参与制定饮食控制和运动计划，提高坚持控制饮食和运动锻炼的兴趣，帮助患儿对自身形象建立信心，达到身心健康的发展。

(四)健康教育

(1)告知家长小儿肥胖治疗以限制饮食、体格锻炼为主，儿童期肥胖不主张服用减肥食品、减肥饮品，从小要养成良好的进食习惯，细嚼慢咽，不要过分偏食糖类、高脂、高热量食物，体重减轻需要一个较长的过程，要不断鼓励运动。

(2)让家长知道过度肥胖不仅影响小儿外形，而且与成人期的肥胖症、高血压、糖尿病息息相关，使家长认识到肥胖不是富有的体现。

五、出院指导

(1)小儿出院以后应每天监测体重，3～6 个月复查肝功能、血脂。

(2)继续做好饮食控制，使体重逐渐降低，当体重达到正常范围 10% 左右时，则给小儿正常饮食。给予低热量、高容积的食品，如西红柿、黄瓜、萝卜、芹菜等，主食以粗杂粮替代，如红豆粥、燕麦片、玉米等，改变食物的制作及烹调方法，以炸、煎改为蒸、煮、凉拌等，减少热量的摄入。

(3)坚持运动锻炼，制定合理的运动方案，从运动兴趣效果着手，例如骑自行车、散步、慢跑、游泳。也可以让小儿做一些合适的家务劳动。运动应循序渐进，家长共同参与，以达到运动持之以恒的效果。

（辛艳超）

第三十七节　维生素营养障碍

一、维生素 D 缺乏性佝偻病

(一)维生素 D 缺乏性佝偻病的护理评估

维生素 D 缺乏性佝偻病,是婴幼儿时期一种常见的慢性营养缺乏症,以钙磷代谢失常和骨样组织钙化不良为特征,严重者发生骨骼畸形,肌肉、神经系统亦同时受累,严重影响小儿的身体健康。

(二)维生素 D 缺乏性佝偻病的病因

(1)日光照射不足:在冬季和雨雾地区,本病多见。小儿缺乏户外活动,也易患病。

(2)维生素 D 摄入不足:婴儿饮食,包括母乳,含维生素 D 不足。

(3)生理需要量增加:婴儿生长速度快,维生素 D 需要量大,但未及时补充。

(4)疾病影响:肝、肾的严重疾病,慢性腹泻等都可影响维生素 D 的吸收利用。

(三)维生素 D 缺乏性佝偻病的症状和体征

1.症状

主要表现为非特异性神经精神症状,如易激惹、烦躁、睡眠不安、夜啼、多汗、坐立走迟缓。

2.体征

主要表现为骨骼改变。早起可见颅骨软化,囟门大,颅缝增宽;7~8 个月小儿可见出牙迟、方颅、鞍颅、十字状颅;1 岁左右小儿可见肋骨串珠、肋膈沟、鸡胸、漏斗胸;1 岁以上小儿可出现 O 型腿、X 型腿。

(四)维生素 D 缺乏性佝偻病的分期

1.初期

神经精神症状明显,骨骼症状无或轻,血生化程度改变,X 线正常。

2.激期

症状体征明显,血生化检测指标改变,X 线检查改变。

3.恢复期

经治疗后症状好转或消失,血生化及 X 线改变有好转。

4.后遗症期

仅存骨骼改变而无血生化及 X 线改变。

(五)维生素 D 缺乏性佝偻病的辅助检查

(1)血磷初期即下降,激期时下降明显,恢复期时回升最早。

(2)血钙初期时可正常,激期时下降,恢复期时回升晚于血磷。

(3)碱性磷酸酶初期即上升,激期时上升明显,恢复期时下降。

(4)X 线检查:干骺端临时钙化带模糊或消失,呈毛刷样,并有杯口样改变,骨骺软骨增宽,骨质疏松,可有骨干弯曲或骨折。

(六)维生素 D 缺乏性佝偻病的护理问题

1.营养失调

低于机体需要量。与日光照射不足和维生素 D 摄入不足有关。

2.有感染的危险

与免疫功能低下有关。

3.知识缺乏

患儿家长缺乏佝偻病的预防及护理知识。

4.潜在并发症

骨骼畸形、药物不良反应。

(七)维生素 D 缺乏性佝偻病的护理措施

1.户外活动

指导家长每天带患儿进行一定时间的户外活动,直接接受阳光照射。生后 2～3 周即可带婴儿户外活动,冬季也要注意保证每天 1～2 小时户外活动时间。夏季气温太高,应避免太阳直射,可在阴凉处活动,尽量多暴露皮肤。冬季室内活动时开窗,让紫外线能够通过。有研究显示,每周让母乳喂养的婴儿户外活动 2 个小时,仅暴露面部和手部,可维持婴儿血 25-$(OH)D_3$ 浓度在正常范围的低值。

2.补充维生素 D

(1)提倡母乳喂养,按时添加辅食,给予富含维生素 D、钙、磷和蛋白质的食物。

(2)遵医嘱供给维生素 D 制剂,注意维生素 D 过量的重度表现,如遇过量立即停服维生素 D。

3.预防骨骼畸形和骨折

衣着柔软、宽松,床铺松软,避免早坐、久坐,以防脊柱后突畸形;避免早站、久站和早行走,以防下肢弯曲形成"O"型或"X"型腿。严重佝偻病患儿肋骨、长骨易发生骨折,护理操作时应避免重压和强力牵拉。

4.加强体格锻炼

对已有骨骼畸形可采取主动和被动运动的方法矫正。如遗留胸廓畸形,可作俯卧位抬头展胸运动;下肢畸形可施行肌肉按摩,"O"型腿按摩外侧肌,"X"型腿按摩内侧肌,以增加肌张力,矫正畸形。对于行外科手术矫正者,指导家长正确使用矫正器具。

5.预防感染

保持室内空气清新,温、湿度适宜,阳光充足,避免交叉感染。

(八)维生素 D 缺乏性佝偻病的健康教育

(1)指导家长掌握佝偻病的护理方法:①对烦躁、睡眠不安、多汗的患儿每天清洁皮肤,勤换内衣和枕套;②护理操作时动作要轻柔;③不能坐、站过久以防发生骨折,恢复期开始活动。

(2)对出现骨骼畸形的患儿,向家长示范矫正的方法,例如:胸部畸形可让小儿做俯卧位抬头展胸运动;下肢畸形可做肌肉按摩,O 型腿按摩外侧肌,X 型腿按摩内侧肌,以增加肌张力,促使畸形的矫正。畸形严重者可指导手术矫正事宜。

(九)维生素 D 缺乏性手足搐搦症的护理评估

维生素 D 缺乏性手足搐搦症称佝偻病性低钙惊厥。是由于维生素 D 缺乏而致血中钙离子降低,使神经肌肉兴奋性增高,引起全身惊厥、手足抽搐、喉痉挛等症状。

1.病因

维生素 D 不足,甲状旁腺功能代偿不全。

2.症状

(1)惊厥:多见于婴儿,一般无发热。

(2)手足搐搦:多见于幼儿和儿童。

(3)喉痉挛:婴儿多见,可呈现呼吸困难,严重时可窒息而死亡。

3.体征

无发作时可查出神经肌肉兴奋性高的体征。有面神经征、腓反射和陶瑟征。

4.辅助检查

血清钙低于 1.75 mmol/L,碱性磷酸酶增高,血清磷可降低、正常或升高。

(十)维生素 D 缺乏性手足搐搦症的护理问题

1.有窒息的危险

与惊厥、喉痉挛有关。

2.有受伤的危险

与惊厥有关。

3.营养失调

低于机体需要量。与维生素 D 缺乏及血钙降低有关。

(十一)维生素 D 缺乏性手足搐搦症的护理措施

1.预防窒息的护理

(1)惊厥发作时,就地抢救:立即松解患儿衣领,去枕仰卧位,头偏向一侧,以及时清除口鼻分泌物,以防误吸发生窒息;喉痉挛发作时,立即将舌头拉出口外,在上下磨牙之间放置牙垫,保证呼吸道通畅并防止舌咬伤;加压给氧并备好气管插管用。

(2)遵医嘱应用镇静剂控制惊厥或解除喉痉挛,注意静脉注射地西泮的速度每分钟不可超过 1 mg,以免引起呼吸抑制。

(3)同时遵医嘱给予钙剂治疗,注意静脉注射钙剂的速度应缓慢,在 10 分钟以上,或静脉滴注,以免发生呕吐或心搏骤停,并注意避免药液外渗,造成局部组织坏死。

2.预防外伤的护理

(1)惊厥发作时应就地抢救,对正在抽搐的小儿,不要紧抱或摇晃患儿,以免外伤或加重抽搐,也不能强力撬开紧咬的牙关,以免造成损伤,可试用指压(针刺)人中、上官等穴位的方法止惊,防止长时间缺氧引起脑损伤。

(2)遵医嘱正确使用镇静剂与钙剂,以及时控制惊厥。

(3)病床两侧加床挡防止惊厥发作时坠床,造成外伤。

3.营养失调的护理

(1)遵医嘱给予维生素;注意口服维生素 D 制剂时将其直接滴于舌上,以保证用量;对 3 个月以下患儿及有手足搐搦症病史者,在使用大剂量维生素 D 前 2~3 天至用药后 2 周需按医嘱加服钙剂,以防发生抽搐。

(2)增加内源性维生素 D:增加日光照射,每天保证一定的户外活动时间,从数分钟逐渐增加到1 小时以上,注意在不影响保暖的情况下尽量暴露皮肤,直接接受日光照射,夏季可在树荫下进行,冬季在室内接受日光照射时要开窗,以免紫外线被玻璃阻挡。

(3)合理喂养:提倡母乳喂养,无母乳者哺以维生素 D 强化牛奶或配方奶粉,并及时添加富含维生素 D、钙和磷的食物。

(十二)维生素 D 缺乏性手足搐搦症的健康教育

(1)向患儿家长介绍本病的原因和预后,更好地配合治疗和护理。

(2)教会患儿家长在惊厥、喉痉挛发作时正确的处理方法,如就地抢救,平卧,松解颈部衣扣,保持呼吸道通畅,试用指压(针刺)人中、上宣穴的方法来制止惊厥,并同时通知医护人员。

(3)指导家长遵医嘱补充维生素 D 和钙剂,强调口服钙剂时应与乳类分开,以免影响钙的吸收;平时注意多晒太阳,按时添加辅食,防止本病再次发生。

二、维生素 A 缺乏症

(一)维生素 A 缺乏症的护理评估

维生素 A 缺乏症是由于体内缺乏维生素 A 而引起的上皮组织角化、增生、变性的全身性疾病。眼部病变最为突出,故又称干眼病、夜盲症。

(二)维生素 A 缺乏症的护理问题

1.营养失调

低于机体需要量。与维生素 A 摄入不足和/或吸收利用障碍有关。

2.有感染的危险

与维生素 A 缺乏所致免疫功能降低及角膜溃疡有关。

3.潜在并发症

失明、药物不良反应。

(三)维生素 A 缺乏症的护理措施

1.调整饮食

供给含维生素 A 丰富的饮食。鼓励母乳喂养,无母乳者选用其他乳类食品喂养。及时添加含维生素 A 丰富的食品,如蛋、肝及水果或水果汁等,以保证机体需要。

2.补充维生素 A

遵医嘱给予维生素 A 口服或肌内注射,注意观察治疗效果,防止维生素 A 中毒。

3.保护眼睛,防止视觉障碍

用消毒鱼肝油滴双眼,促进上皮细胞修复;有角膜软化、溃疡者用 0.25%氯霉素滴眼液,或 0.5%红霉素,或金霉素眼药膏,防止继发感染;用 1%阿托品散瞳,防止虹膜粘连。作眼部护理时力争小儿合作,动作应轻柔,切勿压迫眼球,以免角膜穿孔。

4.预防感染

注意保护性隔离,预防呼吸道感染及其他感染的发生。

(四)维生素 A 缺乏症的健康教育

(1)饮食宣教:提倡母乳喂养,炼乳、豆浆、淀粉类食物不能长期作为婴儿主食,要及时添加富含维生素 A 的食物,如乳、蛋、肝类及含胡萝卜素丰富的胡萝卜、绿色蔬菜等。

(2)应积极治疗慢性消耗性疾病,并及时补充维生素 A。

三、维生素 B_1 缺乏症

(一)维生素 B_1 缺乏症的护理评估

维生素 B_1 缺乏症又称脚气病。维生素 B_1 在体内糖代谢中起重要作用,还能抑制胆碱酯酶活性,缺乏时,可引起神经、心脏和脑组织的结构和功能改变,还可引起胃肠蠕动变慢、消化液分泌减少等消化道症状。

1.病因

(1)摄入不足:母乳喂养未加辅食,而乳母又缺乏维生素 B_1,则婴儿多发生缺乏症。米面类加工过精,米淘洗次数过多,习惯食饭弃去米汤,蔬菜切碎后浸泡过久,不食菜汤,在食物中加碱烧煮,均可使维生素 B_1 大量丢失。偏食也可致其缺乏。

(2)需要增加:小儿、孕妇、乳母、摄食碳水化合物较多者和有发热消耗性疾病时,维生素 B_1 需要增加,如不补充,易引起缺乏。

2.症状

(1)消化系统症状:食欲减退、腹泻、呕吐、腹胀、便秘。

(2)神经系统症状:烦躁不安、哭声嘶哑、神情淡漠、反应迟钝、喂食呛咳、嗜睡,严重时发生昏迷、惊厥,可引起死亡。年长儿则以多发性周围神经病变为主。

(3)心血管系统症状:常突发急性心力衰竭,具有左、右心衰的症状

3.体征

具有消化系统、神经系统、心血管系统相应体征。年长儿患周围神经炎时可有蹲踞时起立困难,膝反射消失,挤压腓肠肌疼痛。

4.辅助检查

(1)维生素 B_1 负荷实验尿中排出量减少。

(2)血丙酮酸、乳酸浓度增高。

(3)红细胞转酮酶活性降低。

(二)维生素 B_1 缺乏症的护理问题

1.营养失调

低于机体需要量。与维生素 B_1 摄入不足和/或吸收利用障碍有关。

2.有受伤的危险

与肌力下降、惊厥发作有关。

3.潜在并发症

心功能不全、惊厥发作。

(三)维生素 B_1 缺乏症的护理措施

1.改善饮食

鼓励食用含维生素 B_1 丰富的食物,如谷类、豆类、坚果、酵母、肝、肉、鱼等。

2.维生素 B_1 治疗

一般口服维生素 B_1 每天 15~30 mg,应同时治疗乳母,每天给予维生素 B_1 60 mg;重症患儿可采用肌内注射维生素 B_1,每次 10 mg,1 天 2 次,或每天静脉注射 50~100 mg,勿用葡萄糖注射液稀释,以免因血中丙酮酸增高,加重病情。

3.观察病情

对重症患儿要严密观察病情,以及时对症处理,尽量不用高渗葡萄糖注射液和激素,后者对抗维生素 B_1,可加重病情,惊厥发作时及时处理。

(四)维生素 B_1 缺乏症的健康教育

(1)向患儿家属介绍本病的病因、表现及治疗、预防。

(2)营养宣教:加强孕母、乳母营养,按时添加辅食。不宜单纯以精白米、白面为主食,应添加杂粮。煮饭时不加碱。必要时补充适量的维生素 B_1。

四、维生素 C 缺乏症

(一)维生素 C 缺乏症的护理评估

1.病因

(1)摄入不足:牛乳内含维生素 C 较少,煮沸消毒时又遭破坏,故人工喂养儿易发生本病。年长儿若新鲜蔬菜和水果供给不足也易患本病。

(2)需要增加:生长发育迅速或患急、慢性疾病时维生素 C 需要量增加,如未能及时补充易患本病。

2.症状、体征

(1)骨骼:常见骨膜下出血,以股骨下端和胫骨近端为多发部位,可见局部肿痛。不愿活动,见人走近时惊哭。

(2)皮肤、黏膜出血:皮肤上可见细小密集的小出血点,齿龈、结膜出血。重者可有血尿、呕血、便血、脑膜出血。

3.辅助检查

(1)毛细血管脆性试验阳性。

(2)血清维生素 C 含量降低,低于 5 mg/L。

(3)维生素 C 负荷试验,尿排出量小于 50%。

(4)尿中维生素 C 排出量小于 20 mg/d。

维生素 C 缺乏症见于 6～15 个月的婴幼儿,又称婴儿坏血病,是由于体内缺乏维生素 C(抗坏血酸)所致,发病缓慢,主要表现为骨骼改变和出血。

(二)维生素 C 缺乏症的护理问题

1.营养失调

低于机体需要量。与维生素 C 摄入不足和/或吸收利用障碍有关。

2.疼痛

与骨膜下出血、关节出血有关。

3.躯体移动障碍

与骨膜下出血所致运动肢体产生疼痛有关。

4.有感染的危险

与维生素 C 缺乏、免疫力低下有关。

(三)维生素 C 缺乏症的护理措施

1.改善营养

供给富含维生素 C 的食品。注意烹调方法,减少烹调不当所致维生素 C 的过多破坏。纠正偏食,以及时添加辅食。

2.补充维生素 C

遵医嘱给予维生素 C 口服或静脉注射。

3.减轻疼痛

保持安静、少动,护理中动作轻柔,避免不必要的移动患肢,以免疼痛加剧和发生骨折、骨干骺脱位。

4.观察生命体征

密切观察患儿神志、呼吸、脉搏、血压及瞳孔变化,以及早发现颅内出血先兆。

5.预防感染

注意口腔卫生,避免牙龈出血部位继发感染。注意保护性隔离,避免交叉感染。

(四)维生素 C 缺乏症的健康教育

(1)向家属介绍本病的病因、表现及预防治疗。

(2)营养宣教:鼓励母乳喂养,以及时添加菜水、果汁和蔬菜等,在缺乏新鲜蔬菜和水果的季节,可每天补充维生素 C 制剂。

(辛艳超)

第三十八节　营养性贫血

贫血是指单位容积中红细胞数、血红蛋白量低于正常或其中一项明显低于正常。营养性贫血是由于各种原因导致造血物质缺乏而引起的贫血,如缺铁引起营养性缺铁性贫血,缺乏叶酸、维生素 B_{12} 引起营养性巨幼红细胞贫血等。

一、临床特点

(一)营养性缺铁性贫血

营养性缺铁性贫血是体内铁缺乏致使血红蛋白合成减少而发生的一种小细胞低色素性贫血。临床上除出现贫血症状外,还可因含铁酶活性降低而出现消化道功能紊乱、循环功能障碍、免疫功能低下,出现精神神经症状及皮肤黏膜病变等一系列非血液系统的表现。可由早产、喂养不当、摄入不足、偏食、吸收障碍、失血等原因引起。

1.症状和体征

发病高峰年龄在 6 个月至 2 周岁,贫血呈渐进性,患儿逐渐出现面色苍白,不爱活动,食欲缺乏、甚至出现异食癖。新生儿或小婴儿可有屏气发作;年长儿童可诉头晕、目眩、耳鸣、乏力等,易患各种感染。患儿毛发干枯,缺乏光泽,脉搏加快,心前区可有收缩期吹风样杂音,贫血严重时可有心脏扩大和心功能不全,肝脾淋巴结可轻度肿大。

2.辅助检查

(1)血常规:红细胞、血红蛋白低于正常,血红蛋白减少比红细胞减少更明显。红细胞体积小、含色素低。白细胞和血小板正常或稍低。

(2)骨髓象:涂片见幼红细胞内、外可染铁明显减少或消失。幼红细胞比例增多,有核细胞增生活跃。

(3)其他:血清铁蛋白减少($<12\ \mu g/L$),血清铁减低($<50\ \mu g/dL$),总铁结合力增高($>62.7\ \mu mol/L$),运铁蛋白饱和度降低($<15\%$),红细胞游离原卟啉增高($>9\ \mu mol/L$)。

(二)营养性巨幼红细胞性贫血

营养性巨幼红细胞性贫血又称大细胞性贫血,主要由叶酸和/或维生素 B_{12} 直接或间接缺乏所致,大多因长期单一母乳喂养而导致直接缺乏引起。临床除有贫血表现外还常伴有精神、神经症状。

1.症状、体征

好发于6个月~2周岁的婴幼儿,病程进展缓慢,逐渐出现贫血,面部水肿,常有厌食、恶心、呕吐、腹泻,偶有吞咽困难、声音嘶哑。患儿面色蜡黄,烦躁不安,表情呆滞,舌、肢体颤抖,食欲差,疲乏无力,呼吸、脉搏快,舌面光滑,头发稀黄。肝脾淋巴结及心脏病变同缺铁性贫血。维生素 B_{12} 缺乏可出现明显的精神神经症状及智力障碍。

2.辅助检查

(1)血常规:红细胞较血红蛋白降低得更明显,红细胞体积增大,中央淡染区缩小。粒细胞及血小板数量减少,出血时间延长。

(2)骨髓象:骨髓细胞大多数代偿性增生旺盛,均有红细胞巨幼变。

(3)其他:血清叶酸及维生素 B_{12} 含量减低,胃酸常减低,个别内因子缺乏。

二、护理评估

(一)健康史

询问母亲怀孕时期的营养状况及患儿出生后的喂养方法及饮食习惯,有无饮食结构不合理或患儿偏食导致铁、叶酸、维生素 B_{12} 长期摄入不足。对小婴儿则应询问有无早产、多胎、胎儿失血等引起先天储铁不足的因素,了解有无因生长发育过快造成铁相对不足及有无慢性疾病如慢性腹泻、肠道寄生虫、反复感染使铁丢失、消耗过多或吸收减少等现象。了解患儿乏力、面色苍白出现的时间。

(二)症状、体征

评估贫血程度,注意患儿面色、皮肤、毛发色泽,评估有无肝、脾大等其他系统受累的表现。

(三)社会、心理状况

了解家长对本病相关知识的熟知程度,评估家长的焦虑水平及患儿对疾病的承受能力。

(四)辅助检查

了解各项相关检查如血红蛋白值、红细胞数量及形态变化、骨髓变化等。

三、常见护理问题

(1)活动无耐力:与贫血致组织缺氧有关。

(2)营养失调:低于机体需要量,与相关元素供应不足、吸收不良、丢失过多或消耗增加有关。

(3)有感染的危险:与营养失调、免疫功能低下有关。

(4)知识缺乏:缺乏营养知识。

四、护理措施

(一)注意休息,适当活动

应根据患儿的病情制订适合个体的运动方案;贫血较轻者,对日常活动均可耐受,但应避免剧烈运动,以免疲乏而致头晕目眩;严重贫血或因贫血已引起心功能不全者应注意休息,减少活动,有缺氧者酌情吸氧。

（二）饮食护理

应予高蛋白、高维生素、适量脂肪饮食，营养搭配应均衡，纠正患儿偏食、挑食等不良饮食习惯，多吃含铁或含叶酸、维生素 B_{12} 丰富的食物。积极治疗原发病如胃炎、腹泻、感染等，促进营养物质的吸收和利用。巨幼红细胞性贫血患儿伴有吞咽困难者要耐心喂养，防止窒息。

（三）铁剂应用的注意事项

（1）铁剂对胃肠道有刺激，可引起胃肠道反应及便秘或腹泻，故口服铁剂应从小剂量开始，在两餐之间服药。

（2）可与稀盐酸和/或维生素 C 同服以利吸收，忌与抑制铁吸收的食品同服，如茶、咖啡、牛奶等。

（3）注射铁剂时应精确计算剂量，分次深部肌内注射，每次应更换注射部位，以免引起组织坏死。首次注射后应观察 1 小时，以免个别患儿因应用右旋糖酐铁引起过敏性休克的发生。

（4）疗效的观察：铁剂治疗 1 周后可见血红蛋白逐渐上升，血红蛋白正常后继续服用铁剂 2 个月，以增加储存铁，但需防止铁中毒。如用药 3～4 周无效，应查找原因。

（四）安全护理

巨幼红细胞性贫血患儿伴有精神、神经症状者要做好安全防护工作，防止摔伤、跌伤、烫伤等；对智障者要有同情心和耐心，积极争取患儿配合治疗和护理。

（五）输血护理

严重贫血（Hb<70 g/L）或因贫血引起心功能不全者，应少量多次输血，以减轻慢性缺氧。输血时注意点滴速度要缓慢（<20 滴/分），并注意观察输血不良反应。

（六）健康教育

（1）疾病相关知识：疾病确诊后应向家长讲解引起营养性贫血的各种因素，积极查找和治疗原发病，宣教合理饮食的重要性，纠正不良饮食习惯。

（2）治疗与用药相关知识：向家长详细说明骨髓穿刺的重要性，使家长积极配合尽快明确病因。说明应用铁剂可能会出现的不良反应如胃肠道反应、便秘、腹泻、牙黑染、大便呈黑色等，以消除患儿及家长的顾虑，积极配合治疗。告知减轻或避免服用铁剂不良反应的应对措施，如餐后服，用吸管吸取，避免与牙齿接触。

（3）教育和培训：对于智力低下、身材矮小、行为异常的患儿应耐心教育和培训，不应歧视和谩骂，帮助患儿提高学习成绩，过正常儿童的生活，养成良好的性格和行为。

五、出院指导

（一）饮食指导

遵守饮食护理原则，多吃些含铁丰富的食物如红枣、花生、黑木耳、猪肝、各种动物蛋白、豆类等以促进造血。维生素 C、氨基酸、果糖、脂肪酸可促进铁吸收，可与铁剂或含铁食品同时进食，忌与抑制铁吸收的食物如茶、咖啡、牛奶、蛋类等同服。婴幼儿应指导及时添加含铁丰富的辅食，提倡母乳喂养。富含叶酸及维生素 B_{12} 的食物有：红苋菜、龙须菜、菠菜、芦笋、豆类、酵母发酵食物及苹果、柑橘等。应用叶酸时需补充铁剂及含钾丰富的食物。

（二）运动指导

适当运动，劳逸结合，增强机体抵抗力，促进骨髓血循环，促进造血。

（三）环境及温度

居室及周边环境空气新鲜,温度适宜,定时通风换气。不去公共场所,注意冷暖,以及时增减衣服,防止感冒、发热。

（四）用药就医指导

定时复查血常规,如有异常及时就医。按医嘱定时服药,正确掌握服药的方法,不随意增加药量,以防铁中毒。巨幼红细胞性贫血者须每 3 天肌内注射维生素 B_{12} 一次,共 2～3 周,伴有神经系统症状者可加用维生素 B_6,适当加服铁剂以供制造红细胞所用,多食含钾丰富的食物,如香蕉、橘子、含钾饮料等。用药过程如出现较严重的不良反应,应及时来院咨询。

（辛艳超）

第三十九节 再生障碍性贫血

再生障碍性贫血(aplastic anemia,AA)简称再障,是一种由多种原因引起的骨髓造血功能代偿不全,临床上出现全血细胞减少而肝、脾、淋巴结大多不肿大的一组综合征。可继发于药物、化学品、物理或病毒感染等因素。按病程长短及症状轻重可分为急性再障和慢性再障。其发病机制可归纳为造血干细胞缺陷、造血微环境损害及免疫性造血抑制等。

一、临床特点

（一）症状

急性再障起病急,病程短,一般为 1～7 个月,贫血呈进行性加重,感染时症状严重,皮肤黏膜广泛出血,重者内脏出血。慢性再障起病缓慢,病程长,达一年以上,贫血症状轻,感染轻,皮肤黏膜散在出血,内脏出血少见。

（二）体征

急性再障 1/3 患儿可有肝轻度肿大(肋下 1～2 cm),脾、淋巴结不肿大,慢性再障肝、脾、淋巴结均不肿大。

（三）辅助检查

(1)血常规:急性再障除血红蛋白下降较快外,须具备以下 3 项之中 2 项:①网织红细胞 <1%、绝对值 <$15×10^9$/L;②白细胞总数明显减少,中性粒细胞绝对值 <$0.5×10^9$/L;③血小板 <$20×10^9$/L。慢性再障血红蛋白下降速度较慢,网织红细胞、白细胞、中性粒细胞及血小板常较急性型为多。

(2)骨髓象:急性型多部位增生减低。慢性型至少一个部位增生不良,巨核细胞减少。均有三系血细胞不同程度减少。

(3)其他:骨髓造血干细胞减少。淋巴细胞亚群改变,出现 $CD4^+$/$CD8^+$ 比值下降或倒置($CD4^+ \downarrow$,$CD8^+ \uparrow$),慢性型主要累及 B 淋巴细胞。

二、护理评估

（一）健康史

询问家族史,了解母亲怀孕时期和患儿出生后服用过的各种药物,暴露过的环境,感染情况等。询问患儿乏力、面色苍白出现的时间,高热时的体温,鼻出血的程度及其他部位出血的伴随症状。

(二)症状、体征

测量生命体征,评估患儿贫血程度,皮肤、黏膜出血情况及有无内脏出血征象。

(三)社会、心理状况

评估患儿对疾病的耐受状况,评估患儿家长对本病的了解程度和焦虑程度,评估家庭经济状况及社会支持系统的情况。

(四)辅助检查

了解血常规、骨髓等各项检查结果,判断疾病的种类及严重程度。

三、常见护理问题

(1)活动无耐力:与骨髓造血功能不良、贫血有关。

(2)有出血的危险:与血小板减少有关。

(3)有感染的危险:与白细胞低下,机体抵抗力差有关。

(4)焦虑:与疾病预后有关。

(5)知识缺乏:缺乏疾病相关知识。

(6)自我形象紊乱:与服用雄性激素及环孢霉素引起容貌改变有关。

四、护理措施

(1)按出血性疾病护理常规。

(2)做好保护性隔离,保持床单、衣服清洁、干燥,白细胞低时嘱戴口罩,减少探视,避免交叉感染,有条件者进层流室。

(3)特殊药物的应用及观察。

环孢霉素 A(CsA):总疗程至少 3 个月,应用时应注意以下几点。①密切监测肝肾功能情况,并及时反馈给医师。②减轻药物胃肠道反应:大孩子可于饭后服,婴幼儿可将 CsA 滴剂掺入牛奶、饼干、果汁内摇匀服用。③正确抽取血液以检测血药浓度:应在清晨未服药前抽取 2 mL 血液,盛于血药浓度特殊试管内摇匀及时送检。④服药期间应避免进食高钾食物、含钾药物及保钾利尿剂,以防高血钾发生。⑤密切监测血压变化,注意有无头痛、恶心、痉挛、抽搐、惊厥等,以防高血压脑病的发生。

抗胸腺细胞免疫球蛋白(ATG):本制剂适用于血小板 $> 10 \times 10^9$/L 的病例。常见的不良反应有变态反应和血清病样反应。在应用 ATG 时应注意以下几点:①静脉输注 ATG 前,应遵医嘱先用日需要量的皮质醇和静脉抗组织胺类药物,如氢化可的松、异丙嗪等;②选择大静脉缓慢滴注,开始时速度宜慢,根据患儿对药物的反应情况调节速度,使总滴注时间不短于 4 小时;③密切观察患儿面色、生命体征变化,观察有无寒战、高热、心跳过速、呕吐、胸闷、气急、血压下降等,如有不适应及时通知医师,减慢滴速或暂停输液,必要时予心肺监护、吸氧、降温等。一般这些反应经对症处理后逐渐好转;④输液过程中应注意局部有无肿胀外渗。一旦渗出应重新穿刺,局部用 25% 的硫酸镁湿敷,尽量选择粗大的静脉,以避免血栓性静脉炎的发生;⑤观察血清病样反应发生:于初次使用后 7～15 天,患儿若出现发热、瘙痒、皮疹、关节痛、淋巴结肿大,严重者出现面部及四肢水肿、少尿、喉头水肿、哮喘、神经末梢炎、头痛、谵妄,甚至惊厥,应考虑血清病样反应。

一旦发生,应立即报告医师,以及时处理。

(4)健康教育。①疾病相关知识宣教:疾病确诊后应向家长讲解引起再障的各种可能因素,尽可能找到致病原因,避免再次接触,向家长宣传再障治疗的新进展,树立战胜疾病的信心。②宣传做好各种自我防护的必要性:如白细胞低时能使患儿自觉戴上口罩或进层流室隔离,血小板降至 $50×10^9/L$ 以下时减少活动,卧床休息。③做好各种治疗、用药必要性的宣教:向家长详细说明使用免疫抑制剂及雄激素等药物可能会出现的各种并发症及应对措施,以减轻患儿及家长的顾虑,积极配合治疗。

五、出院指导

(1)饮食指导:除遵守饮食护理原则外,可吃些红枣、带衣花生、黑木耳等补血食物以促进造血;多食菌类食物及大蒜等,增强机体抵抗力,应用激素时需补充钙剂及含钙丰富的食物。

(2)运动指导:适当运动,劳逸结合,促进骨髓血循环,促进造血。

(3)环境及温度:居室及周边环境空气新鲜,温度适宜,定时通风换气。不去公共场所,注意冷暖,以及时增减衣服,防止感冒、发热。

(4)卫生指导:注意个人卫生,勤换内衣,勤剪指甲,不用手指甲挖鼻,不用力搔抓皮肤。

(5)就医指导:定时复查血常规,如有异常及时就医。按医嘱定时服药,正确掌握服药的方法,不随意增减药量,用药过程如出现较严重的不良反应,应及时来院咨询。

(6)告知药物不良反应:长期应用环孢霉素及雄激素类药物会出现容貌改变及多毛、皮肤色素沉着、牙龈肿胀、乳腺增生、水钠潴留、手足烧灼感、震颤、肌肉痉挛及抽搐、高血压及头痛等,告知家长对于药物引起的体形及容貌方面的改变停药后会逐渐恢复,不必为此担忧而擅自停药,其他不良反应严重时应及时来院就诊。

(7)病情稳定时可予中药调理。

(辛艳超)

第四十节 溶血性贫血

溶血性贫血是由于红细胞破坏增多、增快,超过造血代偿能力所发生的一组贫血。按发病机制可分为葡萄糖-6-磷酸脱氢酶缺陷症、免疫性溶血性贫血等。

一、临床特点

(一)葡萄糖-6-磷酸脱氢酶缺陷症

葡萄糖-6-磷酸脱氢酶(G-6-PD)缺陷症是一种伴性不完全显性遗传性疾病,因缺乏 G-6-PD 致红细胞膜脆性增加而发生红细胞破坏,男性多于女性。临床上可分为无诱因的溶血性贫血,蚕豆病,药物诱发和感染诱发等溶血性贫血及新生儿黄疸五种类型。此病在我国广西壮族自治区、海南岛黎族、云南省傣族为最多。

1.症状和体征

发病年龄越小,症状越重。患儿常有畏寒、发热、恶心、呕吐、腹痛和背痛等,同时出现血红蛋白尿,尿呈酱油色、浓茶色或暗红色。血红蛋白迅速下降,多有黄疸。极重者甚至出现惊厥、休克、急性肾衰竭和脾脏肿大,如不及时抢救可于1~2天内死亡。

2.辅助检查

(1)血常规:溶血发作时红细胞与血红蛋白迅速下降,白细胞可增高,血小板正常或偏高。

(2)骨髓象:粒系、红系均增生,粒系增生程度与发病年龄呈负相关。

(3)尿常规:尿隐血试验60%~70%呈阳性。严重时可导致肾功能损害,出现蛋白尿、红细胞尿及管型尿,尿胆原和尿胆红素增加。

(4)血清游离血红蛋白增加,结合珠蛋白降低,Coombs 试验阴性,高铁血红蛋白还原率降低。

(二)免疫性溶血性贫血

由于免疫因素如抗体、补体等导致红细胞损伤、寿命缩短而过早地破坏,产生溶血和贫血症状者称为免疫性溶血性贫血。常见为自身免疫性溶血性贫血。

1.症状和体征

多见于2~12岁的儿童,男多于女,常继发于感染尤其是上呼吸道感染后,起病大多急骤,伴有虚脱、苍白、黄疸、发热、血红蛋白尿等。病程呈自限性,通常2周内自行停止,最长不超过6个月。溶血严重者可发生急性肾功能不全。

2.辅助检查

(1)血常规:大多数病例贫血严重,血红蛋白<60 g/L,网织红细胞可高达50%。慢性迁延型者严重时可发生溶血危象或再生障碍性贫血危象。可出现类白血病反应。

(2)红细胞脆性试验:病情进展时红细胞脆性增加,症状缓解时脆性正常。

(3)Coombs 试验:大多数直接试验强阳性,间接试验阴性或阳性。

二、护理评估

(一)健康史

询问家族中有无类似患儿;有无可疑药物、食物接触史,如注射维生素 K 或接触樟脑丸或食用过蚕豆及其蚕豆制品;最近有无上呼吸道感染史;发病季节。

(二)症状、体征

评估患儿有无畏寒、发热、面色苍白、黄疸、茶色尿和腹痛、背痛及其程度与性质,有无脏器衰竭的表现。

(三)社会、心理状况

评估患儿家长对本病的了解程度,家庭经济状况及社会支持系统。

(四)辅助检查

了解血红蛋白、红细胞、网织细胞数量、骨髓化验结果、尿常规等。

三、常见护理问题

(1)活动无耐力:与贫血致组织缺氧有关。

(2)体温过高:与感染、溶血有关。

(3)有肾脏受损危险:与血红蛋白尿有关。

(4)焦虑:与病情急、重有关。

(5)知识缺乏:家长及患儿缺乏该疾病相关知识。

(6)自我形象紊乱:与长期应用大剂量糖皮质激素,引起库欣貌有关。

四、护理措施

(1)急性期卧床休息,保持室内空气新鲜,避免受凉,血红蛋白低于 70 g/L 者应绝对卧床休息,减少耗氧量。

(2)明确疾病诊断及发病原因后,G-6-PD 缺陷者应避免该病可能的诱发因素如感染、服用某些具有氧化作用的药物、蚕豆等。

(3)溶血严重时要密切观察生命体征、尿量、尿色的变化并记录。若每天尿量少于 250 mL/m^2,或学龄儿童每天<400 mL,学龄前儿童<300 mL,婴幼儿<200 mL,应警惕急性肾衰竭的可能,要控制水的入量(必要时记 24 小时出入液量),注意水、电解质紊乱,防止高钾血症,遵医嘱纠正酸中毒,以及时碱化尿液以防急性肾衰竭。

(4)自身免疫性溶血性贫血患儿应遵嘱及时应用免疫抑制剂,并观察免疫抑制剂如糖皮质激素、环孢霉素 A(CsA)、环磷酰胺(CTX)等药物的不良反应。

(5)溶血严重时应立即抽取血交叉,遵嘱输洗涤红细胞并做好输血相关护理。

(6)行脾切除的患儿应做好术前后的护理。

(7)健康教育:①疾病确诊后应向家长讲解引起溶血性贫血的各种可能因素,尽可能找到致病原因,避免感染,G-6-PD 缺乏患儿应避免服用氧化类药物、蚕豆,避免接触樟脑丸等,以免引起疾病复发;②告知家长该病的相关症状及干预措施,如血红蛋白低时应绝对卧床休息,出现腹痛、腰酸、背痛、尿色变化时应及时告知医务人员;③做好各种治疗、用药知识的宣教,向家长详细说明使用激素及其他免疫抑制剂等药物可能会出现的各种并发症及应对措施,以减轻患儿及家长的顾虑,积极配合治疗;④做好脾切除的术前术后健康宣教。

五、出院指导

(1)饮食指导:给以营养丰富,富含造血物质的食品。G-6-PD 缺陷患儿(蚕豆黄)应避免食用蚕豆及其制品,避免应用氧化类的药物(磺胺类、呋喃类、奎宁、解热镇痛类、维生素 K 等),小婴儿要暂停母乳喂养(疾病由母亲食用蚕豆后引起者),防止接触樟脑丸。

(2)脾大的患儿平时生活中要注意安全,防止外伤引起脾破裂。脾切除患儿免疫功能较低,应注意冷暖,做好自身防护,避免交叉感染。

(3)定期检查血常规(包括网织细胞计数),如发现面色发黄、血红蛋白低于 70 g/L 应来院复诊,必要时输血治疗。

(4)G-6-PD 缺陷症的患儿要随身携带禁忌药物卡。

(5)自身免疫性溶血病患儿要按医嘱继续正确用药,注意激素药物的不良反应(高血压、高血糖、精神兴奋、库欣貌、水肿等)。告知家长,服药后引起的容貌改变是暂时的,不能擅自停药或减药,以免病情反复或出现其他症状;如出现发热及严重药物不良反应应及时来院就诊。

(辛艳超)

第四十一节 急性白血病

白血病是造血组织中某一系造血细胞滞留于某一分化阶段并克隆性扩增的恶性增生性疾病。主要临床表现为贫血、出血、反复感染及白血病细胞浸润各组织、器官引起的相应症状。根据白血病细胞的形态及组织化学染色表现,可分为急性淋巴细胞性白血病和急性非淋巴细胞性白血病两大类。小儿以急性淋巴细胞性白血病为主(占75%)。病因和发病机制尚不完全清楚,可能与病毒感染、电离辐射、化学因素、遗传因素等引起免疫功能紊乱有关。

一、临床特点

(一)症状与体征

主要表现为乏力、苍白、发热、贫血、出血,白血病细胞浸润表现:肝、脾、淋巴结肿大、骨关节疼痛。白血病细胞侵犯脑膜时可出现头痛及中枢神经系统体征。

(二)辅助检查

(1)血常规:白细胞总数明显增高或不高甚至降低,原始细胞比例增加,白细胞数正常或减少者可无幼稚细胞,血红蛋白和血小板数常降低。

(2)骨髓象:细胞增生明显或极度活跃,原始及幼稚细胞占有核细胞总数的30%以上。红细胞系及巨核细胞系极度减少。

(3)脑脊液:脑膜白血病时脑脊液压力>1.96 kPa(200 mmH$_2$O),白细胞数>10×10^6/L,蛋白>450 mg/L,涂片找到原始或幼稚细胞。

二、护理评估

(一)健康史

询问患儿乏力、面色苍白出现的时间及体温波动情况。询问家族史,了解患儿接触的环境,家庭装修情况,既往感染史,所服的药物及饮食习惯。

(二)症状、体征

评估全身出血的部位、程度和相关伴随症状,有无头痛及恶心、呕吐,有无骨关节疼痛尤其是胸骨疼痛情况。评估患儿生命体征、脸色。

(三)社会、心理状况

评估家长对本病的了解程度及心理承受能力,评估患儿的理解力及战胜疾病的信心,评估家庭经济状况及社会支持系统情况。

(四)辅助检查

了解血常规、骨髓检查及脑脊液化验结果。

三、常见护理问题

(1)活动无耐力:与骨髓造血功能紊乱、贫血有关。

(2)疼痛:与白血病细胞浸润有关。

（3）营养失调：低于机体需要量，与疾病及化疗致食欲下降、营养消耗过多有关。

（4）有出血的危险：与血小板减少有关。

（5）有全身感染的危险：与中性粒细胞减少，机体抵抗力差有关。

（6）焦虑：与疾病预后有关。

（7）知识缺乏：缺乏白血病相关知识。

四、护理措施

（1）病情较轻或经治疗缓解者，可适当下床活动；严重贫血、高热及有出血倾向者，应绝对卧床休息。

（2）根据患者病情和生活自理能力为患者提供生活护理，如洗脸、剪指甲、洗头、床上擦浴、洗脚、剃胡子等。

（3）给予高蛋白、离热量、高维生素、易消化的饮食。化疗期间饮食应清淡，鼓励患者多饮水。

（4）正确执行医嘱，密切观察各种药物疗效和不良反应。

（5）观察有无感染发生，监测体温，有无口腔溃疡、咽部及肺部感染的体征。

（6）保持口腔清洁卫生，进食后漱口，预防口腔黏膜溃疡。若化疗后出现口腔炎，可给予口腔护理及局部用溃疡散。

（7）保持大便通畅，必要时便后用 1∶5 000 的高锰酸钾溶液坐浴，防止发生肛裂及肛周感染。

（8）观察有无出血倾向，皮肤有无出血点，观察有无呕血、便血及颅内出血表现等。

（9）使用化疗药物时注意观察药物的不良反应，注意保护静脉。

（10）保持病室空气清新，每天定时开窗通风。严格限制探视和陪护人员，若患儿白细胞低于 $1.0 \times 10^9/L$，应实施保护性隔离。

（11）做好心理疏导，引导患者积极配合治疗与护理。

（辛艳超）

第四十二节　急性颅内压增高症和脑疝

急性颅内压增高症是一种常见的神经系统危急综合征。该病急性起病，小儿取侧卧位时颅内压力超过 1.96 kPa。当颅内压力不平衡时，部分脑组织可由压力较高处通过解剖上的裂隙或孔道向压力低处移位，形成脑疝。引起颅内压增高的常见原因有以下几种。①脑组织体积增大：如颅内占位病变、脑炎、脑水肿。②脑血量增多：如缺氧时脑血管扩张，高血压脑病时脑灌注压升高，心力衰竭时静脉回流受阻。③脑脊液生成增多导致良性颅内压增高、脑脊液循环梗阻。

一、临床表现

（一）头痛

头痛是颅内压增高的主要症状，常最先出现，有时是唯一症状。头痛呈持续性或间歇性，多在清晨起床时明显，可因咳嗽、用力等动作而加重。头痛通常为弥漫性，但以额部或枕部疼痛较为明显。婴儿不能诉述头痛,常表现为阵发性哭闹、撞头或尖叫等。

(二)呕吐

呕吐常在清晨空腹时或剧烈头痛时伴发,一般不伴恶心,且与饮食无关,多呈喷射性呕吐。

(三)眼底变化

眼底出现眼静脉淤血、视网膜水肿、视盘水肿、视盘出血等变化。

(四)展神经麻痹及复视

展神经在颅底行走较长,颅内压增高时易受压而发生单侧或双侧不全麻痹,出现复视。

(五)惊厥

惊厥多在颅内压增高后期出现,但急性颅内压增高者也可出现频繁的抽搐发作。

(六)意识障碍

患儿可出现不同程度的意识障碍,如烦躁不安或淡漠、迟钝,继而嗜睡甚至昏迷。

(七)瞳孔变化

早期瞳孔可缩小或忽大忽小。如瞳孔由大变小,最后固定不变,说明已有脑干受损。婴儿前囟未闭,颅缝分离,代偿能力较强,因此颅内压增高症状可不明显。小婴儿可见头颅增大,并出现落日征。

(八)疝的部位

脑疝的临床表现与疝的部位有关。

1.小脑幕切迹疝

颞叶的沟回疝入小脑幕切迹。临床特征:①除出现颅内压增高症状外,还常伴有意识障碍,甚至昏迷;②受压侧的瞳孔扩大,对光反射迟钝或消失,眼睑下垂;③可有颈项强直;④呼吸不规则;⑤受压对侧肢体呈中枢性瘫痪;⑥脑疝严重时,可引起血压、脉搏、呼吸等生命体征的紊乱。

2.颅后窝占位性病变

小脑蚓体的上部及小脑前叶可逆行向上疝入小脑幕切迹,称为小脑幕切迹上疝。患儿可出现四叠体受压表现,两侧上睑下垂,两眼上视障碍,双瞳孔等大但对光反射消失,可有不同程度的意识障碍。

3.枕骨大孔疝

小脑扁桃体及邻近的小脑组织向下疝入枕骨大孔,延髓也有不同程度的下移和受压。缓慢形成枕骨大孔疝的患儿初期可因颈脊神经受牵压,后颈部疼痛加重,甚至可出现吞咽困难、饮水呛咳、锥体束征阳性,急性患儿可突然发生呼吸停止、血压下降、心率缓慢,最终死亡。

二、特殊检查

(一)脑电图检查

颅内压增高时,脑电图显示弥漫性对称高波幅慢节律。

(二)头颅 X 线平片检查

慢性颅内压增高时可见囟门扩大,颅缝裂开,脑回压迹(即指压痕)增多、变深,颅骨变薄,蝶鞍扩大,后床突脱钙等。

(三)头颅 B 超检查

婴儿前囟未闭,可进行该检查。

(四)CT 及 MRI 检查

CT 及 MRI 检查可发现有无脑水肿,了解脑室大小,有无出血或占位病变。

三、腰椎穿刺

出现颅内压增高时,应避免或暂缓进行腰椎穿刺,以免引起脑疝。如必须做腰椎穿刺,可应用小号针头缓慢、间歇地放出少量的脑脊液,穿刺后去枕并抬高下肢至少 12 小时。

四、治疗

(一)病因治疗

尽快查明病因,针对病因积极进行治疗。

(二)一般治疗

(1)患儿必须卧床休息。护理人员应密切观察患儿的意识状态、瞳孔、脉搏、呼吸及血压的变化。

(2)保持头部高位(15°～30°)以利于颈内静脉回流,减少头部充血。

(3)控制液体入量,保持最低需要量。按 1 000 mL/(m^2 · d)计算,一般以达到轻度脱水为宜。应用1/5～1/3张含钠溶液,维持电解质及酸碱平衡。

(4)护理人员应保持健儿的呼吸道通畅,给予湿化的氧气吸入。为保持呼吸道通畅,对昏迷患儿可行气管插管或气管切开术。

(5)护理人员应让患儿保持安静,避免用力咳嗽或用力排便。

(三)降低颅内压

(1)甘露醇:常为首选。20%的甘露醇每次 0.5～1.0 g/kg,静脉推注或快速静脉滴注,每4～6 小时重复一次,用药后 5～15 分钟颅内压开始下降,2～3 小时颅内压至最低水平,其降压率为 50%左右,可维持 4～6 小时。脑疝出现时可用较大剂量,每次 1.5～2.0 g/kg。

(2)甘油制剂:10%的甘油生理盐水注射液或 10%的甘油果糖注射液(在前者中加 5%果糖配制而成),静脉滴注,对成人每次 250～500 mL,250 mL 静脉滴注时间为 1～1.5 小时,每天 1～2 次;对儿童根据年龄与症状酌情使用。该药用于降低颅内压,起效较慢,持续时间较长,较少发生反跳。常与甘露醇间隔使用。

(3)呋塞米:可与脱水药同时应用。剂量为每次 1～2 mg/kg,肌内或静脉注射,每天 2～6 次。

(4)常用的肾上腺皮质激素如下。

地塞米松:抗脑水肿作用强,每次 0.25～0.50 mg/kg,每 6 小时 1 次,用药后 12～36 小时见效,4～5 天达最高峰。

氢化可的松:该药的脱水作用虽较地塞米松弱,但其作用较迅速,对于急性患儿可配合地塞米松应用,每天1～2 次。

(5)过度通气,维持 PaO_2 为 12.0～20.0 kPa(90～150 mmHg),$PaCO_2$ 为 3.3～4.0 kPa(25～30 mmHg),pH 为 7.5 左右,可减低颅内压。

(6)侧脑室持续外引流可迅速降低颅内压,常在颅内高压危象和脑疝时采用。

五、护理措施

(一)避免颅内压增高加重

护理人员应让患儿保持绝对安静,避免躁动、剧烈咳嗽;尽可能集中进行检查和治疗;护理患儿时要动作轻柔,不要猛力转动患儿的头部和翻身;抬高床头 30°左右,使患儿的头部处于正中位以利于颅内血液回流。疑有脑疝时以平卧位为宜,但要保证气道通畅。

(二)呼吸道管理

护理人员应根据病情选择不同方式供氧,保持患儿的呼吸道通畅,以及时清除呼吸道分泌物,以保证血氧分压维持在正常范围。护理人员应备好呼吸器,必要时人工辅助通气。

(三)用药护理

护理人员应按医嘱要求调整输液速度,按时应用脱水药、利尿药等以减轻水肿。使用镇静药时静脉滴注的速度宜慢,以免发生呼吸抑制。护理人员应注意观察药物的疗效及不良反应。

(四)病情观察

护理人员应严密观察患儿的病情变化,定时监测生命体征、瞳孔、肌张力、意识状态等。若患儿发生脑疝,护理人员应立即通知医师并配合抢救。

(五)减轻头痛

护理人员应关心患儿并采取轻抚、按摩、心理暗示等措施帮助患儿,分散其注意力。护理人员应正确用药,观察用药反应。

(六)健康教育

护理人员应向家长及患儿解释保持安静的重要性及抬高头肩部的意义,取得配合;让患儿避免剧烈咳嗽和便秘;根据原发病的特点,做好相应指导。

(辛艳超)

第四十三节　化脓性脑膜炎

化脓性脑膜炎简称化脑,是小儿时期常见的由化脓性细菌引起的中枢神经系统急性感染性疾病。临床以急性发热、惊厥、意识障碍、颅内压增高、脑膜刺激征及脑脊液脓性改变为特征。如未及时治疗,神经系统后遗症较多,病死率较高。

一、临床特点

(1)化脑的发病可分为两种。①暴发型:骤起发病,一般由脑膜炎双球菌引起,若不及时治疗,可在24小时内死亡。②亚急型:由其他化脓菌引起,于发病前数天常有上呼吸道炎症或胃肠道症状。

(2)典型临床表现可简单概括为3个方面:①感染中毒及急性脑功能障碍症状,包括发热、烦躁,进行性意识障碍,患儿逐渐从精神萎靡、嗜睡、昏睡、浅昏迷到深度昏迷。30%患儿有反复的全身或局限性惊厥发作。部分患儿出现Ⅱ、Ⅲ、Ⅵ、Ⅶ、Ⅷ对脑神经受损或肢体瘫痪症状。脑膜炎双球菌感染者可骤起发病,迅速呈现进行性休克、皮肤出血点、瘀斑、意识障碍和弥散性血管内凝血的症状;②颅内高压征:剧烈头痛、喷射性呕吐,婴儿有前囟饱满、颅缝增宽,合并脑疝时,则有呼吸不规则、突然意识障碍加重、瞳孔不等大等征兆;③脑膜刺激征:颈抵抗最常见,可有凯尔尼格征阳性、布鲁津斯基征阳性。

(3)年龄小于3个月的婴儿和新生儿化脑表现多不典型,主要差异在于:①体温可高可低,可不发热或体温不升;②颅内压增高表现可不明显。可能仅有吐奶、尖叫或颅缝裂开;③惊厥可不典型,如仅见面部、肢体局灶性或肌阵挛等发作;④脑膜刺激征不明显。与小儿肌肉不发达、肌力弱或反应低下有关。

(4)严重患儿可并发硬膜下积液、脑积水、脑室管膜炎、脑性低钠血症,脑神经受累可致耳聋、失明等,脑实质病变可产生继发性癫痫、智力障碍等。

(5)辅助检查:①周围血白细胞增高、分类中性粒细胞增高;②脑脊液压力增高、外观浑浊、白细胞在数百至数万×10^6/L,分类以中性粒细胞为主,蛋白质增多、糖降低。脑脊液涂片和培养可明确病原体。

二、护理评估

(一)健康史
询问患儿发病前有无呼吸道、胃肠道或皮肤等感染史,新生儿有无脐带感染史及出生时的感染史。

(二)症状、体征
评估患儿生命体征(尤其体温及呼吸状况),意识障碍及颅内高压程度,有无躯体受伤的危险因素。有并发症者,注意评估有无头痛、呕吐、发热不退、小婴儿前囟、颅缝等。

(三)社会、心理状况
评估患儿及家长对疾病的了解程度,有无焦虑、恐惧,家长文化程度等。

(四)辅助检查
注意评估治疗前后患儿脑脊液的细胞数、分类、生化、培养等的变化,注意周围血常规改变、CT检查结果等。

三、常见护理问题

(1)体温过高:与细菌感染有关。

(2)合作性问题:颅内高压征。

(3)营养失调:低于机体需要量,与摄入不足、机体消耗增多有关。

(4)有受伤的危险:与抽搐或意识障碍有关。

(5)恐惧或焦虑(家长的):与疾病重、预后不良有关。

四、护理措施

(1)高热的护理:保持病室安静、空气新鲜,绝对卧床休息。每4小时测体温1次,并观察热型及伴随症状。鼓励患儿多饮水,必要时静脉补液。出汗后及时更衣,注意保暖。体温超过38℃时,以及时给予物理降温;如超过39℃,按医嘱及时给予药物降温,以减少大脑氧的消耗,防止高热惊厥。记录降温效果。

(2)饮食护理:保证足够热量摄入,按患儿热量需要制定饮食计划,给予高热量、清淡、易消化的流质或半流质饮食。少量多餐,防呕吐发生。注意食物的调配,增加患儿食欲。频繁呕吐不能进食者,应注意观察呕吐情况并静脉输液,维持水、电解质平衡。偶有吞咽障碍者,应及早鼻饲,以防窒息。监测患儿每天热卡摄入量,以及时给予适当调整。

(3)体位:给予舒适的卧位,颅内高压者抬高头部15°~30°,保持中位线,避免扭曲颈部。有脑疝发生时,应选择平卧位。呕吐时须将头侧向一边,防止窒息。

(4)加强基础护理:做好口腔护理,呕吐后帮助患儿漱口,保持口腔清洁,以及时清除呕吐物,减少不良刺激。做好皮肤护理,以及时清除大小便,保持臀部干燥,必要时使用气垫等抗压力器材,预防压疮的发生。

(5)注意患儿安全,躁动不安或惊厥时防坠床及舌咬伤。

(6)协助患儿进行洗漱、进食、大小便及个人卫生等生活护理。

(7)病情观察:①监测生命体征,密切观察病情,注意精神状态、意识、瞳孔、前囟等变化。若患儿出现意识障碍、前囟紧张、躁动不安、频繁呕吐、四肢肌张力增高等,提示有脑水肿、颅内压升高的可能。若呼吸节律不规则、瞳孔忽大忽小或两侧不等大、对光反应迟钝、血压升高,应注意脑疝及呼吸衰竭的存在;②并发症的观察:如患儿在治疗中发热不退或退而复升,前囟饱满、颅缝裂开、呕吐不止、频繁惊厥,应考虑有并发症存在。可做颅骨透照法、头颅超声波检查、头颅 CT 扫描检查等,以便早确诊,以及时处理。

(8)用药护理:了解各种药物的使用要求及不良反应。如静脉用药的配伍禁忌;青霉素应现配现用,防止破坏,影响疗效;注意观察氯霉素的骨髓抑制作用,定期做血常规检查;甘露醇须快速输注,避免药物渗出血管外,如有渗出须及时处理,可用 50% 硫酸镁湿敷;除甘露醇外,其他液体静脉输注速度不宜太快,以免加重脑水肿;保护好静脉,有计划地选择静脉,保证输液通畅;记录 24 小时出入液量。

(9)心理护理:对患儿及家长给予安慰、关心和爱护,使其接受疾病的事实,鼓励战胜疾病的信心。根据患儿及家长的接受程度,介绍病情、治疗、护理的目的与方法,以取得患儿及家长的信任,使其主动配合。

(10)健康教育:①根据患儿和家长的接受程度介绍病情和治疗、护理方法,使其主动配合,并鼓励患儿和家长共同参与制定护理计划。关心家长,爱护患儿,鼓励其战胜疾病,以取得患儿和家长的信任。②在治疗过程中提供相应的护理知识,如吞咽不良、使用鼻饲者,注意鼻饲后的正确卧位,鼻饲后避免立即翻身和剧烈运动;小婴儿要耐心喂养,给予喂养知识及饮食指导;向患儿及家长解释腰穿后须去枕平卧、禁食2小时的意义,以取得患儿和家长的合作;注意保暖,预防感冒;减少陪护,预防交叉感染,以期尽早康复。③对有并发症患儿,向患儿和家长解释原因,在处理过程中需要患儿和家长配合的都应一一说明,以取得患儿和家长的配合。

(高瑞芳)

第四十四节　病毒性脑炎

病毒性脑炎是指各种病毒感染引起的一组以精神和意识障碍为突出表现的中枢神经系统感染性疾病。80%以上的病毒性脑炎由肠道病毒引起(柯萨奇病毒、埃可病毒),其次为虫媒病毒

（如乙脑病毒）、腮腺炎病毒和疱疹病毒等。由于神经系统受累的部位、病毒致病的强度等不同，临床表现差异较大。

一、临床特点

（一）前驱期症状

多数患儿有上呼吸道或胃肠道感染等前驱症状，如发热、头痛、咽痛、食欲减退、呕吐、腹泻等。

（二）脑实质受累症状

（1）意识障碍：对外界反应淡漠、迟钝，或烦躁、嗜睡，甚至出现谵妄、昏迷。如累及脑膜则出现脑膜刺激征。

（2）抽搐：可以为局限性、全身性或为持续性。

（3）运动功能障碍：病变累及脑干可有多数脑神经麻痹，表现为斜视、面瘫或吞咽困难，典型的出现交叉性瘫痪，严重的出现呼吸、循环衰竭。病变累及基底节等锥体外系时，出现各种不同类型的不自主运动，包括多动、震颤、肌张力改变如舞蹈性动作、肌强直等。

（4）小脑受累症状：共济失调、眼球震颤、肌张力低下等。

（5）精神症状：部分患儿精神症状非常突出，如记忆力减退，定向障碍，幻听、幻视；情绪改变、易怒，有时出现猜疑。

（6）自主神经症状：以出汗为明显，其次为唾液分泌增多，颜面潮红；可出现大小便功能障碍。

（三）颅内压增高症状

主要表现为头痛、呕吐、心动过缓、血压升高、球结膜水肿、视盘水肿，婴儿前囟饱满，意识障碍，严重时可出现脑疝，危及生命。

（四）后遗症

大部分病毒性脑炎的病程为 2 周，多可完全恢复，但重者可留下不同程度的后遗症，如肢体瘫痪、癫痫、智力低下、失语、失明等。

（五）辅助检查

（1）周围血常规：白细胞计数正常或偏低。

（2）脑脊液：压力正常或增高，白细胞轻或中度升高，一般不超过 100×10^6/L，以淋巴细胞为主，蛋白含量正常或略高，糖和氯化物正常。

（3）病毒学、免疫学检查：部分患儿脑脊液病毒培养及特异性抗体测试阳性。恢复期血清特异性抗体滴度高于急性期 4 倍以上有诊断价值。

二、护理评估

（一）健康史

询问患儿近 1～2 周内有无呼吸道、消化道等前驱感染症状，有无头痛、呕吐，抽搐等表现。

（二）症状、体征

评估患儿的生命体征，意识障碍、肢体瘫痪及头痛程度，注意检查脑膜刺激征，有无脑神经麻痹、精神症状、前囟隆起等表现。

（三）社会、心理状况

评估患儿、家长的心理状况和对本病的了解程度，有无焦虑、恐惧，以及家庭经济能力。

(四)辅助检查

及时了解血液化验、脑脊液检查结果,以及脑电图、头颅 CT 的改变。

三、常见护理问题

(1)体温过高:与病毒感染有关。

(2)营养失调:低于机体需要量,与摄入不足、机体消耗增多有关。

(3)有受伤的危险:与昏迷、抽搐、瘫痪有关。

(4)恐惧(家长):与预后不良有关。

(5)合作性问题:颅内高压征、昏迷。

四、护理措施

(1)合理的体位:患儿取平卧位,上半身可抬高 15°～30°,利于静脉回流,降低脑静脉窦压力,有助于降低颅内压。呕吐患儿可取侧卧位,以便分泌物排出,保持呼吸道通畅。

(2)保持安静:患儿抽搐或躁动不安时,遵医嘱使用镇静药,因为任何躁动不安均能加重脑缺氧。

(3)密切观察病情:注意神志、瞳孔、呼吸、心率、血压、前囟、哭声、肌张力、抽搐次数、性质及持续时间等,应经常巡视,密切观察,详细记录,以便及早发现,给予急救处理。

(4)密切注意药物疗效及不良反应:甘露醇、呋塞米、激素使用后需注意瞳孔、前囟张力、头痛程度、血压、尿量等变化,必要时复查电解质。

(5)维持正常体温:监测体温变化,观察热型及伴随症状。体温＞38 ℃时给予物理降温如头置冰水袋、温水擦浴、解热贴敷额等;体温＞39 ℃时遵医嘱药物降温,并注意降温疗效。鼓励患儿多饮水,必要时静脉补液;出汗后及时更换衣物,以防受凉。

(6)保护脑细胞:给予氧气吸入,定时监测血氧饱和度;并按医嘱使用甘露醇、呋塞米、地塞米松等以减轻脑水肿。

(7)保证营养供应:饮食宜清淡、易消化、富含营养。注意食物的调配,增加患儿的食欲。少量多餐,以减轻胃的饱胀,防呕吐发生。对昏迷或吞咽困难的患儿,应及早给予鼻饲,保证热量供应。

(8)促进肢体功能的恢复:①卧床期间协助患儿洗漱、进食、大小便和个人卫生等;②教会家长给患儿翻身及皮肤护理的方法,预防压疮的发生;③保持瘫痪肢体于功能位置。病情稳定后,以及早督促患儿进行肢体的被动或主动功能锻炼。活动要循序渐进,加强保护措施,防止碰伤。在每次改变锻炼方式时给予指导、帮助和鼓励。

(9)做好心理护理:树立患儿及其家长战胜疾病的信心,促进康复训练,增强患儿自我照顾能力。耐心介绍环境,给予关心、爱护,以减轻患儿的不安与焦虑。

(10)昏迷患儿按昏迷护理。

(11)健康教育:①腰穿是诊断病脑必不可少的检查。让家长懂得:脑脊液每小时可产生 20 mL 左右,抽出 2 mL 脑脊液检查不会影响机体的功能,腰穿后平卧 2 小时、禁食 2 小时即可,以解除患儿及家长的顾虑;②根据患儿及家长的接受程度,介绍病情及病毒性脑炎可能的转归,鼓励患儿和家长树立战胜疾病的信心;③指导、督促家长掌握保护性看护和日常生活护理的有关知识,指导家长做好智力训练和瘫痪肢体功能训练。

(高瑞芳)

第四十五节 癫 痫

癫痫是由于多种原因引起的一种脑部慢性疾病,其特征是脑内神经元群反复发作性过度放电引起突然的发作性的、暂时性的脑功能失常,临床上可出现意识、运动、感觉、精神或自主神经功能障碍。癫痫的患病率为 3‰~6‰,如得到正规治疗,约 80% 的患儿可获得完全控制,其中大部分能正常生活和学习。

一、临床类型

(一)根据病因分类

(1)特发性(原发性)癫痫:是指与遗传因素有较密切关系的癫痫。

(2)症状性(继发性)癫痫:即具有明确脑部病损或代谢障碍引起的癫痫。

(3)隐源性癫痫:虽未证实有肯定的脑部病变,但很可能为症状性的癫痫。

(二)根据发作类型分类

(1)部分性(局灶性、限局性)发作:发作期的脑电图可见某一脑区的局灶性痫性放电,临床上多不伴有意识障碍。①简单部分性发作:表现为身体某一部分动作、感觉等发生异常,包括限局性运动性发作、限局性感觉性发作、限局性自主神经性发作和限局性精神症状性发作。②复杂部分性发作:发作时有精神、意识、运动、感觉及自主神经等方面的症状。

(2)全身性发作:指发作开始时即有两侧大脑半球同步放电,均伴有程度不等的意识丧失。包括失神发作、强直-阵挛性发作、强直性发作、肌阵挛发作、失张力发作及婴儿痉挛。

(三)几种常见发作类型的临床特点

1.强直-阵挛性发作

强直-阵挛性发作又称大发作。表现为患儿突发意识丧失和全身抽搐。部分患儿发作前数小时或数天可有前驱症状,如幻觉、躯体某部分异常感觉等。发作主要分两期:一开始为全身骨骼肌强直性收缩伴意识丧失、呼吸暂停与发绀,即强直期,持续数秒至数十秒,而后进入阵挛期抽搐,呈反复有节律的剧烈屈曲性抽动,频率由快至慢,幅度由小至大,渐趋停止,伴口吐泡沫,尿失禁。发作后可有嗜睡、乏力、头痛等现象。

2.失神发作

发作时突然停止正在进行的活动,意识丧失,两眼凝视,持续数秒钟恢复,发作后可继续原来的活动,对发作不能记忆。每天发作可达数十次。过度换气往往可以诱发其发生。

3.局限性发作

其特点为局限于某一局部的运动或感觉症状,意识多数无障碍。异常放电沿着大脑皮层运动区扩展,其所支配的肌肉按顺序抽动,如发作先从一侧口角开始,依次波及手、臂、肩、躯干、下肢等,称为杰克逊发作。部分运动性发作后,抽动部位可有持续数分钟至数小时瘫痪,称为 Todd 麻痹。

4.婴儿痉挛症

婴儿痉挛症又称 West 综合征,其特点为肌阵挛(多为鞠躬样或点头样),如突然颈、躯干及上肢屈曲而下肢伸直。每次抽搐仅1～2秒,成串发作,每天发作几次至百余次。80%～90%的病例伴有明显的智力障碍,脑电图呈"高峰节律紊乱"三联症,为婴儿期所特有。大多在1岁内发病,4～8月最多。预后较差,大多数将有智力发育障碍。

5.Lennox Gastaut综合征

大多在学龄前发病,智力落后。常见发作形式为肌阵挛性发作、失张力发作、强直发作和不典型失神,患儿可同时具有2种或2种以上发作形式。本病预后不佳。

6.癫痫持续状态

凡一次癫痫发作持续30分钟以上,或反复发作连续30分钟以上,发作间歇期意识不恢复者。多由于感染、中毒或代谢障碍、慢性脑部疾病及突然停用抗癫痫药物等原因引起。

7.脑电图(EEG、VEEG、AEEG)

典型的改变为棘波、尖波、棘-慢综合波等。失神发作呈阵发性弥漫性双侧同步3次/秒的棘-慢波;婴儿痉挛呈"高峰节律紊乱";Lennox Gastaut综合征呈双侧不对称2～2.5次/秒的棘-慢波或多棘慢波。各种诱发试验可提高脑电图的阳性率,常用的有深呼吸诱发试验、睡眠诱发试验、剥夺睡眠诱发试验、闪光诱发试验。

二、常见护理问题

(1)有窒息的危险:与喉痉挛、呼吸道分泌物增多有关。

(2)有受伤的危险:与突然意识丧失、抽搐有关。

(3)知识缺乏:缺乏本病相关知识。

(4)自卑:与对癫痫缺乏正确认识有关。

(5)合作性问题:脑水肿、酸中毒、呼吸及循环衰竭。

三、护理措施

(一)保持呼吸道通畅

发作时应取平卧位,头偏向一侧,使分泌物易从口角流出,分泌物多时用吸引器清除;松解衣服领扣;如有舌后坠,用舌钳将舌拉出,防止呼吸道堵塞。给予鼻导管吸氧。

(二)注意安全

发作时让患儿躺下,顺其自然,需专人守护,移开一切可导致患儿受伤的物品;保护抽动的肢体,切勿抓紧患儿或制止抽搐,防止骨折或脱臼;牙关紧闭者,用牙垫或纱布包裹的压舌板置于上、下臼齿间,以防咬伤舌头。

(三)病情观察

监测生命体征、瞳孔大小和对光反射、动脉血气结果等。密切注意患儿意识、抽搐的性质、持续时间、发作频率。

(四)用药护理

立即遵医嘱给予有效的抗癫痫药。在静脉注射地西泮时,速度要慢,不超过1 mg/min,以免抑制呼吸和心率;在使用抗癫痫药物前后均要注意肝肾功能、血小板、白细胞、凝血功能等变化。

(五)脑电图检查护理

为避免影响脑电图的准确性,在脑电图检查前要清洁头发,避免空腹(新生儿喂奶后30分钟内检查,小婴儿进食 3 小时内进行检查),体温在正常范围内,不用中枢神经系统兴奋剂或镇静剂,但正在服药的癫痫患儿不需要停服抗癫痫药。

(六)心理护理

由于长期以来缺乏癫痫知识的普及,大多数人对癫痫没有正确的认识。一旦被确诊癫痫,家长流露出的焦虑情绪、过分保护不敢告诉他人(老师、同学)的做法,使患儿感到羞辱;加上癫痫发作、长期服药所致的不良反应及社会对癫痫患儿的歧视、偏见,患儿表现为:①焦虑、恐惧、自卑、孤独甚至悲观厌世等心理;②行为异常如性格改变、固执、多动、冲动、社交退缩、强迫行为、攻击行为甚至自我伤害;③认知损害如注意力、记忆力、机敏性及自信性均较差。其实,早期合理的治疗,80%以上患儿的癫痫发作能得到完全或大部分控制。护理人员应将有意义的信息告诉家长和患儿,以增强治疗信心。同时也应讲清癫痫的性质、治疗的目的,强调规律服药和复发的特点,使患儿和家长正视疾病,从心理和行为上接受长期治疗。鼓励老师、家长和医师之间进行交流。在癫痫患儿的社会环境中,老师起着关键作用,老师的理解和关怀不仅能帮助患儿,还对其他儿童产生良好影响。

(七)健康教育

(1)用药知识的宣教:服药要有规律,不间断;抗癫痫药不能自行减量或停药,以免诱发癫痫持续状态;抗癫痫药间有相互作用,服用两种药最好间隔 1 小时以上。

(2)安全护理:教育患儿及家长一旦有先兆症状如幻听、心悸、出汗、唾液多等症状时应立即平卧或靠墙坐,防止摔伤;发作时让患儿躺下,顺其自然;只有在发生危险的情况下(如接近燃烧物品、电器等),才需要移动患儿至安全处,以免发生意外。发作停止后切勿马上给患儿饮料或食物,以免诱发恶心、呕吐。

(高瑞芳)

第四十六节　麻　疹

麻疹是由麻疹病毒引起的急性呼吸道传染病,以发热、咳嗽、流涕、结膜炎、口腔麻疹黏膜斑及全身皮肤斑丘疹为主要表现。麻疹具有高度的传染性,每年全球有数百万人发病。近年来,在全国范围内出现了麻疹流行,8 个月之前的婴儿患病和大年龄麻疹的出现,是我国麻疹流行的新特点。

一、病因

麻疹病毒属副黏液病毒科,为 RNA 病毒,直径在 $100\sim250$ nm,呈球形颗粒,有 6 种结构蛋白。仅有一个血清型,近年来发现该病毒有变异,其抗原性稳定。麻疹病毒在体外生活能力不强,对阳光和一般消毒剂均敏感,55 ℃ 15 分钟即被破坏,含病毒的飞沫在室内空气中保持传染性一般不超过 2 小时,在流通空气中或日光下 30 分钟失去活力,对寒冷及干燥耐受力较强。麻疹疫苗需低温保存。

二、发病机制

麻疹病毒侵入易感儿后出现两次病毒血症。麻疹病毒随飞沫侵入上呼吸道、眼结膜上皮细胞,在其内复制繁殖并通过淋巴组织进入血流,形成第一次病毒血症。此后,病毒被单核巨噬细胞系统(肝、脾、骨髓)吞噬,并在其内大量繁殖后再次侵入血流,形成第二次病毒血症。引起全身广泛性损害而出现高热、皮疹等一系列临床表现。

三、病理

麻疹是全身性疾病,皮肤、眼结合膜、鼻咽部、支气管、肠道黏膜及阑尾等处可见单核细胞增生及围绕在毛细血管周围的多核巨细胞,淋巴样组织肥大。皮疹是由麻疹病毒致敏了的 T 淋巴细胞与麻疹病毒感染的血管内皮细胞及其他组织细胞作用时,产生迟发性的变态反应,使受染细胞坏死、单核细胞浸润和血管炎样病变。由于表皮细胞坏死、变性引起脱屑。崩解的红细胞及血浆渗出血管外,使皮疹消退后留有色素沉着。麻疹黏膜斑与皮疹病变相同。麻疹的病理特征是受病毒感染的细胞增大并融合形成多核巨细胞。其细胞大小不一,内含数十至百余个核,核内外有病毒集落(嗜酸性包涵体)。

四、流行病学

(一)传染源

患者是唯一的传染源。出疹前 5 天至出疹后 5 天均有传染性,如合并肺炎传染性可延长至出疹后 10 天。

(二)传播途径

患者口、鼻、咽、气管及眼部的分泌物中均含有麻疹病毒,主要通过喷嚏、咳嗽和说话等空气飞沫传播。密切接触者可经污染病毒的手传播,通过衣物、玩具等间接传播者少见。

(三)易感人群和免疫力

普遍易感,易感者接触患者后,90%以上发病,病后能获持久免疫。由于母体抗体能经胎盘传给胎儿,因而麻疹多见于 6 个月以上的小儿,6 个月~5 岁小儿发病率最高。

(四)流行特点

全年均可发病,以冬、春两季为主,高峰在 2~5 月份。自麻疹疫苗普遍接种以来,发病的周期性消失,发病年龄明显后移,青少年及成人发病率相对上升,育龄妇女患麻疹增多,并将可能导致先天麻疹和新生儿麻疹发病率上升。

五、临床表现

(一)潜伏期

平均 10 天(6~18 天),接受过免疫者可延长至 3~4 周。潜伏期末可有低热、全身不适。

(二)前驱期(发疹前期)

从发热至出疹,常持续 3~4 天,以发热、上呼吸道炎和麻疹黏膜斑为主要特征。此期患儿体温逐渐增高达 39~40 ℃。同时伴有流涕、咳嗽、流泪等类似感冒症状,但结膜充血、畏光流泪、眼睑水肿是本病特点。90%以上的患者于病程的第 2~3 天,在第一白齿相对应的颊黏膜处,可出现0.5~1.0 mm 大小的白色麻疹黏膜斑(柯氏斑),周围有红晕,常在 2~3 天内消退,具有早期诊断价值。

（三）出疹期

多在发热后 3～4 天出现皮疹,体温可突然升高到 40.0～40.5 ℃。皮疹初见于耳后发际,渐延及面、颈、躯干、四肢及手心足底,2～5 天出齐。皮疹为淡红色充血性斑丘疹,大小不等,压之褪色,直径 2～4 mm,散在分布,皮疹痒,疹间皮肤正常。病情严重时皮疹常可融合呈暗红色,皮肤水肿,面部水肿变形。此期全身中毒症状及咳嗽加剧,可因高热引起谵妄、嗜睡,可发生腹痛、腹泻和呕吐,可伴有全身淋巴结及肝脏、脾脏大,肺部可闻少量湿啰音。

（四）恢复期

出疹 3～5 天后,体温下降,全身症状明显减轻。皮疹按出疹的先后顺序消退,可有麦麸样脱屑及浅褐色素斑,7～10 天消退。麻疹无并发症者病程为 10～14 天。少数患者,病程呈非典型经过。体内尚有一定免疫力者呈轻型麻疹,症状轻,常无黏膜斑,皮疹稀而色淡,疹退后无脱屑和色素沉着,无并发症,此种情况多见于潜伏期内接受过丙种球蛋白或成人血注射的患儿。体弱、有严重继发感染者呈重型麻疹,持续高热,中毒症状重,皮疹密集融合,常有并发症或皮疹骤退、四肢冰冷、血压下降等循环衰竭表现,死亡率极高。此外,注射过减毒活疫苗的患儿还可出现无典型黏膜斑和皮疹的无疹型麻疹。

麻疹的临床表现需与其他小儿出疹性疾病鉴别见表 6-10。

表 6-10 小儿出疹性疾病鉴别

疾病	病原	发热与皮疹关系	皮疹特点	全身症状及其他特征
麻疹	麻疹病毒	发热 3～4 天,出疹期热更高	红色斑丘疹,自头部→颈→躯干→四肢,退疹后有色素沉着及细小脱屑	呼吸道卡他性炎症、结膜炎、发热第 2～3 天口腔黏膜斑
风疹	风疹病毒	发热后半天至 1 天出疹	面部→躯干→四肢,斑丘疹,疹间有正常皮肤,退疹后无色素沉着及脱屑	全身症状轻,耳后、枕部淋巴结肿大并触痛
幼儿急疹	人疱疹病毒 6 型	高热 3～5 天热退疹出	红色斑丘疹,颈及躯干部多见,1 天出齐,次日消退	一般情况好,高热时可有惊厥,耳后、枕部淋巴结亦可肿大
猩红热	乙型溶血性链球菌	发热 1～2 天出疹,伴高热	皮肤弥漫充血,上有密集针尖大小丘疹,持续 3～5 天退疹,1 周后全身大片脱皮	高热,中毒症状重,咽峡炎、杨梅舌,环口苍白圈,扁桃体炎
肠道病毒感染	埃可病毒柯萨奇病毒	发热时或退热后出疹	散在斑疹或斑丘疹,很少融合,1～3 天消退,不脱屑,有时可呈紫癜样或水泡样皮疹	发热,咽痛,流涕,结膜炎,腹泻,全身或颈、枕淋巴结肿大
药物疹		发热、服药史	皮疹痒感,摩擦及受压部位多,与用药有关,斑丘疹、疱疹、猩红热样皮疹、荨麻疹	原发病症状

（五）并发症

(1)支气管肺炎:出疹 1 周内常见,占麻疹患儿死因的 90% 以上。

(2)喉炎:出现频咳、声嘶,甚至哮吼样咳嗽,极易出现喉梗阻,如不及时抢救可窒息而死。

(3)心肌炎:是少见的严重并发症,多见于 2 岁以下、患重症麻疹或并发肺炎者和营养不良患者。

(4)麻疹脑炎:多发生于疹后 2～6 天,也可发生于疹后 3 周内。与麻疹的轻重无关。临床表现与其他病毒性脑炎相似,多经 1～5 周恢复,部分患者留有后遗症。

(5)结核病恶化。

六、辅助检查

(一)一般检查

血白细胞总数减少,淋巴细胞相对增多。

(二)病原学检查

从呼吸道分泌物中分离出麻疹病毒,或检测到麻疹病毒均可做出特异性诊断。

(三)血清学检查

在出疹前 1～2 天时用 ELSIA 法可检测出麻疹特异性 IgM 抗体,有早期诊断价值。

七、治疗原则

目前尚无特异性药物,宜采取对症治疗、中药透疹治疗及并发症治疗等综合性治疗措施。麻疹患儿对维生素 A 的需求量加大,WHO 推荐。在维生素 A 缺乏地区的麻疹患儿应补充维生素 A,<1 岁的患儿每天给 10 万单位,年长儿 20 万单位,共两日,有维生素 A 缺乏眼症者,1～4 周后应重复。

八、护理评估

(一)健康史询问

患儿有无麻疹的接触史及接触方式,出疹前有无发热、咳嗽、喷嚏、畏光、流泪及口腔黏膜改变等;询问出疹顺序及皮疹的性状,发热与皮疹的关系;询问患儿的营养状况及既往史,有无接种麻疹减毒活疫苗及接种时间。

(二)身体状况

评估患儿的生命体征,如体温、脉搏、呼吸、神志等;观察皮疹的性质、分布、颜色及疹间皮肤是否正常;有无肺炎、喉炎、脑炎等并发症。分析辅助检查结果,注意有无血白细胞总数减少、淋巴细胞相对增多;有无检测到麻疹病毒特异性 IgM 抗体,或分离出麻疹病毒等。

(三)社会、心理状况

评估患儿及家长的心理状况、对疾病的应对方式;了解家庭及社区对疾病的认知程度、防治态度。

九、护理诊断

(1)体温过高:与病毒血症、继发感染有关。

(2)皮肤完整性受损:与麻疹病毒感染有关。

(3)营养失调:低于机体需要量,与病毒感染引起消化吸收功能下降、高热消耗增多有关。

(4)有感染的危险:与免疫功能下降有关。

(5)潜在并发症:肺炎、喉炎、脑炎。

十、预期目标

(1)患儿体温降至正常。

（2）患儿皮疹消退，皮肤完整、无感染。

（3）患儿住院期间能得到充足的营养。

（4）患儿不发生并发症或发生时得到及时发现和处理。

十一、护理措施

（一）维持正常体温

1.卧床休息

绝对卧床休息至皮疹消退、体温正常为止。室内空气新鲜，每天通风2次（避免患儿直接吹风以防受凉），保持室温于18～22 ℃，湿度50％～60％。衣被穿盖适宜，忌捂汗，出汗后及时擦干更换衣被。

2.高热的护理

出疹期不宜用药物或物理方法强行降温，尤其是乙醇擦浴、冷敷等物理降温，以免影响透疹。体温>40 ℃时可用小量的退热剂，以免发生惊厥。

（二）保持皮肤黏膜的完整性

1.加强皮肤的护理

保持床单整洁干燥和皮肤清洁，在保温情况下，每天用温水擦浴更衣一次（忌用肥皂），腹泻患儿注意臀部清洁，勤剪指甲防抓伤皮肤继发感染。及时评估透疹情况，如透疹不畅，可用鲜芫荽煎水服用并擦身（须防烫伤），以促进血循环，使皮疹出齐、出透，平稳度过出疹期。

2.加强五官的护理

室内光线宜柔和，常用生理盐水清洗双眼，再滴入抗生素眼液或眼膏（动作应轻柔，防眼损伤），可加服维生素A预防眼干燥症。防止呕吐物或泪水流入外耳道发生中耳炎。及时清除鼻痂、翻身拍背助痰排出，保持呼吸道通畅。加强口腔护理，多喂白开水，可用生理盐水或朵贝液含漱。

（三）保证营养的供给

发热期间给予清淡易消化的流质饮食，如牛奶、豆浆、蒸蛋等，常更换食物品种，少量多餐，以增加食欲利于消化。多喂开水及热汤，利于排毒、退热、透疹。恢复期应添加高蛋白、高维生素的食物。指导家长作好饮食护理，无需忌口。

（四）注意病情的观察

麻疹并发症多且重，为及早发现，应密切观察病情。出疹期如透疹不畅、疹色暗紫、持续高烧、咳嗽加剧、鼻扇喘憋、发绀、肺部啰音增多，为并发肺炎的表现，重症肺炎尚可致心力衰竭；患儿出现频咳、声嘶、甚至哮吼样咳嗽、吸气性呼吸困难、三凹征，为并发喉炎表现；患儿出现嗜睡、惊厥、昏迷为脑炎表现。病期还可导致原有结核病的恶化。如出现上述表现应予以相应护理。

（五）预防感染的传播

麻疹是可以预防的。为控制其流行，应加强社区人群的健康宣教。

1.管理好传染源

对患儿宜采取呼吸道隔离至出疹后5天，有并发症者延至疹后10天。接触的易感儿隔离观察21天。

2.切断传播途径

病室要注意通风换气。进行空气消毒，患儿衣被及玩具暴晒2小时，减少不必要的探视，预防继发感染。因麻疹可通过中间媒界传播,如被患者分泌物污染的玩具、书本、衣物,经接触可导致感染,所以医务人员接触患儿后,必须在日光下或流动空气中停留30分钟以上,才能再接触其他患儿或健康易感者。流行期间不带易感儿童去公共场所,托幼机构暂不接纳新生。

3.保护易感儿童

(1)被动免疫:对年幼、体弱的易感儿肌内注射人血丙种球蛋白或胎盘球蛋白,接触后5天内注射可免于发病,6天后注射可减轻症状,有效免疫期3~8周。

(2)主动免疫:为提高易感者免疫力,对8个月以上未患过麻疹的小儿可接种麻疹疫苗。接种后12天血中出现抗体,一月达高峰,故易感儿接触患者后2天内接种有预防效果。急性结核感染者如需注射麻疹疫苗应同时进行结核治疗。

（高瑞芳）

第四十七节 水 痘

水痘是由水痘-带状疱疹病毒(varicella-zoster virus,VZV)所引起的传染性较强的儿童常见急性传染病。临床以轻度发热、全身性分批出现的皮肤黏膜斑疹、丘疹、疱疹和结痂并存为特点,全身中毒症状轻。水痘的传染性极强,易感儿接触水痘患儿后,几乎均可患病。原发感染表现为水痘,一般预后良好,病后可获持久免疫。成年以后再次发病时表现为带状疱疹。

一、病因

水痘-带状疱疹病毒属 α 疱疹病毒亚科,病毒核心为双股 DNA,只有一个血清型。该病毒在儿童时期,原发感染表现为水痘,恢复后病毒可长期潜伏在脊髓后根神经节或颅神经的感觉神经节内,少数人在青春期或成年后,当机体免疫力下降或受冷、热、药物、创伤、恶性病或放射线等因素作用,病毒被激活,再次发病,表现为带状疱疹。水痘-带状疱疹病毒在外界抵抗力弱,不耐热和酸、对乙醚敏感,在痂皮中不能存活,但在疱疹液中可长期存活。

二、发病机制

水痘-带状疱疹病毒主要由飞沫传播,也可经接触感染者疱液或输入病毒血症期血液而感染,病毒侵入机体后在呼吸道黏膜细胞中复制,而后进入血流,形成病毒血症。在单核巨噬细胞系统内再次增殖后释放入血,形成第二次病毒血症。由于病毒入血往往是间歇性的,导致患儿皮疹分批出现,且不同性状皮疹同时存在。皮肤病变仅限于表皮棘细胞层,故脱屑后不留瘢痕。

三、病理

水痘的皮损为表皮棘细胞气球样变性、肿胀,胞核内嗜酸性包涵体形成,临近细胞相互融合形成多核巨细胞,继而有组织液渗出形成单房性水泡。泡液内含大量病毒。由于病变浅表,愈后不留疤痕。黏膜病变与皮疹类似。

四、流行病学

(一)传染源

水痘患者是唯一传染源,病毒存在于患儿上呼吸道鼻咽分泌物、皮肤黏膜斑疹及疱疹液中。出疹前1天至疱疹全部结痂时均有传染性,且传染性极强,接触者90%发病。

(二)传播途径

主要通过空气飞沫传播。亦可通过直接接触疱液、污染的用具而感染。孕妇分娩前患水痘可感染胎儿,在出生后2周左右发病。

(三)易感人群

普遍易感,以1~6岁儿童多见,6个月以内的婴儿由于有母亲抗体的保护,很少患病。但如孕期发生水痘,则可从胎盘传给新生儿。水痘感染后一般可获得持久免疫,但可以发生带状疱疹。

(四)流行特点

本病一年四季均可发病,以冬、春季高发。

五、临床表现

(一)典型水痘

1.潜伏期

潜伏期12~21天,平均14天。

2.前驱期

前驱期可无症状或仅有轻微症状,全身不适、乏力、咽痛、咳嗽,年长儿前驱期症状明显,体温可达38.5℃,持续1~2天迅速进入出疹期。

3.出疹期

发热第1天就可出疹,其皮疹特点如下。

(1)皮疹按斑疹、丘疹、疱疹、结痂的顺序演变。连续分批出现,一般2~3批,每批历时1~6天,同一部位可见不同性状的皮疹。

(2)疱疹形态呈椭圆形,3~5 mm大小,周围有红晕,无脐眼,经24小时。水痘内容物由清亮变为混浊,疱疹出现脐凹现象,泡壁薄易破,瘙痒感重,疱疹3~4天在中心开始干缩,迅速结痂,愈后多不留疤痕。

(3)皮疹为向心性分布,躯干部皮疹最多,四肢皮疹少,手掌和足底更少。皮疹的数目多少不一,皮疹愈多,全身症状愈重。

(4)水痘病变浅表,愈后多不留瘢痕。部分患儿疱疹可发于口腔、咽喉、结膜和阴道黏膜,破溃后形成溃疡。

水痘为自限性疾病,一般10天左右自愈。

(二)重型水痘

少数体质很弱或正在应用肾上腺皮质激素的小儿,如果感染水痘,可发生出血性和播散性皮疹,病儿高热,疱疹密布全身,疱疹内液呈血性,皮肤黏膜可出现淤点和淤斑,病死率高。

(三)先天性水痘

妊娠早期发生水痘,偶可引起胎儿畸形,致新生儿患先天性水痘综合征。接近产期感染水痘,新生儿病情多严重,病死率高达 30%。

(四)并发症

水痘患儿可继发皮肤细菌感染、肺炎和脑炎等,水痘脑炎一般于出生后 1 周左右发生。水痘应注意与天花、丘疹样荨麻疹鉴别。

六、辅助检查

(一)血常规检查

外围血白细胞正常或稍低。

(二)疱疹刮片检查

可发现多核巨细胞及核内包涵体。

(三)血清学检查

作血清特异性抗体 IgM 检查,抗体在出疹 1～4 天后即出现,2～3 周后滴度增高 4 倍以上即可确诊。

七、治疗原则

(一)对症治疗

可用维生素 B_{12} 肌内注射,如有高热可给予退热剂但避免使用阿司匹林,以免增加 Reye 综合征的危险。可给予人血丙种球蛋白免疫治疗及血浆支持,以减轻症状和缩短病程。对免疫功能受损或正在应用免疫抑制剂的患儿,应尽快将糖皮质激素减至生理量并尽快停药。

(二)抗病毒治疗

阿昔洛韦(无环鸟苷,ACV)为目前首选抗水痘病毒的药物,但只有在水痘发病后 24 小时内用药才有效。

八、护理诊断

(1)皮肤完整性受损:与病毒感染及细菌继发感染有关。

(2)有传播感染的危险:与呼吸道及疱疹液排出病毒有关。

(3)潜在并发症:脑炎、肺炎、血小板减少、心肌炎。

九、护理措施

(一)恢复皮肤的完整性

(1)室温适宜,衣被不宜过厚,以免造成患儿不适,增加痒感。勤换内衣,保持皮肤清洁。防止继发感染。剪短指甲,婴幼儿可戴并指手套,以免抓伤皮肤,继发感染或留下疤痕。

(2)皮肤瘙痒吵闹时,设法分散其注意力,或用温水洗浴、局部涂 0.25% 冰片炉甘石洗剂或 5% 碳酸氢钠溶液,亦可遵医嘱口服抗组织胺药物。疱疹破溃时涂 1% 甲紫,继发感染者局部用抗生素软膏,或遵医嘱给抗生素口服控制感染。有报道用麻疹减毒活疫苗 0.3～1.0 mL 一次皮下注射,可加速结痂,不再出现新皮疹,疗效明显。

(二)病情观察

注意观察精神、体温、食欲及有无呕吐等,如有口腔疱疹溃疡影响进食,应给予补液。如有高热,可用物理降温或适量退热剂,忌用阿司匹林,以免增加 Reye 综合征的危险。水痘临床过程一般顺利,偶可发生播散性水痘、并发肺炎或脑炎,应注意观察,以及早发现,并予以相应的治疗及护理。

(三)避免使用肾上腺皮质激素类药物(包括激素类软膏)

应用激素治疗其他疾病的患儿一旦接触了水痘患者,应立即肌内注射较大剂量的丙种球蛋白0.4～0.6 mL/kg,或带状疱疹免疫球蛋白 0.1 mL/kg,以期减轻病情。如已发生水痘,肾上腺皮质激素类药物应争取在短期内递减,逐渐停药。

(四)预防感染的传播

(1)管理传染源:大多数无并发症的水痘患儿多在家隔离治疗,应隔离患儿至疱疹全部结痂或出疹后 7 天止。

(2)保护易感者:保持室内空气新鲜,托幼机构宜采用紫外线消毒。避免易感者接触,尤其是体弱、免疫缺陷者更应加以保护。如已接触,应在接触水痘后 72 小时内给予水痘-带状疱疹免疫球蛋白(VZIG)125～625 U/kg 肌内注射,或恢复期血清肌内注射,可起到预防或减轻症状的作用。孕妇如患水痘,则终止妊娠是最好的选择,母亲在分娩前 5 天或新生儿生后 2 天患水痘,也应使用 VZIG。近年来国外试用水痘-带状疱疹病毒减毒活疫苗效果满意,不良反应少,接触水痘后立即给予即可预防发病,即使患病症状也很轻微。所以凡使用免疫抑制剂或恶性病患儿在接触水痘后均应立即给予注射。

(五)健康教育

水痘传染性强,对社区人群除进行疾病病因、表现特点、治疗护理要点知识宣教外,为控制疾病的流行,重点应加强预防知识教育。如流行期间避免易感儿去公共场所。介绍水痘患儿隔离时间,使家长有充分思想准备,以免引起焦虑。告之卧床休息时间及至热退及症状减轻。保证患儿足够营养,饮食宜清淡、富含营养,多饮水。为家长示范皮肤护理方法,注意检查,防止继发感染。

(高瑞芳)

第四十八节 猩 红 热

猩红热是由 A 组乙型溶血性链球菌引起的急性呼吸道传染病,常在冬末春初流行,多见于3 岁以上儿童。临床以发热、咽峡炎、草莓舌、全身弥漫性鲜红色皮疹和疹退后片状蜕皮为特征。少数起病后 1～5 周可发生变态反应性风湿病及急性肾小球肾炎。

一、病因

A 组乙型溶血性链球菌是唯一对人类致病的链球菌,具有较强的侵袭力,能产生致热性外毒素,又称红疹毒素,是本病的致病菌。该菌外界生命力较强,在痰液和渗出物中可存活数周,但对热及一般消毒剂敏感。

二、发病机制

病原菌及其毒素等产物在侵入部位及其周围组织引起炎症和化脓性变化,并进入血液循环,引起败血症,致热毒素引起发热和红疹。

三、病理

链球菌及其毒素侵入机体后,主要产生如下 3 种病变。

(一)化脓性病变

病原菌侵入咽部后,由于 A 组菌的 M 蛋白能抵抗机体的白细胞的吞噬作用,因而可在局部产生化脓性炎症反应,引起咽峡炎、化脓性扁桃体炎。

(二)中毒性病变

细菌毒素吸收入血后引起发热等全身中毒症状。红疹毒素使皮肤和黏膜血管充血、水肿、上皮细胞增殖与白细胞浸润,以毛囊周围最明显,出现典型猩红热皮疹。

(三)变态反应性病变

病程 2～3 周。少数患者发生变态反应性病理损害,主要为心、肾及关节滑膜等处非化脓性炎症。人体可对红疹毒素产生较持久的抗体,一般人一生只得一次猩红热。再次感染这种细菌时仅表现为化脓性扁桃体炎。

四、流行病学

(一)传染源

患者及带菌者为主,自发病前 24 小时至疾病高峰传染性最强。

(二)传播途径

主要通过空气飞沫直接传播,亦可由食物、玩具、衣服等物品间接传播。偶可经伤口、产道污染而传播。

(三)易感人群

人群普遍易感。10 岁以下小儿发病率高。

(四)流行特征

四季皆可发生,但以春季多见。

五、临床表现

(一)普通型

1.潜伏期

1～12 天,一般 2～5 天。

2.前驱期

数小时至 1 天。起病急、畏寒、高热,多为持续性,常伴头痛、恶心呕吐、全身不适、咽部红肿、扁桃体发生化脓性炎症。

3.出疹期

(1)皮疹:多在发热后第 2 天出现,始于耳后、颈部及上胸部,24 小时左右迅速波及全身。皮疹特点为全身弥漫性充血的皮肤上出现分布均匀的针尖大小的丘疹,压之褪色,触之有砂纸感,疹间无正常皮肤,伴有痒感。皮疹约 48 小时达高峰,然后体温下降、皮疹按出疹顺序,2～4 天内消失。

(2)特殊体征:腋窝、肘窝、腹股沟处可见皮疹密集并伴出血点,呈线状,称为帕氏线。面部潮红,有少量皮疹,口鼻周围无皮疹,略显苍白,称为口周苍白圈杨梅舌是指病初舌被覆白苔,3～4 天后白苔脱落,舌乳头红肿突起。

4.脱屑期

多数患者于病后 1 周末,按出疹顺序开始脱屑,躯干为糠皮样脱屑,手掌、足底可见大片状脱皮,呈"手套""袜套"状。脱皮持续 1～2 周。

5.并发症

为变态反应性疾病,多发生于病程的 2～3 周。主要有急性肾小球肾炎、风湿病、关节炎等。

(二)轻型

起病缓,低热,全身中毒症状轻,咽部稍充血,皮疹稀少,色淡或隐约可见。

(三)重症

发病急,中毒症状重,咽峡炎明显,皮疹呈片状红斑,甚至为出血疹,常有高热、烦躁或嗜睡,甚至昏迷、惊厥、休克,易并发肺炎、蜂窝织炎、急性肾小球肾炎、风湿性关节炎等。

(四)外科猩红热

多继发于皮肤创伤、烧伤或产道感染,皮疹常在创口周围出现,然后波及全身,全身症状轻。预后好。

六、辅助检查

(一)血常规

白细胞总数增高,可达$(10～20)×10^9/L$,中性粒细胞占 80% 以上。

(二)咽拭子培养

治疗前取咽拭子或其他病灶分泌物培养,可得到乙型溶血性链球菌。

七、治疗原则

首选青霉素 G 治疗,中毒症状重或伴休克症状者。应给予相应处理,防治并发症。

八、护理诊断

(1)体温过高:感染、毒血症有关。

(2)皮肤黏膜完整性受损:与皮疹、脱皮有关。

(3)有传播的危险:与病原体播散有关。

(4)舒适改变:与咽部充血、皮疹有关。

(5)合作性问题:中耳炎、肺炎、蜂窝织炎、急性肾小球肾炎、风湿性关节炎。

九、护理措施

(一)发热护理

(1)急性期患者绝对卧床休息 2～3 周以减少并发症。高热时给予适当物理降温,但忌用冷水或酒精擦浴。

(2)急性期应给予营养丰富的含大量维生素且易消化的流质、半流质饮食,恢复期给软食,鼓励并帮助患者进食。提供充足的水分,以利散热及排泄毒素。

(3)遵医嘱及早使用青霉素 G 7～10 天。并给溶菌酶含片或用生理盐水、稀释 2～5 倍的朵贝尔液漱口,每天4～6次。

(二)皮肤护理

观察皮疹及脱皮情况,保持皮肤清洁,可用温水清洗皮肤(禁用肥皂水),剪短患儿指甲,避免抓破皮肤。脱皮时勿用手撕扯,可用消毒剪刀修剪,以防感染。

(三)密切观察病情

意测量体温,观察咽部变化、皮疹的发生发展,有无中毒症状。重型患儿应严密监测生命体征,密切观察精神状态、神志、周围循环,并注意观察血压变化,有无眼睑水肿、尿量减少及血尿等。每周送尿常规检查两次。

(四)预防感染的传播

(1)隔离患儿:呼吸道隔离至症状消失后1周,连续咽拭子培养3次阴性后即解除隔离。有化脓性并发症者应隔离至治愈为止。

(2)切断传播途径:室内通风换气或用紫外线照射进行消毒,患者鼻咽分泌物须以2%～3%氯胺或漂白粉澄清液消毒,被患者分泌物所污染的物品,如食具、玩具、书籍、衣被褥等。可分别采用消毒液浸泡、擦拭、蒸煮或日光曝晒等。

(3)保护易感人群:对密切接触者需医学观察7天,并可口服磺胺类药物或红霉素3～5天以预防疾病发生。

(五)健康教育

向家长说明猩红热的发病原因、传染源、传播途径,呼吸道隔离的意义。密切接触者应医学观察7～12天。患儿的分泌物及污染物应消毒处理,患儿居室应进行空气消毒。多饮水有助于体内毒素的排出。

(高瑞芳)

第四十九节　流行性乙型脑炎

流行性乙型脑炎(epidemic encephalitis B)简称乙脑,是由乙脑病毒经蚊虫叮咬而传播的以脑实质炎症为主要病变的中枢神经系统急性传染病,发生于夏秋季,儿童多见。临床上以高热、意识障碍、抽搐、呼吸衰竭、脑膜刺激征及病理反射征为主要特征。

一、病因

乙脑病毒属虫媒病毒乙组的黄病毒科第1亚群,呈球形,直径40～50 nm,核心为单股正链RNA。病毒抵抗力不强,对温度、乙醚、酸均很敏感。加热至100 ℃时2分钟、56 ℃时30分钟可灭活病毒,但耐低温和干燥,为嗜神经病毒,人或动物感染病毒后可产生补体结合抗体、中和抗体及血清抑制抗体。

二、发病机制

感染乙脑病毒的蚊虫叮咬人体后,病毒先在局部组织细胞和淋巴结,以及血管内皮细胞内增殖,不断侵入血流,形成病毒血症。发病与否,取决于病毒的数量、毒力和机体的免疫功能,绝大多数感染者不发病,呈隐性感染。当侵入病毒量多、毒力强、机体免疫功能又不足,则病毒继续繁殖,经血行散布全身。由于病毒有嗜神经性故能突破血-脑屏障侵入中枢神经系统,尤在血-脑屏障低下时或脑实质已有病毒者易诱发本病。

三、病理

病变广泛存在于大脑及脊髓,但主要位于脑部,且一般以间脑、中脑等处病变为著。肉眼观察可见软脑膜大小血管高度扩张与充血,脑的切面上可见灰质与白质中的血管高度充血、水肿,有时见粟粒或米粒大小的软化坏死灶。显微镜下可见。

(一)血管病变

脑内血管扩张、充血、小血管内皮细胞肿胀、坏死、脱落。血管周围环状出血,重者有小动脉血栓形成及纤维蛋白沉着。血管周围有淋巴细胞和单核细胞浸润,可形成"血管套"。

(二)神经细胞变性、肿胀与坏死

神经细胞变性,胞核溶解,细胞质虎斑消失,重者呈大小不等点、片状神经细胞溶解坏死形成软化灶。坏死细胞周围常有小胶质细胞围绕并有中性粒细胞浸润形成噬神经细胞现象。脑实质肿胀。软化灶形成后可发生钙化或形成空洞。

(三)胶质细胞增生

主要是小胶质细胞增生,呈弥漫性或灶性分存在血管旁或坏死崩解的神经细胞附近。

四、流行病学

(一)传染源

包括家畜、家禽和鸟类;其中猪(特别是幼猪)是主要传染源,人不是重要传染源(病毒血症期<5 天)。

(二)传播途径

蚊子是主要传播媒介,三带喙库蚊为主。蚊体内病毒能经卵传代越冬,可成为病毒的长期储存宿主。

(三)易感人群

普遍易感,免疫力持久,多为隐性感染 1∶1 000～1∶2 000。10 岁以下(2～6 岁)儿童多见(80%)。

(四)流行特点

有严格季节性,集中于 7、8、9 月(80%～90%),但由于地理环境与气候不同,华南地区的流行高峰在 6～7 月。华北地区在 7～8 月,而东北地区则在 8～9 月,均与蚊虫密度曲线相一致。

五、临床表现

(一)典型患者的病程可分 5 期

1.潜伏期

4～21 天,一般为 10～14 天。

2.前驱期

病程第 1～3 天,体温在 1～2 天内升高到 38～39 ℃,伴头痛、神情倦怠和嗜睡、恶心、呕吐,颈抵抗。小儿可有呼吸道症状或腹泻。幼儿在高热时常伴有惊厥与抽搐。

3.极期

病程第 4～10 天,进入极期后,突出表现为全身毒血症状及脑部损害症状。

(1)高热:是乙脑必有的表现。体温高达 39～40 ℃以上。轻者持续 3～5 天,一般 7～10 天,重者可达数周。热度越高,热程越长则病情越重。

(2)意识障碍:大多数人在起病后 1～3 天出现不同程度的意识障碍,如嗜睡、昏迷。嗜睡常为乙脑早期特异性的表现,之后,出现明显意识障碍,由嗜睡至昏睡或昏迷,一般在 7～10 天左右恢复正常,重者持续 1 月以上。热程越长则病情越重。

(3)惊厥或抽搐:是乙脑严重症状之一。由于脑部病变部位与程度不同,可表现轻度的手、足、面部抽搐或惊厥,也可为全身性阵发性抽搐或全身强直性痉挛,持续数分钟至数十分钟不等。

(4)呼吸衰竭:是乙脑最为严重的症状,也是重要的死亡原因。主要是中枢性的呼吸衰竭,可由呼吸中枢损害、脑水肿、脑疝、低钠性脑病等原因引起。表现为呼吸表浅,节律不整、双吸气、叹息样呼吸、呼吸暂停、潮氏呼吸以至呼吸停止。中枢性呼吸衰竭可与外周性呼吸衰竭同时存在。外周性呼吸衰竭主要表现为呼吸困难、呼吸频率改变、呼吸动度减弱、发绀,但节律始终整齐。

高热、抽搐及呼吸衰竭是乙脑急性期的"三关",常互为因果,相互影响,加重病情。

(5)神经系统症状和体征:较大儿童及成人均有不同程度的脑膜刺激征,婴儿多无此表现,但常有前囟隆起。若锥体束受损,常出现肢体痉挛性瘫痪、肌张力增强,巴宾斯基征阳性。少数人可呈软瘫。小脑及动眼神经受累时,可发生眼球震颤、瞳孔扩大或缩小、不等大、对光反应迟钝等。自主神经受损常有尿潴留、大小便失禁。浅反身减弱或消失,深反射亢进或消失。

(6)其他:部分乙脑患者可发生循环衰竭,表现为血压下降,脉搏细速。偶有消化道出血。多数患者在本期末体温下降,病情改善,进入恢复期。少数患者因严重并发症或脑部损害重而死于本期。

4.恢复期

极期过后体温在 2～5 天降至正常,昏迷转为清醒,多在 2 周左右痊愈,有的患者有一短期精神"呆滞阶段",以后言语、表情、运动及神经反射逐渐恢复正常。部分患者恢复较慢,需 1～3 个月以上。个别重症患者表现为低热、多汗、失语、瘫痪等。但经积极治疗,常可在 6 个月内恢复。

5.后遗症期

虽经积极治疗,部分患者在发病 6 个月后仍留有神经、精神症状,称为后遗症。发生率 5%～20%。以失语、瘫痪及精神失常最为多见。如继续积极治疗,仍可望有一定程度的恢复。

(二)根据病情轻重分 4 型

1.轻型

患者神志始终清晰,有不同程度嗜睡,一般无抽搐,脑膜刺激不明显。体温通常在 38～39 ℃,多在一周内恢复,无恢复期症状。

2.中型(普通型)

有意识障碍如昏睡或浅昏迷。腹壁反射和提睾反射消失。偶有抽搐。体温常在 40 ℃左右,病程约为 10 天,多无恢复期症状。

3.重型

神志昏迷,体温在 40 ℃以上,有反射或持续性抽搐。深反射先消失后亢进,浅反射消失,病理反射强阳性,常有定位病变。可出现呼吸衰竭。病程多在 2 周以上,恢复期常有不同程度的精神异常及瘫痪表现,部分患者可有后遗症。

4.暴发型

少见。起病急骤,有高热或超高热,1~2天后迅速出现深昏迷并有反复强烈抽搐。如不积极抢救,可在短期内因中枢性呼吸衰竭而死亡。幸存者也常有严重后遗症。

乙脑临床症状以轻型和普通型居多,约占总病例数的三分之二。流行初期重型多见,流行后期轻型多见

六、辅助检查

(一)血常规

白细胞总数升高(常在$10\sim20\times10^9/g$)及中性粒细胞升高(80%以上)。

(二)脑脊液

外观无色透明或微混,压力增高;白细胞计数多$0.5\sim1.0\times10^9/L$,其分类早期以中性粒细胞为多,后期以淋巴细胞为主;糖正常或稍高,氯化物正常,蛋白增高。

(三)血清学检查

乙脑特异性IgM抗体多在病后3~4天即可出现,2周达到高峰,可用于乙脑的早期诊断。

七、治疗原则

无特效药物,强调早期诊断、早期治疗,把好高热、抽搐、呼吸衰竭三关。

(一)一般治疗

住院隔离、防蚊降温、加强口腔、皮肤护理。

(二)对症处理

重点把三关。

(1)高热:室温30℃以下,体温(肛温38℃以上),物理降温为主,药物降温为辅。

(2)惊厥或抽搐:去除病因。①治疗脑水肿。②保持呼吸道通畅。③降温。④治疗脑实质炎症用镇静剂,首选安定,小儿每次$0.1\sim0.3$ mg/kg,每次用量小于10 mg。

(3)呼吸衰竭:针对病因治疗。①痰阻气管:吸痰、吸氧、雾化。②脑水肿、脑疝:脱水、吸氧、激素。③惊厥:镇静。

(4)自主呼吸存在。但呼吸表浅者用呼吸兴奋剂。

(5)自主呼吸停止:气管插管、气管切开、人工呼吸机辅助呼吸。

(三)中医治疗

清热、解毒(安宫牛黄丸)。

(四)后遗症治疗

针灸、按摩。

八、护理诊断

(1)体温过高:与病毒血症及脑部炎症有关。

(2)气体交换功能受损:与呼吸衰竭有关。

(3)意识障碍:与中枢神经系统损害有关。

(4)潜在并发症:惊厥、呼吸衰竭。

(5)焦虑(家长):与预后差有关。

九、护理措施

(一)首先做好基础护理

保持病室安静整洁,避免不必要的刺激;病室有防蚊和降温设备,室温控制在 28 ℃ 以下;保持口腔及皮肤的清洁,防止发生褥疮;注意精神意识、体温、脉搏、血压及瞳孔的变化;昏迷者可行鼻饲,给予足够的营养及维生素。然后针对患儿的高热、惊厥抽搐和呼吸衰竭采取相应的措施。

(二)高热的护理

(1)以物理降温为主,药物降温为辅。用温水、酒精擦浴,冷盐水灌肠。

(2)高热伴抽搐者可用亚冬眠疗法。

(三)惊厥或抽搐的护理

对惊厥或者抽搐患者应争取早期发现先兆,以及时处理。分析原因,针对引起抽搐的不同原因进行处理。

(1)如脑水肿所致者进行脱水治疗时,应注意:①脱水剂应于 30 分钟内注入,速度过慢影响脱水效果;②准确记录出入量;③因甘露醇是高渗液体,应注意患者心脏功能,防止发生心功能不全。

(2)因脑实质病变引起的抽搐,可按医嘱使用抗惊厥药物。应该特别注意观察该药物对呼吸的抑制。

(3)因呼吸道阻塞所致缺氧者及时吸痰、吸氧,并加大氧流量至 $4\sim5$ L/min,保持呼吸道通畅,必要时行气管切开加压呼吸。

(4)如因高热所致者,在积极降温的同时按医嘱给予镇静剂。注意镇静剂药物后的反应。

(5)注意患者安全,防止发生坠床、骨折及舌头被咬伤。

(四)呼吸衰竭的护理

(1)保持呼吸道通畅,定时翻身,拍背,吸痰,雾化吸入以稀释其分泌物。

(2)一般用鼻导管低流量吸氧。

(3)必要时应用人工呼吸机。

(五)恢复期及后遗症的护理要点

(1)加强营养,防止继发感染。

(2)观察患者神志、各种生理功能、运动功能的恢复情况。

(3)对遗留有精神、神经后遗症者,可进行中西医结合治疗。护士应以积极、耐心的护理,从生活上关心、照顾患者,鼓励并指导患儿进行功能锻炼,帮助其尽快恢复。

(六)心理护理

刚清醒的患者其思维能力及接受外界刺激的能力均较差,感情脆弱,易哭、易激动,应使患者保持安静。避免不良刺激。帮助患者适应环境,直至恢复正常。

(七)预防感染的传播

(1)管理传染源:早期发现、隔离、治疗患儿;人畜居地分开。

(2)切断传播途径:防蚊和灭蚊是控制本病流行的重要环节,特别是注意消灭蚊虫孳生地。倡不露宿。黄昏户外活动应避免蚊虫叮咬。

(3)保护易感人群:1 岁儿童基础免疫 1 次,第 2 年加强 1 次;5 岁再加强 1 次。

(八)健康教育

大力开展防蚊、灭蚊工作,防止蚊虫叮咬;加强家畜管理;对 10 岁以下小儿和从非流行区进入流行区的人员进行乙脑疫苗接种;对有后遗症的患儿做好康复护理指导,教会家长切实可行的护理措施及康复疗法,如肢体功能锻炼、语言训练等。坚持用药,定期复诊。

(高瑞芳)

第五十节 中毒型细菌性痢疾

中毒型细菌性痢疾是急性细菌性痢疾的危重型,临床特征为急起高热、反复惊厥、嗜睡、昏迷,迅速发生循环衰竭或(和)呼吸衰竭。而早期肠道症状可很轻或无。以 2～7 岁体质较好的儿童多见。该病病死率高,必须积极抢救。

一、病因

病原菌为痢疾杆菌,属志贺菌属,革兰染色阴性。痢疾杆菌对外界环境抵抗力较强,最适生长的温度为 37 ℃,在水果、蔬菜中能存活 10 天左右,在牛奶中存活 20 天,在阴暗潮湿或冰冻的条件下,可存活数周。痢疾杆菌对理化因素敏感,日光照射 30 分钟或加热 60 ℃,15 分钟均可将其杀灭。常用的各种消毒剂也能迅速将其杀灭。

二、发病机制

痢疾杆菌致病性很强,可释放内毒素和外毒素,外毒素具有细胞毒性(可使肠黏膜细胞坏死)、神经毒性(吸收后产生神经系统表现)和肠毒性(使肠内分泌物增加)。痢疾杆菌经口进入结肠,侵入肠黏膜上皮细胞和黏膜固有层,在局部迅速繁殖并裂解,产生大量内毒素,形成内毒素血症,引起周身和/或脑的急性微循环障碍,产生休克和/或脑病。抽搐的发生与神经毒素有关。中毒性痢疾病者全身毒血症症状重而肠道炎症反应轻,可能与儿童的神经系统发育不完善、特异性体质对细菌毒素的反应过于强烈有关。血中儿茶酚胺等血管活性物质的增加致使全身小血管痉挛,引起急性循环障碍、DIC、重要脏器衰竭、脑水肿和脑疝。

三、流行病学

(一)传染源
患者和带菌者,其中慢性患者和轻型患者是重要的传染源。

(二)传播途径
经粪-口途径传播,被粪便中病菌污染的食物、水或手,经口感染。

(三)易感人群
普遍易感,儿童及青壮年多见。由于人感染后所产生的免疫力短暂且不稳定,因此易重复感染或复发。

(四)流行特点
本病遍布世界各地,发病率高低取决于当地经济情况、生活水平、环境卫生和个人卫生。一年均可发病,以夏、秋季为高峰。

四、临床表现

潜伏期 1～2 天,患儿起病急骤,高热甚至超高热,反复惊厥,迅速出现呼吸衰竭和循环衰竭。肠道症状轻微甚至缺如,需通过直肠拭子或生理盐水灌肠采集大便,镜下发现大量脓细胞和红细胞。

临床按其主要表现分为 3 型。

(1)休克型:又称周围循环衰竭型。以周围循环衰竭为主要表现。面色苍白、四肢厥冷、脉搏细速、血压下降、皮肤花纹,可伴有心功能不全、少尿或无尿及不同程度的意识障碍。肺循环障碍时,突然呼吸加深加快,呈进行性呼吸困难,直至呼吸衰竭。

(2)脑型:又称呼吸衰竭型。以缺氧、脑水肿、颅压增高,脑疝为主。此型患儿无肠道症状而突然起病,早期即出现嗜睡、面色苍白、反复惊厥、血压正常或稍高,很快昏迷,继之呼吸节律不整、双侧瞳孔不等大、对光反射迟钝或消失,常因呼吸骤停而死亡。

(3)混合型:兼有上述两型的表现,是最凶险的类型,死亡率很高。

五、辅助检查

(一)血常规
周围血白细胞总数和中性粒细胞增加。

(二)大便常规
大便黏液脓血样,镜检可见大量脓细胞、红细胞及巨噬细胞。

(三)大便培养
从粪便培养出痢疾杆菌是确诊的最直接证据。送检标本应注意做到尽早、新鲜、选取黏液脓血部分多次送检,以提高检出率。在夏秋季,2～7 岁小儿突然高热、伴脑病或中毒性休克者应疑本病。立即做粪便检查,如当时患者尚无腹泻,可用冷盐水灌肠取便,必要时重复进行。

六、治疗原则

(一)病原治疗
选用对痢疾杆菌敏感的抗生素(如丁胺卡那霉素、氨苄西林、第三代头孢菌素等)静脉用药,病情好转后改口服,疗程不短于 5～7 天,以减少恢复期带菌。

(二)肾上腺皮质激素
肾上腺皮质激素具有抗炎、抗毒、抗休克和减轻脑水肿作用,选用地塞米松短疗程大剂量静脉滴注。

(三)防治脑水肿及呼吸衰竭
综合使用降温措施:静脉推注 20% 甘露醇脱水治疗;反复惊厥者可用地西泮、水合氯醛止惊或亚冬眠疗法,使用呼吸兴奋剂或辅以机械通气等。

(四)防治循环衰竭
扩充血容量。维持水电解质平衡,可用 2:1 等张含钠液或 5% 低分子右旋糖酐扩容和疏通微循环,用 5% 碳酸氢钠溶液纠正酸中毒,用莨菪碱类药物或多巴胺解除微循环痉挛,根据心功能情况使用毛花苷 C。

七、护理诊断

(1)体温过高:与毒血症有关。

(2)组织灌注量不足:与微循环障碍有关。

(3)潜在并发症:脑水肿、呼吸衰竭等。

(4)焦虑(家长):与病情危重有关。

八、护理措施

(1)高热的护理:卧床休息,监测体温,综合使用物理降温、药物降温,必要时给予亚冬眠疗法。使体温在短时间内降至 37 ℃左右,防高热惊厥致脑缺氧、脑水肿加重。

(2)休克的护理:患儿取仰卧中凹位,注意保暖,严密监测患儿生命体征,密切监测病情。建立有效的静脉通路。调节好输液速度,观察尿量并严格记录出入量。

(3)保证营养供给:给予营养丰富、易消化的流质或半流质饮食,多饮水,促进毒素的排出。禁食易引起胀气及多渣等刺激性食物。

(4)密切观察病情变化:监测患儿生命体征,密切观察神志、面色、瞳孔、尿量的变化,准确记录24 小时出入量。

(5)遵医嘱给予抗生素、镇静剂、脱水剂、利尿剂等,控制惊厥。降低颅内压,保持呼吸道通畅,准备好各种抢救物品。

(6)腹泻的护理记录大便次数、性状及量。供给易消化流质饮食,多饮水,不能进食者静脉补充营养。勤换尿布,便后及时清洗,防臀红发生。及时采集大便标本送检,必要时用取便器或肛门拭子采取标本。

(7)预防感染的传播对饮食行业及托幼机构的工作人员应定期做大便培养,以及早发现带菌者并积极治疗。对患儿采取肠道隔离至临床症状消失后 1 周或 3 次便培养阴性止。加强饮水、饮食、粪便的管理及灭蝇。养成良好卫生习惯,如饭前便后洗手、不喝生水、不吃变质不洁食物等。在菌痢流行期间,易感者口服多效价痢疾减毒活疫苗,保护可达 85%～100%,免疫期维持6～12 个月。

(8)健康教育:向患儿及家长讲解该病的有关知识,指导家长与患儿养成饭前便后洗手的良好卫生习惯,注意饮食卫生,不吃生冷、不结、变质食物等。

(高瑞芳)

第七章 门急诊护理

第一节 门诊预检分诊

近年来随着 JCI 标准的不断普及应用,医院门诊护理经验的不断累积,标准所涉及的范围更加完善。就诊管理是门诊管理的重要环节,护理部针对医疗及护理过程的各个重要环节,依据 ACC(可及和连贯的患者医疗服务)给予患者连贯性的优质护理及医疗服务,针对来院就诊的门诊患者进行信息的搜集及处理,确保患者得到及时有效的医疗服务,以保证患者的就诊安全,提高患者就诊满意度;同时规定相同诊断的患者在医疗机构内得到相同质量的优质服务,不因为患者经济、性别、职业的不同,而有区别对待。护理管理者在门诊护理工作中要重视护士资质及培训工作、门诊服务质量、公共设施及其安全性管理、信息管理等多个方面。

一、门诊预检分诊原则

门诊是医院对外的一个窗口,也是直接对患者进行诊疗、咨询、预防保健的场所,作为一个医患关系的重要纽带,患者就诊时对医院的第一印象非常重要。由于门诊的患者流动性大,护理工作内容繁多,护理压力大,门诊也是容易发生纠纷的部门,因此就要求分诊的护士对来就诊的患者进行快速的资料收集,根据患者的个体化的需求和患者的病情轻重缓急及所属的专科合理安排分科就诊。

(一)分科就诊

根据可及和连贯的患者医疗服务 ACC.1 标准,进一步建立健全了医院的诊疗门诊分诊制度,对分诊目标、标准、流程和护士的职责都做了新的调整;对于初次就诊的患者,护士在接诊的过程中应该根据所属的病种指引患者分科就诊,帮助患者选择合适的科室;为病情急或变化快的患者提供绿色通道以积极争取治疗时机,挽救患者的生命;告知患者就诊地点,辅助检查的作用和注意事项等。

(二)预检评估

护士预检分诊增加了几个重要的环节,包括对安全性评估,对生命指征的一般测评和对跌倒的评估。门诊的预检人员可根据患者的基本情况(如面色、呼吸是否急促、有无疼痛及疼痛的剧烈程度等)决定患者的就诊科室。每一个来院就诊的患者都必须通过生理、心理等全方面评估后方可就诊。通过分诊护士的动态分诊,根据患者的个体化病情调整就诊顺序,体现了高效、快捷的分诊模式,减少了患者和家属与医护人员的纠纷,明显提高了患者的满意度。

护理工作从门诊分诊流程上加大改进力度,做到了及时、准确分诊,提高了护士的分诊效率,减少了患者的就诊时间,保证了就诊的有序性,确保了急危重症患者的及时有效抢救,增加患者就医安全性。

二、实施实名制就诊

门诊工作包含患者在医疗机构内通过预约、预检分诊、挂号、候诊、就诊流程,得到适合的门诊医疗服务的过程。按照 ACC.1 标准,规范门诊就诊流程,使就诊患者获得安全、规范、高效、满意的医疗服务。

(一)核对确认注册

为使患者就诊安全,医院采用门诊实名制就诊。完成预约挂号的患者,应于就诊当天,持就诊卡到自助机或窗口进行确认注册。如无就诊卡的患者可凭有效身份证明到自助机或窗口办理就诊。就诊前,导诊台护士需核对患者信息,使患者按挂号的序号进行候诊和评估。就诊时,医师再次核对患者信息,核对无误方可就诊。

(二)患者隐私保护

按照患者的权利与义务 PFR 标准,整个就诊过程中要对患者的隐私进行保护。保护患者的隐私不会被其他无关的医护人员及患者的家属所知,医院需保证医患之间的诊疗活动在相对独立的环境中进行,使患者的信息受到保护。门诊医务人员真正落实一医一患一诊室,保证患者信息不被其他人"旁听""旁观";科室所有计算机设置为自动屏保状态;病例系统使用医护人员个人用户名、密码登录;对涉及患者隐私的废弃病历文书资料不能当废纸复用,全部使用粉碎机处理,保证患者隐私的资料不外泄;门诊候诊呼叫系统改为不能显示患者的全名,名字为三个字的患者隐去中间的一字,名字为两个字的患者隐去后面的一字,以保证门诊患者姓名隐私不泄露;患者的化验单等检查资料也只能是患者本人或者是患者授权的人才能查看;在所有自助机前设置1米等候线,切实保护患者的就医隐私的权利。

三、门诊患者身份识别

身份识别是指确认某个个体是否符合指定对象身份的过程,以保证指定对象的合法权益及群体系统的安全和秩序。目的是为防止因识别错误而导致患者受到损害的事件发生。患者身份识别制度,要求在实施任何医疗措施之前必须同时核对至少 2 种个体独有的、能标识患者的特征信息。应规范患者身份识别方法和程序,并提供更安全的治疗,以确保患者医疗安全。

(一)门诊患者身份识别的标识

医院根据本院实际情况选择能识别门诊患者身份的 2 个首要标识符,分别是患者姓名、门诊患者病案号或患者姓名和患者出生年月日。如选择患者姓名和门诊病案号,门诊患者应实行唯一的门诊病案号,即无论患者第几次来院就诊,统一使用第一次来院就诊时建立的门诊病案号。因此患者在第一次就诊时需到收费窗口打印带有病案号的条码贴在病历本上。对于预约的患者,医院可通过短信发送病案号到患者手机上。

(二)门诊患者身份识别的方法

面对可交流沟通的患者,工作人员以主动问答的方式,与患者或其家属共同进行患者身份识别的核对,同时用识别工具辅助核对。就诊时医师询问患者:"请问你叫什么名字?"患者报自己的姓名,医师插医保卡或就诊卡查看信息系统,核对患者姓名、病案号等患者身份信息。

(三)患者的交流沟通

面对无法交流沟通的患者,有患者代理人在场时,请代理人陈述患者姓名等患者身份信息,并用患者病历卡上的条码核对病案号。无患者代理人在场时,医护人员至少用2种识别工具核对以确保患者姓名、病案号的一致性。

四、门诊患者评估

在门诊护理工作中按照 AOP.1 标准(AOP:患者评估)实施护理服务并进行评估,对门诊工作的护理质量提升有着重要的价值。门诊患者评估是由具有资质的护士通过病史询问、体格检查、辅助检查等途径,对患者的生理、心理-社会状况、健康史、经济因素及疾病严重程度等情况作出综合评价,以指导诊断和治疗。

(一)门诊患者评估目的

门诊患者评估的目的在于规范医护人员采集、分析患者在生理、心理-社会状况、经济因素及其健康史等方面信息和数据的行为,确保及时、准确、全面地了解患者病情的基本现状和其对诊疗服务的需求,为制订适合于患者的诊疗护理方案及后续的医疗和护理提供依据和支持。

(二)门诊患者评估内容

护士在患者就诊前需对每一个门诊就诊的患者进行护理评估,评估内容包括生理、心理、社会、经济等方面。评估患者体温、脉搏、呼吸、血压等生命体征,身高、体重等指标,是否为特殊人群(如孕产妇、65 岁以上的老人、长期疼痛或疾病患者、儿童、青少年、吸毒人员、受虐待者等),有无生理、心理康复需求,疾病严重程度及跌倒风险、营养风险等,AOP.1.5 标准要求对每一个患者,包括门诊就诊的患者都要进行主动的疼痛评估,通过疼痛评估,可及早发现患者潜在的疾病风险。

(三)门诊患者评估方法

接诊护理工作者需对每一位患者都按照医院规定的评估流程进行评估,以确定其医疗需求并记录在相关记录单上。同时,护士需提供初步的评估资料,该评估资料将伴随整个诊疗过程。医师评估患者的自理功能、营养状态等指标,并在整合其基本情况、护理评估、体格检查、辅助检查结果的基础上做出初步诊断,制订诊疗方案。门诊患者每次就诊都要进行评估,1 天内多科室就诊可只评估一次。

(四)护士的资质

为了能够正确地对门诊患者进行预检分诊,门诊预检分诊的护士要具有一定的资质。因此就需要对门诊护士进行严格筛选,使其在接受正规考核后上岗,以确保患者的诊疗安全。要求门诊的护士具有护士执业证书,熟悉医院的工作流程和医院可提供的医疗服务范围,并对突发事件具有良好的应变能力。每一个在护理专业进行的评估,应在其执业、执照、法律法规范围内进行。不仅要求门诊的分诊护士具有过硬的临床护理知识,能够快速地识别出患者的疾病严重程度并给予及时分诊,而且要求护士也具有良好的心理素质,对于形形色色的患者进行观察,能够正确判断出患者的心理需求。

五、门诊患者危急值报告程序

国际患者安全目标危急值管理 IPSG.2 是六大患者安全目标管理之一,规范了临床检验危急值的流程,根据上报的危急值采取重要的安全措施,将危急值报告及时传达给临床医师,使其对患者病情做出正确判断并给予适当的医疗处置,是提高医疗质量和确保医疗安全的关键因素之一。因此,构建一个完善、及时的危急值通报机制,将信息系统整合应用,使其成为医护人员沟通的重要途径,也是医院通过 JCI 评审的重点项目。危急值是指某项或某类检验或检查结果显著超出正常范围,而当这种异常结果出现时,表明患者可能正处于高风险或存在生命危险状态。临床医师需要及时得到这种异常结果信息,迅速给予患者有效的干预治疗措施或治疗,否则患者就有可能出现严重后果。

(一)确定危急值的项目和范围

医院根据规模、专科特色、患者的人群特点、标本量等实际情况,征求专家意见后,制定符合实验室和临床要求的危急值项目和范围,包括各类临床检验危急值项目。

(二)制定危急值通报标准程序

构建启用危急值通报和应答信息系统,制定危急值通报标准操作程序。一旦出现危急值,检验者在确认检测系统正常情况下,立即复核,确认结果属于危急值后,在 10 分钟内电话通知医师,并在《危急值报告登记本》中做好已通知的记录。报告者在通知时,按《危急值接受登记本》中记录的项目逐一读报。医师做好记录并向报告者逐一回读然后确认。医师接到通知后 30 分钟内联系患者并做出对患者处置的诊疗意见。医师及护士在门诊病历中详细记录报告结果、分析处理情况、处理时间。

明确医务人员间危急值传达方式及信息的记录方式,促进临床、医技科室之间的有效沟通与合作,可以更好地为患者提供安全、及时、有效的诊疗服务。

（付薪诺）

第二节　急诊预检分诊

在 JCI 认证评审过程中,预检分诊是就诊的关键要点,ACC.1 标准要求从患者就诊角度出发,考虑到每个细节,确保每一环节的顺畅。预检分诊是医院与院外的重要的联系枢纽及救治通道,显得尤为重要。预检分诊是急诊患者进入医院的第一步,是施行抢救工作的开始,对整个急诊科的运作与发展起着非常重要的作用。急诊科危重症患者集中,病种复杂,多专科交叉,工作难度大,预检分诊护士的正确分诊与有效的配合,直接关系到急诊患者是否能得到及时有效的救治。

一、预检分诊

(一)分诊标准的界定

医院成人急诊分诊可采用 2011 年卫健委颁布的《急诊患者病情分级试点指导原则(征求意见稿)》四级进行分诊。四级分诊的标准:一级(危急),病情可能随时危及患者生命需要立即采取挽救生命的干预措施,需要立即复苏立即救治。二级,病情可能在短时间内进展至一级,或可能导致严重自残者,救治时间<10 分钟。三级,病情目前明确没有在短时间内危及生命及严重致残的征象,救治时间<60 分钟。四级,目前没有急性发作症状,少有不适症状与体征。救诊时

间＜120 分钟。

(二)分诊级别分区就诊

一级,危及生命,需立即开通绿色通道进入抢救室复苏。二级,有潜在生命危险,生命体征处于临界状态,有进一步恶化的风险,需要给予紧急处理和持续监护,进入抢救监护区。三级,潜在脏器功能障碍,暂时生命体征平稳,有病情变化危险,急性症状持续不能缓解的患者,进入抢救监护区。四级,病情平稳,无严重并发症,生命体征平稳,安排在诊室等待叫号就诊。

(三)预检分诊流程

分诊是每个急诊护士的基本功,要求每人均能熟练掌握,快速做出正确判断,客观真实的进行筛检。分诊护士首先简单快速准确地评估患者筛选出有危险症状的患者,判断优先的级别,进行辅助检查,采取及时的护理干预。采用预检分诊的工具:电子信息系统分诊集合了疾病的症状体征及患者的生命体征对患者进行筛检,运用了早期预警评分、格拉斯哥评分、疼痛评分、跌倒评分进行系统筛查。分诊护士将患者的症状体征录入到电子系统内,系统可自动将患者分入相应的等级。分诊护士进行审核确认患者的分诊级别。病情评估在分诊工作中尤为重要,需要收集的资料包括有患者基本资料:姓名、性别、年龄、病案号、是否有陪同人员、是否有医疗保险、可联系人姓名、电话,并注重患者的主诉;客观评估症状体征:意识状态、生命体征,阳性体征、是否有躯体上的疼痛及疼痛分值、Morse 评分。

所有患者到达急诊科后先行预检分诊,测量生命体征,并进行疼痛评分,结合主诉及初步体检后分科就诊。同时录入分诊系统,系统将自动根据病情划分等级,分别为:Ⅰ级濒危患者、Ⅱ级重症患者、Ⅲ级急症患者、Ⅳ级非急症患者(图 7-1)。其中Ⅰ级、Ⅱ级、Ⅲ级患者由分诊护士护送进入抢救室不同区域进行处置,Ⅳ级患者凭流水号在候诊区等待叫号就诊。护士定时巡视候诊区,以防患者病情发生突变。如病情加重,则分诊等级相应提高,同时安排相应的区域就诊。凡遇有胸痛患者,一律立即予床边心电图检查,以排除严重心源性疾病。

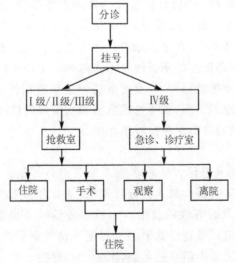

图 7-1 急诊患者诊治流程表

Ⅰ级(立即),病情可能随时危及患者生命,需要立即采取挽救生命的干预措施,需要立即复苏;Ⅱ级(＜10 分钟),病情可能短时间内进展至一级,或可能导致严重致残者;Ⅲ级(＜60 分钟),病情目前明确没有在短时间内危及生命或严重致残的征象,无严重影响舒适性的不适;Ⅳ级

（＜120 分钟），目前没有急性发病症状，少不适。

（四）预检分诊护士资质与培训

怎样才能确保患者得到正确的分诊，分诊人员的资质及培训是非常重要的。人员和资质教育 SQE.9 中对人员资质有明确要求，急诊科根据自身实际情况，明确急诊科护士资质，要求急诊护士应受过专业的训练，掌握医学基本理论、基本知识、基本技能，具备独立工作的能力。分诊护士需具备 3 年以上的急诊工作经验，经过正规培训及准入考核，有丰富的临床知识，熟悉分诊、接诊、转诊相关流程；掌握急危重症的急救护理技术、常见急救操作的配合；熟悉急诊科常见疾病的鉴别，有较强的急救意识、敏锐的观察与应对能力，同时具有与院内各部门的熟练沟通能力，能利用专业知识快速评估，将患者正确分类。

医院应对急诊护士的分诊抢救转运等知识、技能进行培训与考核，确定资质后方可上岗。急诊护士每年接受至少 2 次关于医院急诊科相关制度与流程、简易呼吸球囊的使用、心肺复苏等培训。分诊护士必须进行分诊系统培训并考核合格才可上岗。熟练掌握 SOAP（subjective 主诉，objective 观察，assess 估计，plan 计划），PQRST（provokes 诱因，quality 性质，radiates 放射，severity 程度，time 时间）方法进行工作，以快速识别急危重症患者。

二、优化急诊护理流程

急诊科所面临的患者大部分为急危重症患者，急诊评估的准确性、正确性及快速性与患者的抢救及时性息息相关。在评审条款患者评估 AOP.1.2.1 中涉及急诊患者的评估。分诊护士必须在第一时间内运用熟练的分诊技巧和专业知识，利用 3～5 分钟甚至更短的时间为急诊患者完成资料收集、评估工作，经综合思维做出判断，迅速区分病情严重程度及隶属科室，将危重患者移至抢救室进行急救，因此对急诊患者的快速准确评估显得尤为重要。

（一）优化急诊抢救流程

JCI 评审过程中注重的是统一的执行标准及同质的服务质量 COP.1，急诊科建立统一规范的抢救流程、应急预案，制定统一的工作标准，同时将其悬挂于墙面及放置在护士可及之处，使护士都有统一的执行标准及参考标准，在急诊抢救过程中使医护及护士之间具有一致的抢救标准，不仅提高团队协调性，同时提高工作的积极性及工作效率。工作中始终贯穿抢救原则：救命应先于治病。每位护士应严格遵守抢救原则，以及时准确评估患者病情，迅速去除危及生命的情况，再次评估患者的危重和次紧急的情况，快速处理危重和次紧急的情况，仔细评估患者其他异常情况，完善性和补充处理。评估始终贯穿在抢救工作中。

（二）急诊护理评估

标准 AOP 使用分诊系统及急诊评估单客观对患者进行评估。由分诊护士完成初次评估，分诊护士将搜集到的资料及客观指标录入到分诊系统，系统自动按患者病情进行分级，安排就诊次序。分区救治使患者得到及时有效的救治。一般在分诊时可根据病情分四级。Ⅰ级、Ⅱ级、Ⅲ级患者直接进入抢救室相应区域进行救治。患者进入抢救室后由抢救室护士进行再次评估，完成患者的抢救记录。患者的基本信息姓名、病案号、生命体征、疼痛评分可直接从信息系统中获取，填写格拉斯哥评分，离开急诊时的神志情况、生命体征情况及离开时间；Ⅳ级患者在等候区等待叫号就诊。

（三）急诊患者交接

患者转运就是根据患者病情及治疗的需要，由转运人员通过轮椅、推床或其他转运工具从原部门转运到其他部门。保证患者在院内、外转运期间的安全、及时,获得连续、安全的医疗服务。

急诊危重症患者病情复杂,变化快,常伴并发症,治疗护理措施多,常因检查、诊断和治疗需要进行院内转运。任何患者的交接都可能出现沟通问题,导致不良事件的发生,患者的重要信息可能受到多种因素干扰,所以建立标准化的交接模式可及时、准确、完整、清楚地进行高效沟通,保证患者安全。

1.规范交接流程

为了提高交接的准确性,保障危重者安全,护理部可按 JCI 评审要求制定转运交接单,使交接内容具体、直观、实用,保障患者交接安全。规范交接流程务必护送每一位患者完成以下三部曲:第一,急诊医师下达住院医嘱后,急诊护士电话通知接收科室的护士做好接收患者的准备;第二,急诊护士在转运之前仔细评估生命体征,评估患者是否适宜转运,准备患者转运所需急救物品及药品,填写转运交接单;第三,护送患者至相关科室,携转运交接单与病房护士进行当面逐项交接,病房护士评估患者后,对交接内容无异议,双方在交接单上签各自姓名、交接时间。如果在转运过程中患者出现病情变化则在交接单上详细记录转运情况。

2.统一转运交接单

有效的交接是保证患者医疗连贯性 ACC.3 的关键环节,减少因为转运的缺陷而引发的医疗纠纷。全院使用统一转运交接单进行交接,规范转运交接环节,落实患者安全目标,提高急危重症患者的交接质量。交接单填写项目均为客观指标,护士按照项目认真填写数据,真实反映目前的病情及医疗护理措施的落实情况。按照交接流程进行交接,使交接工作环节无缝隙衔接。急危重症患者转运交接单是急诊科护士与其他护士对患者病情及治疗进行规范交接的重要方式,需两科护士交接无误后签字。这种形式界定了责任,强化了护士的安全意识,使他们在交接过程中更加认真、细致、全面,行为更加严谨、规范,信息传递更加准确。并顺畅了护士、科室之间的沟通、协调环节。

三、急诊绿色通道

急诊科患者病情复杂,病情变化快,患者就诊时间具有不确定性。基于急诊科的工作性质,医院需要制定急诊科的绿色通道制度。根据 ACC.1.1 标准:对于有急诊、紧急或即时处置需求的患者给予优先评估和治疗,医院梳理各绿色通道的执行环节,保障患者的生命安全。对生命体征不稳定及有恶化趋势的患者均在第一时间开启绿色通道,一律采取先抢救后缴费、先抢救后分科、先抢救后检查的方法,提高危重症患者的抢救成功率。以最快的速度完成抢救,辅助科室对绿色通道的患者也是一路"绿灯",与时间赛跑。

(一)急诊绿色通道流程

根据 AOP.4 标准,医院制定急诊绿色通道制度,明确急诊绿色通道的适用范围,由在岗最高职称的医师启动,启动后严格按照绿色通道制度执行,一个抢救组由一名医师、两名护士进行快速抢救,确保患者在最短时间内能尽早接受专科的有效救治。护士做到迅速评估,准确的分类,密切观察患者的生命体征,遵医嘱进行抢救及处理,以及时联系,安全转运。畅通绿色通道尤为重要,要求参与抢救的医护人员熟练掌握抢救流程及准确把握各项时间窗,缩短在抢救室及相关辅助科室的滞留时间。

(二)绿色通道案例

以脑卒中救治为例:脑卒中的发病率及病死率高,早期的专科溶栓及手术治疗尤为关键,时间就是生命。凡怀疑可能为脑卒中者,立即送抢救室抢救,开启绿色通道,半小时内完成。其规范化流程:①安置患者卧床,防止头部震动,吸氧,保持呼吸道通畅;②监测生命体征,必要时心电监护、行床边心电图;③开放静脉通道(生理盐水 250 mL,甘露醇 125 mL),采集血液标本(血常规、血型、出凝血四项、急诊肝肾功);④由急诊护士医师护送患者行 CT 检查;⑤通知脑卒中小组人员至 CT 室接收患者,完成患者交接。流程改进后,脑卒中患者进入绿色通道执行率达 100%。

(三)特殊患者处置

在急诊工作中,时常遇到一些联系不到家属的"三无"患者(无名字、无家属、无缴费能力)和未携带足够现金的患者。以往对于此类患者,在需要做紧急处置时采取的方法是:班内时间上报医务部,班外时间上报院总值班,填写需要的检查单和处方,由医务部或总值班签字后执行。其过程较烦琐,浪费时间,耽误抢救时机。JCI 认证工作过程中,强化一切以患者为中心的工作原则,对此急诊科再造流程。采取将费用权下放到科室的办法:在抢救室专用抽屉内放置临时卡,提前将其统一编号,以急女士、急男士顺序命名,确保急诊无名氏患者的身份识别 IPSG.1 的完整性。在抢救工作结束后或者患者家属达到后再凭此卡补缴费用,避免了由于费用产生的问题而影响抢救工作。

(付薪诺)

第三节　门诊患者跌倒防范管理

跌倒是指突发、不自主、非故意的体位改变,倒在地面或比初始位置更低的平面,是患者生理、心理、病理、药物、环境、文化等多种因素综合作用的结果。国际医院评审(JCI)已将患者跌倒作为患者安全管理六大目标之一,我国卫生管理部门也将患者跌倒列入护理质量监测指标之一。国际患者安全 IPSG.6 中要求医院制定并实施流程,对所有患者及病情、诊断、情境或位置表明面临跌倒高风险的患者进行评估,以降低患者由于跌倒受到伤害的风险。

一、评估易跌倒的风险人群

加强预防患者跌倒的措施,主动识别跌倒高风险人群,以及时为跌倒高风险人群提供宣教及帮助,能够更好地完成对跌倒高风险人群门诊就诊的护理工作。

门诊易跌倒的人群有:年龄≥65 岁老年人及年龄≤14 岁的儿童及婴幼儿;肢体残障或行动不便人员;有跌倒史、服用易致跌倒药物的人员;康复科、血透室、眼科、保健病房等科室就诊患者,以及接受中深度镇静的患者。

分诊护士按易跌倒风险因素初步判断门诊患者是否具有跌倒风险,然后对初筛出的具有跌倒风险的患者按《门诊患者跌倒危险因子评估表》进行评估,明确是否为高风险跌倒患者。

二、患者跌倒防范措施

门诊是医院护患纠纷较多的部门,预防患者跌倒是护理工作中需要重视的一个环节。创造一个舒适、整洁、安静、空气新鲜的门诊环境,能够更好地完成对跌倒高风险人群的门诊就诊护理工作,并保证护理质量安全。

(一)制定防跌倒制度

在门诊接诊的时候要求做好警示工作,建立跌倒的报告和有效的防跌倒制度,告知患者注意事项,更要加强对员工的安全教育,努力改善医疗机构内部的建设,对医院的公共设施进行定期的整改,消除风险隐患。

(二)张贴宣传材料

医院应在候诊区张贴预防跌倒的宣传材料,向患者及家属进行预防跌倒的安全教育。诊室应布局合理,光线充足,走廊设有扶手。卫生间设防滑垫、扶手、呼叫铃,开水间放置防滑垫。易跌倒区域有醒目的提醒标识。医院可制作一些提示标识,在征得跌倒高风险患者同意后,护士在患者上臂等明显位置粘贴"小心跌倒"标识。将跌倒高风险患者安排在距离分诊台较近的区域,集中管理。根据需要提供轮椅等辅助用具,并指导使用,必要时提供平车。

三、患者不慎发生跌倒时的应急处理

首位发现跌倒患者的人员应立即通知就近医护人员,由医护人员评估患者的神志、瞳孔、生命体征及受伤情况,妥善处置,并做好交接工作。若发现跌倒患者病情危重,则按《全院急救紧急呼叫及处理作业标准规范》执行基本生命支持(BLS)或高级生命支持(ACLS)程序。及时报告护士长及科主任,门诊护士长接到报告后,首先应评估与分析患者跌倒的危险因素,加强防范。同时向患者及家属做好耐心细致的解释与安慰,避免医患冲突。

加强医务人员培训,提高人员素质,并对出现问题进行分析,做出相关防范措施,才能更好地预防和减少患者跌倒的发生。

(付薪诺)

第四节　门诊医疗设备管理

一、普通医疗设备管理

设施管理和安全(FMS)标准对医疗设备管理的目标要求是保证患者用到安全可靠的医疗设备。按照FMS要求,医院对所有的医疗设备进行规范管理,其中的基础工作就是确定管理对象。

(一)设备清单的建立

医院列出所有的医疗设备清单。首先对医疗设备的范围进行界定,无论这个设备是否属于固定资产,无论以前由哪个部门管理,统一进行梳理,整理出门诊医疗设备清单。建立设备清单后,根据每台设备的用途、使用年限、维修情况等综合评估,按照使用风险大小分为一类、二类和三类。不同风险级别的设备制定不同的使用和维护方案。

(二)设备的维护管理

很多医院将医疗设备管理分为三种,第一是日常管理,第二是定期巡检,第三是预防性维护。日常管理工作包括设备是否正常开机、外观是否破损、连接线是否完整、是否清洁等简单检查,以及填写医疗设备日常使用保养记录。定期巡检由设备工程师负责,主要检查设备是否能正常使用、各种配件是否完整、是否存在使用风险等。定期巡检常规每个季度进行一次,以及时发现和排除医疗设备潜在的安全隐患。预防性维护工作由专业工程师负责,按照医疗设备的风险等级不同分为每季度、每半年或每年进行一次,要对医疗设备进行全面体检,保证设备各种参数准确、性能符合产品使用要求,并对易损件进行更换。通过这种管理方式,医院改变了以前以设备损坏后修复为主的运行模式,转变为以设备损坏前维护保养为主,保证医务人员使用的每台设备都是准确完好的,从而保证患者和医务人员自身的安全。

(三)规范性的记录

为了使门诊医疗设备管理工作符合 JCI 标准,按照 FMS.8 标准要求医疗设备管理应有完整的制度、周密的计划、规范的执行、详细的记录、准确的评估及持续的改进。门诊设备数量基数多,每天都会产生各种使用维护记录,为了保证政策执行的一致性,必须进行全层面的规划,设计统一的表格,制定规范的记录要求及标准的归档方式,使各种不同的医疗设备记录单分类保存,方便快速检索,这也解决了 JCI 评审过程中的难点问题之一。

二、门诊抢救车管理

抢救车管理是医疗设备管理中特殊的一类,需要更高的标准。抢救车是存放抢救药品、物品、器械的专用车,能在危重患者的抢救中迅速、及时、准确的发挥作用。因此,抢救车内的急救药品、物品、器械必须做到全院统一标准配置并定位存放。同时,所有物品应性能良好,随时处于备用状态,从而提高护士的抢救效率。所以,医务人员不但要有娴熟的急救技术,也要有熟练使用高标配抢救车的能力。

(一)医院抢救车管理中常见的问题

1.抢救车物品摆放位置差异

各科抢救车上的药品、物品、器械的放置位置差异性大;除颤仪摆放位置不合理。

2.急救物品种类多

抢救车内备有各类急救物品和急救药品。急救物品有通气用物、各类无菌包、各种注射用物、其他专科物品等,各科的急救物品种类差异非常大,最多时有40余种。急救药品有呼吸兴奋剂、强心剂、止血药等,种类多达30余种;急救药品种类多,护理管理耗时耗力。

3.门诊部抢救车数量少

门诊部抢救车数量相对较少,部分医院仅有一至两台,不能满足抢救时对急救药品、物品、器械的需求。

4.药品维护不规范

抢救车管理只由病区护士执行,药学部人员并没有参与,从而导致药品的维护不符合规范。

(二)门诊抢救车管理规范措施

统一配置抢救车,最大限度地确保患者安全,确保抢救车在突发事件中能及时到达现场,挽回患者的生命,保障患者的安全。

1.统一抢救车的型号

规范全院抢救车配置,统一抢救车的型号标准配置抢救车和双相除颤仪,更换门诊区域的老式抢救车,与全院的抢救车一致。按照 FMS.8 标准,根据医院实际情况,在门诊每层楼都配置1辆抢救车。

2.统一抢救车配置及外观标识

各自医院根据实际情况规范药品基数,标明药品名称及剂量。高危药品在安瓿上粘贴相应的高危标签,以便护士使用时得到相应的提示。同时增加《抢救药物儿童剂量及换算参考资料》表,方便护士计算药品剂量,更准确地给予用药剂量。

3.绘制抢救车配置示意图

护理部协同医务部根据全院统一的抢救车设置,统一绘制急救药品、物品、器械放置示意图,统一放置在抢救车上,便于使用与清点。

4.抢救车固定位置放置

使用密码锁替代以往经常使用的纸质封条,不仅提高美观度还便于管理。便携式氧气筒放置在抢救车固定支架上。每月检测氧气筒压力。

5.建立抢救车日常管理流程

抢救车 24 小时保持锁闭状态,打开条件仅限抢救患者和每月定期检查。抢救车一旦被打开要做好药品及物品数量的清点,以及时补充,并做好登记。抢救车每班交接,交接需检查密码锁是否处于有效锁闭状态,核对密码,并做好记录。

6.除颤仪管理

除颤仪放置在抢救车上的固定位置,特殊科室可根据实际需求另行放置。护士每天需对除颤仪进行日常系统检测,检测纸贴在登记本上并做好记录,确保除颤仪处在备用状态。医院定期对护士进行除颤仪使用的培训,保证护士人人掌握除颤仪的使用和检测方法。

(三)培训与考核

护理部安排组织学习抢救车管理规范,如抢救车结构、使用方法、药品、物品、器械放置、使用方法、不良反应及注意事项等,并将制度挂在院内网上,方便医务人员查询和学习。该培训纳入个人年度学分考核当中,全员培训达标率必须达到 100%。

全院抢救车标准配置后,实现了统一化的管理。无论在医院任何地方,医护人员能熟练运用抢救车,更有效、快捷地抢救危重患者,为抢救赢得宝贵的时间。简化了管理流程,节约了护士的时间,减少了工作量。

(付薪诺)

第五节 发热门诊的护理管理

发热门诊是新冠肺炎患者聚集的重要部门,为最大限度地减少医院内交叉感染,对发热门诊的护理工作必须制订科学、合理的规章制度,进行严格的管理,并加强指导和监督检查。

一、发热门诊的设施与布局

发热门诊在区域建设上要与普通门诊有一定距离(最好在 8 米以上),诊室最好设在医院大门口处,要求通风良好,有明显的标识,设有专职人员负责导医并为就诊者发放防护口罩;就诊要采取全封闭式流程,尽量避免发热患者与普通患者直接接触。

二、发热门诊的组织机构

(一)人员编制

医务处(科)→门诊主任→护士长→各级各类医护(技)人员→各职能部门,配备专职收费员、检验员、药剂师、X光放射检查人员。要求配备的医护人员专业知识扎实,有丰富的临床诊断及鉴别诊断能力。

(二)发热门诊

要设有独立的候诊区、诊室、留观室、治疗室、检验科、放射科(专用X光机)、收费室、药剂室和卫生间;要有配备齐全的专用急救设备(如有创/无创呼吸机、多功能监护仪、心电图机、除颤器等)。

三、严格的管理制度

(一)各级各类人员培训制度

在新冠肺炎流行期间,门诊医、护、技人员流动较大,为确保医护人员的安全,上岗前必须进行严格的防护知识及相关专业知识的培训,其中也包括对保洁员、保安员等人员的培训。

(二)合理的就诊流程

为减少患者在诊区的活动,缩短就诊时间,应尽量简化患者就诊程序,并配备专职导医护士引导患者进行各项检查,检查后患者应在指定候诊区等候,由护士领取检查结果,直接交予医师。

四、消毒隔离制度

基本的消毒隔离制度和普通门诊相同,但要加强监督检查,确保各项措施的落实到位。

(1)工作人员办公室、休息室应设在缓冲区,要求与诊室有一定距离,室内应装有排风设备或空气净化消毒器(人机共存),地面、桌面及门把手每天要分别以0.5%、0.2%含氯消毒液擦拭二次。

(2)留观室和诊室必须安装通风设备(如排风扇、单体空调或电风扇等),保持室内、外空气流通;每天用紫外线照射3次,每次1小时,有条件的医院可安装空气消毒净化器,4~6小时开机1次,每次2小时;在有人的情况下可采用3%过氧化氢喷雾消毒(20~40 mL/m²),每天上午和下午各1次。

(3)不同的物品应采用不同的消毒方法。体温计采用一用一消毒,可浸泡在0.5%过氧乙酸中,下次使用前用清水冲净并擦干;听诊器、血压计用后应放入电子消毒柜中消毒30分钟;床单、被套及枕套应一次性使用,使用后按照医用垃圾进行处理。

(4)地面及物体表面的消毒 地面采用湿式拖扫,以0.2%~0.5%过氧乙酸浸泡的墩布擦地或喷洒;物体表面如暖瓶、桌、椅、门把手、水龙头、电话、病历夹等,可用0.1%~0.2%过氧乙酸擦拭消毒。

(5)患者结束观察、收住院或转送其他医院后,隔离区应进行终末消毒,可用0.5%过氧乙酸熏蒸(2 mL/L),关闭门窗密闭4小时后再通风15~30分钟。熏蒸期间,地面可喷洒适量清水,保持50%~70%湿度以利于药液的蒸发,室内床头桌抽屉、桌门应打开,贵重仪器要搬出病室以避免腐蚀。

(6)贵重仪器如呼吸机、心电图机、监护仪、除颤器等的消毒,可用0.2%过氧乙酸擦拭。

(7)患者用过的一次性医疗物品及生活垃圾,应装入两层黄色垃圾袋,按医用垃圾焚烧处理。

五、严格的防护措施

医护人员是新冠肺炎流行期间的高危人群,做好医护人员的自身防护极其重要。因此,必须严格进行区域划分,严格掌握清洁区、污染区及患者行走流程,确保清洁区不受污染;医、护、技人员在接触患者前必须在诊室入口处着装整齐,包括穿防护衣、隔离衣,戴防护口罩、帽子、防护镜、手套、鞋套或雨靴;患者就诊时要求佩戴防护口罩。

六、发热门诊的护理工作

(1)根据患者病情及时进行分类、准确分诊,可在测量体温的同时询问有关事宜并认真填写相关登记表;应设专人负责引导、陪同患者就诊,尽量缩短患者的就诊时间。

(2)发热门诊的就诊者不一定都是新冠肺炎患者或疑似病例,必须做好就诊者之间的保护性隔离,确保不发生交叉感染;同时,要密切观察患者病情变化并详细记录,发现异常情况及时汇报。

(3)心理护理:一般情况下,发热门诊的就诊者有较大的心理压力,既害怕最终被诊断为新冠肺炎,又害怕在留观期间被他人感染,因此,相当多的患者存在不同程度的紧张、焦虑或恐惧心理。护士在做好自身防护工作的同时也要关注患者的心理状态,要主动安慰、关心患者,进行新冠肺炎知识的宣传教育,让患者明白与家属的暂时隔离是对家属和社会负责,尽量消除患者的心理压力,积极配合护理和治疗。

(4)就诊者在就诊结束时,护士应将该就诊者的最终诊断及去向准确填写在登记本上,以备查询。

(付薪诺)

第六节　呼吸内科门诊护理

一、呼吸内科的常用检查方法

(一)肺功能检查

可以协助判断引起呼吸困难的原因,评估病变损害程度和了解肺的功能储备。患者需于术前4小时内戒烟,不要过饱及过量饮水,检查中遵医嘱进行呼吸动作,必要时测动脉血气;有眩晕、胸痛、心悸、恶心、气喘等不适及时通知医师。

(二)胸腔穿刺

可协助诊断,缓解由胸腔积液引起的压迫症状,由医师在病房局麻下进行。患者取坐位或半卧位均可,穿刺时不要动,不要深呼吸或咳嗽,防止损伤肺脏,并尽量放松,保持正常呼吸。出现憋气、气喘、头晕及时通知医师。

(三)支气管造影

支气管造影是用碘油注入支气管拍胸部 X 线片的方法,目的是观察各支气管分支的部位,确定咯血原因。检查前 12 小时患者禁食禁饮;遵医嘱服药;要咳尽呼吸道内的痰液;取下义齿,做好口腔卫生;排空大小便。喷雾式麻醉可能会使患者感到憋气,如有心慌、憋气、烦躁、瘙痒、欣快等症状及时通知医师。术后患者取侧卧位或半卧位,直至咽反射恢复正常,在此之前禁食禁饮。术后有咽喉痛,属于正常反应。

(四)纤维支气管镜

纤维支气管镜是装有照明设备的一种内镜,常用于协助诊断肺癌、肺结核和肺不张,还可观察脓痰来源及有否支气管扩张,明确咯血部位,也可用于吸出掉入呼吸道的异物。患者术前 6 小时内禁食禁饮,检查时取平卧位,支气管镜经鼻或口插入。术后患者取侧卧位或半卧位,勿过早进食和饮水。

(五)CT 检查

对肺、纵隔等组织病变的定位检查。

(六)胸部 X 线片

可诊断肺及纵隔病变。患者术前需除去项链等金属饰物及衣扣,要求憋气时,身体勿动。

(七)MRI 检查

可提供高清晰度的肺组织横断面影像,为无痛无创伤的检查。检查时患者应除去所有金属异物,如手表、义齿、饰物、钥匙等,如体内有起搏器、金属瓣膜等应通知医师。术中患者可自由呼吸但不要说话。

二、慢性支气管炎、肺气肿的预防及自我护理

(一)自我护理

(1)患者若能做到有效咳嗽,则对清理呼吸道分泌物、控制感染非常重要。有效咳嗽法:尽可能取坐位,上身向前倾,行深且慢的呼吸,屏住呼吸 3～5 秒,用胸部短且用力的咳 2 次。

(2)教会患者减轻呼吸道分泌物黏稠度的方法:①增加饮水量,每天液体摄入 2 500～3 000 mL;②保持室内空气湿润;③咳嗽、咳痰后做口腔护理。

(3)教会患者进行有效呼吸的方法,以改善呼吸功能、减轻呼吸困难的症状。①缩唇呼吸法:首先鼓励患者放松,闭口,用鼻子吸气。在一舒适的时间长度里经由缩起的口唇完全的呼出气来,会产生一种吹的效果,如同吹动蜡烛的火焰状。此法可预防呼吸道的塌陷,协助肺脏排气。②腹式呼吸法:当深吸气时腹部鼓起,在呼气时腹部收缩。当坐起或躺卧时,一只手在腹部而另一只手放在胸部可感觉自己的呼吸是否正常。它的作用是有效使用横膈膜,呼吸也比较容易。

(4)活动要适宜:应向患者解释增加耗氧的活动和因素,如吸烟、体温升高、肥胖、压力等,以免增加耗氧量,氧气要放在随时可以取到的地方,给予低流量吸氧 1～3 L/min。

(5)注意营养均衡:多吃含高蛋白、低糖类的食物,少吃高脂肪、高热量的食物。避免喝牛奶、食用巧克力等易导致唾液黏稠的食物。

(6)提供良好的休息环境:过冷或干燥的空气均会引起呼吸道痉挛。室内温度需在 18～20 ℃,湿度在 50%～70%,室内需通风良好,保证充足的睡眠。

(7)教会患者自我照顾:如按时服药、勿急躁、保持心情舒畅;避开烟雾环境,尽量避免去交通拥挤的地方,以减少有害气体的吸入;预防感冒,加强体育锻炼,提高机体免疫力;戒烟等。

(8)防止并发症:有肺气肿的患者,应特别注意观察特发性气胸的症状(即一种急性的并发症),其常发生于肺大疱破裂之后。如果感到突然的尖锐性的疼痛,并随胸部的移动、呼吸或咳嗽

而加重,一定要向医师说明。还要注意有无肺心病的发生,如注意观察有无皮肤发紫或出现斑点,有无水肿,有无呼吸困难加重。

(二)预防

首先让患者掌握此病的本质,树立战胜疾病的信心,同时根据病情指导患者进行适当的体育锻炼,如腹式呼吸、缩唇呼吸等,增强呼吸肌肌力。注意生活规律和丰富的饮食营养,以全面增强体质、减少复发及提高生活质量。加强自身耐寒锻炼,感冒流行期不去公共场所,天气变化时及时增减衣服,避免感冒,减轻发病症状,减少入院次数。有条件的家庭可长期应用氧疗,每天吸氧时间应超过 15 小时,低流量吸氧 1~3 L/min,可延长患者生存期。

三、支气管哮喘的预防及自我护理

支气管哮喘简称哮喘病,是因为变应原或其他过敏因素引起的一种支气管反应性过度增高的疾病,通过神经体液而导致气道可逆性痉挛、狭窄。遗传、过敏体质跟本病关系很大,本病的特点是反复发作的暂时性、带哮鸣音的呼气性呼吸困难,能自动或经治疗后缓解。

(一)预防措施

1.避免诱因

找出变应原,避免患者接触。如某些食物(花生油、巧克力、咖啡等),动物(猫、狗、蟑螂等),家居品(羽毛枕、油漆等),不良情绪(恐惧、愤怒、悲伤等),疾病(流感等),药物(普萘洛尔、碘油等),其他还有季节变化,冷热不适等。房间内避免摆设花草、铺设地毯,做卫生清洁时应注意湿法打扫,避免尘土飞扬,使用某些消毒剂时要转移患者。

2.预防感冒

注意随气候变化增减衣物,防止着凉、感冒。

3.控制哮喘发作

当哮喘发作的前兆如胸闷、咳嗽、气促、憋闷等出现时,立即采取措施常常会减轻症状。通常采取的措施有以下几种:①使用常用的气雾喷剂;②放松心情;③使用缩唇呼吸法调整呼吸;④如果先兆为咳嗽,则首先必须清理痰液。如果上述措施均无效,马上通知医师。

4.适度活动

加强锻炼:在缓解期,患者应避开变应原,加强自身体质锻炼,提高御寒能力。适当的活动量有助于促进健康,患者可通过实践去发现哪些活动适合自己,如散步、慢跑等。目前认为哮喘患者最适宜的运动是游泳。

5.合理饮食

平衡饮食能够预防感染。多吃高蛋白、低脂肪、清淡饮食,多吃新鲜蔬菜水果,多饮水以稀释痰液,减少支气管痉挛,补充由于憋喘出汗过多而失去的水分,严禁食用与发病有关的食物,如牛奶、虾、海产品等。

6.药物维持

遵医嘱按时服药,即使自我感觉良好,也不能私自停药,因为停药或改变药量都可能成为哮喘发作的诱因。

7.严格戒烟

组织患者讨论吸烟与哮喘的关系,解释吸烟的不良影响,帮助其制定戒烟计划。

（二）自我护理

（1）有效排痰：当有上呼吸道感染存在时，应每天在家里做胸部物理疗法，采用体位引流、胸壁叩击的方法，有利于痰液的排出。①体位引流：患者准备软枕及手纸或痰杯放在自己可以取到的地方。选择高矮合适的床，俯卧于床边，使上身成倒立状。将软枕放在胸部垫好，保持这一休位 10～20 分钟。②胸壁叩击：保持第一步体位，家属手心屈曲成凹状轻拍患者背部，自背下部向上，自背两侧向中间进行，这样轻拍 3～5 分钟。③咳嗽：患者保持第一步体位，用鼻部用力吸气后屏住气，心中默数 1、2、3……8 然后张开嘴，做短暂有力的咳嗽 2～3 次，将胸腔深部的痰咳出，咳嗽后做平静缓慢的呼吸并放松。

（2）有效使用氧气：一般氧浓度为 30%～40%。

（3）居住环境宜空气清新、流通。

（4）采取舒适的体位，如半卧位。

（5）保持情绪稳定，可减少哮喘发作次数。

四、上呼吸道感染的预防及自我护理

（一）病因

本病大部分是由病毒引起（主要是鼻病毒、副流感病毒），其次是腺病毒，小部分由细菌引起（主要是溶血性链球菌、肺炎双球菌、葡萄球菌、流感杆菌感染所致）。上述病毒和细菌常寄生在人体鼻咽部，病毒的传染性较强，常通过飞沫传播。当受凉、过劳、或年老体弱、身体或呼吸道局部防御功能减弱时，外来的或原已在呼吸道生存的病毒或细菌迅速繁殖引发本病。

（二）临床表现

（1）症状：起病较急，往往以流清鼻涕、鼻塞、喷嚏、咽干痒开始，可伴全身不适、头痛、疲乏、肌肉酸痛，一般无发热或有微热，经 2～3 天后鼻涕变稠，呈黏液性，可有咽痛、声嘶、轻度干咳，一般经 5～7 天即可痊愈。由细菌感染引起者，全身症状较重，咽痛较明显，常无喷嚏和流涕。

（2）体征：鼻咽黏膜充血肿胀，鼻腔有分泌物，咽红、咽后壁淋巴结肿大，有压痛。

（3）血常规：病毒感染者，白细胞计数偏低或正常，继发细菌感染者则白细胞数常增高。

（三）治疗

中医根据分型不同，分为风寒型、风热型感冒，采取不同的方法辨证施治。西医治疗可用氯化铵合剂或复方甘草合剂镇咳，西地碘片或润喉片润喉，有细菌感染者加用抗生素，病毒感染者使用抗病毒制剂。

（四）护理

1.休息

应相对地减少活动，使生理和心理得到松弛并恢复精力，发热时应卧床休息，避免体力消耗过多，减轻头晕、心慌、全身无力等症状，促进康复。

2.补充营养及水分

呼吸道感染时，一般伴有迷走神经兴奋性降低，胃肠活动减弱，消化吸收能力差。同时，分解代谢增加，水分和营养物质大量消耗，致使入量不足，营养缺乏。因此应供给高热能、易消化的流质饮食或半流质饮食。患病时一般食欲较差，因此饮食还应注意清淡、少油腻，多饮水，每天需补充 2 000～4 000 mL 的水分。

3.保持空气清新,定时开窗通风

空气流通可降低空气中微生物的数量,即减少再次感染新型病毒的机会,同时还应注意保暖,避免受凉。

4.保持口腔清洁,用淡盐水漱口

口腔是病原微生物侵入人体的途径之一。口腔内存有大量细菌,其中不少为致病菌,口腔的温度、湿度和食物残渣很适合微生物生长繁殖。在患病时,机体由于抵抗力低,饮水进食减少,细菌在口腔内迅速繁殖,不仅可致口臭、影响食欲及消化功能,而且可引起口腔局部炎症加重或反复促发呼吸道感染。因此,每天多次用淡盐水漱口不仅可降低口腔内细菌的数量,还可保持口腔清洁,促进食欲,增强舒适感。

5.保证按时服药

中、西药均可直接杀灭细菌、病毒,增强机体吞噬细胞的防病抗病能力,抑制细菌、病毒的繁殖,起到最主要、最直接的作用,因此按时服药对于疾病的康复有着重要的意义。

(五)预防

1.积极锻炼

健康人的鼻咽部经常有一些病毒和细菌存在,在机体受凉、疲劳等因素作用下,因机体抗病能力减弱而致病。所以,平时应加强身体锻炼,注意避免发病诱因,增强自身抗病能力。

2.呼吸道隔离

病毒具有高度的传染性,可以通过飞沫在空气中传播,也可借污染的食具和物品传播。在呼吸道感染流行时,应戴口罩,尽量不去公共场所,并将自用的水杯、毛巾、脸盆、碗筷等与他人分开,切断传染途径,尽量勿与患者及其他人接触。

3.家庭消毒

家居室内可用食醋熏或用艾卷燃熏,每次 1 小时,隔天 1 次;有条件的可用消毒液擦拭桌面、窗台、地面,以达到空气消毒的目的。

4.中药预防

在呼吸道感染流行时,可服用清热、解毒、抗病毒的中药制剂以达到平衡体内阴阳,增强机体抵抗力的作用,如野菊花、薄荷、荆芥、板蓝根(大青叶)等。

(付薪诺)

第七节　消化内科门诊护理

一、消化性溃疡的检查

(一)胃液分析

胃溃疡患者胃酸分泌正常或稍低,十二指肠溃疡患者则多增高。高峰排量明显减低者,尤其是胃液 pH$>$7.0 应考虑癌变,十二指肠溃疡高峰排量多$>$40 mmol/L。

(二)大便隐血实验

素食 3 天后,大便隐血实验阳性者可提示有活动性消化溃疡。治疗后一般 1~2 周转阴。

(三)X线钡剂检查

患者吞服钡剂后,钡剂充盈在溃疡的隐窝处,X线检查可显示阴影。这是诊断消化性溃疡的直接手段。

(四)纤维内镜检查

具有最直接的优点,通过内镜,不仅能明确溃疡是否存在,而且还可以估计溃疡面的大小,周围炎症轻重,溃疡面有无血管显露及准确评价药物治疗效果。

二、常用药物

(一)西咪替丁

(1)作用:抑制胃酸分泌,但不影响胃排空作用。本药对化学刺激引起的腐蚀性胃炎有预防及保护作用,同时对应激性溃疡和上消化道出血都有较好疗效。

(2)不良反应:消化系统反应,如腹胀、腹泻、口干等;心血管系统反应可表现为面色潮红、心率减慢等。对骨髓有一定抑制作用,还有一定的神经毒性,可有头痛、头晕、疲乏及嗜睡等。

(3)注意事项:不可突然停药,疗程结束后仍需要服用维持量3个月或严格遵医嘱服药,因为突然停药会引起酸度回跳性升高;用药期间注意查肝肾功能和血常规;不可与抗酸剂(氢氧化铝、乐得胃等)同时服用,应在餐中或餐后立即服用;不宜与地高辛、奎尼丁及含咖啡因的饮料合用。

(二)雷尼替丁

(1)作用:组织胺 H_2 受体拮抗药,比西咪替丁作用强 $5\sim8$ 倍,作用迅速、长效、不良反应小。

(2)不良反应:静脉输入后可有头晕、恶心、面部烧灼感及胃肠刺激;可有焦虑、健忘等。对肝有一定毒性,孕妇、婴儿及严重肾功能不全者慎用。

(3)注意事项:静脉用药后可出现头晕等不适,约持续 10 分钟消失。不能与利多卡因合用。

(三)奥美拉唑

(1)作用:可特异性的作用于胃黏膜细胞,抑制胃酸分泌,对 H_2 受体拮抗药效果不好的患者可产生强而持久的抑酸作用,对十二指肠溃疡有很好的治愈作用,并且复发率低,可减弱胃酸对食管黏膜的损伤,可治疗顽固性溃疡。

(2)不良反应:不良反应同雷尼替丁,偶见转氨酶升高、皮疹、嗜睡、失眠等,停药后消失。

(3)注意事项:胶囊应于每天晨起吞服,尽量不要嚼,不可擅自停药。一般十二指肠溃疡服用 $2\sim4$ 周为 1 个疗程,胃溃疡服用 $4\sim8$ 周为 1 个疗程。

三、消化性溃疡的预防及自我护理

消化性溃疡是发生在胃和十二指肠的慢性溃疡,亦可发生于食管下段,胃空肠吻合术后。溃疡的形成与胃酸和胃蛋白酶的消化作用有关,故称消化性溃疡。

(一)病因和发病机制

尚不十分明确,学说甚多,一般认为与多种因素有关。

(1)胃酸和胃蛋白酶:具有强大的消化作用,在本病的发病机制中占有重要位置,尤以胃酸的作用更大

(2)胃黏膜屏障学说:在正常情况下,胃黏膜不受胃内容物的损伤,或在损伤后可迅速地修复。当胃黏膜屏障遭受破坏时,胃液中的氢离子可回流入黏膜层,引起组胺释放,使胃蛋白酶增加而造成胃黏膜腐烂,长期可形成溃疡。

（3）胃泌素在胃窦部潴留。

（4）神经系统和内分泌功能紊乱。

（5）其他因素：物理性及化学性刺激；各种药物可通过各种机制引起消化性溃疡；O型血人群的十二指肠溃疡发病率高于其他血型者；消化性溃疡常与肝硬化、肺气肿、类风湿关节炎、慢性胰腺炎、高钙血症等并存。

（二）临床表现

1.疼痛

溃疡病患者的临床表现主要是上腹部疼痛，这种疼痛与饮食有较明显的关系。胃溃疡的疼痛多于饭后 0.5～2.0 小时，至下餐前消失。十二指肠溃疡的疼痛多出现于午夜或饥饿之时，进食后疼痛可减轻或缓解。疼痛可因饮食不当、情绪波动、气候突变等因素而加重。常服抑酸剂、休息、热敷疼痛部位可使疼痛减轻，穿透性溃疡可放射至胸部和背后。少数溃疡病患者可无疼痛或仅有轻微不适。

2.其他胃肠症状

反酸、嗳气、恶心、呕吐等症状，可单独出现或同时伴有疼痛症状。

3.全身性症状

患者可有失眠等神经官能症的表现，并伴有自主神经功能不平衡的症状，如脉缓、多汗等。

（三）并发症

1.上消化道出血

上消化道出血是本病常见并发症之一。一部分患者以大量出血为本病的初发症状，临床表现为呕血和黑便，原来的溃疡病症状在出血前可加重，出血后可减轻。

2.穿孔

急性穿孔是消化性溃疡最严重的并发症。当溃疡深达浆膜层时，可发生急性穿孔。胃及十二指肠内容物溢入腹腔，导致急性弥漫性腹膜炎。临床表现为突然发生上腹剧疼，继而出现腹膜炎的症状和体征，部分患者呈现休克状态。

3.幽门梗阻

幽门梗阻是十二指肠球部溃疡常见的并发症，其原因是溃疡活动期周围组织炎性水肿引起痉挛，妨碍幽门通畅，造成暂时性的幽门梗阻。随着炎症的好转，症状即消失。在溃疡愈合时，有少数患者可因瘢痕形成与周围组织粘连而引起持久性的器质性幽门狭窄，临床体征常见上腹部胃蠕动波、振水音，往往有大量呕吐、含酸性发酵宿食，呕吐后上述症状可缓解。

4.癌变

少数溃疡可发生癌变。

（四）治疗与护理

1.生活起居的规律性和饮食的合理性

包括：①精神因素对本病的发生发展有重要影响，过分的紧张、情绪的改变或疲劳过度，均会扰乱生活规律，诱发溃疡的发生或加重；②养成定时进食的良好习惯，忌暴饮暴食，限制酸、辣、生、冷、油炸、浓茶、咖啡等刺激性食物。急性期可服流食，逐步过渡到少渣半流饮食及少渣软饭。适当限制粗纤维，需注意少食多餐。急性期不宜用的食物有粗粮、杂豆、坚果、粗纤维、蔬菜水果及刺激性食物。稳定期选用营养充足的平衡饮食，注意饮食的多样化，按时进餐，细嚼慢咽，不要过饥过饱。

2.应用制酸、解痉和保护黏膜、促进溃疡愈合的药物

包括:①降低胃内酸度即抑酸治疗。目前常用的抑酸剂有 H_2 受体阻断药和质子泵抑制药。前者常用的是西咪替丁,后者为奥美拉唑,其他常用的药物还有雷尼替丁、法莫替丁等;②增加胃黏膜抵抗力。常用的药物有硫糖铝、铋剂;③抗生素类药物。应用抗生素的目的是为了杀灭幽门螺杆菌。单独应用一种药物疗效较差,常用的有阿莫西林、甲硝唑、铋剂等三联治疗。与抗酸药同时应用疗效较好,复发率低,有效率可达 80%~90%。

3.注意观察患者的病情变化

如腹痛、出血征兆及程度,如有病情加重,以及时通知医师。

(五)预防

1.保持心情愉快

持续或过度精神紧张、情绪波动,可使大脑皮质功能紊乱,自主神经兴奋性增加,最后导致胃酸分泌增多。减少和防止精神紧张、忧虑、情绪波动、过度劳累等,保持乐观情绪,心情愉快地工作与生活,以使大脑皮质功能稳定。

2.注意休息

不要过度疲劳,生活规律化。有规律地生活,注意劳逸结合,病情轻者可边工作边治疗,较重的活动性溃疡患者应卧床休息,一般应休息 4~6 周(溃疡愈合一般需 4~6 周)。

3.睡眠与休息

每天保证充足的睡眠及休息,防止复发。可适当给予镇静药或采用气功疗法。

4.饮食合理

注意饮食方式,要定时定量,细嚼慢咽,避免急食,忌生、冷、热、粗糙、油炸及其他刺激性食物和饮料,以清淡饮食为主。溃疡病活动期宜少量多餐(每天 5~6 次),症状控制后改为每天 3 次。

5.戒除烟酒

吸烟可引起血管收缩,抑制胰液、胆汁分泌,使十二指肠中和胃酸的能力减弱;乙醇能使胃黏膜屏障受损加重,延迟愈合。

6.注意观察溃疡病复发症状

疼痛、吐酸水、恶心、呕吐、便血或体重减轻等。

(付薪诺)

第八节　儿科门诊护理

一、门诊护理工作常规

(一)新生儿访视

定期对新生儿进行健康检查,宣传科学育儿知识,指导家长做好新生儿喂养、护理和疾病预防,并早期发现异常和疾病,以及时处理和转诊。降低新生儿患病率和死亡率,促进新生儿健康成长。

1.访视次数

(1)访视次数不少于 4 次(生后 3 天、7 天、14 天、28 天)。

(2)发现异常适当增加访视次数,必要时转诊。

2.访视用物准备

秤、75%乙醇、2%碘酒、体温表、消毒敷料、1%甲紫、访视卡、血压计、软尺、小铃、红色绒球棉签。

3.访视内容

(1)初次访视(生后 3 天内):①询问分娩时情况(有无窒息)、出生体重、生后睡眠、哭声、大小便等情况;有无接种疫苗,是否已做新生儿听力筛查。②检查新生儿面色、皮肤有无黄疸。③全面体格检查。④喂养情况:评估喂养方式、吃奶次数、奶量。⑤指导母乳喂养、保暖、皮肤护理、疾病及意外伤害的预防。

(2)第二次访视(生后第 7 天)①观察新生儿一般情况,黄疸情况、脐带有无脱落、脐窝是否正常,新生儿行为检查(觅食、拥抱、握持、肌张力)。②出现生理特点(假月经、乳腺肿大、生理性体重下降)的健康指导。

(3)第三次访视(生后 14 天):①评估生理性黄疸是否消退、生理性体重下降是否恢复,发现异常帮助寻找原因或指导就医。②测量头围、前后囟、简易测量视力、听力。

(4)第四次访视(生后 28 天):①全面体格检查。②评估体重、身长增长情况。③促进母婴交流的健康指导。

4.注意事项

(1)安排好访视秩序,先访视早产儿和正常新生儿,后访视有感染性疾病的新生儿。

(2)访视人员必须注意清洁卫生,患有感冒、肝炎等急慢性传染病、皮肤感染者等不参与访视。

(3)访视检查时注意保暖、清洁洗手、戴口罩、细心认真、动作轻柔。

(二)一般患儿随访

1.随访时间

原则上出院后第一周进行第一次随访,也可根据病情选择出院后 1 个月内进行第一次随访,之后可按照疾病需要进行定期的随访。

2.随访方式

以电话随访为主,也可使用 QQ 群等网络信息平台。

3.随访内容

(1)评估出院后的治疗效果和恢复情况,确定来院复诊时间。

(2)指导患儿家属出院用药的相关注意事项,以及出现病情变化时的急救处理。

(3)根据患儿情况开展与疾病相关的健康宣传教育。

(4)询问对住院期间的科室环境、医护人员服务、医疗效果等方面的意见和建议。

(5)在随访系统中对随访情况进行详细的记录。

4.随访注意事项

(1)随访前通过随访系统查询随访对象的姓名、性别、年龄、联系方式,并了解患儿的疾病诊断、检验结果和治疗情况。

(2)随访时仔细倾听患儿家属的意见,诚恳地接受批评,采纳合理化建议。

（3）对患儿家属的询问和意见，如不能当面回复应查询清楚后予以反馈。

（三）预诊

（1）在门诊设立一站式服务台，为患儿提供预检分诊服务。门诊预检分诊工作由一站式服务台人员、挂号收费窗口人员，以及导诊员负责。

（2）急诊科设立预检分诊处，急诊预检分诊工作由具有在急诊室工作两年以上经验的护士承担，实施 24 小时预检分诊。

（3）所有预检分诊工作人员应熟悉《本院疾病预检分诊标准》，并每年接受培训一次，确保每个就诊患儿符合医院服务内容。

（4）门诊预检分诊人员应按照病情轻重缓急，将患儿分诊到普通门诊或急诊就诊。应为急重症患儿配戴标识，并及时与急诊科人员联系，必要时护送至急诊科。对于传染病患儿或者疑似传染病者，以及时引导到传染病区就诊。常见儿科传染病如下。

（5）患儿一到医院即应对其进行预检分诊，严格按预检分诊程序熟练、准确地进行分诊，坚持先预检、后挂号。

（6）预检分诊人员做到一问、一看、两指导，即问清楚症状、部位；查看患儿，特别是新生儿；指导就诊科室、指导挂号流程。做到仪表端庄，态度和蔼，有问必答。

（7）遇到不符合本院医疗服务范围的患儿，应给患儿家长提供相应医院的信息。

（8）遇有紧急突发公共卫生事件，有大批患儿来院就诊时，预检分诊护士应立即报告上级领导，启动应急预案。

（四）导诊

（1）工作人员必须佩戴胸牌，做到仪表端庄，衣着整洁。

（2）要热情主动接待患儿，执行首问负责制，使用规范服务用语，礼貌待人、有问必答、百问不厌。

（3）熟悉医院概况和布局，掌握预检分诊标准，指引患儿快捷就诊。

（4）导诊过程中，应注意观察区域内患儿的情况，遇到危急重症患儿，应护送至急诊室就诊。

（5）积极主动地巡视各区域，做好各区域的就医秩序的维持，主动热情为患儿提供就诊、检查等指导服务。

（6）积极主动为患儿提供便民服务，或为行动不便者应主动提供帮助。

（7）遇患儿家属需要投诉或情绪激动者，应主动接待，缓解家属不良情绪，必要时带领其到相关部门解决问题。

二、儿科急诊护理常规

（一）急诊一般护理常规

（1）病室环境清洁、舒适、安静，保持室内空气新鲜。保持室温在 18～24 ℃，相对湿度为 55%～65%。

（2）根据病种、病情安排就诊的顺序，危重患儿直接送入抢救室，一般患儿按序等候就诊。

（3）准确、及时地处理医嘱，观察治疗效果及药物的不良反应，以及时报告医师。

（4）定时巡视病房，观察并记录患儿生命体征、神志、瞳孔、血氧饱和度等变化。

（5）根据病情，对患儿或家属进行相关健康指导，积极配合治疗。

（6）严格执行消毒隔离制度，预防院内交叉感染；做好病床单位的终末消毒处理。

(7)安全护理:保持各种管道通畅、固定,分别标识注明。对婴幼儿、意识不清、躁动不安的患儿,应避免坠床、擦伤或自伤的发生。

(二)出诊转运

(1)值班护士在接听呼叫电话时,按照转诊情况登记表询问并填写清楚需接诊患儿情况,并通知出诊的医师、护士、司机。

(2)出诊护士按照对方所提供的病情准备好出诊用物,注意检查用物的完好性。

(3)到达本院后及时了解患儿诊治情况,对其进行全面评估,协助稳定患儿病情,并与当地医院护士认真交接患儿情况并记录。保证静脉通路的畅通,做好转运准备。

(4)转运途中患儿应顺车体而卧,根据病情采取相应的体位,注意将患儿身体妥善固定于安全位置。

(5)做好转运患儿的监护与急救:观察意识状态、瞳孔、末梢循环,监测生命体征。保持患儿呼吸道通畅,保证有效给氧。保持各种管道的通畅。心跳呼吸骤停者按心肺复苏程序进行复苏抢救。

(6)做好与家长的沟通,减轻家长的焦虑、恐惧心理。

(7)详细记录患儿转运过程中的病情变化。

(8)转运回医院后协助办理住院手续并将患儿护送入相应的病房,与病房护理人员认真交接。

(9)出诊后要及时补充急救药品、物品,以保证所有用物处于完好的备用状态。

(三)急诊分诊

(1)主动热情接待急诊就诊患儿,按病情轻、重、缓、急分别处理。

(2)病情危重者,立即护送到抢救室或监护室抢救,呼叫值班医师和护士参与抢救,并给予必要的抢救措施。

(3)一般急诊患儿,测量并记录其生命体征,指导家长填写好急诊病历本封面,安排患儿到相应诊室就诊。

(4)详细询问患儿流行病学史,仔细排查是否为传染患儿,如疑为传染病,以及时安排到感染科(或隔离诊室)就诊,并做好消毒隔离工作。

(5)维持好就诊秩序,向家长做好解释和宣传,做好分诊后患儿的健康教育。⑥做好分诊登记。

(四)急诊抢救

(1)对危急重症患儿,立即护送到抢救室或监护室抢救,通知有关医师进行紧急处理。在医师到来之前,护士应酌情予以必要的急救处理,如建立静脉通道、吸痰、给氧、人工呼吸、胸外按压等。

(2)抢救过程中执行口头医嘱时,应严格遵守口头医嘱执行制度,抢救完毕,以及时将抢救经过详细记录在急诊留观病历本上。

(3)严密观察患儿生命体征和病情变化,15～30分钟巡视1次,按时做好各项记录。

(4)患儿病情稳定后,通知病房做好接诊准备,指导家长办理住院手续,护送患儿至病房,不能立即住院者按急诊留观护理常规护理。

(5)为患儿及家长提供有针对性的健康教育和心理护理。

(6)抢救药品、器材及时补充检查,保证随时处于备用状态。

(五)急诊输液

(1)病室环境清洁、舒适、安静,安全,保持室内空气新鲜。保持室温在18～24 ℃,相对湿度为55％～65％。

(2)热情接待输液患儿,根据病情和医嘱合理安排床位和注射顺序。

(3)严格执行查对制度和无菌技术操作规程,核查药物配伍禁忌,根据治疗原则合理安排输液顺序和调节输液速度。

(4)经常巡视病房,以及时处理输液故障,观察患儿的病情变化,如有异常,以及时报告并处理。

(5)患儿输注重点药物时,做好标识、告知、观察和交接班等各项工作。

(6)门诊病历和输液执行卡按规定做好记录。

(7)做好输液患儿及家长的健康教育和输液指导。

(8)长期输液的患儿,注意保护血管,急诊、危重患儿选用静脉留置针输液,以保证输液的通畅。

(六)急诊留观

(1)按原发病护理常规护理。

(2)热情接待留观患儿,介绍留观须知和病室环境;根据患儿病情、病种合理安排床位。

(3)保持环境安静、整洁,空气新鲜,室内温度18～24 ℃,相对湿度为55％～65％。

(4)遵医嘱准确及时地完成各项检查、治疗、护理。

(5)密切观察患儿病情变化,按要求书写留观病历。

(6)做好心理护理,主动与患儿家长沟通,减轻紧张、焦虑情绪,以取得配合。

(7)需住院治疗的患儿,指导其办理好住院手续,根据病情护送患儿入病房。

(8)保持床单位整洁,患儿离开留观室后,以及时做好终末处置。

(9)做好留观患儿的随访工作。⑩根据患儿病情做好健康教育。

三、儿科急诊常见病护理

(一)发热

发热为儿科疾病中的常见症状,也是儿科急诊最常见的表现。

1.病因

(1)感染性疾病。①全身性感染:败血症、传染性单核细胞增多症、播散性念珠菌病。②局限性感染:咽后壁脓肿、中耳炎、面部蜂窝织炎、眶周蜂窝织炎、骨髓炎、肝脓肿、膈下脓肿、肾周脓肿。③各系统常见感染:上感、肺炎、肺结核、亚急性心内膜炎、感染性腹泻、阑尾炎、尿路感染、化脓性脑膜炎、病毒性脑炎。④急性传染病:麻疹、风疹、水痘、猩红热、手足口病、沙门菌属感染、布氏杆菌病、钩端螺旋体病。

(2)非感染性疾病。①结缔组织病:川崎病、系统性红斑狼疮、风湿热、类风湿病。②肿瘤与血液病:白血病、霍奇金病、组织细胞增生病、恶性肿瘤。③组织破坏或坏死:各种严重损伤如大手术后、大面积烧伤、急性溶血性贫血。④过敏性疾病:药物热、注射疫苗、血清病、输血及输液后热原反应。⑤体温中枢调节失常:暑热症、颅脑损伤、脑瘤、蛛网膜下腔出血。⑥产热散热失衡:癫痫持续状态、甲状腺功能亢进、鱼鳞病、广泛性瘢痕、先天性汗腺缺乏病。

2.临床表现

(1)发热的类型:稽留热、弛张热、间歇热、不规则发热。

(2)注意发病年龄、地区、起病急缓、传染病预防接种史、接触史等。

(3)发热伴随症状与体征:精神萎靡、寒战、咳嗽、腹痛、腹泻、皮疹、淋巴结肿大等。

(4)五官检查及各系统表现。

3.急诊检查

(1)实验室检查:血常规;尿常规;大便常规;血沉;免疫学指标;结核菌素试验。

(2)影像学检查:胸、腹部及其他部位 X 线或 CT 检查;超声波检查;放射性核素的扫描;心电图检查。

(3)细菌培养:血液、大便、尿液、脑脊液、胸腔积液、腹水、骨髓、脓液、胆汁、心包液等。

(4)穿刺检查:腰穿、骨穿、胸穿、腹穿;活体组织检查。

4.急诊护理措施

(1)物理降温:室温保持在 20~22 ℃,减少衣物,避免捂盖,促进散热;温水擦浴、冷盐水灌肠(28~32 ℃,≤6 个月 50 mL,6 个月~1 岁 100 mL,1~2 岁 200 mL,2~3 岁 300 mL,年长儿300~500 mL),高热患儿应积极头部物理降温,以降低脑耗氧量,减轻高热对中枢神经系统的损害。

(2)药物降温:无热惊厥史的患儿体温大于 38.5 ℃可用药物降温,首选对乙酰氨基酚,不良反应较少,其次可用布洛芬、柴胡。持续超高热病情危重的患儿,可用冬眠疗法。

(3)积极补充水分、热量及电解质,予清淡易消化、富含营养的流质或半流质饮食,不能进食者可经静脉补充。

(4)对局灶性感染进行评估和治疗,积极清创、引流、局部用药。

(5)化验检查:血、尿、大便常规化验及血培养,以及早确诊败血症;根据病情行尿培养、脑脊液、骨髓、胸腔穿刺液、关节腔穿刺液、腹水等化验,X 线、超声、CT 等检查。

(6)抗生素治疗:根据病情及化验检查结果选用抗生素。

(7)必要时排查免疫缺陷疾病、结缔组织病、恶性肿瘤。

(二)小儿腹泻

小儿腹泻也称腹泻病,可根据病因的不同分为感染性和非感染性两类,是由多种病原、因素引起的以大便次数增多及大便性状改变为特点的消化道综合征。发病年龄多在 2 岁以下,1 岁以内者约占 50%。在我国,小儿腹泻是仅次于呼吸道感染的第二位常见病和多发病。

1.病因

婴幼儿的消化系统发育不成熟,胃酸及消化酶的分泌较少、且消化酶的活性较低,所以对食物质和量的较大变化耐受力差,而且小儿生长发育快,所需营养物质又相对较多,则造成消化道负担较重。在受到不良因素影响时,易发生消化功能紊乱。由于小儿机体防御能力较差,婴儿血清免疫球蛋白和胃肠道 sIgA 及胃内酸度均较低,故易患肠道感染。另外,人工喂养儿不能从母乳中获得免疫物质,并且食物、食具易被污染,所以肠道感染发生率明显高于母乳喂养儿。

小儿腹泻可由非感染和感染性原因引起。①非感染性原因:饮食不当引起的腹泻是主要因素,多由于喂养不定时、量过多或过少,以及食物成分不适宜(如过早喂食大量淀粉或脂肪类食物)、突然改变食物品种等因素而引起。个别小儿对牛奶或某些食物成分过敏或不耐受也可引起腹泻;双糖酶缺乏,使肠道对糖的消化吸收产生障碍也会发生腹泻。另外,气候突然变化,如腹部受凉使肠蠕动增加、天气过热使消化液分泌减少均易诱发腹泻。②感染性原因：肠道内感染：可由病毒、细菌、真菌及寄生虫等引起，以前两者较多见，尤其是病毒。肠道外感染：患中耳炎、上呼吸道感染、肺炎、泌尿系统感染、皮肤感染等或急性传染病时，由于发热及病原体的毒素作用使消化道功能紊乱而伴有腹泻。有时，肠道外感染的病原体也可同时感染肠道(主要是病毒)。

2.急诊检查

(1)基本检查：观察大便性状。大便常规检查：不带黏液和血的水样腹泻多是由病毒性肠炎或细菌外毒素所致；黏液便和血便则提示肠黏膜受损或由细菌内毒素(沙门菌、致病性大肠埃希菌)所致；显微镜下可见黏液斑或每高倍视野超过 5 个白细胞提示细菌感染，如志贺菌、耶尔森菌、沙门菌、分枝杆菌、致病性大肠埃希菌感染等。

(2)实验室检查：脱水时需检查血清电解质，重症患儿应同时测尿素氮。白细胞总数及中性粒细胞增多提示细菌感染，降低提示病毒感染。③特殊检查：必要时做大便细菌培养检出致病菌。

3.急诊护理措施

(1)调整饮食：限制饮食过严或禁食过久常造成营养不良，并发酸中毒，造成病情迁延不愈而影响生长发育，故腹泻脱水患儿除严重呕吐者需暂禁食 4～6 小时(不禁水)外，均应继续进食，以缓解病情，缩短病程，促进恢复。腹泻停止后，继续给予营养丰富的饮食，且每天加餐 1 次，共 2 周。对少数严重病例口服营养物质不能耐受者，应加强支持疗法，必要时予肠外营养。

(2)纠正水、电解质紊乱及酸碱失衡：①口服补液。腹泻时，用口服补液盐(ORS)可以预防脱水并纠正轻、中度脱水。有明显腹胀、休克、心功能不全或其他严重并发症的患者及新生儿不宜口服补液；②静脉补液。用于中、重度脱水或吐泻严重、腹胀的患儿。根据不同的脱水程度和性质，结合年龄、营养、自身调节功能状况，决定溶液的成分、容量和滴注持续时间。

(3)控制感染：约 70% 的患儿表现出病毒及非侵袭性细菌所致的水样腹泻，一般可不用抗生素，但应合理使用液体疗法，选用微生态制剂和黏膜保护剂；其余约占 30% 的患儿为侵袭性细菌感染所致的黏液、脓血便患者，遵医嘱根据临床特点，结合大便细菌培养和药敏试验结果，选用针对病原菌的抗生素并随时进行调整。避免应用止泻药，同时还应严格执行消毒隔离措施，包括患儿的排泄物、用物及标本的处置；护理患儿前、后须认真洗手，以避免交叉感染。

(4)维持皮肤完整性：婴幼儿应选用柔软布类尿布，勤更换；每次便后用温水清洗臀部并吸干；局部皮肤发红处可涂以 3%～5% 鞣酸软膏或 40% 氧化锌油并按摩片刻，以促进局部血液循环；皮肤溃疡局部可增加暴露或用红外线灯照射，以促进愈合；避免使用不透气塑料布或橡皮布，以防止尿布皮炎发生。因为女婴尿道口接近肛门，所以还需注意会阴部的清洁，以预防上行性尿路感染。注意约束多动的患儿。

(5)严密观察病情：观察排便情况，记录大便的次数、颜色、气味、性状及量，并及时送检；采集标本时，应注意采集黏液脓血部分。做好动态比较，为制定输液方案和治疗提供可靠的依据。监测生命体征，对高热者应给予头部冰敷等物理降温措施，汗多时及时擦干汗液，更换湿衣，做好口腔护理及皮肤护理。密切观察代谢性酸中毒、低钾血症等表现，观察循环情况和严格记录 24 小时液体出入量。

(三)小儿腹痛

腹痛是小儿时期常见病症之一，原因多种多样。因小儿不能准确地表达，给诊断与鉴别诊断带来一定的难度。有一小部分属于外科急腹症，一旦误诊，后果严重。

1.病因

(1)腹腔内器质性疾病。炎症：如阑尾炎、坏死性小肠炎、胆囊炎、胰腺炎、腹膜炎、肠炎、痢疾、肝炎、肠系膜淋巴结炎、腹腔结核、肝/肾脓肿等。梗阻：如先天性消化道畸形、肠套叠、嵌顿疝、肠梗阻、尿路结石等。溃疡穿孔：如应激性溃疡、胃溃疡、十二指肠溃疡、肠穿孔、脾破裂等。

(2)胃肠功能紊乱：胃肠痉挛可导致婴幼儿阵发性腹痛，饮食不当、气候因素、便秘等均可能引起肠蠕动异常。

(3)腹外疾病伴腹痛：如大叶性肺炎、胸膜炎、过敏性紫癜、腹型癫痫、重症心肌炎、脊柱结核、骨折等。

2.临床表现

(1)发病年龄：新生儿期常见先天性消化道畸形、饮食不当；婴儿期多见肠炎、肠套叠；幼儿及儿童以肠炎、消化不良、阑尾炎、肠道寄生虫病、溃疡病多见。

(2)发作情况：起病急、病程短要考虑外科急腹症；起病缓、病程长或呈阵发性腹痛者，多为内科疾病。

(3)腹痛性质：局限而且固定的持续性腹痛，拒按者提示腹腔内炎性疾病；阵发性隐痛且喜按者多为痉挛性疼痛。

(4)腹痛部位：中上腹见于急性胃炎、消化性溃疡；右上腹见于病毒性肝炎、肝脓肿、胆囊炎；左上腹见于急性胰腺炎、脾肿大；右下腹见于急性阑尾炎；左下腹见于菌痢便秘；脐部周围疼痛以肠痉挛、肠炎、肠蛔虫症多见；全腹持续痛应考虑腹膜炎。

(5)伴随症状：发热提示有炎性疾病；呕吐提示胃炎、梗阻、溃疡病；腹泻依据大便性状判断肠炎、肠套叠等；腹痛伴出血性皮疹考虑过敏性紫癜；腹痛伴尿路刺激征考虑尿路感染或结石。

3.急诊检查

(1)一般检查：血常规、尿常规、大便常规，大便培养。

(2)特殊检查：腹部正侧位、卧位X线平片。腹腔及腹内储器超声检查。胃肠钡餐检查。电子胃肠镜。腹部CT。腹膜穿刺术。

4.急诊护理措施

(1)祛除病因：治疗原发病，根据病原菌选择抗生素或抗结核药物，寄生虫感染应用驱虫药物。

(2)对症治疗：内科功能性腹痛可给予解痉止痛剂。消化性溃疡给予制酸药、胃肠黏膜保护剂。

(3)外科急腹症的处理：纠正水、电解质紊乱和休克。止痛剂：诊断明确者可适当应用，诊断不明者慎用，以免掩盖病情。抗感染：选用强有力的抗生素。手术治疗。其他疗法：如肠套叠空气灌肠。

(四)急性呼吸衰竭

急性呼吸衰竭是由于各种原因所致的中枢和/或外周性的呼吸功能障碍使呼吸系统不能完成机体代谢所需的气体交换，引起动脉血氧分压下降，和/或二氧化碳分压上升，表现为一系列代谢及生理功能紊乱的临床综合征。

1.病因

(1)中枢性呼吸衰竭。如颅内感染、出血、肿瘤、损伤、药物中毒及颅内压增高症所致的呼吸中枢受损，即呼吸的驱动障碍，而呼吸器官本身可正常。

（2）周围性呼吸衰竭。呼吸道疾病：急性喉炎、气管和支气管炎、急性会厌炎、急性毛细支气管炎、气管异物、哮喘持续状态、重症肺炎、呼吸窘迫综合征（ARDS）等。胸廓及胸腔疾病：气胸、脓胸、血胸等。

（3）心血管疾病：心肌炎、先天性心脏病、充血性心力衰竭等。

（4）神经-肌肉疾病：多发性神经根炎、脊髓灰质炎等所致的呼吸肌麻痹及重症肌无力等。

小儿以呼吸道疾病多见，其次为神经-肌肉疾病。病因在不同年龄存在较大差异，其中新生儿以肺透明膜病、窒息、缺氧缺血性脑病、吸入性肺炎等多见；2岁以下以支气管肺炎、喉炎、哮喘持续状态、异物吸入等常见；2岁以上哮喘持续状态、脑炎、多发性神经根炎、溺水等多见。

2.症状与体征

（1）呼吸系统：发生呼吸衰竭的早期，小儿常有呼吸窘迫表现，如呼吸增快、鼻翼翕动等。儿童三凹征明显，新生儿出现呼气性呻吟。中枢性呼衰主要表现为呼吸节律和频率的改变，如快慢、深浅不匀，可呈潮式呼吸、抽泣样呼吸、双吸气等。周围性呼吸衰竭以呼吸困难、呼吸辅助肌呼吸活动为主要表现。

（2）心血管系统：缺氧早期心率加快，心音亢进，心排血量增加，血压上升。晚期出现心率减慢，血压下降，心律失常，脉搏细弱，并可发生心力衰竭、休克。

（3）神经系统：早期兴奋、烦躁，随后转入精神萎靡，反应差，意识障碍，甚至昏迷、惊厥等。

（4）消化系统：严重时可出现消化道出血，肝功能受损可出现转氨酶增高等。

（5）其他：缺氧可出现发绀，尿量减少，肾功能不全及代谢紊乱如酸中毒、低钠、高钾血症。

3.急诊检查

急性呼吸衰竭常用的急诊检查有血气分析。

（1）Ⅰ型呼吸衰竭：即低氧血症，$PaO_2 \leqslant 6.7$ kPa（50 mmHg），$PaCO_2$ 正常，见于呼吸衰竭的早期和轻症。

（2）Ⅱ型呼吸衰竭：即低氧血症、高碳酸血症，儿童 $PaO_2 < 8.0$ kPa（60 mmHg），$PaCO_2 \geqslant 6.7$ kPa（50 mmHg）；婴幼儿 $PaO_2 < 6.7$ kPa（50 mmHg），$PaCO_2 \geqslant 6.7$ kPa（50 mmHg）。

4.急诊护理措施

（1）保持呼吸道通畅：清除呼吸道分泌物，翻身、叩背、雾化、吸痰，吸痰一次的时间不超过10秒。遵医嘱应用支气管扩张剂和地塞米松，以解除支气管和黏膜水肿。

（2）给氧：有自主呼吸者采用鼻导管或面罩或头罩给氧，头罩给氧的氧流量＞4 L/min。呼吸浅弱、暂停或紧急复苏时可用皮囊加压给氧。呼吸窘迫综合征（ARDS）可用呼吸道持续正压（CPAP）给氧。缺氧的严重程度无改善，应考虑改用呼吸机给氧。给氧原则以能缓解缺氧，而不抑制颈动脉和主动脉体化学感受器对低氧血症的敏感性为宜，即维持 PaO_2 在 8.7～11.3 kPa（65～85 mmHg）。

（3）气管插管的指征：①呼吸困难加重，呼吸频率减慢，婴儿＜15次/分，儿童＜10次/分。②吸入纯氧，$PaO_2 < 6.7$ kPa（50 mmHg）。③中枢性呼衰，凡呼吸节律不齐、深浅快慢不等、反复呼吸暂停等即可插管。

（4）建立静脉通路：适当补液，维持水、电解质平衡，补液量控制在 60～80 mL/(kg·d)，婴幼儿 40～60 mL/kg。并发脑水肿者 30～60 mL/(kg·d)，且边补水边脱水，常用甘露醇 0.25～0.59/kg 静脉滴注，每天 3～4 次。

（5）纠正酸中毒及电解质紊乱：单纯呼吸性酸中毒改善通气即可纠正，合并代谢性酸中毒且

pH<7.2,BE(碱剩余)为-8 mmol/L以上时,可用碳酸氢钠纠正,并应在有效的通气下使用。

(6)维持心、脑、肺、肾功能:呼吸衰竭伴严重心力衰竭时应给强心剂,如毒毛花苷K,宜小剂量分次缓慢给予;血管活性药物的应用可改善全身多脏器功能,主要选择酚妥拉明或东莨菪碱;并发脑水肿时,常用20%甘露醇;利尿剂的应用可防治肺水肿的发生,常用呋塞米;肾上腺皮质激素的应用可增加应激功能,减少炎症渗出,解除支气管痉挛,改善通气;降低颅内压,减轻脑水肿;稳定细胞膜和溶酶体膜。每次0.5~1.0 g/kg,3~4次/天,短疗程应用。

(五)感染性休克

感染性休克是由各种致病菌及其毒素侵入人体后引起的以微循环障碍,组织细胞血液灌注不足,导致重要生命器官急性功能不全的临床综合征。常发生在中毒性菌痢、暴发性流脑、出血性坏死性肠炎、败血症、重症肺炎及胆道感染等急性感染性疾病的基础上,临床上以面色苍白、四肢厥冷、皮肤发花、尿量减少、血压下降为主要表现。是儿科常见的危重病症之一。

1.病因

多种病原微生物均可引起,但临床上以革兰阴性杆菌多见,如大肠埃希菌、痢疾杆菌、绿脓杆菌、脑膜炎双球菌等。其次为金黄色葡萄球菌、溶血性链球菌、肺炎链球菌等革兰阳性球菌。近年来不少条件致病菌,如克雷伯菌、沙门菌、变形杆菌及一些厌氧菌等所致的感染,也有上升趋势。

2.症状及体征

面色苍白或口唇、指(趾)发绀,皮肤发花;手足发凉,毛细血管再充盈时间延长;脉搏细速,血压下降甚至测不到,脉压缩小;尿量减少;神志模糊,表情淡漠或昏迷;呼吸增快,重型呼吸深长、浅慢,节律不整。

3.实验室检查

(1)血、尿、大便常规及细菌培养:绝大多数感染性休克的外周血白细胞总数显著增高,中性粒细胞占绝对优势,伴核左移,常有中毒颗粒。结合病情送血液、体液细菌培养,以求得病原学诊断。早期尿浓缩,晚期肾衰竭时比重下降,出现尿蛋白,镜检可见管型及红细胞。

(2)血气分析:早期有代谢性酸中毒,pH及碱储备降低,晚期动脉血氧下降,血乳酸值升高。

(3)出现弥散性血管内凝血(DIC)时,血小板计数减少,常降至100×10^9/L以下,呈进行性下降;出血时间和凝血时间延长,在高凝状态时,出血时间可缩短;凝血酶原时间(PT)延长3秒(出生4天内>20秒),纤维蛋白原减少。

4.急诊护理措施

小儿感染性休克病情十分危重,变化迅速,一经诊断,必须就地全力抢救,严禁长途转送。感染性休克的治疗应是综合性的。综合性疗法包括扩充血容量及纠正酸中毒;使用血管活性药物;强心;控制感染;抗介质治疗;维护重要脏器功能;氧疗;支持营养。

按病情的轻重缓急将以上措施合理安排,有机结合起来。①扩充血容量,纠正酸中毒和使用血管活性药物。②控制感染和使用肾上腺皮质激素。可在扩容和应用血管活性药物之后开始应用。在强有力抗生素的保证下,酌情使用肾上腺皮质激素。⑤病原菌未明,使用广谱抗生素,一般首选头孢三代;病原菌明确,按药敏试验选用。⑥预防和治疗并发症,防治DIC。

(高瑞芳)

第九节　妇产科门诊护理

一、门诊护理工作常规

(一)妇科门诊工作要求

(1)详细询问病史,了解发病经过及症状。进行妇科检查前,均应排空膀胱(需化验小便者可先安排小便化验后检查)。未婚妇女一般行肛门检查,禁行阴道检查,必要时应征得患者本人及其家属的同意。

(2)男性医师为女患者进行阴道检查时,必须有一位女性工作人员在场。

(3)月经期不做阴道检查,有原因不明的阴道流血需行阴道检查时,检查前应消毒外阴。每次检查后需更换臀部垫单,防止交叉感染。

(4)白带量多或异常者,应取白带作滴虫及真菌检查。

(5)初诊妇女(未婚者除外)都应作宫颈涂片或刮片防癌普查,如有可疑症状作宫颈活体组织检查。

(6)在门诊进行有关妇科手术时,应严格按无菌操作进行,术前应检查有无发热或感染等手术禁忌证。

(7)危重患者或年老体弱者来门诊时需提前就诊,诊断不明时应立即请上级医师复查,必要时紧急会诊,需住院时,由专人护送入院。

(8)凡需住院治疗的患者,由医师填写住院证,在住院前应完成有关必要的化验及检查。

(9)开展计划生育的宣传及指导。

(二)产科门诊工作要求

1.产前检查

(1)产前检查时间:确定早孕后,一般应在孕 12 周内进行妇科检查,如测量血压、血糖、血常规、肝功能、尿常规并检查心肺等。正常情况下,孕 28 周以前,每月检查一次,28 周以后每 2 周检查一次,36 周以后每周检查一次。如有异常应增加检查次数。

(2)孕妇保健卡:实行统一的孕妇围生期保健卡。

(3)病史:除询问一般内、外科疾病及手术史、家族史及有无遗传性疾病外,应着重询问产科情况,如月经史、末次月经、预产期、分娩史,有无难产史,并注意本次妊娠情况,如有特殊情况应详细记录。

(4)体格检查:包括全身体检与产科检查。初孕产妇或经产妇有难产史者,应测量骨盆外径。每次产前检查应测量血压、体重、子宫底高度、腹围、胎位、胎心次数、先露部与骨盆的关系等,以及测定尿蛋白、尿糖等。

(5)初诊完毕:产科怀孕 28～37 周及 38 周至住院前分别评分一次。如发现危险因素,应及时评分,并按高危孕妇要求处理或转各专科门诊处理。

(6)孕期指导:定期向孕妇宣传妊娠生理、孕期卫生及临产的征兆等知识,如饮食、休息、衣着,妊娠晚期不能坐浴、忌性交等。结合具体情况作计划生育宣传和指导。

（7）检查预约名单：每次门诊结束时，应检查预约来诊名单，发现未按时来院检查者，根据情况电话通知或进行家访。

（8）产前卡整理：按预产期月份做好产前卡的整理工作。

（9）专人护送临产孕妇。

2.产后检查

产后42天左右，嘱产妇携带婴儿来院检查。

（1）产妇检查：询问产程经过；检查一般情况，如体重、血压、尿蛋白（限于妊娠期高血压疾病）、乳房、乳头、手术瘢痕检查；妇科检查，包括外阴伤口愈合情况、阴道分泌物性状、宫颈有无糜烂、子宫大小及位置，如有异常者及时给予治疗或矫正；做好计划生育宣教工作，落实避孕措施；宣传婴儿喂养、卫生及预防接种等知识。

（2）婴儿方面：了解喂养方法及大小便情况；一般情况检查包括体重、营养发育、皮肤、反射、五官（注意舌系带有无过短）；检查心肺、脐带、臀部。

二、妇科检查

（一）概述

妇科疾病与全身营养和健康、内分泌疾病关系密切。因此，也需要了解内分泌腺，如甲状腺、肾上腺的功能，注意乳房发育情况及有无体态异常（如肥胖、消瘦、侏儒等）。

（二）全身体格检查

常规测量体温、脉搏、呼吸、血压、身高、体重，其他检查项目包括患者神志、精神状态、面容、体态、全身发育及毛发分布情况、皮肤、淋巴结、头部器官、颈、乳房、心、肺、肝、脾、脊柱、四肢等。

妇科检查包括腹部检查及盆腔检查。

1.腹部检查

有系统地进行视、触、叩、听诊，注意腹部形状，有无妊娠、肿块或腹水。腹部检查是妇科体格检查的重要部分，应在盆腔检查前进行。

（1）视诊：腹壁有无瘢痕、静脉曲张、妊娠纹、腹壁疝，腹部是否隆起或不对称。

（2）触诊：腹壁厚度，肝、肾有无增大和压痛，其他部位有无压痛、反跳痛或肌紧张；如触到肿块，能否确定其部位、大小、形状、硬度、活动度及表面性状，肿块是否有压痛。

（3）叩诊：鼓音和浊音的分布，有无移动性浊音等。

（4）听诊：如为妊娠，除检查胎位、胎动情况，还应听胎心音（心律和心率）。听诊还要了解肠鸣音。

2.外阴部检查

（1）目的：观察外阴发育及阴毛多少和分布情况，有无畸形、水肿、皮炎、溃疡或肿块；皮肤黏膜色泽及质地变化，有无增厚、变薄和萎缩等。

（2）方法：用一手的拇指和示指（戴一次性手套或指套）分开小阴唇，暴露并观察前庭及尿道、阴道开口及处女膜；未婚者处女膜多完整未破，中间有孔，勉强可容示指；已婚者阴道口可容两指通过；经产妇处女膜仅余残痕或会阴有侧切瘢痕。然后再让患者用力向下屏气，观察有无阴道前壁或后壁膨出、子宫脱垂或尿失禁等。

3.阴道窥器检查

（1）目的。①检查宫颈：观察宫颈的大小、颜色、外口形状，有无糜烂、撕裂、外翻、腺囊肿、息肉、肿块,宫颈管内有无出血或分泌物,宫颈和宫颈管分泌物涂片和培养的标本均应于此时采集。②检查阴道:观察阴道前、后侧壁黏膜颜色、皱襞多少,有无阴道隔、双阴道等先天畸形或出血、溃疡、肿块等;有无分泌物及分泌物的量、性状、颜色、气味等。白带异常者应作涂片或培养寻找滴虫、念珠菌、淋菌及线索细胞等。

(2)方法:根据需要选择大小合适的窥器。具体操作方法如下:①放置窥器前选用左手示指和拇指分开双侧小阴唇,暴露阴道口,右手持预先备好的阴道窥器,避开敏感的尿道周围区,直接沿阴道侧后壁缓慢插入阴道内,然后向上向后推进,边推进边将两叶转平,并逐渐张开两叶,直至完全暴露宫颈为止,旋紧窥器侧部螺丝,使窥器固定在阴道内。②如患者阴道壁松弛,宫颈多难以暴露,有可能将窥器两叶前方松弛而鼓出的阴道前、后壁误认为宫颈前后唇。此时应调整窥器中部螺丝,以使其两叶能张开达最大限度,或改换大窥器进行检查。同时还应注意防止窥器两叶顶端直接碰伤宫颈以致宫颈出血。

3.双合诊

双合诊是妇科特有的检查方法,也是盆腔检查中最重要的项目。

(1)目的:扪触阴道、宫颈、子宫、附件,在双手配合下查清子宫的位置、形状、大小、硬度、活动度、性状,有无压痛及其异常。

(2)方法:检查者戴手套蘸以肥皂水,用示、中两指伸入阴道,另一手放在腹部配合检查。

4.三合诊

腹部、阴道、直肠联合检查。

(1)目的:弥补双合诊的不足,进一步了解骨盆后部及子宫直肠陷凹,通过三合诊可扪清后倾或后屈子宫的大小,发现子宫后壁、直肠子宫陷凹、宫骶韧带或双侧盆腔后部及直肠周围的病变情况。

(2)方法:检查者一手示指放入阴道,中指放入直肠,另一手在腹部进行检查。

5.直肠-腹部诊

(1)目的:临床应用于未婚、阴道闭锁或经期不宜做阴道检查者。

(2)方法:检查者一手示指伸入直肠,另一手在腹部配合检查。

(三)护理配合

1.患者的配合

(1)指导患者检查前排便或排尿,必要时导尿或灌肠后检查。

(2)指导并协助患者上妇科检查台,患者臀部置于台缘,头略抬高,两手平放于身旁,以使腹肌松弛;危重患者不宜搬动时,可在病床上检查。

(3)指导并协助患者脱衣裤(冬天注意调节室温)。

(4)一般患者取膀胱截石位,尿瘘者取膝胸位。

(5)指导患者于检查(三合诊)时,用力向下屏气,使肛门括约肌自动放松,以减轻疼痛和不适。

2.用物准备的配合

用物准备齐全,定位放置,使用中才能得心应手。

(1)设备:诊床、妇科检查台。

(2)器材:应备高压消毒的阴道窥器、手套、宫颈钳、鼠齿钳、子宫探针、宫颈活检钳、子宫内膜吸取器、小刮匙、宫颈刮板、止血钳、剪刀、镊子、导尿管、器械盒及冲洗壶(杯、瓶)、干燥的玻片、标本瓶、血压计、听诊器等。

(3)敷料:棉拭子、棉球、棉签、纱布、甘油纱布、消毒纸垫或布垫、治疗巾、丁字带、绷带等。

(4)药品(外用药):聚维酮碘、0.05%氯己定、2%汞溴红、75%酒精、2%硝酸银、10%甲醛、95%酒精、0.5%普鲁卡因、生理盐水、无菌液状石蜡等。

(5)其他用物:吊桶架、立灯、橡胶单、污物桶、屏风或拉帘、洗手设备等。

3.心理护理的配合

妇科患者的主要特点是所患疾病在生殖系统,害羞心理强;因生殖系统疾病直接关系到婚姻、家庭、生育等,患者思想顾虑多;对妇科疾病知识缺乏了解,表现为迷惘,不知所措。因此,护理人员应热情接待、关心体贴患者、理解患者的心情,做到语言亲切、解释耐心,主动向患者讲述有关妇科检查的目的、方法、注意事项、检查中的配合等,使患者解除思想顾虑,配合检查;同时如患者紧张、害怕,护理人员还可以抚摸患者,握住她的手并指导患者使用放松技术,如缓慢地深呼吸、全身肌肉放松等。男性医师对未婚者进行检查时,需要有女性医护人员在场,以减轻患者紧张心理和避免发生不必要的误会。

4.一般护理配合

(1)保持检查室清洁整齐,空气流通,光线充足,寒冷季节注意保暖,室温在16~25 ℃。

(2)及时为医师递送检查用的器具、药品、敷料,标本采集后立即送检。

(3)遵医嘱进行注射及更换敷料等。

(4)使用窥器检查,遇冬天气温低时,先将窥器前端置入40~45 ℃肥皂液中预先加温;如做宫颈刮片或阴道上1/3段涂片细胞学检查,则不宜用润滑剂(可用生理盐水润滑),以免影响检查结果。

(5)检查或处理完毕,擦净外阴部,协助患者下检查台并穿好衣裤。

5.注意事项

(1)避免于经期做妇科检查,如因异常出血而必须检查时,检查前应先消毒外阴,严格操作规程,以防发生感染。

(2)对未婚患者禁做双合诊及窥器检查,应限于用示指放于直肠内行直肠-腹部诊;若确有检查必要时,应先征得其本人及家属同意后,方可以示指缓慢放入阴道扪诊。

6.消毒隔离

(1)每次检查用过的窥器采用消-洗-消程序处理(先浸泡在1:200的84消毒液中,30分钟后取出再清洗,然后高压灭菌备用)。

(2)检查传染病或癌症患者的器具,用后应另行处理(按感染器械浸泡)。

(3)每检查一人,应及时更换置于臀部下面的垫单或纸单,以防交叉感染。

三、妇科特殊检查

(一)基础体温测定

1.概述

基础体温是指每天睡眠6~8小时,醒后尚未进行任何活动之前所测得的体温,能反映静息状态下的能量代谢水平。一般月经前半期体温稍低,因雌激素可使血中乙酰胆碱量增加,副交感神经兴奋,血管扩张、散热,故排卵前及排卵时体温更低。排卵后由于孕激素的致热作用,通过中枢神经系统可使基础体温轻度上升,月经来潮前1~2天或月经第1天孕激素下降,体温亦即下降。故正常月经周期,如体温呈双相曲线,表示排卵,单相曲线表示无排卵。临床常用此法了解有无排卵及黄体功能状况。

2.护理配合

(1)向患者说明其检查目的、方法、要求,以取得合作。

(2)指导患者每天临睡前将体温计水银柱甩至 36 ℃以下,放于床旁桌或枕下便于取用。

(3)嘱患者清晨睡醒后(未起床、未说话、未做任何活动时),用体温计置口腔舌下测温 5 分钟。每天清晨固定时间测量较为准确。

(4)起床后,将所测体温记录于基础体温表上,逐天进行,最后画成曲线。

(5)指导患者将有关性生活、月经期、失眠、感冒等可能影响体温的因素及所用的治疗随时记录在基础体温单上,以便做参考。

(6)嘱患者连续测量 3 个月经周期以上,不要中途停顿,应持之以恒。否则不能准确反映卵巢功能。

(二)宫颈黏液检查

1.概述

子宫颈内膜腺体的分泌功能受卵巢激素影响。因此,宫颈黏液在量、性状(主要是黏稠度)及结晶类型方面,随着月经周期而变化,观察这些变化,可以了解卵巢功能;在雌激素影响下,宫颈黏液含水量增加,排卵期宫颈黏液清澈透明,延展性增高,黏液拉丝可长达 10 cm;在孕激素影响下,宫颈黏液黏稠混浊,延展性降低,拉丝长度仅为 1～2 cm。临床上据此鉴别闭经原因及判断有无排卵,了解卵巢功能。

2.方法

放入窥器,用灭菌、干燥的长吸管或注射器,从子宫颈内吸取黏液,置于玻片上,用另一玻片蘸取黏液,拉成丝状,观察其最大长度。然后涂抹于玻片上,干燥后镜检有无羊齿叶状结晶及结晶程度。

3.黏液结晶判断标准

(1)典型羊齿叶状结晶,主枝粗硬,分枝密而长,表示雌激素"＋＋＋＋"。

(2)弯曲而较粗的羊齿叶状结晶,似树枝着雪后,分枝少而短,表示雌激素"＋＋＋"。

(3)干枝细小结晶,分枝少,金鱼草样者,表示雌激素"＋＋"。

(4)结晶呈枝杆细小而稀疏,比较模糊,背景黑,主杆及分枝皆清晰,表示雌激素"＋"。

(5)主要为椭圆体或梭状体,长轴顺一个方向排列,比中性粒细胞大 2～3 倍,表示雌激素存在。

4.护理配合

(1)用物准备:窥器、手套、注射器、长吸管、玻片、镊子、棉球。

(2)患者准备:指导患者根据月经周期决定检查日期,并于检查日早晨做好检查前准备,如排便或导尿,外阴擦洗。

(3)护理指导:①向患者解释其检查目的,解除其紧张、害羞心理,使其主动配合;②注意屏风遮挡或拉门帘;③告诉患者检查后应注意局部卫生,尤其是患有宫颈糜烂时,可能有出血;④检查完毕,严格用物的隔离消毒。

(三)激素测定

1.概述

妇科常以雌激素试验、孕激素试验、促性腺激素刺激试验和垂体兴奋试验的联合应用,来检查下丘脑-垂体-卵巢轴的病变部位。临床上常用于闭经的诊断。

2.方法

(1)孕激素刺激试验:用孕激素如黄体酮每天一次 10 mg 肌内注射,连续注射 5 天;或用甲羟孕酮每天一次口服 10 mg,连续口服 5 天,用药后 2～7 天内观察有无撤退出血。有阴道流血者为阳性,表示生殖道发育正常,雌激素分泌正常,子宫内膜功能正常,为第 1 度闭经(下丘脑性闭经);无阴道流血者为阴性,不能排除子宫及生殖道异常。

(2)雌、孕激素刺激试验:对孕激素刺激试验阴性者施行。先用雌激素,如己烯雌酚,口服 1 mg,每天一次,连续服用 20 天,或用炔雌醇口服 0.05 mg,每天一次,连续服用 20 天,自服药第 16 天开始加用孕激素(用法用量与前述相同),用药 2～7 天观察有无撤退出血。阳性者表示患者子宫内膜功能正常,但体内雌激素不足,为第 2 度闭经;阴性者表示病变在子宫(子宫性闭经)。

(3)促性腺激素试验:对雌、孕激素刺激试验阳性者施行。用尿促性素及绒促性素数天后,检查宫颈黏液量及尿中雌激素总量。如果数值上升并有排卵则表明卵巢有排卵反应,功能正常;如结果相反,则可判断为卵巢性闭经,应进行卵巢活组织检查。

(4)垂体兴奋试验:即促性腺激素释放激素刺激试验(LH-RH 试验)对促性腺激素刺激试验中有卵巢反应者施行。快速静脉注射戈那瑞林 100～200 μg,于 15 分钟、30 分钟、45 分钟、60 分钟、120 分钟分别检查血中卵泡刺激素及促黄体生成素含量。迅速上升者,表明垂体功能正常,对外源性 LH-RH 有反应,病变在下丘脑或其以上部位;不上升者,表明病变在垂体。

3.护理配合

向患者说明其检查方法的目的,使之能很好地按要求配合服药或注射并观察用药后的反应。必要时及时来医院复查。

(四)宫颈活组织检查

1.概述

在宫颈刮片或其他检查可疑为子宫颈癌时,需取宫颈活组织作病理学检查以确诊恶性肿瘤。宫颈活组织检查是确诊宫颈癌或其他宫颈病变的常用方法。

(1)钳取法:阴道窥器暴露宫颈,用棉签拭去表面的分泌物,用聚维酮碘棉球消毒宫颈后确定活检部位,以酒精消毒,再用宫颈活组织钳先抵住拟钳取部位,然后钳取,所取组织不宜太少太浅,应含足够间质。局部改变明显者,可用碘试验协助,在不着色区域采取 4～6 点组织,将钳取组织放入盛有 10％甲醛溶液的瓶内固定,送病理检查。钳取组织后,阴道内可填塞纱布卷或带线的纱布以压迫止血,卷端或线端应露出阴道口,或用胶布固定于一侧大腿内侧,嘱患者 24 小时后自行取出。

(2)锥形切除法:暴露宫颈及消毒方法与钳取法同。用宫颈钳夹持宫颈前唇,用刀在宫颈范围内并深入颈管约 2 cm 做锥形切除,残端止血;区分并标记好切除标本之前、后部位,固定后送检;用纱布卷压迫创面止血,如定于次天切除子宫,可将宫颈前、后唇缝合以封闭创面,并用抗生素预防感染。

2.护理配合

(1)用物准备:阴道窥器、宫颈钳、活检钳、小钝刮匙、10％甲醛溶液、聚维酮碘、纱布条、棉球、镊子。

(2)患者准备:通常于月经干净后一周进行,此时出血量少。

(3)护理指导:向患者或家属说明活检目的、方法和时间,以取得患者合作。解除患者的紧张、害怕心理。操作中注意与患者交谈,分散患者的注意力,减少患者的疼痛感。指导患者术后24小时自行取出填塞的纱布卷,并注意观察术后有无出血,必要时立即来医院复查,给予止血等处理。嘱患者术后静养24小时,避免劳动和剧烈活动。嘱患者入浴、性生活等按医师指导进行。

3.注意事项

(1)所取组织标本应立即固定,做好标志,填写送检单,避免放置过久发生组织自溶、丢失或混淆。

(2)标本须用10%甲醛或95%酒精溶液固定,溶液应盖过整个标本,立即送检。

(五)诊断性刮宫

1.概述

诊断性刮宫简称诊刮,是诊断宫腔疾病采用的诊断方法之一。其目的是刮取子宫内膜做病理检查,了解子宫内膜的变化是否同月经周期相一致,了解子宫内膜组织是否有其他病变。不论对老龄期、绝经期、绝经后,甚至青春期患者均是极为重要的诊断方法。常用于诊断月经失调、子宫内膜结核、不孕症、子宫内膜癌等疾病。

2.方法

一般不需麻醉,对敏感者或宫颈内口较紧者,酌情使用镇痛剂、局麻或静脉麻醉。

(1)常规消毒,铺巾,做双合诊,了解子宫大小及方向。用阴道窥器暴露宫颈,清除分泌物,再次消毒宫颈与宫颈管,用宫颈钳固定子宫颈前唇,用子宫探针顺子宫腔深度测宫腔长度。子宫口松者不需扩张,如宫口较紧,用宫颈扩张器扩张至能进入小号刮匙即可。

(2)取盐水纱布一块垫于阴道后穹隆处,用小刮匙按顺序刮取宫腔四周、宫底、两宫角内膜组织,置于纱布上,取纱布上内膜送检。

(3)凡疑有宫颈内病变或子宫腔病变累及颈管时,应做分段诊刮。先刮宫颈管后刮宫腔,分瓶置刮出物送检。

(4)取出宫颈钳,如有出血,可用纱布压迫止血,详细记录,并告诉患者及时取出纱布。

3.护理配合

(1)用物准备:窥阴器、子宫探针、颈管扩张器、小号刮匙或子宫内膜吸引器、10%甲醛溶液等。

(2)患者准备:排尿后取膀胱截石位。

(3)护理指导:向患者说明检查目的和方法,消除其紧张和顾虑;告诉患者检查后可伴有的症状,如腹痛、阴道分泌物等。术前采集血标本,定血型,交叉配血;做好静脉输液的准备工作。指导患者于检查后使用卫生垫,如出血多,应及时报告医师,给予处理。嘱患者静养,避免劳动,术后休息1~3天。怀疑有子宫穿孔时,一定留诊观察约48小时,防止贻误病情;如稍感下腹痛,可遵医嘱使用镇痛药。

预防感染的发生:①术前控制感染;②术中严格无菌操作;③术后遵医嘱使用抗生素。

4.注意事项

(1)如疑为子宫内膜结核,应特别注意在双侧宫角刮取组织,该处阳性率高。

(2)因不孕症进行诊刮,应选择月经前或月经来潮12小时内,以便判断有无排卵。术前不可用任何性激素药物。

(3)如患急性生殖道炎症,应在控制感染后再行诊刮。

(4)疑癌变者,若内膜肉眼观察高度疑为癌组织,不必全刮,取内膜活检已足够,防止出血、子宫穿孔、癌组织扩散。

(5)若为双子宫或双角子宫,应将两处的子宫内膜全部刮除,以免漏诊与术后淋滴出血。

(6)2周内禁盆浴及性生活。

(六)阴道分泌物悬滴检查

1.概述

用于检查阴道内有无滴虫或假丝酵母。

2.方法

患者取膀胱截石位,用窥阴器扩张暴露宫颈(未婚者不用),用无菌长棉签取后穹隆少许白带,放入盛有1 mL生理盐水的试管内混匀,显微镜下检查,找活动的滴虫。如检查假丝酵母,取玻片滴上10%氢氧化钠作悬液,染色后镜检,找假丝酵母的孢子和菌丝。

3.护理配合

(1)用物准备:小玻璃试管、清洁干燥玻片、生理盐水、10%氢氧化钠及其他妇科检查用具。

(2)患者准备:排尿后取膀胱截石位。

(3)护理指导:向患者说明检查目的、方法,解除紧张及思想顾虑,预约复诊日期。教导患者注意局部清洁卫生,如行检查后出现异常情况应及时来院复查。玻片上应写好患者姓名。滴虫离体后易死亡,故需及时送检立即检查。冬天应注意保温,以提高检出率。

(七)脱落细胞检查

1.概述

检查阴道、宫腔脱落细胞可反映体内性激素水平,间接了解卵巢功能及胎盘功能,更可协助诊断生殖系统不同部位的恶性肿瘤及判断治疗效果,而且又是最简便、经济实用的检查方法。

2.方法

(1)阴道涂片:主要目的是了解卵巢功能。常用的标本采取方法包括阴道侧壁采取法和后穹隆吸取法两种。①阴道侧壁采取法:用阴道窥器扩张后,在直视下用刮板或被生理盐水浸湿的棉棒在阴道侧壁上1/3处轻轻刮取或蘸取分泌物少许(切勿用力,以免将深层细胞混入),薄而均匀地涂于玻片上,置于95%酒精内固定,以免细胞质变质而染色不良。②后穹隆吸取法:用阴道窥器暴露后穹隆部,捏紧长玻璃吸管的橡皮球(排出气体),送至后穹隆部吸取分泌物,薄而均匀地涂于玻片上。

(2)宫颈刮片:为早期发现宫颈癌的重要方法,简便易行,结果可靠。一般在宫颈癌好发部位即宫颈外口鳞状和柱状上皮交界处,以宫颈外口为圆心,用木制刮片轻轻刮取一周,不要过分用力,以免损伤组织,引起出血。若白带过多,应先用无菌干棉球轻轻拭去,再刮取标本。

(3)宫颈管涂片:绝经后,妇女宫颈的鳞状和柱状上皮交界处上升到宫颈管内。用生理盐水浸泡的棉签插入颈管,轻轻旋转2~3周后取出作涂片,亦可用附有橡皮球的玻璃吸管插入颈管吸取分泌物作涂片。

(4)宫腔吸取标本:疑有宫腔内恶性病变者,可从宫腔内吸取标本进行检查。先做阴道检查,确定子宫大小及方位,然后严格消毒阴道及宫颈。将塑料管轻轻放入宫底部,上下左右移动吸取标本,但不要超出宫颈内口。取出吸管时,须注意停止抽吸,以免将颈管内容物吸入,造成混淆。

(5)内膜冲洗法:将前端有小孔的套管插入宫腔后,注入生理盐水,然后回收做成涂片。

通过以上各种方法采取标本制成的涂片,常用的是巴氏染色法,该法既可用于检查雌激素水平,又可查找癌细胞。

3.护理配合

(1)用物准备:木制刮板、棉棒、橡皮球玻璃吸管、金属吸管、前端有小孔的套管、玻片、窥器、固定溶液、生理盐水及其他妇科检查用具。

(2)患者准备:排尿后取膀胱截石位。

(3)护理指导:①向患者说明检查目的、方法,解除紧张及思想顾虑,预约复诊日期。②教导患者注意局部清洁卫生,如行检查后出现异常情况应及时来院复查。③做涂片检查时,玻片上应写好患者姓名;采自不同部位标本的涂片,要写上编号以便区分。④涂片做成后,立即投入固定液中固定,以及时送检。

4.注意事项

嘱患者在检查前24小时禁止性生活,禁止阴道灌洗及上药。

(八)输卵管通液检查

1.概述

输卵管通液检查是测定输卵管是否通畅的方法,主要用于了解女性不孕症、患者输卵管是否阻塞,或用于验证为不孕症患者做的输卵管再通术是否通畅。由于进行检查时需要加压通液,有可能使原有的轻微粘连的输卵管腔被疏通开,故输卵管通液检查不仅是一种辅助诊断输卵管是否阻塞的方法,在一定程度上又有治疗作用,故临床上较常应用。

2.方法

(1)常规消毒外阴后,铺无菌巾。

(2)双合诊复查子宫位置后,用阴道窥器扩张阴道显露子宫颈,以宫颈钳夹住子宫颈前唇后稍向外牵拉并固定,聚维酮碘消毒子宫颈及阴道穹隆后,将专用于输卵管通液检查的导管顺宫腔方向插入子宫颈管内,必须使导管上的橡皮塞压紧子宫颈外口,防止液体外溢。

(3)接上20 mL的注射器(无菌生理盐水内加庆大霉素8万单位),向宫腔内缓慢注入药液。边注边询问患者的感觉。因正常子宫腔容量仅为5 mL左右,若注入药液5 mL时患者自述下腹部有明显胀痛感,且操作者感到继续注入药液出现阻力,则应停止再灌注药液。当注射器停止加压后,可见已注入至子宫腔内的液体又逆流至注射器中,则表示双侧输卵管均阻塞;若加压注药液时感到有一定阻力,但经加压后药液能缓慢注入宫腔,表示输卵管有轻微粘连可能已被分离开;若注入药液时所用的压力并不大,且无任何阻力感觉,患者亦无明显不适感,则表示双侧输卵管均通畅。

(4)检查结果确定后,取出导管,再次用聚维酮碘棉球消毒子宫颈及阴道,取下宫颈钳及阴道窥器。

3.护理配合

(1)用物准备:阴道窥器、输卵管通液装置、20～30 mL注射器、生理盐水、庆大霉素8万单位、棉球、纱布、聚维酮碘。

(2)患者准备:嘱患者排尿,取平卧截石位。

(3)护理指导:①指导患者于月经干净后3～7天为最佳检查时间,如选择时间过早,可使子宫腔内残存的月经血逆流至腹腔的危险;选择时间过晚,则会因子宫内膜过厚,有可能遮挡输卵管入口,影响液体进入输卵管,造成结果判断上的错误,易发生子宫内膜出血。②检查中严格无菌操作,术后指导患者遵医嘱使用抗生素预防感染。③对精神紧张者,可于术前20分钟注射阿托品0.5 mg,以防术中输卵管痉挛。④通液完毕后,应观察半小时。嘱患者1周内禁止性生活。

（九）子宫输卵管碘油造影

1.概述

为诊断某些妇科疾病并了解输卵管是否通畅，由子宫口注入碘造影剂，检查子宫腔、输卵管及骨盆腔的状态。

2.方法

（1）常规消毒外阴、阴道，铺无菌巾。

（2）双合诊明确子宫位置后，用阴道窥器暴露宫颈，用聚维酮碘消毒子宫颈及阴道穹隆部。

（3）用宫颈钳固定宫颈前唇，将子宫颈导管顺子宫腔方向伸入宫颈管，使导管前端圆锥形橡皮头与宫颈紧密相贴，缓慢注入碘化油，压力不宜过大，注入 5 mL 摄片一张，24 小时再在该部位摄片一张。使用水溶性造影剂时，30 分钟后摄影。

（4）X 线摄影后，取出用物，消毒后填塞纱布条。

（5）记录宫腔充满时的注入量及左、右输卵管显影时的注入量。

3.护理配合

（1）用物准备：造影剂、气囊、导管、阴道窥器、宫颈钳、子宫探针、注射器、造影剂。

（2）患者准备：①碘过敏试验：油性制剂吸收缓慢，无不良反应。水溶性制剂可引起碘疹、无尿、血尿、休克等急性中毒症状。②检查前禁食，并测量血压、脉搏、体温等，检查前排尿。

（3）护理指导：①指导患者于月经干净后第 3～7 天为检查日期。②操作中严格无菌操作，指导患者服用抗生素，预防上行感染及潜在性炎症的恶化。③指导患者取出填塞纱布条的时间（一般于 2～3 小时后）和方法。④嘱患者当天静养，禁止入浴，禁止性生活 1 周。⑤说明可能有混入造影剂的少量出血或因造影剂而产生的不良反应。

4.注意事项

（1）油性制剂吸收缓慢，因油滴的刺激可发生肉芽肿而形成粘连。注入的量大、压力强时，可发生肺栓塞或脑栓塞。

（2）注碘油时勿用力过大、过速，以防输卵管破裂。术中如发现患者刺激性咳嗽、胸痛等，应立即停止注射，并严密观察。

（3）附件炎、月经期、妊娠、碘过敏者禁用此法。

（十）超声检查

1.概述

超声检查是一种利用向人体内部发射超声波，并观察分析其回声信号所显示的波形（回声图）、图像（声像图）及信号音（多普勒）来检查、诊断盆腔疾病和了解妊娠情况的方法。由于超声波诊断对人体无损，尤其对孕妇与胎儿安全，可以重复检查，诊断也较准确、迅速。

2.方法

妇产科临床上常用的方法及诊断仪有 A 型超声波诊断仪、B 型超声波诊断仪、多普勒超声波诊断仪。

（1）检查前要了解妇科检查，腹部触诊了解病灶的部位、大小及活动度。

（2）腹部表面涂以液状石蜡乳剂，使探头与皮肤很好接触。将探头置于所测部位做垂直探查或水平探查，根据需要适当移动探头观察并拍片。

3.护理配合

（1）预约：检查日期，做好登记。

(2)患者准备：使用 A 型超声波诊断仪检查前应嘱患者排尿后取平卧位；B 型超声显像仪检查时应嘱患者保持膀胱充盈；早孕、前置胎盘等需膀胱充盈作为透声窗。因此，嘱患者检查前1～2 小时不解小便，必要时再饮水 500～600 mL。

(3)护理指导：①向患者说明其检查目的。如观察盆腔脏器同膀胱位置的关系，膀胱必须充盈；②有尿意后，进入 B 超室检查；③检查后协助擦净腹壁凝胶，嘱患者排尿。

(十一)盆腔动脉造影

1.概述

检查诊断子宫、卵巢的肿瘤及前置胎盘、异位妊娠等。

2.方法

从股动脉插入导管，到主动脉分支部(检查恶性卵巢肿瘤可插到肾动脉分支部)，注入造影剂后连续摄影，以观察盆腔内动脉的血流状态。

3.护理配合

(1)用物准备：纱布、敷料、血管造影用接头、有齿镊、持针器、注射器、棉球、不锈钢碗、塞氏针、导管、平皿。

(2)患者准备：检查前当天禁食、排便、排尿。

(3)护理指导：①将检查目的、方法、注意事项简明易懂地向患者说明，以取得合作；②以腹股沟为中心，将下腹部、大腿上部剃毛后入浴或擦洗；③填写血管造影检查单，做碘过敏试验；④检查前给予高压盐水灌肠，排便后护送到放射科检查(同时持病历等有关资料)；⑤根据需要协助患者取平卧位；⑥平车护送患者回病室，检查侧腹股沟用沙袋压迫固定，髋关节伸直，嘱患者 24 小时安静卧床，协助患者床上大小便；⑦连续观察生命体征 3～4 小时。注意下肢有无麻木感、冷感，皮肤颜色，足背动脉搏动左、右有无不同及有无压痛，穿刺部位有无内、外出血，发现异常应立即通知医师及时处理；⑧如患者无恶心，可于 30 分钟后饮水，2 小时后可进食；⑨遵医嘱使用抗生素预防感染。

四、妇产科内镜检查患者的护理

(一)阴道镜检查

1.概述

阴道镜检查是利用阴道镜将宫颈表面上皮细胞和宫颈阴道部放大 10～40 倍，观察肉眼看不到的宫颈表面层较微小的病变。因此，可用于发现子宫颈部与癌变有关的异型上皮、异型血管及早期癌变的所在，以便准确地选择可疑部位做活组织检查。对子宫颈癌及癌前病变的早期发现、早期诊断具有一定价值。阴道镜对外阴、阴道部位病变的诊断亦有重要价值。尤其是脱落细胞检查，对肉眼观察难以确定的可疑病变区域及活检部位，可大大提高阳性检出率。

2.适应证

(1)阴道脱落细胞学涂片检查结果在巴氏三级以上。

(2)细胞学检查虽是阴性，但肉眼观察到可疑癌变。

(3)长期按宫颈炎治疗，但效果不佳者。

(4)肉眼观察难以确定病变的细微外形结构，需在阴道镜下放大数倍观察病变。

(5)宫颈癌手术前，需在阴道镜下确定病变波及的部位，指导手术应切除的范围。

3.禁忌证

(1)下生殖道有急性、亚急性感染,应查明原因控制炎症后再检查。

(2)下生殖道有伤口或挫伤,待上皮组织修复后再检查。

(3)有活动性出血时,止血后再查。

4.方法

在检查前 24 小时内,不应有涉及阴道的操作(包括冲洗、检查、性交等)。

(1)用阴道窥器充分暴露子宫颈阴道部(不蘸润滑剂,避免影响观察),生理盐水棉球轻轻拭净宫颈分泌物,不可用力涂搽,以免引起出血,妨碍观察。

(2)调整好阴道镜焦距,先用 10 倍放大镜观察全貌,然后用 3%醋酸棉棒涂子宫口及宫颈阴道部,使柱状上皮与鳞状上皮易于鉴别(如重点观察血管,最好不用醋酸涂抹)。然后用放大20～40 倍镜检查上皮及血管。在检查中发现可疑部位即取活组织送病理检查。必要时,安装照相机摄影,然后填塞纱布条,取出窥器。

5.护理配合

(1)用物准备:窥阴器、宫颈钳、活检钳、小钝刮匙、10%甲醛溶液、聚维酮碘、纱布条、棉球、镊子。

(2)患者准备:排尿后取膀胱截石位。

(3)护理指导:①向患者或家属说明活检目的、方法和时间,以取得患者合作;②解除患者的紧张、害怕心理。操作中注意与患者交谈,分散患者的注意力,减少患者的疼痛感;③指导患者术后 24 小时自行取出填塞的纱布卷,并注意观察术后有无出血,必要时立即来医院复查,给予止血等处理;④嘱患者术后静养 24 小时,避免劳动和剧烈活动;⑤嘱患者入浴、性生活等按医师指导进行。

6.并发症的护理

(1)预防出血的护理:如术野渗血,少于月经量,常规给予纱球或碘仿纱布填塞宫颈止血。术后结痂脱落出血,创面血管活动性出血,多于月经量,予收入院后行碘仿纱布填塞压迫创面后止血。

(2)预防感染的护理:操作时应严格无菌操作,器械物品除了绝缘阴道扩张器外,其他均为一次性使用。绝缘阴道扩张器应用环氧乙烷灭菌以防止交叉感染。患急性阴道炎、急性宫颈炎时禁止手术。检查前一晚有过性生活也应暂停手术。术后在手术创面喷洒呋喃西林粉以防感染。告知患者严格执行健康宣教中的内容,以防感染。

7.注意事项

(1)所取组织标本应立即固定,做好标志,填写送检单,避免放置过久发生组织自溶、丢失或混淆。

(2)标本须用 10%甲醛或 95%酒精溶液固定,溶液应盖过整个标本,立即送检。

(二)宫腔镜检查

1.概述

对用肉眼观察子宫腔,探查原因不明的异常子宫出血,定位和夹取宫腔内异物,检查鉴别宫颈内赘生物的性质,诊断黏膜下肌瘤、子宫内膜息肉,处理残留的胚胎组织,行输卵管粘堵绝育术和直视下输卵管通液及镜检下治疗等,可发挥很好的作用。

2.方法

(1)外阴及阴道常规消毒。

(2)阴道窥器暴露子宫颈,常规消毒后用宫颈钳牵持,探针探查宫腔屈度及深度。

(3)用 Hegari 扩张器扩张子宫口到 7 号,再以生理盐水冲洗宫腔至冲洗液清亮。继而缓慢滴注葡萄糖注射液,待宫腔充分扩展(一般用 50~100 mL),子宫内壁清晰可见时移动镜管,按顺序检视宫腔内各部,最后检视宫颈管,再徐徐退出镜管。

3.护理配合

(1)用物准备:宫腔镜用 2%戊二醛消毒液浸泡 30 分钟,操作前用生理盐水或蒸馏水冲洗备用。

(2)患者准备:术前排空膀胱,取膀胱截石位。

(3)检查前的准备:应询问病史,重点行腹部检查与妇科检查,常规行宫颈刮片与阴道分泌物检查,决定是否适于子宫镜检查。

(4)护理指导:①向患者说明检查目的,解除紧张及思想顾虑,并指导患者于月经干净后 5~10 天内操作为宜,因此期间为子宫内膜增生早期,较薄且不易出血,黏液分泌少,宫腔内病变易显露;②嘱患者于检查后卧床休息 1~2 小时,注意局部清洁卫生,2 周内禁房事;③交代患者于检查后 2~7 天内可能有少量阴道流血。如出现异常情况及时来院复查。

4.并发症的护理

(1)预防子宫穿孔:严重的宫腔粘连、瘢痕子宫、子宫过度前倾或后屈、宫颈手术后、萎缩子宫、哺乳期子宫均易发生子宫穿孔,必要时超声监护下行宫腔镜检查。一旦发生穿孔,应停止操作,退出器械,估计穿孔的情况,仔细观察腹痛及阴道流血。

(2)预防出血:宫腔镜术后一般有少量的阴道流血,多在一周内干净。宫腔镜手术可因切割过深、宫缩不良或术中止血不彻底导致出血多,可用电凝器止血,也可用 Foley 导管压迫 6~8 小时止血。

(3)预防感染:术前和术后适当应用抗生素,严格消毒器械,可避免感染的发生。患急性阴道炎、急性宫颈炎时禁止手术。检查前一晚有过性生活时也应暂停手术。

(4)预防膨宫液过度吸收:膨宫液过度吸收是膨宫时常见的并发症,多发生于宫腔镜手术,与膨宫压力过高、子宫内膜损伤面积较大有关,膨宫时维持合适的压力及缩短手术时间可避免。如手术超过 30 分钟,予以呋塞米静推并检测电解质。

5.注意事项

(1)加强消毒隔离措施,严格执行消毒清洗程序(先消毒水浸泡→清水冲洗→戊二醛浸泡或高压灭菌),防止用物消毒不严造成盆腔感染。

(2)操作中动作轻、稳、准,防止操作不当造成损伤,如宫颈内口出血、子宫内膜出血、宫颈裂伤或子宫穿孔。

(3)备好急救药,防止扩张宫颈时,迷走神经反应。

(三)腹腔镜检查

1.概述

腹腔镜检查是将腹腔镜自腹壁脐下插入腹腔内(妇科主要为盆腔),肉眼观察盆腔内脏器,直视病变部位以协助诊断,必要时取活检组织。

2.方法

(1)套管针穿刺：①腹部皮肤常规消毒。脐窝处应反复擦洗，因该部位皮肤薄，以防感染；②麻醉：以往多采用插管吸入麻醉，近年来则采用局麻加静脉麻醉；③在脐轮下(脐下或脐上1 cm)做一小切口约1.5 cm，刺入套管后，拔出套管芯，将腹腔镜自套管插入盆腔。

(2)人工气腹：为避免损伤腹腔脏器及便于自腹壁送入腹腔镜与观察，须先行人工气腹。可在局麻下进行，缓慢充气，以 CO_2 最好。注入压力不超过 2.94 kPa(30 cmH_2O)，充气总量可达 2 000～3 000 mL。穿刺针暂保留，以便检查中调节气量。

(3)由腔镜观察，随需要移动镜头，寻找发生于子宫、输卵管、卵巢、直肠子宫陷凹或盆腹腔内其他部位的病灶，观察其性状、部位，必要时可嘱台下助手自阴道上推宫颈或移动宫体(或术前自宫颈插入操纵管与宫颈钳固定在一起，术者可自己手持钳柄移动宫体)，观察与病灶的关系，借以判断。必要时取活检送病理检查。

(4)检查无出血及脏器损伤，取出腹腔镜。排气后再拔除套管，缝合切口，盖上无菌纱布，胶布固定。

3.护理配合

(1)用物准备：纤维腹腔镜、套管针、活检钳等置于 2‰戊二醛溶液中浸泡 30 分钟，使用前取出，生理盐水或蒸馏水冲洗后备用。

(2)患者准备：①嘱患者术前吃少量半流质饮食，当天早晨(午前检查者)或中午(午后检查者)禁饮食；术前晚及早晨行清洁灌肠，冲洗并消毒外阴及阴道，必要时导尿留置导尿管。②嘱其检查时取膀胱截石位，行剖腹探查术时取平卧位。

(3)护理指导：①向患者说明其目的，以解除紧张、恐惧心理；②术后 4 小时内应密切观察脉搏、呼吸、血压，如有异常情况及时报告医师；③告诉患者于检查后有可能出现的问题。如检查后虽排气，仍可能因腹腔残留气体而感肩痛及上腹部不适，不需作处理。如上述症状得不到缓解或症状加重即来医院复查。

4.并发症的护理

(1)气腹：腹膜外注气是由于 Verem 针没有进入腹腔内进行充气而造成的。常发生于腹壁的前方，如皮下、腹膜前、大网膜，也可能由于针进入过深发生于腹膜后。因此，充气前，洗手护士要再次检查气腹针是否有堵塞的情况，应用抽取试验、悬滴法、腹内压读数等方法，确保气腹针顺利到达腹腔。

(2)周围脏器损伤：熟悉解剖结构，动作轻柔，当粘连致密或组织层次不清楚时最好用锐性而不用钝性剥离。腹腔镜检查前应常规导尿和留置导尿管，术后注意观察患者的尿色、量，避免膀胱损伤。术前灌肠，术后观察患者排气排便情况及腹痛情况，避免胃肠道损伤。

5.注意事项

(1)腹腔镜检查前须行人工气腹，检查时又须取头低臀高体位，如有心肺功能疾病或膈疝，禁行此项检查。

(2)结核性腹膜炎、腹壁广泛粘连及其他原因所致的腹腔粘连，忌行腹腔镜检查，以免造成脏器损伤。

（付薪诺）

第八章 体检科护理

第一节 健康体检的质量控制

体检作为早期发现疾病、全面了解身体状况的重要手段,严格质量管理非常关键。随着体检机构的不断增加,社会公众对体检服务与质量要求越来越高。为顺应体检市场的发展,满足不同层次体检人群的需要,取得良好的经济与社会效益,各体检机构应按照岗位特点制定各岗位工作职责和工作流程,规范操作程序,把握好体检的每个环节,使体检的服务和质量达到优质标准。

一、健康体检机构管理

(一)机构执业资质

(1)健康体检机构是专门从事成人健康体检服务的独立或附设医疗机构,应具有合法有效的《医疗机构执业许可证》。

(2)执行国家卫生计生委制定的《健康体检基本项目目录》。

(3)体检收费标准应执行当地物价相关部门关于各级医疗机构的收费标准。体检项目、价格等应在公共区域公示。

(二)医护人员资质及配置

(1)至少具有2名内科或外科副主任医师及以上专业技术职务任职资格的执业医师,每个诊查科室至少有1名中级及以上专业技术职务任职资格的执业医师。

(2)主检医师由主治医师及以上专业技术职务任职资格的执业医师担任。

(3)医技人员具有专业技术任职、资格,医师按照《医师执业证书》规定的执业范围和职业类别执业。专业技术人员必须具有相应的专业执业资质证书和上岗证。

(三)健康体检场所要求

(1)有相对独立的健康体检场所及候检场所,应与医疗机构门诊、急诊场所分开,体检人员与就医人员分离。

(2)健康体检区域的建筑总面积不小于 400 m^2 ,环境清洁、整齐。

(3)体检区域布局和流程合理,符合医院感染控制要求及医院消毒卫生标准。

(4)具有候诊区域,体检秩序有序、连贯、良好。

(5)备有抢救车/箱、急救设备和必要的抢救药品,专人管理,良好备用。

(6)备有便民服务设施,如轮椅、饮水设施、残疾人卫生间等设施。

(7)设有健康教育宣传栏、健康宣传册等多种形式的健康教育宣传方式。

(四)诊室要求

(1)设有独立诊查室,每个诊查室面积不小于 6 m²。

(2)X 射线检查室及使用分区符合国家相关标准的规定。

(3)有清楚、明确的诊室标识。

(4)相应检查有公示告知。

(5)诊室有保护体检人员隐私设施。

(6)诊室清洁整齐,布局规范、合理,配备有效、便捷的手卫生设施及设备。

(五)消防安全

(1)环境布局、建筑符合消防规范。

(2)有消防安全管理制度、应急预案及安全员。

(3)根据消防安全要求,认真开展消防安全检查,有完整的检查记录。

(4)保持消防通道畅通、防护器材完好,在有效期内。

二、健康体检质量控制管理

各体检机构有完整的科室管理制度、各岗位工作职责、工作流程和操作规程。体检机构各岗位工作人员上岗工作,均需佩戴有本人相关信息的标牌。

(一)各岗位工作职责

1.诊室体检医师岗位职责

(1)主动热情接待每位受检者,耐心细致沟通。

(2)检查前认真核对受检者个人信息,包括姓名、年龄、性别、身份证号。

(3)严格按照体检的技术指标和操作规范,确保体检质量和体检结果的准确性,努力做到不漏诊、不误诊。

(4)如在体检过程中受检者出现急危重症情况,应及时上报领导,并建议到相关科室进一步诊治。

(5)体检医师应具有对体检中的疑难病、少见病的独立诊断能力,不能解决时与上级领导沟通。

(6)体检医师均为该诊室"危急值"第一责任人。

2.体检报告主检医师工作职责

(1)熟悉各种临床多发病及常见病的诊断标准及治疗原则,具备一定的沟通能力及技巧,做好体检报告书修改的沟通事宜。

(2)主检医师应熟悉并掌握各诊室阳性体征与科室小结所提供的不同临床意义。

(3)综合受检者的全面资料,包括疾病史、一般检查、各科室查体结论、实验室结果、辅助检查结果,做出全面合理的诊断及健康体检建议,并提交总检医师审核,对该报告负有相应的临床责任。

3.体检报告总检医师工作职责

(1)熟悉各种临床多发病及常见病的诊断标准及治疗原则,具备一定的沟通能力及技巧,做好体检报告书修改的沟通事宜,指导下级医师工作。

(2)综合受检者的全面资料,包括疾病史、一般检查、各科室查体结论、实验室结果、辅助检查结果,对主检医师审核的报告书进行评价审核、修改,为体检报告书的整体质量把关。

(3)对主检医师报告中可能出现的漏诊、误诊及时判断、更改,并指导主检医师提高工作。

(4)认真学习新技术的应用,提出相应的体检意见,不断提高体检报告书水平。

4.检查室护士工作职责

(1)严格执行消毒隔离制度及无菌技术操作原则。

(2)主动热情接待每位受检者,并做好检前解释工作,维持良好体检秩序。

(3)协助体检医师诊查,随时清理诊台,保持良好的诊室环境卫生。

(4)妇科检查前与受检者核对好个人婚姻情况,讲解妇科检查注意事项,并指导受检者如何配合医师完成体检,做好解释工作。

(5)掌握各诊室治疗椅、治疗台、诊疗器械的使用情况,保证正常使用。

5.采血室护士工作职责

(1)严格执行消毒隔离制度及无菌技术操作原则。

(2)主动热情接待每位受检者,并做好解释工作。

(3)静脉采血认真执行一人一针一管一巾一带制度。

(4)严格执行核对制度:认真与受检者核对个人信息,做好化验项目的核对工作。

(5)熟练掌握静脉取血操作技术。

(6)掌握晕针、晕血人员的救护方案,做好紧急救护,必要时卧位取血。

6.技师工作职责

(1)熟练掌握仪器正常操作规程,严格按仪器操作流程进行检查。

(2)认真做好仪器日常维护及使用记录,保证机器正常使用。

(3)检前认真做好受检者信息、项目核对及病史询问等工作。

(4)检查时注意保护受检者的隐私。

(5)严格掌握各项检查禁忌证,并做好解释工作。

(6)检查完成后,认真核对检查报告单内容,检查无误交于诊断医师出最终报告。

7.导检员工作职责

(1)具有主动热情的服务意识,耐心解释受检者提出的疑问。

(2)正确引导及指导受检者进入体检流程。

(3)维持导检区域内的候检秩序,做到有序、安静、噪音小。

(4)熟练掌握体检内容及体检流程,合理安排体检流程,避免体检项目漏检、误检。

8.预约接待员工作职责

(1)随时热情接待体检咨询,耐心介绍体检项目、答疑。

(2)与体检客户确定体检项目及体检日期,协助咨询受检者准确无误办理各项体检手续。

(3)向体检受检者讲解体检注意事项,做好检前准备工作。

(4)单位体检结束后根据需要提供体检统计分析报告。

(5)体检项目确定后联系体检单位提供受检者名单,认真核对单位体检项目内容并对名单进行初步分类后交登录室。

(二)设备管理

(1)体检机构应具有开展健康体检项目要求的仪器设备及相关许可证书,如《医疗器械生产企业许可证》《中华人民共和国医疗器械注册证》《中华人民共和国医疗器械经营企业许可证》，医疗器械的购置和使用符合国家相关规定。

（2）设备计量管理符合相关要求，每项设备都应具有计量合格证书。

（3）根据医学设备情况建立相应的设备管理制度。

（4）有设备管理员岗位职责。

（5）有医用设备使用安全监测制度，定期对设备进行安全考核和评估。

（三）医院感染管理

（1）依据《医院感染管理办法》制定相应的规章制度和工作流程。

（2）配备专职或兼职人员，负责院内感染管理工作。

（3）能按照制度和流程要求，监测《医院感染监测规范》要求的全部项目，并有记录。

（4）有医院感染暴发报告流程与处置预案，并按要求上报医院感染暴发事件。

（5）体检机构手卫生设施种类、数量、安置位置、手卫生用品等符合《医护人员手卫生规范》要求。重点科室（检验科、妇科、外科、采血室）的手卫生设施，如非接触式水龙头、流动水、洗手液、干手器或纸巾、速干手消毒剂等要求更严格。

（6）体检机构医务工作人员手卫生依从性与正确性应符合《手卫生规范》。

（7）体检机构应为医务工作人员提供必要合格的防护用品，如在采血室、清洗消毒间、医疗废物暂存处等必备防护用品。

（8）体检机构医疗用品重复使用的消毒工作应符合《医院消毒技术规范》《医院消毒供应中心清洗消毒及灭菌技术操作规范》《医院消毒供应中心清洗消毒及灭菌效果监测标准》的要求。

（9）一次性使用医疗用品管理，如医疗用品的资质、验收、储存条件、使用前检查、使用后处置等参照《一次性使用无菌医疗器械监督管理办法》。

（10）体检机构医疗废物的管理应执行《医院废物管理条例》，加强医院感染的预防与控制，做好健康体检医疗废物的处理工作。定期进行医疗废物知识培训，并做好医疗废物处理流程、环节记录、转运合同等明细。损伤性废物处理应使用利器盒。

（11）体检机构应为受检者提供必要的合格的清洁消毒隔离设施，包括眼罩、采血用品（一人一巾一带一针）、妇科、腔内超声等供受检者使用的隔离单等一次性用物。

（四）体检信息管理

（1）依据国家卫生行政部门相关卫生信息标准和规范，制定体检报告管理制度及信息保密管理制度，保护体检人员隐私。

（2）体检机构有独立的"健康体检计算机管理信息系统"，体检信息系统操作权限分级管理。

（3）体检信息系统应配备专职或兼职信息系统专业维护人员。

（4）有体检信息安全监管制度及记录，专人管理。

（五）实验室管理

（1）按照《医疗机构临床实验室管理办法》开展临床实验室项目检测。

（2）检验项目符合卫生计生委《医疗机构临床检验项目目录（2013年版）》范围。

（3）检验试剂、仪器设备应三证齐全（仪器注册证、经营许可证、生产许可证），符合国家有关部门标准和准入范围，检验设备应有标识并定期校准、保养、维修等维护制度和相关记录。

（4）有实验室安全流程，制度和相应的标准操作流程。

（5）具有相关资质人员负责检验全程的质量控制工作。

(6)执行实验室室间质控相关制度,有室间质控和室间质评程序文件。

(7)委托其他实验室检验的应符合《委托医学检验管理规范》,体检机构应有"委托检验服务协议书",协议书应规定双方的职责、委托服务应达到的标准,协议书须有法人或法人制定的委托人签署,并有单位公章。受托实验室应具有执业许可证,具有通过认可、认证或权威评审的证明材料、质量保证文件、作业指导书、标本交接记录和报告单交接发送纸质或电子记录等。

(六)医学影像学质量控制管理

(1)医学影像检查应通过医疗机构执业诊疗科目许可登记,符合《放射诊疗管理规定》,取得《放射诊疗许可证》。

(2)有放射安全管理相关制度与落实措施。

(3)有专职人员负责对设备进行定期校正和维护,并有记录。

(4)诊断报告书写规范,有审核制度与流程。

(5)放射检查室门口设有电离辐射警告标志,并通过环境评估。

(6)有完整的放射防护器材与个人防护用品,保障医患防护需求,具有放射防护技术服务机构出具的设备及场所的年度《检测报告》。

(7)放射检查项目设置合理,严格遵守《卫健委办公厅关于规范健康体检应用放射检查技术的通知》。

三、健康体检医疗安全管理

(一)一医疗安全制度及应急流程

(1)制定严格的医疗安全工作制度及意外应急处理流程及预案。

(2)在诊查活动中,要严格执行查对制度,确保对受检者实施正确的操作。

(3)对受检者实施唯一标识(体检号或身份证号)管理。

(4)定期进行质量检查,召开质量管理会议,有分析、有整改、有落实、有记录。

(5)体检区域内应设有安全器材及设施(如应急灯、消防器材、无障碍通道等),安全类警示牌(如小心碰头、当心滑到、当心触电等)和消防类警示牌(如安全逃生图、紧急出口、禁止吸烟、灭火器等)。

(二)体检结果危急值紧急处理制度和流程

(1)制定适合本单位的危急值报告制度与流程。

(2)根据工作需要制定危急值项目和范围。

(3)专人管理,有完整的危急值报告登记资料。

(4)对高危异常结果做到及时通知、登记,并有随访记录。

(5)传染病上报符合国家相关规定,做到及时上报。

(三)投诉管理相关制度

(1)具有投诉管理部门处理投诉,设立有效的投诉电话或投诉岗位。

(2)具有明确的投诉管理制度和处理流程及投诉处理记录、改进措施。

(3)具有明确的投诉电话、意见箱和投诉处理时限。

(4)在显要位置公布投诉管理部门、地点、投诉电话。

(5)有完整、明确的投诉登记记录,体现投诉处理全过程。

(四)服务管理相关制度

(1)体检机构应设有体检流程相关指引或指示,体检科室标识准确,公告设施牌,如洗手间、电梯、公用电话、楼梯灯等标识应明显独立。

(2)体检机构应在体检场所公共区域进行明显展示有关体检项目公示内容如基础体检项目、价格、项目意义介绍等;及委托公示项目如体检项目外送单位名称和资质。

(3)体检区域内应设立方便受检者看到的体检相关情况的指导或告知,如具体工作时间、体检须知、体检流程。

(4)妇科检查和腔内超声检查针对女性(未婚者)应设有告知栏和知情同意书。

(5)体检时有身体暴露检查的科室(如内科、外科、妇科、B超等),应做到一受检者一室,检查时关门或有遮挡。

(赵月梅)

第二节　健康体检流程的设计与要求

一、健康体检流程的概念与组成要素

(一)流程的概念和组成要素

所谓流程,是指一系列连续有规律的活动以某种确定的方式进行,并导致特定结果的程序。流程的两大标志是环节和时序。一个完整的流程包含了以下6个要素:输入资源、活动、活动的相互作用(即结构)、输出结果、顾客和价值。输入资源是指流程运作必须投入人力、物力、财力、技术及信息等资源;活动是指流程运作的各个环节;活动的相互关系是指把流程从头至尾串起来的各个环节之间的相互关系;输出结果是指承载着流程价值的流程运作结果;顾客是流程服务的对象;价值即是通过流程运作为顾客带来的益处。

(二)健康体检流程的概念

通俗地说,健康体检流程是为了完成预定的体检任务所设置的一系列与体检相关活动的组合。根据时间顺序和流程内容的不同,可以将健康体检流程划分为体检之前(简称检前)流程、体检之中(简称检中)流程和体检之后(简称检后)流程三个部分,各部分既相对独立,又互相关联,都是完成体检任务不可分割的重要组成部分。

(三)健康体检流程的组成要素

在健康体检流程中,输入资源是指为了完成体检任务所投入的人力、物力、财力、技术及信息等资源,如为体检中心配备各类管理人员和技术人员,添置各种基础设施和医疗设备,引进各项适宜技术和诊断项目,搭建不同数字化平台等都是资源投入的实际举措。活动是指围绕体检流程所设置的各个工作环节,如预约、咨询、导检、检查、随访等均是活动的具体内容。活动的相互关系是指每一个工作环节之间的相互作用,各环节按一定的时间顺序和内在规律彼此关联,既互相承接、互相依赖又互相制约,如采血和就餐的关系,决定了必须先采血后就餐。输出结果是指体检流程运作的实际结果,如形成体检报告、揭示健康风险、明确疾病诊断、出具健康风险评估报告等都是体检流程运作的最终结果。顾客就是所有来体检中心接受体检的客人。价值是体检流程给体检客人带来的所有益处,如温馨的服务、优雅的环境、对自身健康的了解、知晓如何矫正不健康的生活方式等都是体检流程给客人带来价值的具体体现。

二、健康体检与门诊就医的区别

健康体检中心大多是从门诊逐渐发展起来的,因而其流程与门诊流程有许多相似之处,但由于健康体检在服务对象、服务时间、服务内容及服务模式上有别于门诊就诊,因而健康体检流程与门诊就诊流程相比具有其自身的特点,主要表现在以下几个方面。

(一)就诊人群与受检人群的区别

首先,两者需求不同。就诊人群的需求侧重于明确疾病诊断、追求疾病治愈,而受检人群的需求主要侧重于对自身健康有一个全面和准确的了解,对发现的疾病或疾病风险因素寻求相应的对策和办法。其次,两者的心态不同。就诊人群是处在患病中的人群,由于长期以来形成的习惯和疾病折磨,就诊人群在医务人员面前总是处于被动和服从的位置,因而在服务层面上要求相对较低;而受检人群大部分是健康或亚健康人群,即使已患某些疾病,该疾病也是处于相对的稳定阶段,因而在服务层面上要求较高,且在接受服务的过程中有强烈的维权意识和参与意识。第三,两者的关注点不同。就诊人群主要关注医务人员技术水平、疾病诊断的准确性及最终的治疗效果,受检人群则不仅要了解自己的健康状况,而且要求在不影响工作和生活质量的前提下,更关注如何维护自己的健康。

(二)患者就诊与受检人群体检时间分布的区别

患者就诊的时间分布没有任何规律可循且无法随意控制和自由调整,基本上是处于被动状态。受检者在安排体检的时间上既具有极大的主动性、计划性和灵活性,又受到所在单位和体检机构的制约。就一个年度而言,个人体检可以根据自己的时间自由确定,团队体检则需要由单位与体检机构根据参检人员职业特点、职业要求和人均费用等因素,共同协商确定每年在相对固定的时间段进行。就1天而言,无论是个人体检还是团队体检,受检人群必须按照体检机构的要求在早晨或上午进行体检,绝大部分检查项目上午都能完成。

(三)患者就诊专科检查与受检者体检的区别

专科检查的主要目的是确定检查部位是否具有与患者当前症状相关的疾病或异常发现,以便进一步明确诊断,而受检者体检的主要目的是确定检查部位是否存在阳性发现,并找出与该检查部位相关的危险因素。目的不同,检查的侧重点也就不一样。

三、体检流程设计要求

(一)检前流程设计要求

检前流程设计需要考虑的相关因素很多,除了诸如人力、物力、财力、信息等各类资源的必要配置外,重点应该把握以下几个环节。

1.对受检者体检需求的了解

受检者体检需求是检前流程设计时最重要的影响因素之一,必须充分了解,准确把握。影响需求的因素很多,主要与受检者性别、年龄、职业特征、生活方式、近期健康状况、既往史、遗传史、经济承受能力等有关。

2.受检者对体检中心的了解

受检者对体检中心的了解越全面深入,就越容易交流沟通,就越能够最大限度地配合体检中心流程要求,能够显著地提高效率。这就要求体检中心在设计检前流程时与受检者充分交流和沟通,最大限度地使受检者了解体检中心的人员、技术、项目、设备、服务、环境、特色、优势甚至不足等,让受检者对体检中心有一个全面的了解。

3.检前注意事项的告知

检前注意事项的告知是检前流程中不可或缺的重要组成部分,是确保体检质量,减少体检失误必不可少的环节,应给予高度重视。告知的注意事项林林总总,但主要不外乎告知是否空腹、是否憋尿、是否按时服用药物、是否做胃肠道准备,告知受检者颈胸不要有影响 X 线检查的饰物、女性经期及妊娠期不能做妇科常规检查、自采自带标本(尿便)的注意事项等。对有严重疾病的受检者,可要求受检者或陪检人在告知书上签字,表示理解和认可告知书中的所有内容。

(二)检中流程设计要求

检中流程是健康体检流程的核心组成部分,各个环节的设置和时序的安排都应该体现提升质量、提高效率和确保效果的总体要求。

1.空腹与餐后项目的设计

由于进餐可以对部分检查项目的结果造成一定的干扰,故在检中流程设计时将所有检查项目分为空腹项目和餐后项目两大类。主要的空腹项目有绝大部分血液检查、腹部超声、消化道 X 线检查、胃肠镜检查和^{13}C 尿素呼气试验等。其他项目为餐后项目,部分餐后项目可以在空腹状态下检查。空腹是指禁食 8 小时以上,PET-CT 检查、胃肠镜检查和^{13}C 尿素呼气试验均要求空腹,以减少进食对检查的干扰和影响。有些检查又必须在餐后进行,如经颅多普勒检查、平板运动试验等。

2.常规项目与特殊项目的关系

鉴于部分常规项目与特殊项目之间有一定的关联,因此应合理设计检查流程,确保互不干扰。如腹部超声检查时应尽可能减少胃肠道气体,而胃肠镜检查时会导致胃肠道大量气体充盈,不宜将胃肠镜检查安排在腹部超声之前进行。糖耐量试验和 PET-CT 检查均需要受检者相对安静,以减少对糖的消耗,因而不宜交叉安排其他活动量大的检查项目。

3.检中风险防范

在体检过程中,有几类人群属于风险人群,对他们应给予重点关注。如老年人容易发生摔倒,心脑血管疾病患者容易发生心脑血管事件,糖尿病患者容易发生低血糖反应,个别人采血时容易发生晕血晕针等。因此,在流程设计时,应该设置应急预案,明确启动条件、救治场所、救治设施、施救人员、救治程序、后送渠道等。

4.有序快速完成检查

如何确保有序快速完成检查是检中流程设计最基本的要求,必须在流程设计时充分考虑各环节设置和时序安排的科学性、实效性和便捷性,如分时段进入体检区,餐前项目和餐后项目的合理设置。

5.重大阳性发现的后续医疗

体检中心对受检者出现严重异常情况的,应该协助安排后续医疗,帮助其专家会诊、深度检查等,为疾病的诊治赢得时间。

(三)检后流程设计要求

检后流程看似简单,但如果检后流程设计不到位,受检者对体检中心的心理体验将会大打折扣,满意度自然也受到影响。因此,体检中心在设计检后流程时一定要充分考虑受检者在此阶段的各种需求,重点把握以下几个方面。

1.需要尽快知晓自己的健康状况

体检中心能否在短时间内出具体检报告是受检者的期待。由于出具体检报告的速度受体检中心的规模、工作量、信息化程度及内部管理等多种因素的影响,因而不同的体检中心规定出具报告的时间不同,但一般不应该超过一周。目前,部分体检中心,将检后随访时间,从报告解读、生活方式矫正督导、复查提醒,向检后报告尚未完成时扩展,以及时向受检者通报重要的阳性发现。

2.需要注重体检报告解读

体检中心应对体检报告的内容进行综合解读,以便受检者了解自己在健康方面存在的问题、原因、危害及应采取的措施,为健康评估、健康教育、健康干预等后续服务的实施奠定基础。综合分析体检数据,阐述生活方式与中间风险因素及慢性病的关系,有针对性地制定干预措施,告知注意事项及复查时间。总之,综合解读报告、剖析因果关系,力求形象生动、易于理解执行,争取同伴教育、获得群体动力。

(1)所有的分析、判断和建议都应建立在综合分析的基础上,特别是将问卷内容与本次体检所获取的其他数据相结合,切忌针对单一阳性数据或指标作出结论。

(2)应尽可能让受检者了解健康问题产生的原因、危害、风险因素及其与生活方式的关系,以提高受检者对健康干预的依从性。

(3)解读报告应尽可能采取通俗易懂的语言,结合挂图、检查结果图片报告、临床实例和生活实例,使受检者容易理解和接受。

(4)对于个别受检者,也可以借助同事、家属、身边工作人员等参加解读,为受检者建立社会支持系统,提高健康干预效果。

3.需要检后医疗协助

检后医疗协助是健康体检后,对被发现患有某种疾病且需要进一步检查或住院诊治的受检者所提供的一种后续服务。体检中心的健康管理师需要根据自己的专业知识,以及时识别受检者的就医需求,并指导受检者在那家医院、什么专科、甚至哪位专家能最有效地实现诊疗过程。

(赵月梅)

第三节　健康体检服务流程对体检质量的影响

一、检前流程设计对体检数据质量的影响

受检者体检前的生活状态对体检数据质量影响很大。当受检者处在常态生活状态时,其饮食起居、工作负荷、精神压力和身体内环境等均处于相对稳定的状态,这种状态下的体检结果比较符合受检者的真实情况。反之,会使其检查结果被恶化或优化,掩盖了原有不健康生活方式对身体的不利影响,给受检者以假象。

对于患高血压病、冠心病、慢性肺气肿等慢性病的患者,应嘱咐其按时用药,避免体检时发生高血压危象等风险。检前用 100 mL 温水送服药物,对血液检测指标影响极其微小;体检不是确

定上述疾病是否存在,而是对上述疾病的治疗效果作出评价。

二、检中流程设计对体检质量的影响

检中流程设计对体检质量的影响因素较多,影响程度也较大,特别是场地设置是否合理、医务人员技术是否过硬、医疗仪器设备是否先进、数据采集是否准确等均可从不同侧面影响体检质量,这些都是检中流程最重要的环节,也是影响体检质量关键的要素,因此在设计检中流程时必须予以重点把握。此外,还有一些影响体检质量的因素虽容易被忽略,但仍应该在检中流程设计中予以明确。

(一)体检流程对问卷完成质量的影响

问卷调查是了解受检者健康状况和风险因素的重要手段,其质量的高低直接影响对受检者健康状况和风险因素的评估,因此在检中流程设计时应有效地控制影响问卷质量的相关因素。首先,问卷的问题设计不但要全面简洁涵盖调查所需要的全部信息,同时也要通俗易懂,清晰明了,便于受检者准确选择。其次,应该让受检者充分认识到问卷调查的意义和价值,并为受检者提供足够的时间填写问卷,防止由于重视不够或急于进行体检而草率填写问卷。再次,实施问卷调查前应对相关工作人员进行必要的培训,要求问卷调查员不但要掌握问卷中所有问题的确切含义,而且也要掌握向受检者提问的正确方法和基本技巧,引导受检者作出正确选择。

(二)进餐及憋尿对体检数据质量的影响

诸如血压、体重、化验及心电图等项目检查,其餐前与餐后结果对比、憋尿前与憋尿后结果对比都有显著差异。

有研究表明,进餐后与进餐前比较,男女受检者收缩压平均下降 $0.5\sim0.8$ kPa($4\sim6$ mmHg),舒张压平均下降 $0.3\sim0.4$ kPa($2\sim3$ mmHg);BMI 平均增加 $0.2\sim0.3$;腰围平均增加 $1.2\sim1.6$ cm。年龄在 39 岁以下的受检者进餐后血压变化不大,40 岁以上者餐后血压下降明显,随着年龄的增长,血压下降幅度加大。

经腹进行前列腺/子宫附件超声检查时,需受检者膀胱充盈。憋尿对男性受检者影响很小,但对女性受检者影响明显。经憋尿的女性受检者,排尿前与排尿后比较,收缩压和舒张压平均增加 0.3 kPa(2 mmHg),腰围增加 1.1 cm,BMI 增加 0.45。憋尿可引起血压升高,是由于随着膀胱的充盈,回心血量增加;同时,为满足经腹子宫附件超声条件,女性受检者膀胱尿量平均达到 410 mL,需大量饮水、长时间等待,焦虑紧张使交感神经兴奋性增强。在体检憋尿的过程中,40 岁以上女性受检者紧张、焦虑更突出,因此血压升高幅度较大。而男性为观察前列腺的形态结构,无需大量憋尿,膀胱尿量平均 67 mL 就可满足检查条件,故血压变化不大。排尿后,由于紧张的情绪得以缓解,交感神经张力下降,外周血管扩张,使血压下降。

餐后或排尿后引起的血压下降,使部分高血压者的血压,在餐后或排尿后变为正常或正常高值,使高血压检出率下降 2%。进餐、憋尿均使体重、腰围增加,超重、肥胖、中心性肥胖的检出率分别上升 1.35、0.97 和 1.93 个百分点。

目前,体检中心的管理者和受检者大都忽视这些影响,没有对这些项目的检查流程作出明确的规定。这种状况对于以辨病为主要目的的传统体检也许影响不大,但在当前,健康体检不仅要发现受检者的疾病,更重要的是发现其健康风险,为健康评估等其他健康管理环节奠定基础,因此需要所采集的数据准确并具有可比性,如对这些项目的检查流程不加以统一规范,不但影响体检结果的正确判断,而且也会影响健康干预效果的正确评价,更影响不同体检机构间的数据汇总。因此,体检测量血压、身高、体重、腰围时,应在空腹、排空膀胱状态下进行。

(三)体检流程与受检者情绪对体检数据的影响

体检流程与受检者情绪均可对体检数据产生直接的影响。受检者焦虑紧张可使交感神经兴奋性增强,肾上腺皮质激素分泌增加,从而引起心率加快,血压升高,血糖升高等一系列生理反应,此时体检所获得的血压、血糖、心电图数据都会产生偏差。

(四)标本的采集保存和运送对检验数据质量的影响

检验数据是体检中心了解受检者健康状况和风险因素极为重要的参考资料,其全程质量控制包括实验前、实验中和实验后三个阶段,而标本的采集、保存及运送是实验前质量控制的重要环节。

三、检后流程设计对体检质量的影响

检后流程设计看似简单易行,但一旦发生差错,形成体检报告,对体检质量的影响却是决定性的,因而切不可马虎草率。

(一)体检数据分析

体检数据分析对于确保体检质量至关重要,体检后所获得的数据非常多,既有问卷调查所获得的历史数据,也有体检所采集的实时数据,在处理这些相对孤立的数据时,如果不善于将相关数据归类分析,找出数据之间的内在联系,必然会对体检的最终结果产生严重影响。

(二)体检报告编制

体检报告是体检数据分析结果的最终体现,体检报告的编制从形式到内容都要符合规定的要求。体检报告的编制一定要包含与受检者健康相关的全部信息,对个人而言,体检报告要包括问卷调查结果、受检者生理信息、体检阳性发现、疾病诊断、体检建议等要素,对团体而言,体检报告应包括体检计划的实施情况、群体主要健康问题、健康问题与职业特征的关系、健康教育与健康干预的重点内容、下年度健康体检的注意事项等内容。

(赵月梅)

第四节　健康体检中心护士职责

一、体检中心护士长职责

体检中心护士长在体检中心主任和体检部主任的领导下,履行下列职责。

(1)全面负责体检中心护理部的日常管理工作。

(2)组织拟制中心护理工作计划和管理制度。

(3)安排中心护理人员的日常管理、培训、排班、考勤等各项工作。

(4)组织领导中心护理教学、科研、业务训练、技术考核工作。

(5)组织落实各项护理规章制度和技术操作常规,并监督检查。

(6)组织中心护理交班和护理巡查,分析中心护理、心理服务工作质量和安全情况。

(7)负责安排各岗位护士的具体工作,根据需要进行适当调整,提出本科室护理人员调整的

建议。

(8)做好与各部门协调工作,加强医护配合。

(9)掌握每天预约的参检人数、人员组成和具体要求,合理安排人员。

(10)负责体检中心消毒隔离制度的修订和组织实施。

(11)负责对中心的内部环境的全面管理。

(12)做好护理相关部门每月的物耗预算上报及日报、月报统计工作。

(13)指导中心护理人员开展新业务、新技术和信息化项目的应用。

(14)完成中心主任交办其他工作。

二、前台护士职责

(1)在护士长的领导下进行工作。

(2)提前15分钟到岗,做好体检前准备工作。

(3)负责制作、发放受检客人的《体检指引单》,嘱客人填写个人资料。

(4)负责向受检客人发放标本管(尿、便、尿 TCT 等标本),并负责说明标本管使用方法及注意事项。

(5)熟悉各检测项目、目的、价格等内容,做到熟练掌握。

(6)负责体检客人临时加减项目的录入与确认。

(7)体检结束后,负责收集《体检指引单》并进行认真仔细的查对,防止体检表遗失或体检漏项,一旦发现立即联系相关部门予以弥补。

(8)负责每天体检统计工作,与财务核对个检、团检收费和体检单项收费总额,填写体检日报表。

(9)负责为个检客人开具收费单。

(10)负责做好《体检指引单》在前台期的临时管理与交接工作。

(11)负责做好体检客人的相关咨询与解释工作。

(12)负责做好待查、漏查项目的统计,并在规定时间向外联人员上报及时通知客人补检。

三、导检护士职责

(1)在护士长和主管护士的领导下进行工作。

(2)负责迎接与指引体检客人。

(3)负责协助客人办理存包手续。

(4)负责体检客人体检顺序的组织,根据客人的多少,合理安排体检顺序(餐前餐后)。

(5)对空腹项目检查完毕的客人,引导其用餐。

(6)随时根据体检流程情况合理安排检测项目,防止科室忙闲不均,减少客人等候时间。

(7)维持现场秩序,做好客人的疏导工作。

(8)熟悉各检查项目、目的、价格等内容,耐心回答受检客人提出的问题。

(9)对检查完毕的客人嘱其将《体检指引单》交到前台。

(10)负责指导、监督保洁人员将体检客户的尿、便标本及时收集送至检验科。

(11)负责及时收集妇科检查标本,并及时送至检验科。

(12)负责更换体检公共场所的饮用水。

(13)协助相关人员做好客户投诉的处理工作。

四、测量血压、身高、体重室护士职责

(1)在护士长的领导下进行工作。

(2)负责体检客人的身高、体重、血压的测量。

(3)负责体检前的准备工作,检查测量仪器是否正常,确保检测数据准确无误。

(4)熟练掌握测量方法、步骤及注意事项,准确记录测量结果。

(5)认真核对受检者姓名、性别及检测项目,防止测量或记录错误。

(6)对异常血压要进行复测并与相关科室联系。

(7)负责测量仪器的使用与保管,需要维修时,要提前申报,不得影响体检工作。

五、采血室护士职责

(1)在护士长的领导下进行工作。

(2)负责体检客人的血液采集工作。

(3)严格执行无菌技术操作规程,熟练掌握静脉穿刺技术。

(4)认真执行"三查七对"制度,核对化验单与客人的名字并与客人确认,一旦发现有误,须速与前台核对。

(5)严格执行一次性医疗用品的使用管理有关规定,做到一人、一针、一管、一巾、一条止血带。

(6)按照医疗废物管理规定,负责对使用过的棉签和一次性注射器的处理,并及时送交收集地点集中管理。

(7)做好当日工作量的核对、登记、统计工作(体检表、化验单、外送标本等)。

(8)负责采血物品的请领和保管,并做好使用消耗登记。

(9)负责采血室内的消毒工作。

(10)负责收集整理各科检查报告。

(赵月梅)

第五节　健康体检的人性化护理

21世纪以人为本,人则是以健康为本。健康是人生的第一财富,随着我国经济的快速发展、国民生活水平的提高和社会的整体健康意识的增强,人们对预防保健的需求愈加强烈,健康体检中心应运而生,服务模式从过去单一的健康体检发展为健康管理、健康咨询、健康教育等综合的服务模式。以人的健康为中心的护理观念使护理对象从患者扩展到健康者的预防保健,因而对体检中心护理工作提出了更高的要求,实行医院人性化服务是坚持以人为本理念的必然要求。也是医学模式转变的必然要求,更是医院提高核心竞争力的必然要求。

到医院进行健康体检者心理不尽相同,他们希望能够用相对少的时间和精力高质量地完成体检活动并获取准确的有针对性的健康信息。人性化服务的核心就是要了解和重视体检者的健

康需求,如人格尊严和个人隐私的需求、体检环境舒适和体检结论准确无误的需求、受到医务人员重视的需求、体检过程温馨方便的需求、体检费用项目知情同意的需求、体检中尊重体贴关心的需求、体检时提前沟通的需求、体检后获得健康指导的需求、对医院工作制度人性化的需求、护士职业形象的需求。因此,这就要求医务人员应该牢记以体检者为中心,以质量为核心,以体检者满意作为我们的工作目标。服务应从细微之处入手,贴近生活,贴近社会。积极主动地用亲情和爱心全程全位地为体检者提供满意的人性化服务。要尊重体检者的健康需求、人格尊严和个人隐私,营造优美温馨舒适的体检环境,创建方便快捷的工作流程,完善护理服务内容,提供精湛的操作技术,才能使体检者得到满意服务,提高护理工作价值。使其在体检过程中感受到人性的温暖,享受到符合体检者的个性化、专业化、人性化的服务。

一、实施人性化护理工作的具体措施

(1)医务人员要强化服务更新理念,树立以人为本的服务意识,护士要具备良好的职业素质和丰富的人文知识还要掌握心理学、社会学等方面的知识。不断提高沟通技巧,另外,还应具备一定的健康教育水平,熟练掌握各个医技检查项目方法、目的和注意事项。

(2)在体检中心,虽然面对的都是一些健康人群和亚健康人群,但是医院对于护士的礼仪要求、服务要求更加严格。这是为了体现体检中心的特色,减轻体检者对医院的恐惧感。

(3)要形成良好护理行为规范,重视外部形象,做到工作制服合体整洁,头发不过肩,不佩戴首饰,整体感觉清新利落,淡妆上岗,微笑服务。让人们看着轻松、舒服,缩短相互之间的距离。

(4)要规范服务礼仪,礼仪服务不仅体现于站姿、微笑,还包括护士的仪表、仪容、风度、气质等。所以要用规范的动作和语言向大家展示标准的仪表、站姿、坐姿、行姿和礼貌用语,做到来有迎声,问有答声,走有送声等"三声"服务。见面先问您好,导检先用请,操作失误先道歉,操作完毕说谢谢,体检结束不忘嘱咐今后按时体检。

二、要建立便民预约服务系统

体检者可通过上网查询体检项目套餐,电话预约和制定体检项目。根据专家的意见针对不同年龄层次、不同生活方式和不同单位及具体要求、经济基础等特点,设计制定相应的体检项目,如有特殊情况可临时增减体检项目;做到不乱收、多收费用,让体检者明明白白的消费,让受检者放心,充分体现以人为本的思想。并保存和传真体检者体检结果的信息资料,实现体检系统网络自动化管理,方便快捷,准确无误。

三、营造一种充满人情味的、尽可能体现温馨和舒适的体检环境

由于等待往往令人焦急、烦躁不安,对体检本来持迟疑态度的人会因此而动摇。所以休闲厅应该设置舒适的座椅、配备饮水机,一次性水杯,微波炉等供体检者使用。摆放各种健康保健宣传资料、创办健康教育专栏、利用电视等多媒体传播医学保健知识,使体检者在等待中获取相关的保健知识,同时也减轻了体检者在等待体检过程中的焦躁情绪。

四、实施全面详细健康教育,提高体检者保健意识

(一)体检前健康教育

介绍体检环境,体检流程,向体检者讲解体检前需注意的事项。其内容是体检前饮食注意的

事项,以保证体检结果的真实性、准确性,减少误诊。交代体检项目,让患者了解体检过程中的禁忌,如忌采血时间太晚、忌体检前贸然停药、忌随意舍弃检查项目、忌忽略重要病史陈述、忌轻视体检结果。

(二)体检中的健康教育

体检中医务人员应主动向体检者讲解一些相关的检查知识和保健知识,包括各项检查的目的和意义,针对存在的健康问题讲解一些相关的疾病知识及注意事项等。

(三)体检后的健康教育

医务人员在发放体检报告时应向体检者详细讲解其目前的健康状况,以使体检者对自己的健康状况有一个全面而客观的认识,并进行相关的防病知识的宣传,包括健康的生活方式,合理的饮食指导及用药注意事项等。

五、建立导诊巡诊岗位

挑选知识全面工作能力强,有亲和力的护士担任导检,结合体检业务特征和功能要求,充分考虑体检者的年龄、职业、文化背景等因素。做到热情接待语言文明,语气柔和。妥善安排体检者排队次序及诊室分流。并及时做好与体检者沟通交流工作,合理调整各科室待检人数既保障体检工作顺利进行又保证每位体检者都享受到了全时服务。从而使体检流程紧密衔接,缩短体检者排队和等待的时间。对受检者提出的疑问,以及时耐心地解答,对情绪急躁、有误解的受检者,应及时做好解释和安抚工作。合理安排体检顺序最大限度地减少人员流动,工作人员要自觉做到"四轻":说话轻、走路轻、操作轻、开关门轻,加强宣传使体检者自我约束避免大声喧哗,以减少噪声污染,共同创造一个安静舒适的体检环境,全心全意为体检者提供优质、高效、安全、舒适的体检服务。

六、体检各诊室应色彩宜人,空气清新,温度适宜

每天体检完毕应彻底打扫各诊室卫生。每天空气紫外线消毒。家具陈设消毒液擦拭。注意常开窗通风。

七、创建方便快捷的人性化一站式体检服务流程

使体检者相对集中在一层楼内完成检验、B超、心电图、内外科、五官科、放射科、妇科、皮肤科、口腔科的检查。以减少来同奔波之苦。

八、建立绿色通道

为年老体弱行动不方便者安排专人全程陪护,优先检查,缩短检查时间,让体检者感到受尊重、爱护。对特殊检查者应提前预约并专人陪同以保障查体活动高质量高效率完成。

九、提供熟练的操作技术,体检中心护士对受检者应文明用语

微笑服务,如在操作前要说"请";抽血后要说"请屈肘按压5分钟";操作完毕后要说"下一步请做某某检查"。严格执行"一人一巾一带消毒制度",穿刺采用无痛技术,操作熟练轻巧,要求做到"稳、准、快、一针见血",同时也要运用沟通技巧与体检者交流以分散其注意力消除紧张恐惧心理,而达到减轻疼痛的目的。晕针者采取平卧抽血,专人监护,保障安全,并配备热牛奶及糖水

等,以免发生意外。测血压体位舒适正确,测量值准确无误。

十、提供免费的早餐

就诊者检查完毕后,他们的体能消耗较多,感觉饥饿时能吃到医院提供的品种丰富、花样齐全的免费早餐,心情舒畅,能体会到浓浓的人情味,对医院的信任度、满意度也提高了。

十一、后续服务

(1)建立健康档案:将体检结果保存在电脑中以方便体检者查询与对比,方便两次体检结果之间的分析,从而制定出更适合体检者的保健治疗方案。体检结论根据体检者需要,可邮寄、送达或自取。需进一步了解健康状况可电话或上门咨询。实行重大疾病全程负责制,对一些检查出重大疾病的体检者,争取在最短的时间内通知患者单位及本人来院就诊治疗,帮助患者联系相关科室的专家为其诊治并负责联系住院床位,使其尽快接受治疗,争取早日康复。

(2)建立同访制度:满意度调查,对每一个体检单位负责人进行同访,并发放满意度调查表,了解本单位职工对体检工作的满意度,对存在的问题及时分析原因,提出整改措施,以不断改进工作。

(3)电话回访:对存在健康问题的体检者,定时电话了解健康情况,提醒其做必要的复查,并送去温馨的祝福。

(4)对体检者出现的异常指标进行归纳整理,根据情况请专家进行会诊,以明确诊断。应一些单位的特殊要求,派专家到体检单位对体检结果进行详细讲解,并制定出合理的治疗方案。

总之,在健康体检中进行人性化护理是一种整体的、创造性的、个性化的、有效的护理模式。同时补充了"以人为本,以患者为中心"整体护理内涵,充分展现了护士的多种角色功能,扩大了护理范畴。随着人性化护理服务措施的不断完善,注重体检者人性关爱,使体检者感受到了方便、舒适、温馨、满意,赢得了体检者的信任与尊重;使他们获得了满足感和安全感,而放心地接受体检。并且都能在体检后保持良好的心态,把握自己的健康状况,调整自己的生活方式正确合理用药,不断提高自己的生活质量,使健康者继续更好的保持健康,使亚健康状态逐渐转化为健康状态,达到早诊断、及时治疗、早日康复的目的。此外,人性化护理管理工作运用到体检服务中,医务人员责任感增加了,工作质量和效率不断提高,通过群体的健康筛查还为医院各科室提供了一定数量的门诊及住院患者。使医院的社会效益和经济效益不断得到了提高。

(赵月梅)

参 考 文 献

[1] 潘雷.普外科临床思维与实践[M].北京:科学技术文献出版社,2019.

[2] 周庆云,褚青康.内科护理[M].郑州:郑州大学出版社,2018.

[3] 张阳.外科护理学理论基础与进展[M].北京:科学技术文献出版社,2020.

[4] 何文英,侯冬藏.实用消化内科护理手册[M].北京:化学工业出版社,2019.

[5] 于红,刘英,徐惠丽,等.临床护理技术与专科实践[M].成都:四川科学技术出版社,2021.

[6] 张翠华,张婷,王静,等.现代常见疾病护理精要[M].青岛:中国海洋大学出版社,2021.

[7] 李燕,郑玉婷.静脉诊疗护理常规[M].北京:人民卫生出版社,2021.

[8] 刘巍,常娇娇,盛妍.实用临床内科及护理[M].汕头:汕头大学出版社,2019.

[9] 孙爱针.现代内科护理与检验[M].汕头:汕头大学出版社,2021.

[10] 刘爱杰,张芙蓉,景莉,等.实用常见疾病护理[M].青岛:中国海洋大学出版社,2021.

[11] 高淑平.专科护理技术操作规范[M].北京:中国纺织出版社,2021.

[12] 马雯雯.现代外科护理新编[M].长春:吉林科学技术出版社,2019.

[13] 张俊英.精编临床常见疾病护理[M].青岛:中国海洋大学出版社,2021.

[14] 丁明星,彭兰,姚水洪.基础医学与护理[M].北京:高等教育出版社,2021.

[15] 郑祖平,林丽娟.内科护理[M].北京:人民卫生出版社,2018.

[16] 郭丽红.内科护理[M].北京:北京大学医学出版社,2019.

[17] 金莉,郭强.老年基础护理技术[M].武汉:华中科学技术大学出版社,2021.

[18] 刘毅.外科护理技术指导[M].北京/西安:世界图书出版公司,2019.

[19] 安利杰.内科护理查房手册[M].北京:中国医药科技出版社,2019.

[20] 高一鹭.神经外科诊疗常规[M].北京:中国医药科学技术出版社,2020.

[21] 丁四清,毛平,赵庆华.内科护理常规[M].长沙:湖南科学技术出版社,2019.

[22] 张薇薇.基础护理技术与各科护理实践[M].开封:河南大学出版社,2021.

[23] 姜雪.基础护理技术操作[M].西安:西北大学出版社,2021.

[24] 赵静.新编临床护理基础与操作[M].开封:河南大学出版社,2021.

[25] 刘峥.临床专科疾病护理要点[M].开封:河南大学出版社,2021.

[26] 初钰华,刘慧松,徐振彦.妇产科护理[M].济南:山东人民出版社有限公司,2021.

[27] 张宏.现代内科临床护理[M].天津:天津科学技术出版社,2018.

[28] 刘萍.内科临床护理技能实践[M].汕头:汕头大学出版社,2019.

［29］王秀兰.外科护理与风险防范［M］.哈尔滨:黑龙江科学技术出版社,2021.

［30］丁琼,王娟,冯雁,等.内科疾病护理常规［M］.北京:科学技术文献出版社,2018.

［31］王为民.内科护理［M］.北京:科学出版社,2019.

［32］高清源,刘俊香,魏映红.内科护理［M］.武汉:华中科技大学出版社,2018.

［33］王妍炜,林志红.儿科护理常规［M］.开封:河南大学出版社,2021.

［34］赵风琴.现代临床内科护理与实践［M］.汕头:汕头大学出版社,2019.

［35］陈素清.现代实用护理技术［M］.青岛:中国海洋大学出版社,2021.

［36］主晓倩.健康教育在小儿癫痫护理中的应用效果［J］.中华养生保健,2022,40(4):123-124.

［37］董志霞,杨新萍.临床护理路径在癫痫护理中的应用及效果观察［J］.当代护士:下旬刊,
2021,28(5):53-54.

［38］黄楚君.护理干预对肝硬化合并门静脉高压症患者术后的临床效果［J］.中国卫生标准管理,
2021,12(24):145-148.

［39］胡艳.责任制护理应用于骨折并发脾破裂患者护理中的价值分析［J］.中国伤残医学,2022,
30(7):89-92.

［40］张杰.综合护理干预在外伤性脾破裂脾切除术后康复护理中的应用价值分析［J］.中国伤残
医学,2022,30(6):58-61.